食管胃外科学

Oesophagogastric Surgery

第 4 版

U0196689

注意

医学领域的知识和临床实践在不断变化。由于新的研究与临床经验不断扩大我们的知识，在实践、治疗和用药方面做出适当的改动是必要或适合的。建议读者检查相关操作的最新信息，或对每一用药检查其生产厂家所提供的最新产品信息，以确定药物的推荐剂量、服用方法、服用时间以及相关禁忌证。根据经验和对患者的了解，确立诊断，确定每一位患者的服药剂量和最佳治疗方法，采取全面、适当的安全预防措施，是治疗医师的责任。不论是出版商还是著者，对于由本出版物引起的或与本出版物相关的任何个人或财产的损伤和/或损失，均不承担任何责任。

出版者

A Companion to Specialist Surgical Practice

外 科 专 科 医 师 临 床 实 践 指 南

Oesophagogastric Surgery

食管胃外科学

第4版

原 著 S. Michael Griffin

Simon A. Raimes

主 译 王 俊 王 杉

副主译 刘 军 叶颖江 姜冠潮 李剑锋

北京大学医学出版社

SHIGUANWEI WAIKEXUE

图书在版编目（CIP）数据

食管胃外科学：第4版/（英）格里芬（Griffin，S. M.），
（英）雷姆斯（Raimes，S. A.）原著；王俊，王杉译著．
—北京：北京大学医学出版社，2013.6
书名原文：Oesophagogastric surgery，4th edition
ISBN 978-7-5659-0578-0

Ⅰ.①食… Ⅱ.①格…②雷…③王…④王… Ⅲ.①食管疾
病-外科手术②胃疾病-外科手术 Ⅳ.① R655.4② R656.6

中国版本图书馆 CIP 数据核字（2013）第 098931 号

北京市版权局著作权合同登记号：图字：01-2013-4227

Oesophagogastric Surgery, 4th edition
S. Michael Griffin, Simon A. Raimes
ISBN-13: 978-0-702-03015-4
ISBN-10: 0-702-03015-5

食管胃外科学（第4版）

主　译：王　俊　王　杉
出版发行：北京大学医学出版社（电话：010-82802230）
地　　址：（100191）北京市海淀区学院路38号　北京大学医学部院内
网　　址：http://www. pumpress. com. cn
E - m a i l：booksale@bjmu. edu. cn
印　　刷：北京画中画印刷有限公司
经　　销：新华书店
责任编辑：宋　忻　　责任校对：金彤文　　责任印制：张京生
开　　本：889mm×1194mm　1/16　　印张：22.75　　插页：6　　字数：700千字
版　　次：2013年8月第1版　2013年8月第1次印刷
书　　号：ISBN 978-7-5659-0578-0
定　　价：128.00元

版权所有，违者必究

（凡属质量问题请与本社发行部联系退换）

译者名单

（按姓氏笔画排序）

王　杉　北京大学人民医院

王　俊　北京大学人民医院

叶颖江　北京大学人民医院

付立功　北京大学人民医院

刘　军　北京大学人民医院

刘彦国　北京大学人民医院

李　运　北京大学人民医院

李剑锋　北京大学人民医院

杨　帆　北京大学人民医院

沈　凯　北京大学人民医院

周　静　北京大学人民医院

赵　博　北京大学人民医院

赵　辉　北京大学人民医院

姜可伟　北京大学人民医院

姜冠潮　北京大学人民医院

高志冬　北京大学人民医院

郭　鹏　北京大学人民医院

郭海江　北京大学人民医院

臧　鑫　北京大学人民医院

《外科专科医师临床实践指南》编译委员会

丛书主任委员　王　杉

丛　书　委　员　（按姓氏笔画排序）

王　俊　王深明　江泽飞　朱继业

李　非　郑成竹　赵玉沛　姜可伟

丛书序言

自从 1997 年出版第 1 版以来,《外科专科医师临床实践指南》就立志于满足接受高级培训的外科医师获得相关领域的最新循证医学信息的需要。我们认为,该系列丛书没有必要做得与其他大型外科教科书一样内容庞大,以致无法随时更新。本书第 4 版的主要目的是为读者提供高技术水平的专科信息,这些信息是我们及各个分册的编者认为对亚专科外科医师接受培训非常重要的。在各个章节可能的地方,所有参编者都尽可能找出有证据的参考资料,来为读者提供重要的建议。

我们对各分册的编者及所有参与编写第 4 版的工作人员表示感谢。他们的热情、负责任的态度以及辛勤的工作保证了每一版之间很短的出版周期,这样也就保证了内容尽可能是准确的和最新的。我们也感谢 Elsevier 集团的 Laurence Hunter 和 Elisabeth Lawrence 的大力支持与鼓励。我们希望本书能给所有读者提供最新的和实用的外科学知识。无论是在医疗实践训练中还是在培训咨询中,读者都能在第 4 版中找到有价值的信息。

O. James Garden MB,ChB,MD

Simon Paterson-Brown MB,BS,MPhil,MS

原著前言

　　我们编写本版书的目标在于彻底更新第 3 版 *Oesophagogastric Surgery*，并纳入一些目前发展较快领域的专家意见。第 4 版在旧版本的基础上增加了两个新的篇章，并为原来旧版本的 6 个章节寻找了新的作者，增加了一个新的关于食管裂孔疝和胃扭转的章节，将原来关于早期食管癌和胃癌的章节进行拆分，并纳入了一些关于胸腔镜和腹腔镜治疗方面的内容。很高兴 Tom DeMeester、John Hunter 以及 Hubert Stein 等知名专家能成为本书的作者。我们已经要求第 3 版的作者更新相应的章节，并聚焦于不断变化的实践领域。正如前面所提到的，所有的作者均被要求为相应章节增加最新的进展，并尽可能以循证医学为基础。作为最重要的学习点，我们保留了上一版对关键点的总结，并在每章末尾简单地总结。我们感谢所有的作者分享他们的专业知识，并希望这本书所呈现的有关食管胃外科学的"前沿"知识能满足全世界范围内的实习医生以及专家学者的需要。

S. Michael Griffin

Simon A. Raimes

译者前言

《食管胃外科学》作为《外科专科医师临床实践指南》系列丛书的分册之一，是国际上消化外科学教材中最具有代表性、最经典的学术书籍之一，迄今为止已发行到第4版。该书的主编来自英国皇家外科医师学会，在食管胃相关外科疾病的诊断和治疗方面具有丰富的临床经验和理论建树，其他作者也均是在其专业领域中具有相当精深造诣的外科学专家。高质量的作者团队，保证了本书丰富的内涵及其在相关外科领域中的权威性和代表性。

在第4版中，作者强调了循证医学在指导临床工作中的重要性，并在第3版的基础上大量引入最新的研究结果和技术进展。在内容上，本书对各种疾病的历史回顾、病理生理、临床表现及诊断和治疗均有详细的阐述，并且对食管胃外科学方面的一些前沿问题，包括肥胖症的外科治疗、抗反流手术的并发症、胸腔镜和腹腔镜手术等均有广泛的涉猎。因此，对于各个层次的胸外科和普通外科医师而言，本书都有很高的可读性和参考价值。

本书的译者均是相关学科的中青年专家和医生。感谢他们的辛勤劳动和付出。希望本书的出版能使胸外科、普通外科及相关学科的医务工作者从中受益，并对我国食管胃外科学的发展起到积极的推动作用。

王 俊 王 杉
2013年6月

对以证据为基础的临床实践的严格评估可从许多资源中获得，最为可靠的证据包括随机对照临床试验、全面系统的文献综述、meta 分析以及观察性研究。为了临床实践的目的，依据在法庭上要求的"证据"水平，本书把证据分成如下 3 级：

1．毫无疑问的确凿证据。这些医学证据多来自高质量、精心设计的随机对照研究、系统性回顾，或是一些质量较高的整合性信息，例如决策分析、成本效果分析、大规模观测数据列表等。这些研究必须能直接应用于目标人群并可以得到确切结果。此类医学证据确凿、可信，可视为医学文献中的标准证据，例如统计学差异显著（$P < 0.05$）。我们不妨将其比作刑事案件中证明嫌疑人触犯法律、可用以量刑的确凿证据。

2．权衡后较为可能的证据。通常即便是一篇高质量的文献综述，对于一些尚存在争议、方法学尚待完善，或是诊治指南所应用的人群尚缺乏足够的信息等情况下，也难以给出可信的结论。此时，更为合理的做法是，根据现有证据采用权衡后可能较为合理的诊治方法。我们可以将其比作民事案件的仲裁过程，需要先权衡各方面证据，而后给出一个相对综合与合理的判决的方式。

3．未被证明的证据。医学证据相对不足，尚不足以做出结论。

依据不同证据，本书采用的推荐强度分级如下：

A．强烈推荐：除非有特殊原因与情况，建议患者应予执行。

B．基于充分证据推荐使用，但需要考虑其他相关因素，例如患者的主观意愿、当地的医疗设备条件、审核批准或可用资源因素等。

C．有效性缺乏充分证据的推荐：虽然医学证据不足，但是医师可能根据经验，或出于降低医疗花费、为了最大程度避免医疗失误，或是出于当地认可的诊治流程等做出了医疗决策与临床建议。

强烈推荐

当能得出"毫无疑问"的结论时，就可给出"强烈推荐"。

这一般基于下列证据水平：

Ⅰa．随机对照试验的 meta 分析

Ⅰb．至少一项随机对照试验的证据

Ⅱa．至少一项非随机对照试验的证据

Ⅱb．至少一项其他类型的类似实验研究的证据

专家意见

当只能得出权衡后较为可能的结论时，或许有其他因素影响建议的级别。这些一般基于与手术刀图标相比结论性较差的证据：

Ⅲ．证据来自于非实验性的描述性研究，比如比较研究与病例对照研究。

Ⅳ．证据来自于专家组报告或意见，或权威专家的临床经验，或同时参考。

本册书每一章节中的临床证据，与强烈推荐或专家意见相关时，会在书中以"手术刀"或"钢笔尖"图标注释出来，如上所示。与"手术刀"证据相关的参考文献会在参考文献列表中着重标示，同时给出引用该篇文献结论的简短总结。

原著者名单

Derek Alderson, MB, BS, MD, FRCS
Barling Professor of Surgery
University of Birmingham
Birmingham, UK

William H. Allum, BSc, MD, FRCS
Consultant Surgical Oncologist
GI Surgery Unit
Royal Marsden NHS Foundation Trust
London, UK

Farzaneh Banki, MD
Assistant Professor of Surgery
Department of Surgery
Keck School of Medicine
University of Southern California
Los Angeles, CA, USA

Hugh Barr, MD, ChM, FRCS, FRCS(Ed), FHEA
Professor and Consultant Upper
Gastrointestinal Surgeon
Cranfield Postgraduate Medical School
Gloucestershire Royal Hospital
Gloucester, UK

Mark K. Bennett, MB, FRCPath
Consultant Histopathologist
Royal Victoria Infirmary
Newcastle upon Tyne, UK

Jane M. Blazeby, BSc, MD, FRCS(Gen Surg)
Professor of Surgery and Honorary
Consultant Surgeon
University of Bristol and University Hospitals
Bristol NHS Trust, Bristol, UK

Abraham J. Botha, MD, FRCS
Consultant Upper Gastrointestinal Surgeon
Department of Surgery
Guy's and St Thomas' NHS Foundation
London, UK

Geoffrey W.B. Clark, MB, ChB, MD, FRCS(Ed)
Consultant Oesophago-gastric Surgeon
Department of Surgery
University Hospital of Wales
Cardiff, UK

Adrian Crellin, MA, FRCP, FRCR
Consultant Clinical Oncologist
Leeds Cancer Centre
Cookridge Hospital
Leeds, UK

Christopher Deans, MB, ChB, MRCS, MRCS(Ed)
Specialist Registrar, General Surgery
University Department of Surgery
Edinburgh Royal Infirmary
Edinburgh, UK

Tom R. DeMeester, MD
Professor and Chairman
Department of Surgery
University of Southern California
Los Angeles, CA, USA

Simon Dexter, BSc, MB, BS, MRCS
Consultant Upper Gastrointestinal Surgeon
Department of Upper Gastrointestinal Surgery
St James's University Hospital
Leeds, UK

Richard S. Gillies, BSc, MB, BS, MRCS
Specialist Registrar, Oesophago-gastric Surgery
Oxford Oesophago-gastric Centre, Churchill Hospital
Oxford, UK

S. Michael Griffin, MD, FRCS
Professor of Gastrointestinal Surgery
Northern Oesophago-gastric Unit
Royal Victoria Infirmary
Newcastle upon Tyne, UK

Richard H. Hardwick, MD, FRCS
Consultant Upper Gastrointestinal Surgeon
Cambridge Oesophago-gastric Centre
Addenbrooke's Hospital
Cambridge, UK

John G. Hunter, MD
Professor and Chair of Surgery
Department of Surgery
Oregon Health and Science University
Portland, OR, USA

Janusz Jankowski, MD, PhD, FRCP, FACG
Professor of Gastrointestinal Oncology
University of Oxford;
Digestive Disease Centre
Leicester Royal Infirmary
Leicester, UK

Simon Paterson-Brown, MB, BS, MPhil, MS, FRCS(Ed), FRCS
Honorary Senior Lecturer
Clinical and Surgical Sciences (Surgery)
University of Edinburgh;
Consultant General and Upper
Gastrointestinal Surgeon
Royal Infirmary of Edinburgh
Edinburgh, UK

Kyle A. Perry, MD
Minimally Invasive Surgery Fellow
Department of Surgery
Oregon Health and Science University
Portland, OR, USA

Simon A. Raimes, MD, FRCS, FRCS(Ed)
Consultant Upper Gastrointestinal Surgeon
Northern Oesophago-gastric Unit
Cumberland Infirmary
Carlisle, UK

Ian H. Shaw, BSc, PhD, MB, BChir, DA, FRCA
Consultant Anaesthetist
Department of Anaesthesia and Intensive Care
Newcastle General Hospital
Newcastle upon Tyne, UK

Jon Shenfine, MB, BS, FRCS
Specialist Registrar in Upper Gastrointestinal Surgery
Northern Oesophago-gastric Unit
Royal Victoria Infirmary
Newcastle upon Tyne, UK

Hubert J. Stein, MD
Professor of Surgery and Chairman
Department of Surgery
University Hospital of Salzburg
Salzburg, Austria

Rami R. Sweis, BSc, MRCP
Gastroenterology Specialist Registrar
Oesophageal Laboratory
Guy's and St Thomas' NHS Foundation
London, UK

Ashref Tawil, MB, BCH
Gastroenterology Specialist Registrar
Digestive Disease Centre
Leicester Royal Infirmary
Leicester, UK

Burkhard H.A. von Rahden, MD
Resident, General Surgery
Department of Surgery
University Hospital of Salzburg
Salzburg, Austria

David I. Watson, MB, BS, MD, FRACS
Professor of Surgery and
Head of Department of Surgery
Flinders University;
Senior Consultant Surgeon
Hepatobiliary and Oesophago-gastric Surgica
Flinders Medical Centre
Bedford Park, Australia

John Wayman, MD, FRCS
Consultant Surgeon
Northern Oesophago-gastric Unit
Cumberland Infirmary
Carlisle, UK

目 录

第 1 章

胃食管良性、恶性肿瘤及癌前病变病理学

Mark K. Bennett

简介

上消化道恶性肿瘤的大体形态多为不规则黏膜溃疡、息肉样肿物或全层的弥漫性增厚。恶性肿瘤的前期病变称为非典型增生，包括组织细胞水平或结构水平的异型性，分为低度、中度、高度。此外，肿瘤标本中还可以见到导致不典型增生的其他黏膜病变。现代遗传学和分子生物学的研究已揭示出正常组织经过不典型增生发展到恶性肿瘤的过程。本章不仅描述了胃和食管的良性与恶性肿瘤的病理学特征，同时也描述了不典型增生与癌前病变的病理学改变，并根据最新研究结果深入讲解了正常上皮转变为癌的分子学机制。

食管的上皮性肿瘤

鳞癌

虽然在某些地区，食管癌和吸烟、饮酒密切相关，但食管癌的病因依旧不明。在美国、南美国家和日本，80% 的男性患者食管癌发病至少与这两个因素之一有关。而在高发地伊朗和中国，其他因素可能起到更重要的作用[1]。这些地区的环境中发现了致癌物（如亚硝胺盐）。膳食结构中缺乏新鲜水果蔬菜，却食用多量的腌制食物，使得饮食中缺少维生素 A、C、B_2 和一些微量元素（如锌、钼、硒），也是致病因素。此外，有研究提示人类乳头瘤病毒（HPV 16 和 18）也与食管癌有关。

一些情况构成食管癌的易感因素，详见框 1.1。有报告贲门失迟缓患者食管癌年发病率是普通人群的 33 倍，约为 88/100 万人[2]。化学烧伤造成的食管良性狭窄（如碱烧伤）[3]有 0.8% ~ 7.2% 最终将发

生癌变，潜伏期可达 40 年。遗传性掌角化症是一种常染色体显性遗传病，表现为手和足掌的异常角化，并可以引起食管癌。引起此种疾病的异常基因称为 TOC（tylosis oesophageal cancer gene），定位于染色体 17q25[4,5]。缺铁性贫血伴吞咽困难被称作 Plummer-Vinson 综合征或 Paterson-Brown-Kelly 综合征，表现为咽部食管甚至口腔上皮呈环状皱褶伴萎缩、过度角质化，多达 16% 的患者最终可出现呼吸消化系统恶性肿瘤[6]。发生于咽下缩肌和环咽肌之间的咽食管（Zenker）憩室也被认为可有 0.3% ~ 0.8% 的癌变率[7]，且肿瘤多位于憩室顶端，诊断时往往已处于进展期。Barrett 食管也可导致食管癌的发生，往往是腺癌[8]。乳糜泻的患者不但小肠淋巴瘤的发病率增加，食管鳞癌也相对易感[9]。食管癌最不常见的诱发因素是放疗，迄今只有 13 例报告[10]。

食管上、中、下段癌的比例约为 1 : 5 : 2，进展期肿瘤的大体形态为覃伞样新生物、溃疡或局部浸润，少数情况下也为疣状（息肉状）或多发瘤特点。图 1.1 是一例溃疡型食管癌的标本照片，显示了肿瘤周边的不规则隆起和中部溃疡。早期食管癌在内镜下表现为黏膜花斑或充血[11]，但很难辨认，有时需借助甲苯胺蓝或 Lugol 碘液染色才能发现。改良的内镜技术，比如色素内镜、内镜窄带显像和

框 1.1 ● 食管癌的易感因素

- 贲门失弛缓
- 化学烧伤性狭窄
- 遗传性掌角化症
- Plummer-Vinson 综合征或 Paterson-Brown-Kelly 综合征
- 食管憩室
- Barrett 食管
- 放疗

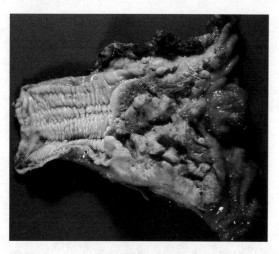

图1.1 • 食管下段癌，肿瘤中央溃疡形成，边缘不规则。

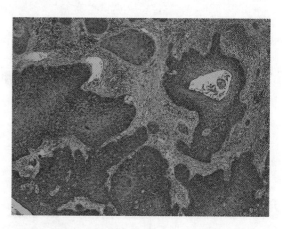

图1.2 • 食管鳞癌，肿瘤由不规则的棘细胞岛构成，可见到角化中心。

共聚焦激光显微内镜，可能替代传统染色。大体标本上，早期食管癌的外观类似于进展期肿瘤，可呈糜烂或隆起[12]。放化疗后的病灶可为瘢痕样。建议采用五级评估机制来衡量放化疗的疗效[13]。

食管癌侵犯和转移与原发灶的部位有关[14]。约3/4的病例在诊断时，肿瘤已经越过肌层到达食管外膜。然而在日本，诊断时40%为浅表性肿瘤（局限在黏膜/黏膜下层）[15]。随着侵犯深度的增加，食管癌的淋巴结转移概率明显增加。如局限于黏膜/黏膜固有层（m1和m2）的肿瘤无转移，然而到达（并未穿透）黏膜肌层（m3）和黏膜下层的肿瘤（sm1），分别有<10%和20%的淋巴结累及。由于食管内淋巴管网发达，食管上段癌中约40%可转移到腹腔淋巴结，而食管下段癌也有类似的概率转移到颈部淋巴结。内脏出现转移瘤往往反映肿瘤侵犯到静脉[16]，最常见的转移部位是肺和肝，占40%～75%。食管癌患者有较大概率出现呼吸道、消化道或头面部第二原发肿瘤，这可能与遗传因素、吸烟或嗜酒有关。食管鳞状细胞癌根据角化程度、角化珠有无和细胞分化程度，分为高、中、低分化3种（图1.2），鳞癌有两个变异型。

1. 疣状癌 类似头颈部的疣状癌，主要表现为向腔内生长的乳头状物，类似管腔内真菌样生长肿物。浅表的活检往往难以查明其组织病理学，主要需要与如下疾病鉴别，良性反应性改变如惰性恶性肿瘤和瘤样增生，还有不太常见的鳞状乳头状瘤。

2. 癌肉瘤（也称肉瘤样癌或梭状细胞癌） 肿瘤中含有鳞癌成分及梭状细胞。梭状细胞的组织来源不明，其表达细胞角蛋白、vimentin和平滑肌肌动蛋白。但鳞癌成分和梭状细胞中p53基因常同时呈高表达，提示了相似的肿瘤起源[17]。尽管镜下结构混乱，梭状细胞癌的生物学行为比单纯鳞癌更接近良性。

分子改变

已有研究发现，近半数的食管鳞癌中p53基因异常。p53位于17号染色体短臂，作用是抑制细胞增殖和促进凋亡（程序性细胞死亡）。p53在正常和异常上皮中均有表达，表明导致恶变的异常在早期即有发生。p53基因的异常最多见的为碱基对A:T比例改变，伴G→T突变、杂合性缺失等。p53也可因甲基化引起表达沉默，以上过程由肿瘤抑制基因p14ARF介导。食管腺癌也存在多种p53突变[18]。p53突变使细胞增殖失去控制，并对基因组中其他抑癌基因产生影响，如Rb基因缺失或杂合性缺失（48%），MCC基因突变（63%），APC基因突变（67%），DCC基因缺失（24%）。几乎所有的食管癌都存在至少一种上述异常，其中3/4的鳞癌同时存在两种异常。

在癌基因激活和生长因子的共同作用下，肿瘤细胞开始持续生长。其中起重要作用的就是表皮生长因子受体（epidermal growth factor receptor，EGFR），40%～70%的食管鳞癌中都存在EGFR基因的扩增。EGFR的配基——表皮生长因子

（epidermal growth factor，EGF）和转化生长因子 β
（transformed growth factor β，TGF β）以自分泌的
方式作用于 EGFR，加速肿瘤细胞增殖。EGF 除作
用于 EGFR 外，还可以磷酸化 β-catenin[19]，使肿瘤
细胞黏附能力减小，从而更易于转移。与消化道其
他肿瘤不同，食管癌的发生中癌基因 ras 家族的作用
并不重要。

癌前病变：不典型增生

　　不典型增生和原位癌都被认为是食管癌的癌前
病变。其异型性表现为不正常的角细胞成熟，细胞
核增大，大小不规则，异常的核分裂像等，与子宫
颈、支气管等处鳞状化生上皮的异型性相似。当上
皮异型性累及上皮全层时，称作重度不典型增生或
原位癌。在高发病率地区，人群中约 8% 的个体存
在食管上皮不典型增生，这些病变包含黏膜层细胞
的 DNA、p53 基因和微型染色体蛋白等异常[20,21]。在
高危人群中，发现不典型增生往往预示着 5 年左右
进展为癌症。

　　约 14% 的食管癌切除标本中，除原发病灶外，
还可以见到远处独立的重度不典型增生，这与食管
的第二原发癌有关。引起食管上皮不典型增生的原
因未明，但高发地区的中、重度食管炎发病率也高，
提示来自管腔的各种刺激可能是病因之一。

食管腺癌

　　食管腺癌及胃食管交界部癌的发病率呈上升趋
势。这两类肿瘤在流行病学上有相似之处：多见于
男性，与食管裂孔疝、胃食管反流有关。吸烟和饮
酒也增加危险性，但关系不及与食管鳞癌密切。食
管腺癌和胃食管交界部癌分为以下 3 型[22,23]：

　　Ⅰ型：下段食管腺癌，起源于黏膜肠上皮化生
（Barrett 食管），从近端侵犯胃食管交界。

　　Ⅱ型：真正意义上的贲门癌，指发生于解剖学
贲门区域及胃食管交界处肠上皮化生的肿瘤，亦称
"交界部癌"。

　　Ⅲ型：指贲门远端胃癌，从下方累及胃食管交
界及食管下段。

Barrett 食管基础上的腺癌（Ⅰ型）

　　Barrett 食管于 1950 年被首次描述[24]，其定义为

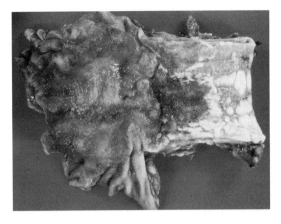

图 1.3 ● Barrett 食管及食管癌，肿瘤位于化生的黏膜表面，
呈不规则溃疡状，残存的鳞状细胞上皮呈灰白色小岛样散
在分布。

食管下段正常的鳞状上皮被单层柱状上皮替代的一
种病理改变（图 1.3）。最初的定义强调胃食管鳞 -
柱状上皮交界上方 3cm 以上鳞状上皮被替代，但现
在认为也可不足 3cm。发生上皮替代的原因多认为是
反复胃食管反流造成的慢性刺激[25]。Barrett 食管病理
学上的鉴别诊断包括纤毛细胞岛、呼吸道上皮遗留、
异位的胃黏膜上皮等。详见第 15 章。

　　Barrett 食管继发恶性肿瘤的概率为 1/440 ～
1/80，是正常人群的 30 ～ 40 倍。因此为这些患者
进行定期食管癌筛查是有一定意义的[26,27]。但肠上皮
化生的范围和发展并不能预测癌变风险[28]。多数Ⅰ
型腺癌发生在食管下段，但有 1/5 发生在中段。在
诊断时，大部分食管腺癌已处于局部进展期。70%
的肿瘤已越过肌层，3/4 的病例可能存在淋巴结转移。
显微镜下，Ⅰ型食管腺癌多与肠型胃癌相似。

胃食管交界部癌（Ⅱ型）

　　胃食管交界部癌比贲门下方的肿瘤发病年龄
低，男性患者比例稍高。Ⅱ型肿瘤发病类似Ⅰ型肿
瘤（食管腺癌），食管裂孔疝和反流症状比较常见，
多与吸烟和嗜酒有关；相比近端胃癌，其与萎缩性
胃炎和胃黏膜的肠上皮化生关系并不密切。由于诊
断时瘤体较大（＞ 5cm）、早期黏膜下侵犯、累及食
管下段、胃浆膜层侵犯和淋巴结转移比例高等原因，
交界部癌比其他部位的胃癌预后更差。但从组织学
角度，交界部腺癌与胃癌相似。预后的多因素分析
显示，胃食管交界部癌的肿瘤分期[28]和淋巴结转移
情况是决定预后的最重要因素。其淋巴结转移主要

是腹腔内淋巴结，但 7% 可上行转移到胸腔内淋巴结。多达 80% 的交界部肿瘤的细胞为非整倍体，相比二倍体细胞的肿瘤预后更差（10.6 个月对比 20.4 个月）。一些研究考察了几种生长因子及其受体，和部分癌基因在交界部癌中的表达，发现随着恶变的进展，EGFR 基因扩增，TGFβ、h-ras 和 erb-B2 出现高表达。

其他食管肿瘤

除了常见的鳞癌和腺癌，食管的恶性肿瘤还包括一些少见类型需要鉴别。其中非常罕见的黑色素瘤、绒毛膜癌、Paget 病、鳞状上皮瘤和转移性肿瘤等疾病，不在本章的讨论范围。

颗粒细胞肿瘤

见于皮肤、口腔和整个消化道，最好发于食管。症状主要是疼痛和吞咽困难，可能与肿瘤的占位效应有关（直径可达 4cm）。2/3 的颗粒细胞肿瘤见于食管下段，起源于黏膜下层的施万细胞，表面被覆的鳞状上皮常增厚，肿瘤由体积较大的细胞组成，细胞质丰富，呈颗粒状，细胞核较小。此类肿瘤的细胞质 PAS 染色呈阳性，在免疫组化染色时对 S-100 蛋白呈阳性反应。这些良性的肿瘤细胞被认为来源于施万细胞。

基底细胞样癌

基底细胞样癌又称腺样囊性癌，或圆柱瘤，是发生于 60 岁以上老年男性的少见肿瘤，估计占食管癌的 0.75% ~ 5%。这种肿瘤源于食管下段黏膜下腺体的腺管或腺泡。基底细胞样的镜下结构类似涎腺，可见成团的嗜碱性粒细胞，可有基底膜增厚和微囊腔形成，很多肿瘤中可见鳞、腺甚至小细胞癌分化[29]，这表明肿瘤可能源自一个多能干细胞。此种肿瘤还见于气管、乳腺、皮肤和宫颈。食管基底细胞样癌的生存率报道不一，近来一个研究报告 3 年生存率为 51%。p53、Rb、bcl-2 的表达与生存无关。

黏液表皮样癌

为见于七十多岁男性的少见肿瘤，可能起源于黏膜下的腺体（类似腺样囊性癌）。如名称所示，肿瘤由囊泡状腺性结构和鳞状上皮成分共同组成[30]。

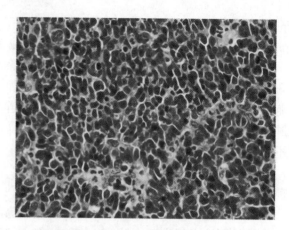

图 1.4 ● 食管癌（小细胞癌），细胞分化差，胞质很少，与支气管小细胞癌相似。

常见于食管中、下段。此肿瘤恶性度高，常有周围组织侵犯及淋巴结转移，预后近似鳞癌[31]。

小细胞癌

仅占食管癌的 0.05% ~ 7.6%。已报告的病例半数以上来自日本[32]。食管小细胞癌好发于 50 ~ 70 岁男性的食管中、下段。如同肺小细胞癌，食管小细胞癌也可分泌激素引起异位激素分泌综合征（如 ACTH、降钙素、生长抑素或胃泌素等）。大体观上，食管小细胞癌表现为外生肿物或溃疡，诊断时平均直径 6cm。肿瘤在镜下可呈均质（图 1.4），也可混有鳞癌或黏液表皮样癌成分，故尚不明确其是起源于鳞状上皮下的全能干细胞，或是前肠发育期残留黏膜。诊断食管小细胞癌应除外肺小细胞癌转移。小细胞癌预后很差，2 年生存率小于 14%。

胃的上皮性肿瘤

胃的癌前病变

胃癌的发生是一个多因素、多步骤的复杂过程（框 1.2）。Correa 提出了从正常胃黏膜到胃癌的发展过程[33]，详见第 2 章。

慢性萎缩性胃炎和肠上皮化生

胃黏膜的慢性炎症损伤可造成上皮细胞的持续破坏（图 1.5），进而引起萎缩性胃炎和肠上皮化生。慢性炎症的原因可以是细菌感染（幽门螺杆菌，Helicobacter pylori）、化学刺激（十二指肠内容物反

框 1.2 ● 胃癌的危险因素

- 慢性胃炎
- 胃黏膜肠上皮化生
- 胃息肉
- 残骨（胃部手术后）
- Ménétrier 病
- 慢性消化性溃疡
- 胃黏膜不典型增生

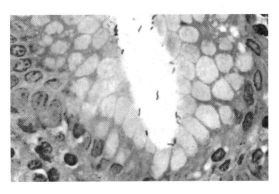

图 1.6 ● 幽门螺杆菌。图中胃黏膜表面和黏液中均可发现此菌，在银染色中表现为黑色杆状。

流或摄入的某些化学物质）或自身免疫反应（恶性贫血）。持续的细胞破坏最终导致慢性萎缩性胃炎和肠化生。

造成胃黏膜上皮细胞缺损的最主要因素是幽门螺杆菌，损伤程度取决于菌株与宿主反应。这种细菌通过产生尿素中和细胞内外 pH 从而得以生存在胃黏膜内（图 1.6）。幽门螺杆菌也定植于胃窦，此处比胃体 pH 低。幽门螺杆菌可直接损伤上皮细胞，更重要的是其可影响上皮生发层。这一过程的机制比较复杂，包括细菌产生乙醛、多种毒素和黏膜溶解因子等物质；H.pylori 细菌通过活化邻近上皮的核因子 -κB 和促炎转录靶点对包括中性粒细胞在内的多种炎症细胞产生强烈的趋化作用，这些炎症细胞释放活性氧造成细胞损伤；聚集的淋巴细胞还可以形成淋巴滤泡样结构，加上持续的上皮损伤（可能与幽门螺杆菌抗体的产生有关），引起萎缩性胃炎。胃黏膜的萎缩显示为黏膜腺的丢失或被颈黏液细胞取代成为"幽门腺化生"。过去，萎缩性胃炎的环境致病因素包括过量盐摄入、腌制或熏制食品。显微镜下，萎缩性胃炎表现为黏膜层变薄、腺体减少和

代偿性的生发层细胞更新率增加[34]。萎缩性胃炎的发病率很高，其在 60 岁以上的所谓"正常"人群中可高达 40%。这表明，从萎缩性胃炎发展到胃癌还需要更进一步的改变。

清除幽门螺杆菌的感染可以消除其引起的炎症反应，阻止肠上皮化生的进展。幽门螺杆菌是否导致胃癌取决于菌种的不同（cagA, vacA, iceA 和 babA），同时环境和宿主基因因素在恶变中也起着重要作用。除了上述的炎症损伤，胃小凹中的黏膜上皮可以发生肠上皮化生[35,36]。根据以产生黏蛋白的种类代表的细胞类型，肠上皮化生分为三个亚型。黏蛋白不同主要是因为体细胞突变或干细胞后生事件不同造成，包括 hTERT 增生、DNA 在 D17S5 位点过度甲基化、pS2 缺失、RARβ 缺失、CD44 异常与 *p53* 突变[37,38]。

Ⅰ 型（完全型小肠上皮化生）。细胞由产生中性黏蛋白转变为产生酸性黏蛋白，细胞功能由分泌细胞变为吸收细胞，产生 Paneth 细胞（常见于小肠）的产物。

Ⅱ 型（不完全型小肠上皮化生）。有 Paneth 细胞和吸收细胞出现，特征性分泌酸性唾液黏蛋白（sialomucin）。

Ⅲ 型：（不完全型结肠上皮化生）。在持续损伤下，隐窝细胞形态改变并开始产生硫黏蛋白。黏膜出现了更多结肠特征并伴有 Paneth 细胞减少，被称为不完全型结肠上皮化生（图 1.7）。

肠上皮化生的改变表明了胃小凹中微环境因素对细胞的选择作用，同时细胞内也出现一些遗传学改变，包括端粒缩短、微卫星不稳定，以及 p53、APC、k-ras 突变等。

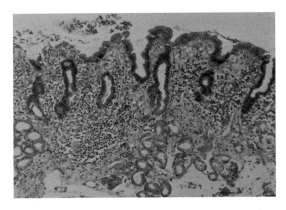

图 1.5 ● 萎缩性胃炎，幽门黏膜表面不规整，固有层中局灶性腺体数量减少，可见少量的单核细胞浸润。

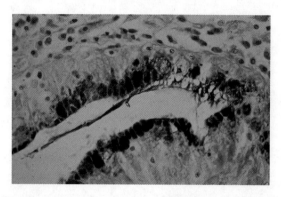

图 1.7 ● 小肠上皮化生（Ⅲ型）在黏膜凹陷中可同时见到大而孤立的和小的分泌泡。（Aiciam blne and High Iron Diamine，HID 染色）

　　　结肠型黏蛋白的出现对于胃癌发生的预测价值始终存在争论[39]。

　　肠型和弥漫型胃癌分泌硫黏蛋白的量差别很大（分别为 80% 和 20%），表明这两型肿瘤的病因不同。需要强调的是，肠上皮化生的发病率和程度随着年龄的增长而增加，且往往伴随诸如胃溃疡等良性疾病。但无论与肿瘤相关与否，肠上皮化生都存在黏蛋白基因和细胞动力学的异常[40,41]。

　　尽管由幽门螺杆菌引起的炎症反应和部分肠上皮化生的改变是可逆的，但黏膜萎缩和结肠型的上皮化生被认为是不可逆的。其原因可能包括干细胞突变、炎症与诸如胆汁反流、高盐或酒精等因素的协同作用等。但这些外界因素引起 DNA 损伤的机制仍不明确。随着胃体腺的破坏，胃内酸度降低，使得亚硝化细菌得以繁殖[42]，这些细菌可以将硝酸盐转化为亚硝酸盐和 N- 亚硝基化合物。维生素 C 的抗肿瘤功效可能与其清除亚硝酸盐和氧自由基的能力有关。而幽门螺杆菌不但产生多种亚硝酸盐而且抑制维生素 C 的作用，可直接引发 p53 基因突变，推动了恶变的发生。p53 突变造成细胞过度增殖，并使基因组出现不可逆的损伤和不稳定[43]，从而迈出了从胃炎到不典型增生的第一步。

胃黏膜息肉

　　胃息肉的发病率随年龄增加，有调查发现，在 80 岁以上人群中，这一比例可高达 7%。对胃息肉进行鉴别分类，以确定其是否与肿瘤关联或癌前病变非常重要[44,45]。胃息肉分为三个主要类型：增生型息肉、胃底腺型息肉、肿瘤型息肉或腺瘤。

　　增生型息肉多见于老年人，特别是 70 岁以上者，男女发病率类似，是最常见的类型，占胃息肉的 80% ~ 85%。多发生在胃窦，直径多小于 1 cm 且为多发性。镜下，增生型息肉由正常黏膜下排列紊乱的增生腺体组成，周围黏膜可呈现萎缩性胃炎表现。增生型息肉的恶变率约为 0.5%，且几乎均发生在直径大于 2 cm 的息肉[46]。4.5% ~ 13.5% 的增生型息肉与胃癌伴生。

　　胃底腺型息肉在内镜检查中的发病率可达 3%，为多发的胃体隆起。最初认为其与家族性息肉病相关，但现在发现大部分为散发病例[47]。胃底腺型息肉的黏蛋白合成与正常黏膜不同，细胞增殖速度加快，表达 sialyl-Tn 表型。组织学上，胃底腺型息肉被认为是过度增生的错构瘤样病变，现无证据表明其与胃癌的发生有关。

　　肿瘤型息肉也称为腺瘤，镜下的特点是腺管样结构。多见于老年人，男女发病无差异，好发于胃窦，绝大多数直径小于 2cm。内镜检查的发病率约为 0.23%，往往伴随萎缩性胃炎和肠上皮化生。组织学上，此类息肉表面上皮表现为高度着色的不典型增生、异常的细胞分化和核分裂像，但所有异常仅限于基底膜之内。有研究认为直径大于 2cm 的腺瘤恶变率可高达 40%。组织学的恶性证据比例为 5% ~ 10%，可有 3% ~ 25% 伴随独立的胃癌病灶[48]。

　　胃十二指肠息肉是家族性腺瘤样息肉病（familial adenomatous polyposis，FAP）表现之一，主要是胃底腺增生型息肉。这种家族性息肉较散发病例发病年龄小。35% ~ 100% 的病例出现腺瘤，主要位于十二指肠内，平均年龄 37 岁。病灶往往多个，体积较小，但随着病程进展，病灶的数量增加并更容易恶变[49]。除日本的报告外，一般认为这种疾病显著增加十二指肠和壶腹周围癌的发生，但对胃癌发病影响不大。

　　形态上类似结肠腺瘤的胃扁平腺瘤是管状腺瘤的另一种类型，伴不同程度的不典型增生[50]，其中相当部分为重度不典型增生。镜下，这种息肉可能会被误诊为愈合中的溃疡，或平坦型的早期胃癌。此类腺瘤见于胃远端 2/3，流行病学特点类似于普通的腺瘤。据日本报告，其占胃的肿瘤性息肉的 10%。

残胃

　　远端部分胃切除术后，胃癌的发病率可达 2%，发病率随术后时间间隔延长而增加。主要的危险因素是胃大部切除术后 15 ~ 20 年，且接受手术时小于 40 岁[51]。术前疾病的类型和术式与残胃癌的发生无关。在胃癌高发的地区，残胃癌的发生率亦高，约是正常人群的 2 倍。残胃的组织学变化有：慢性胃炎、黏膜萎缩、胃底腺型息肉、黄色瘤、表层 / 小凹上皮增生、增生型息肉伴深部囊性胃炎（gastritis cystica profunda）。

这些癌症被称为"残胃癌"，其弥漫型和肠型比例相近，部位多邻近吻合口，很少越过吻合口侵犯肠管。约 40% 的残胃癌确诊时仅限于黏膜下层，仍属早期。由于存在残胃癌的可能性，对既往年轻时接受胃部分切除者，或胃切除术后超过 20 年者，或检查发现胃黏膜存在重度不典型增生者，有学者建议定期行胃镜检查。近期的研究还发现，除胃癌外，残胃内还易发生淋巴瘤[52]，此外胃外恶性肿瘤发生率也升高，主要是肺、胰腺和结肠癌。

Ménétrier 病

又称胃黏膜巨大皱襞症，是一种表现为胃黏膜呈巨大皱褶样肥厚增生的罕见疾病，伴低胃酸和蛋白丢失性肠病。以往认为约 10% 的本病与胃癌有关，可同时存在或在诊断 Ménétrier 病 12 个月内发现胃癌。但新的研究追踪了 16 例本病患者，并没有发现胃癌的发生概率增加[53]。Ménétrier 病还可能与胃黏膜的不典型增生相关。

慢性消化性溃疡

早年的观点认为慢性消化性溃疡是癌前病变的一种，但事实上胃溃疡的恶变率小于 1%[54,55]，流行病学调查也不支持胃溃疡与胃癌发生之间的关联。以往的错误认识可能因为某些早期胃癌的表现类似于良性溃疡病变，而积极的溃疡药物治疗可能产生虚假的疗效。因此，对于任何怀疑良性溃疡的病灶不能妄下结论，一定要多点取材活检。

胃黏膜不典型增生

胃黏膜的不典型增生常在肠上皮化生基础上发生，外观可平坦、凹陷或隆起。依据发展程度，胃黏膜不典型增生分为轻、中、重度。

组织学诊断相对困难，首先其是一个相对主观的判读过程，其次是难以区分组织再生时的"非典型"增生和真正的不典型增生、鉴别重度不典型增生和原位癌，最后由于不典型增生比较罕见，医生可能缺乏这方面的经验（特别是在发病率较低的地区）。然而，最新的胃肠道肿瘤 Vienna 分类为解决这一困难提供了条件（框 1.3）[56]。

并不是所有的胃黏膜不典型增生最终都将恶变，60% ~ 70% 的轻、中度不典型增生病例可恢复正常，但这一比例在重度不典型增生患者大大下降，其中半数以上（50% ~ 80%）将进展至胃癌[57]。胃癌切除标本的研究发现，40% ~ 100% 的早期胃癌病灶旁，5% ~ 80% 的进展期胃癌病灶旁存在不典型增生；相比之下仅有 1% ~ 3% 的胃溃疡合并萎缩性胃炎可伴有不典型增生。这些证据无可辩驳地说明了胃黏膜不典型增生与胃癌的关系。事实上，重度不典型增生往往是胃癌的标志。对于内镜下显示为糜烂、溃疡或隆起性病变而活检报告重度不典型增生者，半数患者在 3 ~ 24 个月内确诊胃癌。

早期胃癌

无论肿瘤大小以及有无淋巴结转移，凡限于黏膜或黏膜下层的胃癌均定义为早期胃癌。根据肿瘤是否穿透黏膜肌层，早期胃癌可分为黏膜内和黏膜下两种。

框 1.3 ● 胃肠道上皮性肿瘤的 Vienna 分类

1. 无肿瘤
2. 不能确定肿瘤
3. 非侵袭性低级别肿瘤
4. 非侵袭性高级别肿瘤
   4.1. 高级别腺瘤
   4.2. 非侵袭性癌
   4.3. 可疑侵袭癌
5. 侵袭性肿瘤
   5.1. 黏膜内癌
   5.2. 黏膜下层或更深侵袭

日本消化道内镜学会根据肉眼所见，将早期胃癌分为三型（图1.8）：隆起型（Ⅰ型）、表浅型（Ⅱ型）和凹陷型（Ⅲ型）[58]。

Ⅰ型：隆起型，呈息肉样、乳头状或结节状宽蒂肿物，直径小于3 cm，色泽较正常黏膜灰暗。Ⅱ型：表浅型，又分为3个亚型。表浅隆起型（Ⅱa，肿瘤隆起程度不超过正常黏膜厚度的2倍）；表浅平坦型（Ⅱb，无明显隆起或凹陷）；表浅凹陷型（Ⅱc，轻度黏膜糜烂，但无溃疡）。有的情况下，特别是肿瘤范围较大时，可为各种型的混合。此时表示为主要型后加次要型，如Ⅱa+Ⅱc。Inokuchi和Kodana的研究发现，侵犯黏膜下层的早期胃癌呈明显膨胀性生长（Pen A）时，淋巴和血行转移的可能较侵袭性胃癌（Pen B）高[59]，而后者的腹腔复发率高。

早期胃癌主要发生于胃远端2/3，直径3～5 mm到8 cm，多数2～5 cm，直径小于5 mm者又称微小胃癌。Mori等[60]报告了21例早期贲门癌患者的资料，其中凹陷型（Ⅲ和Ⅱc）最多，占64%，隆起型其次，而表浅平坦型（Ⅱb）最少，仅占14%。病理学上，隆起型往往为分化较好的肠型胃癌，而凹陷型多为低分化癌或印戒细胞癌，表浅型则为两者的混合。

早期胃癌预后良好，5年生存率达92%[61]。更远期的随访发现限于黏膜层的早期胃癌患者15年生存率达87%，而侵犯黏膜下层者为75%[62]。来自日本的资料显示，术后复发率约2%，可能为残胃内残余的肿瘤细胞或血源性转移引起[63]。提示血行转移的指标包括肠型肿瘤、黏膜下侵犯和胃网膜淋巴结转移。限于黏膜内的早期胃癌因黏膜缺乏淋巴管，很少发生淋巴结转移（＜5%），而黏膜下层胃癌则有10%～20%可发生淋巴结转移[64]，英国的某些研究转移比例更高[65]。有趣的是，DNA分析发现Ⅰ型和Ⅱa型早期胃癌有更高的非整倍体比例，但DNA整倍体情况与淋巴结转移并没有发现存在联系[66]。

进展期胃癌

大约90%的胃恶性肿瘤为腺癌，其余主要是淋巴瘤和平滑肌肉瘤。此外，胃的各种成分都可以恶变为相应的恶性肿瘤，如鳞癌、小细胞癌、类癌、良性/恶性间质来源肿瘤（血管、脂肪、神经来源），以及与胃肠道外有关的肿瘤，如恶性纤维组织细胞瘤、血管球瘤（glomus tumor）、错构瘤、绒癌等。

进展期胃癌发病近年来出现了明显的变化趋势，包括整体发病率下降、贲门区肿瘤发病上升和弥漫

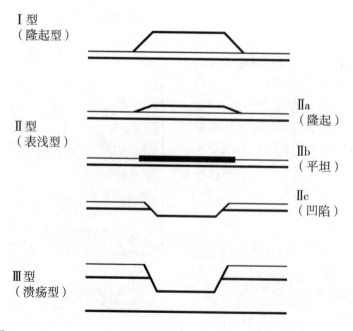

图1.8 ● 早期胃癌分类示意图。

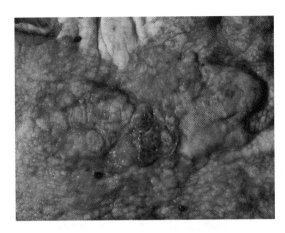

图 1.9 • 胃底部早期胃癌，肿瘤部分呈隆起型，部分呈表浅型（Ⅱa+ Ⅱc）。

框 1.4 • 进展期胃癌的大体分型（Borrmann 分型）

Ⅰ 型（息肉型）：肿瘤呈息肉样、基底宽广，表面呈红色，部分可有轻度的溃疡

Ⅱ 型（溃疡型）：呈典型的"火山口"外观，邻近黏膜浸润不明显

Ⅲ 型（溃疡浸润型）：在溃疡型胃癌的基础合并周围黏膜浸润

Ⅳ 型（弥漫浸润型）：胃黏膜呈弥漫性增厚，又被称作"皮革胃"

肿瘤的大体分型有助于对不同肿瘤进行归类，并了解肿瘤的自然发展规律

型胃癌增多（现约占 30%）[67]。

大体形态

进展期胃癌依据大体形态分为四型，称为 Borrmann 分型[68]（框 1.4，图 1.10 和图 1.11）。这种分型法在日本和德国使用，但在英语国家并未广泛接受。约半数的进展期胃癌位于胃窦，1/3 位于贲门周围。胃癌在诊断时普遍较大，一半以上直径超过 6cm，1/7 的肿瘤直径达到甚至超过 10cm。

组织学形态

胃癌的组织学组成十分复杂，可包括黏膜上皮细胞、杯状细胞、幽门腺细胞、Paneth 细胞、壁细胞、内分泌细胞等。

　胃癌的分型方法很多，英国最常用的是 Lauren 分型[69]：组织学上形成腺样结构的称为肠型胃癌（占 53%，图 1.12），而分泌黏蛋白但无腺样结构的称为弥漫型胃癌（占 33%，图 1.13，表 1.1）。

其余的约 14% 的胃癌混有上述两种特征，称为未分类癌。肠型胃癌的发生与萎缩性胃炎和胃黏膜的肠上皮化生相关，而弥漫型胃癌无此关联。胃癌标本剖面的外观取决于肿瘤胶原纤维的含量和黏蛋白分泌的多少。除 Lauren 分型外，还有 Ming 等将胃癌分为膨胀生长和浸润生长两型[70]；世界卫生组织（WHO）则对胃癌依据病理学分型，分为乳头状腺癌、管状腺癌、黏液腺癌和印戒细胞癌[71]。尽管

分型系统很多，但上述分型中没有一种可以独立预测预后。Goseki 等根据肿瘤腺体分化程度和瘤细胞内的黏蛋白量将胃癌分为四型[72]，初步的研究发现，Ⅰ 型胃癌（高分化管状腺癌，黏蛋白少）的肝转移率高；而 Ⅳ 型（腺管形成少，细胞内黏蛋白多）则多见腹膜浸润和淋巴结转移。还有部分胃癌称为淋巴上皮样癌[73]，分化很差，伴广泛的淋巴细胞浸润。这种肿瘤的 Epstein-Barr 病毒感染率高达 80%，而其他腺癌的感染率仅为 9%。这类肿瘤预后较好，5 年生存率可达 77%。

病理学预后因素

　对于胃癌的手术标本应进行仔细地检查，以确定 TNM 分期[74]。其中，肿瘤侵犯深度是最重要的预后因素。

此外标本切缘肿瘤残余、淋巴结转移和最近的胃癌 Goseki 分型[75]也影响预后。贲门癌和胃近端 1/3 的肿瘤的预后较远端胃癌差（5 年生存率分别为 15%、25% 和 30%）。肿瘤未侵犯浆膜时 5 年生存率达 29%，而侵犯浆膜层者仅为 7%，原因是此时可能存在腹腔内种植或邻近脏器侵犯。很多学者详细研究了浆膜层受累程度和预后的关系，多认为受累范围小于 2cm 者效果好。Abe 等[76]的研究发现受累直径小于 3cm 者 5 年生存率达 59.6%，大于 3cm 则为 11.5%。即便侵犯浆膜层并伴有区域淋巴结转移时，侵犯直径也是最重要的预后因素。浆膜层受累易在手术中被忽略[77]，有统计肉眼正常的浆膜层有 10%

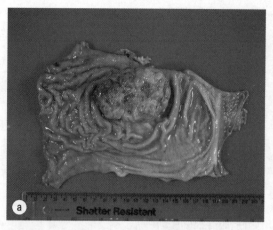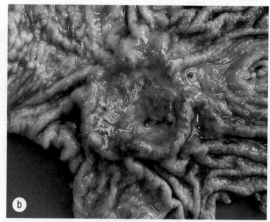

图 1.10 ● 进展期胃癌的大体形态：a，息肉型（Borrmann Ⅰ型）；b，溃疡型（Bormann Ⅱ型）。

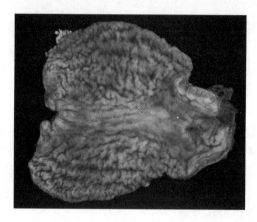

图 1.11 ● 皮革胃（Borrmann Ⅳ型）可见胃壁明显增厚黏膜皱襞消失。

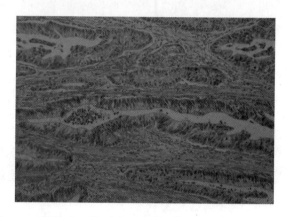

图 1.12 ● 肠腺癌，镜下表现为被覆柱状上皮的不规则腺体结构，在分化很好的肿瘤中，细胞核的异型性很小并可见到分层样的结构。

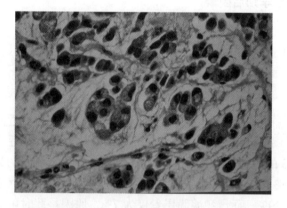

图 1.13 ● 印戒细胞癌：肿瘤细胞分散细胞间有大量黏液充填，细胞核被胞质中的大量挤向一侧，呈典型的"印戒细胞"特点。

存在镜下的肿瘤侵犯。

　　区域淋巴结转移的概率与早期胃癌的大小、生长方式和有无溃疡形成有关。转移淋巴结的数目[78]、

镜下转移或肉眼转移、侵犯淋巴结被膜、周围结缔组织受累等都是影响预后的因素[79]。

　　胃窦癌侵犯十二指肠的发生率报告为 9% ～ 69%[80,81]。这是一个重要的预后不良因素，5 年生存率仅 8%。累及十二指肠的胃癌往往侵犯浆膜层以及淋巴管和血管。对于术后发现十二指肠肿瘤切缘阳性的病例再次行手术切除的意义仍有争论。

　　除前述的指标外，侵犯淋巴管和血管[82]、肿瘤内微血管计数、患者年龄大于 70 岁、弥漫浸润性肿瘤、全胃受累、肿瘤直径大于 10cm 等都是预后不良的独立因素。此外，病理学分类上，腺鳞癌，一种包含腺和鳞癌成分的少见肿瘤，预后较差。部分肿瘤的肉眼观类似早期胃癌，但组织学检查证实是进展期，这些肿瘤的预后介于早期和进展期胃癌之间。化疗后肿瘤消退评估指标包括纤维化程度和原

表 1.1 ● 肠型和弥漫型胃癌的比较

指标	肠型	弥漫型
性别比（男：女）	2：1	1：1
平均发病年龄	55	48
西方国家发病率下降	是	否
5 年生存率	20%	小于 10%
大体特点	腔内生长，蕈伞样	溃疡、浸润
镜下特点	高分化、乳头状腺癌、腺管状腺癌	低分化，印戒细胞
生长方式	膨胀	浸润
与肠上皮化生共存	几乎 100%	不常见
易感因素	饮食、环境、幽门螺杆菌、A 型血	未知，遗传因素？幽门螺杆菌？

发肿瘤或淋巴结中残余灶的黏蛋白量[83]。

分子水平

从分子水平研究，胃癌的发生被认为是一个多步骤过程，而且肠型和弥漫型胃癌的发生机制不同[84]，如图 1.14 所示。上皮细胞在恶变的过程中基因组被打乱，多个癌基因激活，使得细胞开始无约束地增殖[85]；同时，细胞产生的各种酶、分泌的黏蛋白和激素都发生一定的变化。

胃癌细胞核型的研究没有找到胃癌特异的染色体畸变，提示核型的变化可能是非特异的或是恶变过程中的继发改变。胃癌细胞的非整倍体很常见（60% ～ 70%），特别是肠型胃癌，涉及的染色体包括 3 号（重排）、6 号（6q21 远段缺失）、8 号（三倍体）、11 号（11p13-11p15 改变）和 13 号（单倍体和易位）。胃癌中最常见的突变基因是 p53，其等位基因丢失和 / 或突变在肠上皮化生、腺瘤和腺癌中的发生率分别达 14%、33% 和 > 60%。有 30% ～ 40% 的肿瘤在 5 号染色体短臂 APC 基因附近出现杂合性缺失，提示这个位置可能存在未知的抑癌基因。此外，18 号染色体长臂 DCC 基因在胃癌中也有很高的杂合性缺失频率（> 60%）。

散发的胃癌中的微卫星不稳定的发生率也很高，特别是肠型和胃底的胃癌。由于这种异常与

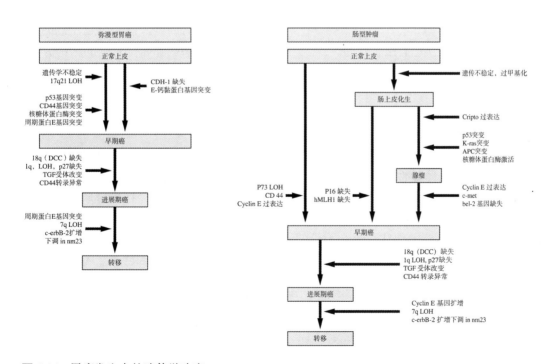

图 1.14 ● 胃癌发生中的遗传学改变。

p53 异常呈负相关，提示这两者代表着不同的胃癌发病途径。目前认为微卫星不稳定所影响的基因主要是 TGFβ Ⅱ型受体基因。在肿瘤发生的早期，癌基因已经异常表达，推动细胞增殖。例如 C-myc 和 cripto 基因在部分肠上皮化生和不典型增生中已出现扩增和过表达。C-met 基因在约 30% 的肠型胃癌，特别是硬癌中高表达，其编码肝细胞生长因子受体是一种酪氨酸激酶受体，并与 EGF、TGFβ、IL-1α、amphiregulin、K-sam 等作用[86]。K-sam 是成纤维细胞生长因子家族的成员，仅在弥漫型和硬癌中表达增加，这些肿瘤的纤维化表现了肿瘤细胞与间质间受体和癌基因的相互作用。鉴于分子水平检测在病理学中的重要性，建议使用组织样本进行分子病理学诊断[87]。

在 90% 的胃癌标本，特别是弥漫型胃癌标本中，存在 E-cadherin 基因的异常和表达下降。E-cadherin 是一种钙离子依赖的细胞黏附蛋白，其表达降低的影响是减小了细胞的附着力从而促进浸润和转移的能力。在胃癌细胞中也发现其他的黏附分子，如 CD44 存在功能缺陷[88]。另外，患有遗传性非息肉性结肠癌（hereditary non-polyposis colorectal cancer，HNPCC）的患者除结肠外，包括胃、子宫、小肠、卵巢、子宫内膜，甚至肾和胆道系统，都容易罹患恶性肿瘤[89]。

HNPCC 的诊断标准如下：

1. 至少 3 个家族成员被证实患有结直肠癌。
2. 3 人中至少 1 人为另 2 人的一级亲属。
3. 排除家族性腺瘤样息肉病。
4. 至少两代人患病。
5. 患者之一发病年龄小于 50 岁。

HNPCC 是一种常染色体显性遗传病，其分子基础是人体内四套 DNA 修复系统之一出现先天性缺陷。这种缺陷使得各种 DNA 突变无法得到修复，从而易患恶性肿瘤，而且这些肿瘤往往存在大段的染色体缺失，缺失片段内可能包括重要的抑癌基因。据统计，HNPCC 患者发生胃癌的相对危险度是 4.1，平均发病年龄为 54 岁。

家族性胃癌目前主要分为 3 类：遗传性弥漫性胃癌（hereditary diffuse gastric cancer，HDGC），家族性弥漫性胃癌及胃肠道肿瘤。遗传性弥漫性胃癌的诊断标准包括：

1. 患者一级或二级亲属中有两位以上年龄小于 50 岁的弥漫性胃癌患者。
2. 患者一级或二级亲属中有 3 位以上弥漫性胃癌患者，年龄不限。

部分符合上述标准者属于家族性弥漫性胃癌范畴。在 30% ～ 40% 的遗传性弥漫性胃癌家系中，均可发现生殖细胞中 E- 钙黏蛋白（CDH-1）[90]基因的抑制性突变。目前已发现 68 种 CDH-1 基因突变。对于接受预防性胃切除的患者，肿瘤无特定的好发部位；而对于发现肿瘤后行胃切除的患者，肿瘤则好发于胃窦部或胃窦与胃体的移行区，造成这种差异的原因尚不明确。除弥漫性胃癌外，乳腺小叶癌及结直肠癌亦有呈家族性发病特点的报道。

食管和胃的间质来源肿瘤

消化道系统中，胃是间质来源肿瘤最好发的脏器，发病占消化道的 50% ～ 60%，而食管仅占 5%[91]。胃的间质肿瘤体积相差悬殊，无症状肿瘤直径可 < 1cm，巨大肿瘤可达 20cm。多因素分析发现，肿瘤部位、大小、有丝分裂指数和患者年龄都是独立的预后因素。需要引起注意的是，胃的间质肿瘤可能是某些临床综合征的一部分，例如 Carney 三联征。Carney 三联征是一种发生于年轻女性的综合征，临床特点包括肾上腺外副节瘤、肺的软骨瘤、胃间质瘤三部分。肾上腺外副节瘤和胃间质瘤往往多发。

间质肿瘤由梭形细胞和胶原组成，最初被划分为平滑肌瘤和平滑肌肉瘤。电子显微镜分析发现这些肿瘤实际上存在平滑肌和 / 或神经分化，或未分化，这使得人们对最初的简单分类提出了质疑。随着免疫组化技术的发展，间质肿瘤的分类依据其表达的各种组织标记，如平滑肌（desmin 和 actin）、神经（S100、NSE 和 PGP9.5）、Cajal 细胞（CD117，也称 c-kit）。真正的平滑肌瘤或平滑肌肉瘤表达 desmin 和 actin，而 CD34 (-)；神经来源肿瘤仅 S100 (+)；CD34 和 CD117 均 (+) 的肿瘤则称为胃肠道间质瘤（gastrointestinal stromal tumors，

GIST）。GIST 中 CD117（c-kit）的异常表达是肿瘤发生的重要环节，也构成了应用特异的酪氨酸激酶拮抗剂治疗此类肿瘤的分子基础。

　　GIST 的生物学行为难以预测，但肿瘤细胞密度高，有局限坏死和黏膜侵犯均提示了恶性行为。也有学者提出，GIST 可以根据肿瘤大小和有丝分裂指数分为 4 类（很低、低、中、高危），但仍有约 10% 的肿瘤其病程无法预测。关于 GIST 的详细讨论，见第 11 章。

　　炎性纤维样息肉（inflammatory fibroid polyp）是见于整个胃肠道的良性病变，多见于远端胃和回肠。胃的炎性纤维样息肉好发于 60 岁左右，男性稍多于女性。此种息肉位于黏膜下层，常邻近幽门括约肌，直径多小于 3cm，但也可长大，甚至造成梗阻。显微镜下，炎性纤维样息肉由肥大的梭形细胞、大量的细小血管、多量炎性成分（包括嗜酸性粒细胞）组成，邻近黏膜常呈萎缩性胃炎表现。超纤维结构上，这些梭形细胞显示为成纤维细胞或成肌纤维细胞来源，提示其成因为机体的反应，可能是一种过度的肉芽肿反应，但具体机制不明。

　　除上述类型外，胃和食管的间质肿瘤还有血管瘤、血管球瘤，以及与 AIDS 相关的 Kaposi 肉瘤。

黏膜相关淋巴样组织（mucosa-associated lymphoid tissue，MALT）淋巴瘤

　　胃是胃肠道中淋巴瘤最好发的部位，占胃恶性肿瘤的 3% ~ 6%。胃淋巴瘤多为 B 细胞非霍奇金淋巴瘤，最常见的就是 MALT 淋巴瘤，此外有时也可见 T 细胞淋巴瘤和霍奇金淋巴瘤。此种肿瘤起源于胃黏膜内的淋巴样组织，与幽门螺杆菌和 H. heilmannii 感染有关。该肿瘤发病年龄 50 岁左右，男女比例相近，临床表现类似胃炎或胃溃疡[92]。肉眼观上，MALT 淋巴瘤呈边界不清的黏膜增厚，有时呈分叶状，表面可糜烂或溃疡（图 1.15）。诊断时，MALT 淋巴瘤往往不限于胃内，多有局部淋巴结转移，还可特征性地转移到小肠、涎腺和脾外周带等，但很少到周围淋巴结。

　　MALT 淋巴瘤细胞形态类似滤泡中心细胞，称中心细胞样，其余的细胞呈浆细胞或母细胞分化。淋巴上皮灶为其特征性表现，胃小凹上皮可见不规

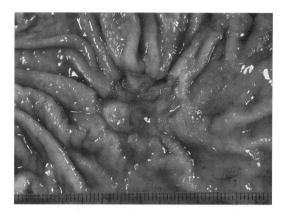

图 1.15 ● 非霍奇金淋巴瘤：胃窦可见浅表溃疡，周围黏膜纤维瘢痕形成。

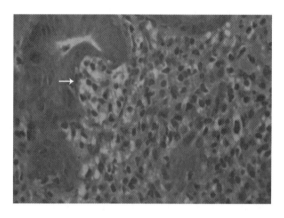

图 1.16 ● 淋巴上皮病变 - 黏膜中可见大量单核细胞浸润。

则核的中、小细胞浸润（图 1.16），但这种形态的上皮也可见于幽门螺杆菌胃炎、Sjögren 综合征和桥本甲状腺炎。形态正常的黏膜通过分子生物学手段可以发现散在分布的肿瘤细胞。

　　胃淋巴瘤的发生被认为是一个多步骤的过程，初始环节是幽门螺杆菌与中性粒细胞、B 细胞和 T 细胞的相互作用。在某些菌株的幽门螺杆菌刺激和 T 细胞辅助下（包括 CD40 和 CD40L 参与），B 细胞出现持续增殖。当同时存在 DNA 错配修复机制缺陷时，来自中性粒细胞的自由基产物可以损伤 B 细胞的基因组，从而引发恶变。

　　细胞遗传学研究发现，MALT 淋巴瘤存在三种特异的易位突变：30% ~ 40% 为 t（11；18）（q21；q21）API2-MALT1，其余为 t（14：18）（q32：q21）/IGH-MALT1 和 t（1：14）（p22：q32）/IGH-BCL10。第一种易位突变造成 API2 基因与 MALT1 基因的羧基末端融合，产生的融合蛋白可以抑制 caspase3、7 和 9，进而抑制细胞凋亡。但

MALT1 基因的生理功能仍未知。存在此种染色体易位的肿瘤对清除幽门螺杆菌的治疗无反应。其他的易位突变还包括 t（1；14）（p22；q31）和 t（1；2）（p22；p12），造成 BCL10 基因易位到免疫球蛋白基因附近，引起后者的表达失调。这两种突变的比例小于 5%。此外，低度恶性病灶中分别有 7% 和 19% 的肿瘤 p53 基因丢失或突变，而在转化 MALT 淋巴瘤中，这两个比例上升到 29% 和 33%。MALT 淋巴瘤的其他遗传学异常包括三号染色体三倍体（发生率可高达 60%）、c-myc 突变、p15/p16 沉默、Fas 基因突变。这些突变可以引起细胞的肿瘤性扩增，引发低度恶性 MALT 淋巴瘤。此种淋巴瘤在早期阶段对清除幽门螺杆菌的治疗有效[93,94]。

绝大多数低度恶性的 MALT 淋巴瘤仅限于胃黏膜而播散缓慢，这种相对良性的生物学行为可能与其生长需要幽门螺杆菌抗原的持续刺激有关。研究发现少数病例存在其他基因突变（如 p53 和 p16 失活），而其他大多数尚未发现。由低度恶性转化为高度恶性 MALT 淋巴瘤需要 B 细胞生长摆脱对 T 细胞和幽门螺杆菌的依赖，以及更多的遗传学改变[95]。总的说来，大约 77% 的低度恶性 MALT 淋巴瘤患者在清除幽门螺杆菌的 12 个月内达到完全缓解，极少数可能需要 45 个月。但需要指出的是，达到病理学完全缓解后，聚合酶链式反应仍然可以检测到肿瘤细胞的存在。低度恶性 MALT 淋巴瘤仅有不到 10% 的复发率，也多与再次幽门螺杆菌感染有关，否则即使复发也可能自愈。然而对于 MALT 淋巴瘤的转化治疗，虽然有报告称 4/8 的患者在消灭幽门螺杆菌后完全缓解，应用此种治疗的效果仍有争论[92]。

携带 t（11；18）（q21；q21）易位突变的 MALT 淋巴瘤应同时采用放、化疗，因为单独消灭幽门螺杆菌感染是无效的。研究发现这些肿瘤对某些化疗药物不敏感，且可蔓延到胃壁外。另外，带有 BCL10 基因异常或与伴随自身免疫性胃炎的 MALT 淋巴瘤，也对清除幽门螺杆菌治疗无效。前者的诊断可以依据细胞核内强阳性的 Bcl-10 染色，后者则有特异性表现，Fas 原癌基因染色阳性。这两种肿瘤的治疗主要是手术切除，可配合放化疗，Ⅰ期的 5 年生存率为 90% ～ 100%，Ⅱ期为 82%。建议对这类患者进行随访，因为现在认识到此病可同时伴发或继发腺癌[94]。

胃的内分泌肿瘤

胃黏膜内有多种内分泌细胞，分泌不同的神经递质、神经调质或神经肽类激素。这些细胞与神经元的区别是前者缺乏轴突和特殊的突触，但含有嗜铬素（chromogranin）和突触囊泡蛋白（synaptophysin）等标记蛋白[96]。神经内分泌肿瘤旧称类癌，约占所有恶性肿瘤的 0.54%，最多见者起源于肠嗜铬样细胞（enterochromaffin-like cell，ECL）。肿瘤形成中出现了由单纯增生到异常增生的逐步恶变。在各种神经内分泌肿瘤中，单发且直径大于 2cm 者往往恶性度更高。恶性的病理学特征包括核分裂相多、增殖指数高、细胞核形态多变、核内 p53 染色强阳性和血管侵犯等[97,98]。

胃的类癌可分为如下几类：

1. 多发的高分化肿瘤，好发于中年女性，与 A 型萎缩性胃炎和恶性贫血相关[99]。此类肿瘤为最多见类型，即使浸润生长，也多限于黏膜下层，有 7% ～ 12% 的病例可能发生局部淋巴结转移，但未见致死病例报告。切除胃窦或应用奥曲肽（octreotide）可以在 1 个月内降低内分泌细胞的数量，但在停药 3 个月后可能出现反弹。

2. 与卓 - 艾综合征（Zollinger-Ellison syndrome）或Ⅰ型多发性内分泌肿瘤综合征（multiple endocrine neoplasia，MEN）相关的类癌，伴有高胃泌素血症，也主要发生于中年女性。肿瘤往往多中心，伴有胃黏膜的增生和内分泌细胞的不典型增生，很少有胃炎表现，瘤体多侵犯深肌层，有时出现淋巴转移并可致死。大多数肿瘤遗传学分析可发现 MEN1 基因缺失，与Ⅰ型的 MEN 患者发生于肠道、胰腺和甲状旁腺上肿瘤的基因缺陷相同[100]。

3. 好发于中年男性的单发类癌，直径多大于 2cm，恶性程度高。周围黏膜胃炎表现轻，其内神经内分泌细胞仅有局灶增生而无不典型增生表现。血行和淋巴转移常见，可转移到肝引起类癌综合征。据统计，52% 的患者发生远处转移，1/3 患者死亡，死亡者的中位生存期 51 个月。

英国胃肠病学会的最新指南结合了 WHO 对这类肿瘤的分类方法[101]。预后主要取决于肿瘤浸润深度、大小和有无血管浸润。最具侵袭力的肿瘤与小细胞癌（燕麦细胞）类似，有极高的恶性程度。

● 关键点

- 可达半数的食管鳞癌携带 p53 基因异常，食管腺癌中也有多种 p53 突变存在。这些异常推动了肿瘤细胞不受调控的增殖，并可对基因组带来新的损伤，特别是抑癌基因的表达沉默。
- 鳞状上皮的不典型增生和原位癌都是食管癌的癌前病变。对高危人群的普查发现，不典型增生的出现比食管癌的发生提早大约 5 年。
- 食管上皮不典型增生的具体原因不明。但食管癌高发地区往往存在高发病率的中、重度食管炎，提示来自食管腔内的刺激可能是不典型增生的原因。
- 胃癌的发生是一个多因素多步骤的过程，有很多病变构成了胃癌的易感因素（框 1.2）。
- 由幽门螺杆菌引起的单纯炎症和小肠上皮化生是可逆的病变，但黏膜萎缩和结肠型上皮化生（Ⅲ型不完全肠上皮化生）则不可逆。对于检测结肠型黏蛋白的意义和预测癌变的价值仍有争论。
- 辨别胃黏膜不典型增生的程度十分困难，而且组织学诊断是一个相对主观的判读过程，区分组织再生时的"非典型"增生和真正的不典型增生、鉴别重度不典型增生和原位癌都存在难度。最新的胃肠道肿瘤 Vienna 分类为解决这一困难提供了条件（框 1.3）。
- 胃癌的分型方法很多，英国最常用的是 Lauren 分型 70：肿瘤被分为两型：组织学上形成腺样结构的称为肠型胃癌（占 53%），而分泌黏蛋白无腺样结构的称为弥漫型胃癌（占 33%）。其余的约 14% 的胃癌混有上述两种特征，称为未分类癌。
- 肠型胃癌约 80% 分泌硫酸化黏蛋白，而弥漫型胃癌仅为 20%，表明这两型肿瘤的病因不同。
- 90% 的胃癌存在 E-cadherin 基因异常和表达降低，特别是弥漫型胃癌。

- 胃是消化道中淋巴瘤的最好发脏器，主要是 B 细胞非霍奇金淋巴瘤，最常见者是低度恶性 MALT 淋巴瘤。胃淋巴瘤的发生被认为是一个多步骤的过程，初始环节是幽门螺杆菌与中性粒细胞、B 细胞和 T 细胞的相互作用，且与特殊的染色体易位有关。
- 胃的类癌至少可分为三种类型，其中大多数是由 ECL 细胞过度增殖产生的良性病变。但孤立的病灶可以是易转移的高度恶性肿瘤。

（刘 军 赵 博 译）

参考文献

1. Munoz NC, Grassi A, Qiong S et al. Precursor lesions of oesophageal cancer in high-risk populations in Iran and China. Lancet 1982; 1:876–9.

2. Streitz J Jr, Ellis F Jr, Gibb SP et al. Achalasia and squamous cell carcinoma of the esophagus: analysis of 241 patients. Ann Thorac Surg 1995; 59(6):1604–9.

3. Applequist P, Salmo M. Lye corrosion carcinoma of the esophagus. A review of 63 cases. Cancer 1980; 45:2655–8.

4. O'Mahony MY, Ellis JP, Hellier M et al. Familial tylosis and carcinoma of the oesophagus. J R Soc Med 1984; 77:514–17.

5. Risk JM, Evans KE, Jones J et al. Characterization of a 500kb region on 17q25 and the exclusion of candidate genes as the familial Tylosis Oesophageal Cancer (TOC) locus. Oncogene 2002; 21(41):6395–402.

6. Chisholm M. The association between webs iron and post-cricoid carcinoma. Postgrad Med J 1974; 50:215.

7. Huang BS, Unni KK, Payne WS. Long term survival following diverticulectomy for cancer in pharyngooesophageal (Zenker's) diverticulum. Ann Thorac Surg 1984; 38:207–10.

8. Tamura H, Schulman SA. Barrett-type esophagus associated with squamous carcinoma. Chest 1971; 59:330–3.

9. Swinson CM, Slavin G, Coles EC et al. Coeliac disease and malignancy. Lancet 1983; i:111–15.

10. Sherrill DG, Grishkin BA, Galal FS et al. Radiation induced associated malignancies of the oesophagus. Cancer 1984; 54:726–8.

11. Contini S, Consigli GF, Di Lecee F et al. Vital staining of oesophagus in patients with head and neck cancer: still a worthwhile procedure. Ital J Gastroenterol 1991; 23:5–8.

12. Bogomoletz WV, Molas G, Gayet B et al. Superficial squamous cell carcinoma of the esophagus. A report of 76 cases and review of the literature. Am J Surg Pathol 1989; 13:535–46.

13. Mandard AM, Dalibard F, Mandard JC et al. Pathologic assessment of tumor regression after preoperative chemoradiotherapy of esophageal carcinoma: clinicopathologic correlations. Cancer 1994; 73:2680–6.

14. Jaskiewicz K, Banach L, Mafungo V et al. Oesophageal mucosa in a population at risk of oesophageal cancer: postmortem 72 studies. Int J Cancer 1992; 50:32–5.

15. Takubo K, Aida J, Sawabe M et al. Early squamous cell carcinoma of the oesophagus: the Japanese viewpoint. Histopathology 2007; 51:733–42.

16. Sarbia M, Porschen R, Borchard F et al. Incidence and prognostic significance of vascular and neural invasion in squamous cell carcinomas of the esophagus. Int J Cancer 1995; 61(3):333–6.

17. Handra Luca A, Terris B, Couvelard A et al. Spindle cell squamous carcinoma of the oesophagus: an analysis of 17 cases, with new immunohistochemical evidence for a clonal origin. Histopathology 2001; 39(2):125–32.

18. Montesano R, Hainaut P. Molecular precursor lesions in oesophageal cancer. Cancer Surv 1998; 32:53–68.

19. Shiozaki H, Kadowaki T, Doki Y et al. Effect of epidermal growth factor on cadherin-mediated adhesion in a human oesophageal cancer cell line. Br J Cancer 1995; 71(2):250–8.

20. Going JJ, Keith WN, Neilson L et al. Aberrant expression of minichromosome maintenance proteins 2 and 5, and Ki-67 in dysplastic squamous oesophageal epithelium and Barrett's mucosa. Gut 2002; 50(3):373–7.

21. Matsuura H, Kuwano H, Morita M et al. Predicting recurrence time of esophageal carcinoma through assessment of histologic factors and DNA ploidy. Cancer 1991; 67:1406–11.

22. Ruol A, Merigliano S, Baldan N et al. Prevalence, management and outcome of early adenocarcinoma (pT1) of the esophago-gastric junction. Comparison between early cancer in Barrett's esophagus (type I) and early cancer of the cardia (type II). Dis Esoph 1997; 10(3):190–5.

23. Siewert JR, Stein H. Classification of adenocarcinoma of the oesophagogastric junction. Br J Surg 1998; 85:1457–9.

24. Barrett N. Chronic peptic ulcer of the oesophagus and 'oesophagitis'. Br J Surg 1950; 38:175–82.

25. Womack C, Harvey L. Columnar epithelial lined oesophagus (CELO) or Barrett's oesophagus: mucin histochemistry, dysplasia, and invasive adenocarcinoma [letter]. J Clin Pathol 1985; 38(4):477–8.

26. Thomas P, Doddoli C, Lienne P et al. Changing patterns and surgical results in adenocarcinoma of the oesophagus. Br J Surg 1997; 84(1):119–25.

27. van der Burgh ADJ, Hop WCJ, van Blankenstein M. Oesophageal cancer is an uncommon cause of death in patients with Barrett's oesophagus. Gut 1996; 39:5–8.

28. Iftikhar SY, Steele RJ, Watson S et al. Assessment of proliferation of squamous, Barrett's and gastric mucosa in patients with columnar lined Barrett's oesophagus [see comments]. Gut 1992; 33(6):733–7.

29. Cho KJ, Jang JJ, Lee SS et al. Basaloid squamous carcinoma of the oesophagus: a distinct neoplasm with multipotential differentiation. Histopathology 2000; 36(4):331–40.

30. Matsuki A, Nishimaki T, Suzuki T et al. Esophageal mucoepidermoid carcinoma containing signet-ring cells: three case reports and a literature review. J Surg Oncol 1999; 71(1):54–7.

31. Mafune K, Takubo K, Tanaka Y et al. Sclerosing mucoepidermoid carcinoma of the esophagus with intraepithelial carcinoma or dysplastic epithelium. J Surg Oncol 1995; 58(3):184–90.

32. Takubo K, Nakamura K, Sawabe M et al. Primary undifferentiated small cell carcinoma of the esophagus. Hum Pathol 1999; 30(2):216–21.

33. Correa P, Chen VW. Gastric cancer. Cancer Surv 1994; 20:55–76.

34. Xia HH, Talley NJ. Apoptosis in gastric epithelium induced by Helicobacter pylori infection: implications in gastric carcinogenesis. Am J Gastroenterol 2001; 96(1):16–26.

35. Silva S, Filipe M. Intestinal metaplasia and its variants in the gastric mucosa of Portuguese subjects. A comparative analysis of biopsy and gastrectomy material. Hum Pathol 1986; 17:988–95.

36. Sipponen P, Kimura K. Intestinal metaplasia, atrophic gastritis and stomach cancer: trends over time. Eur J Gastroenterol Hepatol 1994; 6(1):S79–83.

37. Dixon MF. Prospects of intervention in gastric carcinogenesis: reversibility of gastric atrophy and intestinal metaplasia. Gut 2001; 49:2–4.

38. Smith MG, Hold GL, Tahara E et al. Cellular and molecular aspects of gastric cancer. World J Gastroenterol 2006; 12(19):2979–90.

39. Stemmermann GN. Intestinal metaplasia of the stomach. A status report. Cancer 1994; 74(2):556–64.

40. Ho SB, Shekels LL, Toribara NW et al. Mucin gene expression in normal, preneoplastic, and neoplastic human gastric epithelium. Cancer Res 1995; 55(12):2681–90.

41. Saegusa M, Takano Y, Okayasu I. Bcl-2 expression and its association with cell kinetics in human gastric carcinomas and intestinal metaplasia. J Cancer Res Clin Oncol 1995; 121(6):357–63.

42. Yamaguchi N, Kakizoe T. Synergistic interaction between *Helicobacter pylori* gastritis and diet in gastric cancer. Lancet Oncol 2001; 2(2):88–94.

43. Correa P, Fox J, Fontham E et al. *Helicobacter pylori* and gastric carcinoma: serum antibody prevalence in populations with contrasting cancer risks. Cancer 1990; 66:2569–74.

44. Ming S-C. Malignant potential of epithelial polyps of the stomach. In: Ming S-C (ed.) Precursors of gastric cancer. New York: Praeger, 1984; pp. 219–31.

45. Nakamura T, Nakano G. Histopathological classification, and malignant change in gastric polyps. J Clin Pathol 1985; 38:754–64.

46. Hattori T. Morphological range of hyperplastic polyps and carcinomas arising in hyperplastic polyps of the stomach. J Clin Pathol 1985; 38:622–30.

47. Lida M, Yao T, Watanabe H et al. Fundic gland polyposis in patients without familial adenomatosis coli: its incidence and clinical features. Gastroenterology 1984; 86:1437–42.

48. Kolodziejczyk P, Yao T, Oya M et al. Long-term follow-up study of patients with gastric adenomas with malignant transformation. An immunohistochemical and histochemical analysis. Cancer 1994; 74(11):2896–907.

49. Sarre R, Frost A, Jagelman D et al. Gastric and duodenal polyps in familial adenomatous polyposis. A prospective study of the nature and prevalence of upper gastrointestinal polyps. Gut 1987; 28:306–14.

50. Xaun Z, Ambe K, Enjoji M. Depressed adenoma of the stomach revisited: histologic, histochemical and immunohistochemical profiles. Cancer 1991; 67:2382–9.

51. Fujiwara T, Hirose S, Hamazaki K et al. Clinicopathological features of gastric cancer in the remnant stomach. Hepato-Gastroenterology 1996; 43(8): 416–19.

52. Sebagh M, Flejou JF, Potet F. Lymphoma of the gastric stump. Report of two cases and review of the literature. J Clin Gastroenterol 1995; 20(2):147–50.

53. Johnson MI, Spark JI, Ambrose NS et al. Early gastric cancer in a patient with Ménétrier's disease, lymphocytic gastritis and *Helicobacter pylori*. Eur J Gastroenterol Hepatol 1995; 7(2):187–90.

54. Morson BC, Sobin LH, Grundmann E et al. Precancerous conditions and epithelial dysplasia in the stomach. J Clin Pathol 1980; 33:711–21.

55. Lee SI, Iida M, Yao T et al. Long-term follow-up of 2529 patients reveals gastric ulcers rarely become malignant. Dig Dis Sci 1990; 35:763–8.

56. Schlemper RJ, Riddell RH, Kato Y et al. The Vienna classification of gastrointestinal epithelial neoplasms. Gut 2000; 47:251–5.

57. You WZ, Zhao L, Chang YS et al. Progression of precancerous gastric lesions. Lancet 1995; 345:866.

58. Murakami T. Pathomorphological diagnosis. Definition and gross classification of early gastric cancer. GANN Monogr 1971; 11:53–5.

59. Kodama YI, Inokuchi K, Soejima K et al. Growth patterns and prognosis in early gastric carcinoma. Superficial spreading and penetrating growth types. Cancer 1983; 51:320–6.

60. Mori M, Sakaguchi H, Akazawa K et al. Correlation between metastatic site, histological type, and serum tumor markers of gastric carcinoma. Hum Pathol 1995; 26(5):504–8.

61. Saragoni L, Gaudio M, Vio A et al. Early gastric cancer in the province of Forli: follow-up of 337 patients in a high risk region for gastric cancer. Oncol Rep 1998; 5(4):945–8.

62. Tsuchiya A, Kikuchi Y, Ando Y et al. Lymph node metastases in gastric cancer invading the submucosal layer. Eur J Surg Oncol 1995; 21(3):248–50.

63. Kitamura K, Yamaguchi T, Okamoto K et al. Total gastrectomy for early gastric cancer. J Surg Oncol 1995; 60(2):83–8.

64. Kim JP, Hur YS, Yang HK. Lymph node metastasis as a significant prognostic factor in early gastric cancer: analysis of 1136 early gastric cancers. Ann Surg Oncol 1995; 2(4):308–13.

65. Hayes N, Karat D, Scott D et al. Radical lymphadenectomy for early gastric carcinoma. Br J Surg 1996; 83:1421–3.

66. Brito MJ, Filipe MI, Williams GT et al. DNA ploidy in early gastric carcinoma (T1). A flow cytometric study of 100 European cases. Gut 1993; 34:230–4.

67. Ikeda Y, Mori M, Kamakura T et al. Improvements in diagnosis have changed the incidence of histological types in advanced gastric cancer. Br J Cancer 1995; 72(2):424–6.

68. Borrmann R. Makroskopische Formen des vorgeschrittenen Magenkrebses. In: Henke F, Lubarach O (eds) Handbuch der speziellen pathologischen Anatomie und Histologie. Berlin: Springer, 1926; Vol. 4/1.

69. Lauren P. The two histological main types of gastric carcinoma: diffuse and so called intestinal-type carcinoma. Acta Pathol Microbiol Scand 1965; 64:31–49.

70. Ming S-C. Gastric carcinoma. A pathobiological classification. Cancer 1977; 39:2475–85.

71. Hamilton SR, Aaltonen LA. WHO histological classification of gastric tumours. In: World Health

Organization of tumours: pathology and genetics of tumours of the digestive system. Lyon: IARC Press, 2000; pp. 38–67.

72. Goseki N, Maruyama M, Takizawa T et al. Morphological changes in gastric carcinoma with progression. J Gastroenterol 1995; 30(3):287–94.

73. Matsunou H, Konishi F, Hori H et al. Characteristics of Epstein–Barr virus-associated gastric carcinoma with lymphoid stroma in Japan. Cancer 1996; 77(10):1998–2004.

74. Boku T, Nakane Y, Minoura T et al. Prognostic significance of serosal invasion and free intraperitoneal cancer cells in gastric cancer. Br J Surg 1990; 77(4):436–9.

75. Songun I, van de Velde CJ, Arends JW et al. Classification of gastric carcinoma using the Goseki system provides prognostic information additional to TNM staging. Cancer 1999; 85(10):2114–18.

76. Abe S, Shiraishi M, Nagaoka S et al. Serosal invasion as the single prognostic indicator in stage IIIA (T3N1M0) gastric cancer. Surgery 1991; 109(5):582–8.

77. Ichiyoshi Y, Maehara Y, Tomisaki S et al. Macroscopic intraoperative diagnosis of serosal invasion and clinical outcome of gastric cancer: risk of underestimation. J Surg Oncol 1995; 59(4):255–60.

78. Noda N, Sasako M, Yamaguchi N et al. Ignoring small lymph nodes can be a major cause of staging error in gastric cancer. Br J Surg 1998; 85(6):831–4.

79. Di Giorgio A, Botti C, Sammartino P et al. Extracapsular lymph node metastases in the staging and prognosis of gastric cancer. Int Surg 1991; 76(4):218–21.

80. Nakamura K, Ueyama T, Yao T et al. Pathology and prognosis of gastric carcinoma. Findings in 10,000 patients who underwent primary gastrectomy. Cancer 1992; 70(5):1030–7.

81. Kakeji Y, Korenaga D, Baba H et al. Surgical treatment of patients with gastric carcinoma and duodenal invasion. J Surg Oncol 1995; 59(4):215–19.

82. Setala LP, Kosma VM, Marin S et al. Prognostic factors in gastric cancer: the value of vascular invasion, mitotic rate and lymphoplasmacytic infiltration. Br J Cancer 1996; 74:766–72.

83. Becker K, Mueller JD, Schulmacher C et al. Histomorphology and grading of regression in gastric carcinoma treated with neoadjuvant chemotherapy. Cancer 2003; 98:1521–30.

84. Correa P. Human gastric carcinogenesis: a multistep and multifactorial process. First American Cancer Society Award Lecture on Cancer Epidemiology and Prevention. Cancer Res 1992; 52(24):6735–40.

85. Tahara E. Genetic alterations in human gastrointestinal cancers. The application to molecular diagnosis. Cancer 1995; 75(6, Suppl):1410–17.

86. Stemmermann G, Heffelfinger SC, Noffsinger A et al. The molecular biology of esophageal and gastric cancer and their precursors: oncogenes, tumor suppressor genes, and growth factors. Hum Pathol 1994; 25(10):968–81.

87. Yasui W, Oue N, Aung PP et al. Molecular–pathological prognostic factors of gastric cancer: a review. Gastric Cancer 2005; 8:86–94.

88. Harn HJ, Ho LI, Chang JY et al. Differential expression of the human metastasis adhesion molecule CD44V in normal and carcinomatous stomach mucosa of Chinese subjects. Cancer 1995; 75(5):1065–71.

89. Aarnio M, Salovaara R, Aaltonen LA et al. Features of gastric cancer in hereditary non-polyposis colorectal cancer syndrome. Int J Cancer 1997; 74(5):551–5.

90. Carneiro F, Oliveira C, Suriano G et al. Molecular pathology of familial gastric cancer, with an emphasis on hereditary diffuse gastric cancer. J Clin Pathol 2008; 61:25–30.

91. Fletcher CD, Berman JJ, Corless C et al. Diagnosis of gastrointestinal stromal tumors: a consensus approach. Hum Pathol 2002; 33(5):459–65.

92. Wotherspoon AD, Doglioni C, Diss TC et al. Regression of primary low-grade B-cell gastric lymphoma of mucosa associated lymphoid tissue type after eradication of *Helicobacter pylori*. Lancet 1993; 342:575–7.

93. Zucca E, Bertoni F, Roggero E et al. Molecular analysis of the progression from *Helicobacter pylori*-associated chronic gastritis to mucosa-associated lymphoid-tissue lymphoma of the stomach. N Engl J Med 1998; 338(12):804–10.

94. Bacon CM, Du Ming-Q, Dogan A. Mucosa-associated lymphoid tissue (MALT) lymphoma: a practical guide for pathologists. J Clin Pathol 2007; 60:361–72.

95. Du Ming Q, Isaccson PG. Gastric MALT lymphoma: from aetiology to treatment. Lancet Oncol 2002; 3(2):97–104.

96. Fahrenkamp AG, Wibbeke C, Winde G et al. Immunohistochemical distribution of chromogranins A and B and secretogranin II in neuroendocrine tumours of the gastrointestinal tract. Virchows Arch 1995; 426(4):361–7.

97. Modlin IM, Sandor A, Tang LH et al. A 40-year analysis of 265 gastric carcinoids. Am J Gastroenterol 1997; 92(4):633–8.

98. Solcia E, Rindi G, Paolotti D et al. Natural history, clinicopathologic classification and prognosis of gastric ECL cell tumors. Yale J Biol Med 1998; 71(3–4):285–90.

99. Sculco D, Bilgrami S. Pernicious anemia and gastric carcinoid tumor: case report and review. Am J Gastroenterol 1997; 92(8):1378–80.

100. Debelenko LV, Emmert-Buck MR, Zhuang Z et al. The multiple endocrine neoplasia type I gene locus is involved in the pathogenesis of type II gastric carcinoids. Gastroenterology 1997; 113(3):773–81.

101. Ramage JK, Davies AHG, Ardill J et al. Guidelines for the management of gastroenteropancreatic neuroendocrine (including carcinoid) tumours. Gut 2005; 54:1–16.

第2章

食管癌和胃癌的流行病学、遗传学和筛查

William H. Allum

简介

约在25年以前，人们对食管癌及胃癌的概况开始有所了解。食管癌主要为鳞癌，在吸烟、饮酒过度，社会经济地位较低的人群中发病率较高。同样的，胃癌也在社会经济地位较低的人群中高发。胃癌好发于远端胃，主要为腺癌。Correa提出，在萎缩性胃炎的基础上，局部胃黏膜可发生肠上皮的化生和不典型增生，最终转变形成肠型腺癌。大量证据表明，幽门螺杆菌在上述转变的过程中起到关键性的推动作用。控制烟酒的摄入、根除幽门螺杆菌可显著降低萎缩性胃炎和胃癌的发病率。

20世纪90年代，食管腺癌的发病率明显上升，是西方国家增长速度最快的恶性肿瘤。与此同时，贲门癌的发病率也有所增加，远端胃癌的发病率则相应下降。

胃癌和食管癌主要可以分为三类：位于食管的鳞癌、贲门未受侵犯的胃癌和侵及胃-食管交界区的腺癌。胃癌和食管癌已经成为世界范围的健康问题，各国学者就其发病机制和早期检测手段展开了深入的研究。目前，食管癌和胃癌的预防工作在世界各地取得了不同程度的进展。近年来，随着癌症遗传学机制研究不断进步，对早发胃癌家系及患者进行基因突变检测，已成为新的研究热点。

许多胃癌患者就诊时已处于病变晚期，是其疗效不佳的重要原因。为此，在一些胃癌高发的国家和地区（如日本），一系列大规模的胃癌筛查项目得以开展，并使得大量的癌前病变和早期癌症病灶被检出，在很大程度上提高了胃癌的治疗效果。在非胃癌高发的国家和地区，对于高危患者进行积极的筛查，同样可以提高早期胃癌的诊断率。

定义

食管癌和胃癌的好发部位向胃食管连接处转移的现象使人们对传统的胃食管癌分类方式有了新的思考。不同部位的肿瘤具有不同的病理特性，其治疗方法也不尽相同。对这些肿瘤进行明确的分类十分重要，这可以帮助人们理解不同部位肿瘤发病率出现差异的原因。

在接下来的讨论中，食管癌仅包括胸段和腹部食管的肿瘤，而不包括颈段食管癌。发生于胃底、胃体、胃窦的癌统称为非贲门区胃癌。对于胃食管连接处的癌，Siewert和Stein提出一种分类方法，把它们归纳为三类[1]：

- I型：食管远端腺癌通常是来源于Barrett食管化生，并可以自上向下侵犯到食管胃的连接处。
- II型：贲门癌，来源于贲门上皮，或者来源于食管胃连接处的肠上皮化生，常指"连接处癌"。
- III型：贲门下方胃癌，从下向上侵犯食管胃连接处以及食管下段。

尽管上述分类有一定的局限性，未能充分考虑肿瘤的病理学特性、治疗方法以及内镜如何下定位肿瘤等问题，但它仍是一种广为临床所接受的实用的分类方法。

流行病学

发病率

肿瘤流行病学研究通常以回顾性的、缺乏完整

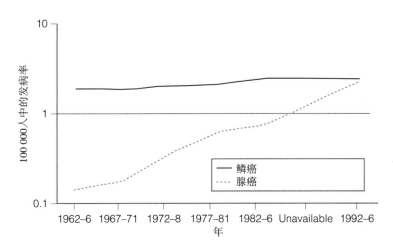

图 2.1 ● 1962-1996 年间食管鳞癌和腺癌发病率的变化。

性和标准化的数据作为基础。发病率的上升可由疾病本身引起，同时也可能是登记效率提高、人口老龄化等因素的结果。某一类肿瘤在人群中的发病率不仅受其相关危险因素暴露的影响，同时也由人群的规模和结构所决定。已经登记的肿瘤病例资料可能缺乏确诊的病理结果，或者不能提供明确的组织学分类，这些因素都会影响疾病发病率研究的准确性。

食管癌

食管癌（ICD 编码 150）是世界上第八位常见的恶性肿瘤[2]。全世界每年有 412 000 新发食管癌病例，占新发恶性肿瘤的 4.1%。食管癌的死亡率高，在登记病例中达 82%，全世界每年有 338 000 位食管癌患者死亡。全球各地食管癌的发病率差异很大，以位于伊朗北部与中国北部之间的亚洲"食管癌带"最高，达 200/10 万。除此之外，非洲东部和东南部、美洲南部、法国和瑞士的部分地区食管癌发病率也较高。食管癌男女发病比率为 2.1：1，在印度以女性发病为主，而在法国的部分地区则以男性患者多见。在经济较为落后的国家，食管癌的主要的病理类型为鳞癌，占 83%，其发病率相对稳定。而在发达国家中，鳞癌的发病率有逐年下降的趋势。1973 年，美国黑人男性食管鳞癌的发病率为 17.9/10 万，在 2002 年，这一数字已降至 10.4/10 万[3]。

胃食管交界区癌

在过去的 50 年内，上消化道癌的发病部位由食管及胃向胃食管交界区逐渐集中。两种组织学类型的癌在胃食管交界区的发病率均有所增加，以腺癌增加最为明显（图 2.1）[4,5]。在发达地区和国家（北美、欧洲、澳大利亚、新西兰和日本）中，男性患者数量增加明显。在美国白种男性中，胃食管交界区腺癌的发病率由 1973 年的 1.0/10 万人上升至 2002 年的 4.8/10 万人。英国及澳大利亚部分地区的发病率在（8 ~ 12）/10 万人。在过去的 20 年中，胃食管交界区腺癌的发病率年平均增幅达 10%，发病高峰期在 50 ~ 60 岁，男女比率为 2 ~ 12：1。与此同时，贲门癌的发病率也有相应的增加[6]。在美国，贲门癌占到胃癌的一半左右。贲门癌与食管下段腺癌的发病年龄及在不同性别患者中的发病率较为相似，提示两者可能有共同的病因和发病机制。

胃癌

胃癌（ICD 编码 151）的发病率在恶性肿瘤中居第四位。2000 年，全球有新发胃癌 876 000 例，死亡 647 000 例，分别占新发恶性肿瘤总数的 8.7% 和恶性肿瘤总死亡率的 10.4%。胃癌在发展中国家的发病率较高（62%），男女比率为 1.8：1。在发达国家男女比率为 1.6：1。日本是胃癌发病率最高的国家（男性 69.2/10 万人，女性 28.6/10 万人）。此外，亚洲东部、欧洲东部、中南美洲的发病率也相对较高。在绝大多数国家和地区，胃癌的发病率是持续下降的，2000 年较 1990 年下降了 11%。在胃癌高发的国家和地区，以远端胃癌为主，但近端胃癌的发病率持续增加（特别是在日本和韩国）。

众所周知胃癌的发病率在不同国家之间存在差异。但在一个国家内部其发病率也不尽相同，在北半球国家大致呈现出由北向南逐渐下降的趋势，在中国与日本，北方各省的死亡率几乎是南部省的两倍。类似现象在英国也同样存在。其在北部及西北部的死亡率较高，在南半球这种发病率变化则呈现由南向北渐降的趋势。总之，高纬度地区较冷天气可能与胃癌高发有关，这可能提示环境及饮食因素在胃癌发病中存在作用。

病因学

食管鳞状细胞癌

吸烟与饮酒

吸烟和饮酒都是鳞癌的危险因素，特别是在西方国家。吸烟者患鳞癌的风险是不吸烟者的 5 倍，其中大量吸烟者可达 10 倍。吸烟的量和持续时间与发病率之间存在剂量依赖关系，其中烟龄的影响更加明显。戒烟后，鳞癌的发病率下降。在 1960—1990 年，美国全国烟草消耗量逐渐减少，鳞癌的发病率也有所降低。然而在美国黑人中，发病率下降并不明显，这与他们持续高居不下的烟草消耗量是有关系的。

饮酒的量和持续时间与鳞癌的发病率间同样存在剂量依赖关系，其中饮酒量的大小影响更加明显。研究表明，酗酒者患鳞癌的风险是不饮酒者的 2.9 ~ 7.4 倍。与吸烟一样，戒酒可以降低患病风险。吸烟和饮酒两种因素在鳞癌的发病中既有协同作用，又能各自产生独立的影响。饮酒诱发鳞癌的具体机制仍不明确，可能跟酒精直接损伤食管黏膜或降低其对其他致癌物质的抵抗能力有关，也可能跟过度饮酒所伴发的机体营养不良有联系。

社会经济地位及饮食影响

食管鳞状细胞癌在社会经济状况差、贫穷、营养差的国家发病率较高，与这些国家和地区的饮食习惯密切相关。研究表明，过热的饮料、粗糙的食物以及新鲜蔬菜水果的缺乏是食管鳞癌发病的危险因素。食管鳞癌与一种食管的慢性炎症有关，它与西方人群中出现的食管炎不同，常具有萎缩及不典型增生的特点（见第 1 章），它不常伴有胃食管反流，且常无症状。机械性的损伤、热损伤以及维生素的缺乏均会导致食管的炎症，进而增加食管黏膜对各种致癌物质的敏感性，最终导致癌变的发生。

为搞清这种组织学变化的原因，Chang-Claude 等[7]，调查一组高发区 15 ~ 26 岁人群，运用多因素分析方法，分析各种因素在轻中度、轻度食管炎人群及正常人群的情况。研究发现与食管炎有关因素包括进食热流食、食管癌家族史、居住区的食管炎的广泛流行、进食新鲜蔬菜及面粉少、吸烟及食用棉籽油等，但尚未证实它们之间有明显的相关性。在这项研究中，食管炎与吸烟和饮酒无相关性，这可能与所研究的低收入人群多居住在农村有关。

其他的研究发现核黄素，维生素 A、C 缺乏可能与食管炎有关[8]，这在年轻人中尤为明显，研究表明服用维生素 C 可能具有保护功效。Hu 等[9] 做了一项对照研究，每天口服 100mg 维生素 C 可降低 39% 的风险，总的来说，饮食中某些营养物质的缺乏是食管癌的高发因素[10]。

腐蚀性损伤

食管鳞状上皮细胞癌也可由一些不常见的情况引起，这些情况通常与食管的炎症损伤有关。进食腐蚀性试剂后的食管狭窄，尤其是青少年。其发生食管癌的概率较成年人增加 1000 倍，通常进食腐蚀性物品后 20 ~ 40 年发生。因此，这些食管癌的起病年龄较一般食管癌更早。

贲门失弛缓

贲门失弛缓与鳞癌有关，但机制不清，Brucher[11] 等报告来自他们的一个机构的数据，长期的贲门失弛缓患者，食管癌发病率是正常人群的 140 倍。这种高危因素可能源于继发的食管炎及长期接触潴留食物内的致癌物，目前对这个研究的人群已观察 15 ~ 20 年，且长期的随访将继续下去。对贲门失弛缓的治疗似乎并未减少食管癌的发病。

相关的综合征及家族因素

Plummer-Vinson 综合征：吞咽困难、缺铁性贫血、反甲及口咽黏膜萎缩，可使颈段食管癌的发病率增加。

最后，食管癌具有家族倾向提示其具有遗传倾向性。手掌过度角质化是一种罕见的常染色体显性遗传病，它伴有很高的鳞癌发病率。在食管癌低发区，患者后代发病率增加，更有力地支持了遗传因素在食管癌发病中的作用[12]。在有家族史的食管癌患者的染色体上发现了数量和结构的改变，而在其他食管癌患者未见到此改变。

食管及连接处腺癌

胃-食管反流病（GORD）

胃-食管反流是目前最常见的影响上消化道的症状。据统计，有 4%～9% 的成年人每天有胃灼热症状，近 20% 的人每周出现症状[13]。许多人针对这种症状只是自己处理一下，而未做进一步检查。Chow[14] 等发现，食管及贲门癌与食管反流史、食管裂孔食管炎及吞咽困难有关（比值比 2～5：1）。胃食管反流病十分常见，故其患者中食管癌的比例很低。美国医院数据统计表明胃食管反流病与食管腺癌之间存在相关性。然而，来自一般人群的研究并未发现上述关联。此外，50 岁以上患者食管腺癌的年发病率为 65/10 万人，其中有 40% 的患者没有慢性反流的症状[14]。Lagergen 等[15] 通过研究反流和胃灼热症状的严重程度（采用计分的方法）、发生时间（特别是夜间症状）、发作频率等来评估胃食管反流病与食管癌之间的关系。研究结果表明，在人群中，存在反流症状个体较无症状个体更易患食管癌（比值比 7.7）。反流症状的发生频率越高、持续时间越长、程度越重，发生食管癌的风险就越大（比值比 44）。胃食管反流病患者食管癌的发生与 Barrett 食管炎有关。大约有 12% 的胃食管反流病患者在胃镜检查时可以发现 Barrett 炎。有关 Barrett 食管炎与食管腺癌之间的关系将在第 15 章详细讨论。

肥胖和饮食因素

越来越多的证据表明，肥胖是胃食管连接处癌的危险因素。过去的 20 年间，连接处癌发病率与肥胖呈平行增长的趋势。肥胖个体的患病风险较正常体重个体高出 3～6 倍[16]。肥胖个体中反流和食管裂孔疝的发生率较高，使其成为连接处癌的易患因素。然而除了引起反流以外，肥胖尚可通过其他机制引起胃食管连接处腺癌的发生。Lindblad 等[17] 研

究表明，在没有反流症状的人群中，BMI 超过 25 的个体食管腺癌的患病风险增加 67%，且 BMI 值越大，风险越高。

在 BMI 值超过 30 的女性中，食管腺癌的患病风险随 BMI 值增高而上升；然而男性 BMI 值只要达到超重的标准，便可观察到这种现象。最近在一项对 100 万名女性的研究中发现，50% 的绝经后食管腺癌患者 BMI 值均达到肥胖的标准[18]。Vaughan 等[19] 研究了一系列生物学标志物在肥胖患者食管黏膜增生到癌变的变化过程。结果表明，生物学标志物的改变与肥胖程度的增加几乎没有关系。然而，在腹型肥胖的患者中，可以发现生物学标准物的异常变化。研究得出结论，BMI 与反流和食管黏膜的增生有关，但仅"具有男性特征"的腹型肥胖与癌变相关。关于其他种类肥胖与发病相关的研究正在进行中。腹型肥胖患者的脂肪主要集中在腹腔内或腹膜后区，过多的脂肪可释放各种生长因子、激素、调节因子从而影响正常的细胞周期。腹型肥胖的患者易患代谢综合征，伴发高胆固醇血症、高脂血症、高血压和高血糖。代谢综合征在总人口中的发病率为 10%～20%。Power 及其同事[20] 的研究表明，46% 的 Barrett 食管患者和 36% 的胃食管反流病患者患有代谢综合征。中央堆积的脂肪释放细胞因子可能在食管黏膜增生到癌变的过程起到一定的作用。

上述 BMI 值对于连接处癌的影响与个体的饮食习惯密切相关。饮食中摄取热量、脂肪、动物蛋白过多，膳食纤维摄取过少均是连接处癌的危险因素。其中，摄取红肉相对于摄取白肉（禽肉）有更高的患病趋势。

幽门螺杆菌

幽门螺杆菌感染在胃食管连接处癌的发病过程的作用有待阐明。胃幽门螺杆菌感染通常伴有胃黏膜的萎缩和胃酸分泌减少，可能与幽门螺杆菌分解尿素产氨增加有关。胃泌酸减少导致胃食管反流物的酸性降低，从而对食管下段黏膜起到保护作用。在连接处癌发病率增加的国家和地区，幽门螺杆菌的感染率会相应下降。在溃疡性或非溃疡性消化不良的治疗中，根除幽门螺杆菌的同时，可能会导致连接处癌发病率的增加。

Ⅱ型、Ⅲ型连接处癌与Ⅰ型连接处癌发病率

呈平行增长的趋势，三者的自然病程也比较相似。Guanrei[21] 等报道一组拒绝任何治疗的早期食管鳞癌和腺癌的患者，肿瘤均在 4～5 年后进展。两者生存期相似，平均生存期 74 个月。相对于食管癌而言，上述患者肿瘤的病理特征、预后、手术方法均与胃癌更加相似。一些学者认为除反流因素以外，幽门螺杆菌感染在贲门癌相关的炎症与增生中有一定的作用。Hansen 等[22] 最近提出贲门癌可能存在两种不同的发病机制。在一项胃癌的随机对照研究中，他们检测受试者的血清幽门螺杆菌抗体，并通过测定胃泌素浓度和胃蛋白酶原 I 型与 II 型的比值来评估萎缩性胃炎的程度。研究结果表明，血清学阳性和胃黏膜萎缩的患者非贲门区胃癌的患病风险上升。其中贲门癌的患者可以分为两组，一组血清学结果阴性且没有胃黏膜萎缩的证据，另一组两者均为阳性。作者认为前一组患者肿瘤更接近于弥漫型的非贲门区胃癌，而后一组更类似于肠型的食管腺癌。分子水平的研究也支持上述假说，研究发现细胞角蛋白 7 和 20 在 Barrett 食管黏膜细胞上表达，而在肠型化生的贲门黏膜细胞则很少或无表达[23]，这些结果表明贲门癌的发病可能经历两种不同的过程。

社会经济学因素

生活方式对于连接处癌的发病有着一定的影响。低社会经济地位与连接处癌发病有关，但相关性不如食管鳞癌高。Powell 和 McConkey[4] 研究表明，食管下 1/3 段及贲门部腺癌发病的增长主要集中在社会第一或第二阶层（专业或管理人员）的人群。此外，Siewert 和 Ott[24] 的研究指出腺癌患者多拥有不同程度的教育背景，这一点是食管鳞癌患者所不具备的。但是，Jansson 等[25] 在排除 GORD、BMI 及吸烟等混杂因素后发现，个体的社会经济学地位与连接处癌发病的相关性有所下降，提示其可能并不是独立的影响因素。

胃癌

Correa 假说[26]（图 2.2）描述了胃黏膜恶变的过程，强调了环境因素在胃癌，特别是肠型胃癌发展过程中的作用（第 1 章）。这些因素包括社会经济因素、饮食习惯以及相关致癌物的暴露等。

社会经济因素

胃癌是社会经济不发达人群易患的疾病，这些人群中吸烟的比例较高，而吸烟者的胃癌发病率是不吸烟者的 1.6 倍。

某些职业被认为存在胃癌的高危因素。在英国、美国的煤矿，在英国中部的制陶工业都被认为是胃癌的高危因素，其中可能的机制是这些职业工人在工作中吞入大量从肺或鼻腔中清出的混有空气粉尘的黏液。这方面的证据并不直接，因某些职业反映出工人的社会背景，他们患胃癌的高危因素也可能与生活模式有关，如饮食习惯，而非职业因素。

早年暴露于致癌物对日后癌前病变及胃癌起关键作用。对于这方面的证据可以从移民的研究中获得。最初的证据来自于美国的日本移民仍保持较高的胃癌发病率，尽管美国是胃癌低发病区，移民在胃癌低发病区居住时间越长，胃癌发病的概率就越低，但始终未能达到与当地人同样低的发病率。举个例子，美国移民后代中的胃癌发病率就与美国本土癌发病率相近。以上证据表明在胃癌发病过程中环境因素的作用强于遗传因素的作用。Correa 等[27] 研究证实，移民所得的胃癌主要是一种与当地相一致的弥漫型胃癌。这进一步支持肠型胃癌与环境因素之间的关系。

饮食

胃癌在低经济收入人群中的流行，可能与营养不良及饮食质量过低有关，（这些地区）食物价格低廉，保存、处理方式成本低。人们主要摄取大量碳水化合物，有对照研究证实：胃癌患者较非胃癌患者进食较多的麦、米及淀粉等食物。当然也有研究未发现这种区别。尽管如此，它可能反映出碳水化合物、蛋白、脂肪三者之间平衡的重要性。高碳水化合物饮食中蛋白成分相对低，而蛋白缺乏将不利于受损胃黏膜修复。由此推测，高碳水化合物低蛋白饮食可能损伤胃防御机制。

用盐保存食物在 20 世纪早期在世界范围内都很普遍，在当今某些封闭地区此法仍然流行。在这些以盐保存食物的地区，胃癌仍然高发。在日本和哥伦比亚，进食盐或其他方法腌制鱼仍很盛行，且与胃癌发病有关。盐可能引起胃黏膜损伤，它可能像摄入高碳水化合物一样，利于许多潜在致癌物对胃黏膜的接触破坏。1950—1960 年间，冰箱的广泛

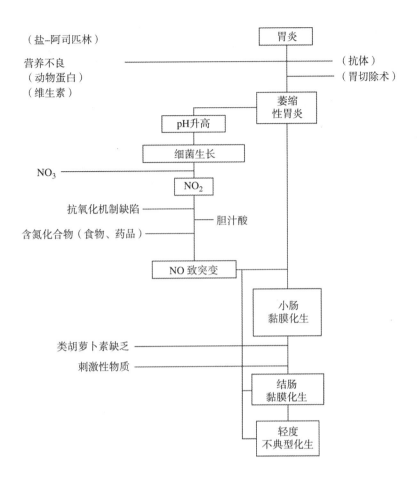

图 2.2 • 胃黏膜癌变的 Correa 假说。

推行改良了新鲜食物的保存方法，其后日本胃癌发病率的下降与其国内冰箱数量的上升有着内在的联系[28]。

　　新鲜的蔬菜、水果可以起到抗癌作用。维生素 C 在胃内阻止由亚硝酸盐及氨基酸前体合成亚硝胺的过程；维生素 A 和 E 在细胞内起抗氧化作用，调节细胞分化，保护胃黏膜屏障。但饮食方面的研究却未能证实以上的理论。不同国家水果及蔬菜的消费的不同，但并未观察到与之一致的胃癌发病的不同，这可能说明长期的进食习惯的重要性，这也支持一种哲理，即平衡饮食比一次添加健康有益的食物更重要。

幽门螺杆菌

　　1994 年国际癌症研究会将幽门螺杆菌列为 I 类致癌原[29]。幽门螺杆菌可引起胃黏膜急性炎症，由于感染通常不能自行恢复，可发展为慢性胃炎并同时伴有胃黏膜的萎缩、肠化、不典型增生，最终癌变。幽门螺杆菌的致癌作用已被很多研究所证实。在胃癌高发的国家和地区，幽门螺杆菌的感染率也较高。在日本的一项前瞻性研究中，幽门螺杆菌感染者中胃癌发病率为 2.9%，非感染者中无一例胃癌发生；此外，尚有 4.7% 的幽门螺杆菌感染者可检出非溃疡性的不典型增生，并最终进展为胃癌[30]。在发达国家，幽门螺杆菌感染率的下降与胃癌发病率的减少相一致。不同个体年轻时幽门螺杆菌的感染率相近，但随着年龄的增长，感染率开始出现差异。在美国和日本，年龄为 20 岁人群的幽门螺杆菌感染率均在 20% 以下，但年龄为 50 岁人群的感染率，美国为 50%，日本为 80%。早年的幽门螺杆菌感染主要与低收入、低学历、卫生条件差、过度拥挤等因素有关。血清幽门螺杆菌抗体阳性提示既往感染的存在，流行病学的研究表明，血清学阳性的个体胃癌的发病率是血清学阴性个体的 2.1 ~ 16.7 倍。

　　虽然幽门螺杆菌在胃癌发生均有肯定的推动作用，然而并不是所有的感染者均会患胃癌。胃癌的患病风险与幽门螺杆菌的毒力及宿主自身因素有关。细胞毒性相关基因 A（cagA）阳性的幽门螺杆菌具有最高的致癌风险[31]。在西方国家，上述基因的阳性率为 60%，而在日本为 100%[32,33]。胃黏膜在幽门螺杆菌感染的环境下更易发生恶变。幽门螺杆菌可激活单核细胞，释放具有高度致癌性的反应性氧中间物。感染还导致胃液中抗坏血酸减少[34]，从而不能有效地抑制亚硝酸化合物和氧自由基的形成。幽门螺杆菌还可引起亚硝化细菌的增殖，从而促进亚硝酸化合物的形成。

食管癌和胃癌的预防

　　食管癌和胃癌的预防分为一级预防和二级预防。一级预防主要是防止癌症的发生，二级预防则着重于癌前病变的发现和干预。

　　食管癌和胃癌的一级预防主要是通过健康宣教改善人群的社会习惯（减少或戒除吸烟和饮酒）和饮食习惯（增加蔬菜和水果的摄入，限制盐的摄入）。另外，控制体重、减少肥胖的发生也有重要的意义。是否需要根除幽门螺杆菌需根据人群中食管癌和胃癌的发病率来选择。在胃癌高发的人群中，根除幽门螺杆菌是可获益的。然而，在食管腺癌高发的人群，根除幽门螺杆菌可能导致相反的效果。各种预防措施的效果最好能用特异性的生物标准物来进行评估。目前，关于这方面的研究尚不成熟，但已经成功分离出一些具有独特优势分子标志物（见下文）。

　　食管癌和胃癌的二级预防主要建立在对肿瘤自然病程的认识和对癌前病变发现的基础上。由于对食管鳞癌发病中组织学变化过程认识不足，关于食管鳞癌的二级预防措施并不能起到很好的效果。严密监测 Barrett 食管患者黏膜不典型增生的情况在理论上可以预防食管腺癌的发生。对 Barrett 食管患者黏膜活检标本进行 p53 基因表达和非整倍体细胞含量的检测，也能对癌变的可能性大小作出预测[35]。化学预防在食管癌及胃癌的预防有着独特的作用。在胃黏膜萎缩向肠上皮化生及胃癌转变的过程中，环加氧酶 2（COX-2）的表达持续增高[36]。吸烟、胃酸以及幽门螺杆菌均对 COX-2 有一定的作用。阿司匹林及其他非甾体类抗炎药物能够抑制 COX-2 的生成，从而起到胃癌化学预防的作用。阿司匹林联用制酸剂时可能有延缓 Barrett 食管向不典型增生发展

的作用，英国的 ASPECT 试验正在研究上述方案是否可以作为二级预防的措施[37]。

食管癌和胃癌的遗传学

　　在食管癌和胃癌的病因学研究中，环境因素的作用受到更大的关注。食管腺癌的发病经历从 Barrett 化生至不典型增生，最终癌变的过程。胃癌的发病过程则遵循 Correa 假说提出的萎缩性胃炎、肠上皮化生、不典型增生和癌变的过程。近年来，遗传因素在胃癌和食管癌发病中的作用逐渐被认识。研究表明，食管的一些少见并发症（如手掌胼胝症）可能跟遗传因素有关。流行病学研究显示 10% 的胃癌患者存在家族聚集现象，其中 1%～3% 的患者患有遗传性胃癌癌前综合征（遗传性弥散型胃癌）。胃癌也属于遗传性肿瘤综合征的一种。此外，研究发现一些基因的存在也使得个体对环境致癌因素的敏感性增加，提示在胃癌和食管癌发病过程中，个体的遗传学背景和目前已知的病因之间存在共同的作用。

食管癌

　　目前，对遗传型食管癌的研究并不充分，然而手掌胼胝症和 Barrett 食管癌的家族聚集性提示食管癌可能存在遗传风险。通过流行病学的研究，显示了手掌胼胝症与食管鳞癌之间存在相关性。在利物浦的一组家系研究中，通过对几代人的观察，发现了一种与手掌胼胝症食管癌发病相关的特异性基因[38]。研究表明，在散发食管鳞癌病例中，该基因阳性率为 69%。进一步研究发现，这种基因表达的特异性蛋白与低分化的食管鳞癌有关，该蛋白阳性患者的预后较差[39]。

　　目前，有许多例家族性 Barrett 食管化生进展为食管癌的报道。在这些家族里，Barrett 食管的发生率超过 20%，胃食管反流病的发生率约为 40%。一项病例对照研究的结果显示，在 Barrett 食管、食管癌或连接处腺癌患者中，家族史阳性的占 24%，而在对照组中仅占 5%[40]。多因素分析研究发现，与年龄、男性、饮酒量和肥胖一样，家族史阳性也是食管癌发病的独立危险因素。关于这些

食管癌家系之间共有的遗传学基础还有待进一步的研究。

胃癌

遗传性弥漫型胃癌（hereditary diffuse gastric carcinoma，HDGC）

在 1998 年一项针对 3 个新西兰毛利族家系的研究中，遗传性弥漫型胃癌的种系突变第一次被报道。此后对不同的人种家系 CDH1 抑癌基因（E- 钙黏蛋白基因）突变的研究陆续开展起来。在 HDGC 家系中，突变沿着 CDH1 基因片段分布，而在散发病例中，突变往往集中在一个固定的位置。为了更好地研究 HDGC 的发病基础，国际胃癌连锁集团组（International Gastric Cancer Linkage Consortium）对家系的选择标准如下：家族中有 2 位以上年龄在 50 岁以下弥漫型胃癌患者，或互为近亲关系的患者超过 3 位，每位患者均须有病理学的诊断依据[41]。

HDGC 呈常染色体显性遗传的特点。CDH1 突变携带者弥漫型胃癌的发病率超过 70%。女性携带者还有 40% 左右患乳腺癌的额外风险。在胃癌多发且至少有一例 50 岁以下弥漫型胃癌患者的家族中，CDH1 突变的检出率达 40%。框 2.1 中列出了另外一些组合方案，在这些家族中均推荐进行 CDH1 突变的筛查。

在所有的 HDGC 家系中，CDH1 突变的检出率约为 30%。剩下 2/3 的阴性结果可能是因为检验方法不够灵敏所造成，也可能提示其他尚未被发现的 HDGC 易患基因的存在。对后者，人们提出了很多设想，包括与细胞黏附相关的 β 连环蛋白（β-catenin）和 γ 连环蛋白（γ-catenin）以及其他遗传性癌症综合征中的基因等，但仍有待相关试验进行验证。

如何对 HDGC 家系成员进行最有效的临床干预，一直是医学界争论的热点。由于其弥漫型胃癌发病率超过 70% 且长期生存情况较差，目前有预防性全胃切除术或胃镜监测两种手段可以选择。研究表明，在临床上、内镜检查上"正常"（包括活检正常）患者的预防性胃切除标本中，均可检出多发的黏膜内病灶[42,43]。一些关于胃切除标本的病理学研究指出，胃黏膜病灶多集中在远端 1/3 胃，但另一些研究并没有观察到上述趋势，病灶的分布范围更加广泛[44]。由于全胃切除术会导致持续终生的营养并发症，对年轻的家族成员常规行上述预防性手术的必要性尚有争议。若必须手术，则应严格控制死亡率和并发症。常规胃镜监测作用有限，但上述关于病灶分布趋势的研究结果对胃镜活检取材部位有一定的指导作用。内镜技术的进展，包括内镜下自体荧光技术和染色内镜技术等，使内镜检查的准确性有所上升。值得注意的是，尚有 20% ~ 30%CDH1 突变阳性的个体并不会发生弥漫型胃癌。一些数据显示，黏膜内癌变可能并不会进展，而与老年人前列腺癌的情况相似，其生物学意义大于临床意义。可以看到，我们对 HDGC 家系成员的患病风险、最佳处理方式、遗传因素的意义方面的认识上还存在明显的不足，实施预防性全胃切除术又有发生终生并发症的风险，这些问题都使得对 HDGC 家系成员的临床干预显得异常的复杂和艰难。

遗传性癌症综合征

癌症在流行病学上均表现出遗传倾向，随着分子遗传学的发展，这些癌症综合征主要的遗传学发病基础得以阐明（表 2.1）。胃癌经常与上述综合征并发，进一步提示其发病可能存在遗传学的基础[45]。在世界范围内，胃癌的发病特点不同，与基因库在不同人群中的变异是一致的。在日本，家族性腺瘤性息肉病患者有患胃癌的额外风险，而在美国非东方裔家庭中则不存在这种风险。同样的，在 Lynch 综合征（Lynch syndrome）患者中，胃癌好发于中国人和韩国人，而高加索人则较为少见。因此，对上述人群的筛查应根据各自不同的情况而定。除家族内有胃癌患者以外，对 Lynch 综合征的患者不常规行上消化道内镜检查。

框 2.1 ● 遗传性弥漫型胃癌家系成员 CDH1 筛查的适应证

- 家族中有 3 个以上的胃癌患者，至少有一位为弥漫型胃癌。
- 家族中有一名 40 岁以下的弥漫型胃癌患者。
- 家族中有一名同时患有弥漫型胃癌和小叶型乳腺癌的患者。
- 家族中分别有一名弥漫型胃癌和小叶型乳腺癌患者。
- 家族中分别有一名弥漫型胃癌和印戒细胞癌患者。

表 2.1 ● 遗传性癌症综合征

综合征	主要肿瘤	伴发肿瘤
Lynch 综合征（遗传性息肉性结肠癌）	结肠癌	子宫内膜癌、胃癌、小肠癌、尿路上皮癌
Li-Fraumeni 综合征	乳腺癌、骨肉瘤、脑瘤、软组织肿瘤	胃结肠癌、肾上腺皮质癌、血液系统肿瘤、妇科肿瘤
家族性结肠腺瘤	结肠癌	胃癌、甲状腺乳头状癌、硬纤维瘤、髓母细胞瘤、肝母细胞瘤
Peutz–Jeghers 综合征	胃肠道错构瘤息肉	胃肠道癌、乳腺、睾丸及卵巢肿瘤
青少年息肉综合征	结肠错构瘤息肉多见，胃和小肠错构瘤息肉少见	胃肠道癌

中度遗传因素

世界范围内的研究表明，有 5% ~ 10% 的胃癌患者仅有阳性家族史而没有其他遗传学证据。但这些患者对于环境因素可能存在自身遗传易感性，从而使他们的胃癌患病风险增加。研究表明，胃癌患者直系亲属幽门螺杆菌感染伴萎缩性胃炎和胃酸分泌不足的发病率高于正常对照人群。当然，这些疾病也可以完全由环境因素引起。此外，多个基因编码的正常变异（遗传多态性）可以遗传给后代，并使其对烟草或幽门螺杆菌的产生不同程度的炎症应答。宿主较强炎症反应和一些基因型的幽门螺杆菌（如 CagA 阳性的幽门螺杆菌）感染相结合，使得个体的患病风险升高。一些研究表明（包括 p53）特定的遗传多态性与不同蛋白质的产生相关[46]。这在弥漫性胃癌中更加明显。据推测，上述强炎症反应遗传型患者可能较多的表达促炎细胞因子——白细胞介素 1β，从而抑制胃酸的分泌，最终导致胃黏膜萎缩和胃酸分泌不足。

在食管腺癌的发病中，也存在上述类似的现象。如前所述，胃食管反流病、饮食、肥胖及吸烟均是食管腺癌发病的环境因素。胃食管反流病患者中有 12% 发生 Barrett 食管，但并不总是会进展为癌，并且 Barrett 食管患者也可没有胃食管反流病的病史。因此，食管黏膜恶变的发生，很可能是个体遗传素质与环境因素共同作用的结果。目前，支持 p53 基因突变和非整倍体细胞作为危险度标志的数据较多，但仍有待更大规模的队列研究结果支持。与胃癌一样，食管腺癌的进展过程是非线性的，受到多种因素的影响，并且在不同人群间存在差异性。

胃癌和食管癌的分子遗传学

胃癌和食管癌发生和进展的遗传学基础已被一系列试验所揭晓。两种癌的发病过程中均可以发现相关癌基因或抑癌基因的转变。这些基因在细胞黏附，信号转导，细胞分化、发育，基因转录和 DNA 修复等过程中有着广泛的作用。图 2.3 显示一部分 Barrett 食管癌变过程的基因变化。图 2.4 显示的是胃癌的基因变化情况，并特别强调了肠型胃癌和弥漫型胃癌不同的发病机制。在胃癌的 cDNA 微阵列研究中发现了慢性胃炎、肠上皮化生、肠型及弥漫型胃癌各自特有的基因表达特征。这些发现使得新的生物学标志物得以发现，癌变过程的基因分析以及对癌症治疗敏感性和预后的准确估计等研究工作有了新的契机[45,47]。

食管癌和胃癌的筛查

任何疾病的筛查手段主要取决于以下因素：(1) 疾病在目标人群中必须发病较广；(2) 需要有一个敏感和特异的可信赖的手段，而且该方法能够为筛查人群所接受。同时，对发现的异常应该有有效的治疗方法，而且该方法所引发的死亡率和并发症相对较低。最后，不仅这种治疗方法对该病的诊疗结果有所提高，筛查手段应该对所有被筛查人群都有益。

食管癌和胃癌在世界范围内发病率的不同使得对它们的筛查试验主要应用于高发区的无症状人群，尽管如此，随着人们对这两种疾病认识的提高，人

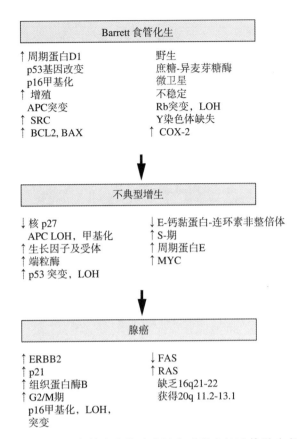

Barrett 食管化生	
↑ 周期蛋白D1	野生
p53基因改变	庶糖-异麦芽糖酶
p16甲基化	微卫星
↑ 增殖	不稳定
APC突变	Rb突变，LOH
↑ SRC	Y染色体缺失
↓ BCL2, BAX	↑ COX-2

↓

不典型增生	
↓核 p27	↓E-钙黏蛋白-连环素非整倍体
APC LOH，甲基化	↑S-期
↑生长因子及受体	↑周期蛋白E
↑端粒酶	↑MYC
↑p53 突变，LOH	

↓

腺癌	
↑ ERBB2	↓FAS
↑ p21	↑RAS
↑ 组织蛋白酶B	缺乏16q21-22
↑ G2/M期	获得20q 11.2-13.1
p16甲基化，LOH，	
突变	

图 2.3 • Barret 食管向食管腺癌转变过程中的遗传学改变。

们开始在低发区的高危人群中进行筛查试验以便早期发现病变。

无症状人群的筛查

食管癌

食管癌的筛查主要集中在中国的食管癌高发区。筛查的方法主要包括吞咽充气的球囊，该球囊在食管的下段膨胀，球囊表面包上一层细网，随着从食管里拉出，拉网收集了黏膜表面的细胞，细胞学涂片镜下检查寻找肿瘤细胞。对该方法发现异常者将进一步做内镜以及活检检查。放射学检查在这一类患者中的作用很小。在 132 个用此方法发现的早期食管癌患者中只有 26% 的患者出现放射学的异常[48]。

有关这种技术效率的报告差别很大，Shu[49] 等对 500 000 例检查做了回顾性分析指出，该方法区别良恶性的准确性是 90%，大量的回顾性分析显示 73.8% 的由此方法所发现的肿瘤为原位癌或微小

浸润癌。Huang[50] 报告了在 1 年内所做的 17 000 例检查，68% 的患者出现异常，这包括低度的不典型增生（37%），高度不典型增生（26%），原位癌（2%），这组高度不典型增生的患者随访了 8 年，有 40% 降到正常或低度不典型增生，20% 仍保持高度不典型增生，20% 介于高度和低度之间，20% 发展成为癌症。在无增生的人群只有 0.12% 发展成为肿瘤，从不典型增生发展成为原位癌经历了 3 ~ 12 年，从原位癌发展到浸润癌经历了 3 ~ 7 年。肿瘤与重度不典型增生间具有明显的相关性，这些患者中有 76% 合并中度慢性食管炎。以上证据表明，重度的不典型增生是恶变的高危因素，内镜的随访对这类患者变得十分重要。为确保活检部位的正确性，人们发明了一种相关区域染色的方法。Huang[51] 报告的甲苯胺蓝染色在鉴别中是一种有效的方法，84% 的食管癌在这种染色呈阳性表现。

同这种方法相关的问题是如何处理这种上皮不典型增生。食管上皮不典型增生是一种动态过程，它既可以自然地痊愈，也可以进一步进展。甚至发展为原位癌，由它再进一步发展成为进展性疾病还需要很长时间。在一个 23 例未经过治疗的食管原位癌患者，11 例平均经历了 55 个月，发展为晚期肿瘤。其他的人随访了 6 年没有出现变化。在这组患者，5 年存活率是 78%[52]。计算 5 年存活率时应该注意，因为发现无症状缓慢进展的疾病时，往往存在时间上的偏差，而由此得出一种错误的印象，即对筛查阳性的病历进行治疗将得到好的效果。

UICC 推荐食管癌的筛查只适合于高发区[53]。其目的是更加完善地阐明食管上皮不典型增生的自然进程。这需要建立一个公共的标准来对食管上皮不典型增生进行分类，以鉴别出真正高危的变化，一旦这种评估手段成为一种可信任的检查方法，下一步随机对照实验将进一步阐明这种筛查实验是否能够降低食管癌的死亡率。

在食管癌低发区，对无症状人群的筛查是无根据的。尽管如此，内镜的筛查对具有食管癌和胃癌高危因素的人群是有益的。如对过度角化、贲门失弛缓、化学腐蚀烧伤性狭窄等患者进行常规的内镜检查是必要的。这种检查应该在上述疾病诊断后 10 年开始。

胃癌

在日本，广泛高发的胃癌已经成为一种公共健

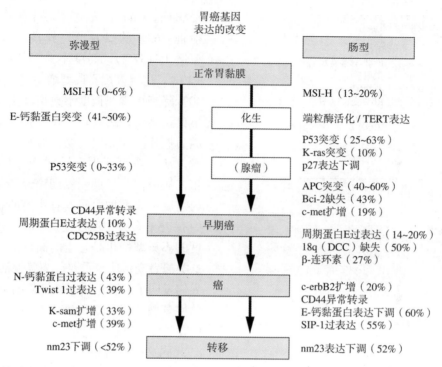

图 2.4 ● 胃癌中的遗传学变化。

缩写：APC：结肠腺瘤样息肉；Bcl-2：B 细胞淋巴瘤 / 白血病；CD44：CD44 抗原；CDC25B：细胞分裂周期蛋白 25B；c-erbB2：成红细胞白血病病毒同源癌基因 2；c-met：c-met 原癌基因（肝细胞生长因子受体）；DCC：结肠癌缺失；K-ras：鼠 kirsten 肉瘤病毒致癌基因同源物；K-sam：编码成纤维细胞生长受体 2；MSI-H：微卫星序列不稳定 - 高；nm23：非代谢性细胞 1（蛋白，NM23）；p53：p53 肿瘤蛋白（Li-Fraumeni 综合征）；SIP-1：SMAD- 相互作用蛋白 1；TERT：端粒酶逆转录酶；TWIST 1：twist 同源蛋白 1。（Reproduced from Keller G，Hofler H，Becker K-F. Molecular medicine of gastric adenocarcinomas. Expert Rev Molec Med 2005；7:1-13. With permission from Cambridge University Press.）

康问题。使得在 20 世纪 60 年代出现了大量针对 40 岁以上男性所应用的筛查试验。这种方法主要是建立在双重对比的放射学检查和针对所发现的异常进一步行内镜检查[54]。在公共场合人们被邀请到活动的放射学检查车中接受检查，吞入不透 X 线的造影剂后拍摄 7 张 X 线片。根据在日本不同地区发病的危险因素不同，这种检查每年或每两年一次，政府推荐 30% 的人群每 3 年接受一次检查，在 1985 年有超过 5000 000 的人接受了检查，这占高危人群总数的 13%，同所有的筛查试验一样，该方法也存在着公众是否配合的问题，尽管人们已承认胃癌是一种公共健康的问题，但是参加此项筛查的人仍然很少。

通过此项筛查手段所发现的患者多数为早期胃癌患者。大约有半数的病例通过此方法被诊断为局限在黏膜或黏膜下（早期胃癌）。有趣的是，有半数通过此方法诊断的病例是存在症状的，但其他方法得到的诊断是不确定的。坚持上述标准对适当的人群进行筛查，明显降低了胃癌的死亡率。尽管如此，正如已经讨论过的一样，也可能存在其他引起胃癌死亡率下降的原因。

Oshima 等[55] 对比了筛查和不筛查人群，分析了筛查试验是否在降低胃癌死亡率上比其他因素更加重要。在一项对照研究中他们发现在筛查人群中死于胃癌的危险性比起未筛查人群至少降低了 50%，其他的日本学者也得到了类似的结果。尽管如此，筛查试验对胃癌死亡率影响的真实效果还需要进一步观察，因为至今还没有一个随机对照观察试验的出现。UICC 建议在日本应该继续此项研究去解决类似的问题，但这种筛查试验在世界的其他区域不应该作为一种保障公共健康的手段[53]。同食管癌一样，对低危地区的无症状人群的筛查是不值得的。虽然在这些人群中也存在着特定的人群需要做内镜的定期检查（见下文）。

有症状患者的筛查和早期诊断

通过症状的描述来判断病理的变化是不可靠的，因为反流、消化不良等上消化道症状是非常常见的，包括从正常到存在恶性疾病的许多情况。在日本，通过筛查试验所发现的半数的早期胃癌存在症状，人们尝试了大量的方法用来提高早期肿瘤的诊断率和提高疗效，这些方法可以被分为两类，一类是用来检查有症状患者以便发现早期病变，另一类是用来监测具有高危因素的人群。

早期诊断性内镜检查

由于消化不良和反流等症状在一般的人群中出现率很高，使得内镜检查不能用于所有新出现此类症状的患者，因此研究者们选出一些方法去筛选出那些潜在的高危人群。

症状分析是指对个体胃癌和食管癌相关症状进行评估。根据是否伴有报警症状，消化不良被分为两类，报警症状包括体重下降、厌食、呕吐、吞咽困难、贫血和腹部肿块。分类中也考虑年龄因素的影响，因为早期胃癌通常在进展期胃癌发生 10 年前就已经出现[56]。上述研究使得早期胃癌的诊断率提高了 15% ~ 20%，但是许多无报警症状的消化不良患者内镜检查呈阴性结果。在一项研究中，在 25 位55 岁以下的胃癌患者中，有 24 位同时存在消化不良症状和报警症状[57]。另外，在一项对 3293 例胃癌和食管癌患者的回顾性研究中，50 岁以下的患者有290 例，其中仅有 21 例（7%）患者只有消化不良症状而没有报警症状[58]。上述数据表明，对于 55 岁以

下消化不良的患者，应仅在其出现报警症状时才进行内镜检查。然而，报警症状通常是局部进展性胃癌的表现，患者预后不佳。这点已被大量源自纽卡斯尔的开放获取内镜数据分析结果所证实[59]。过于轻视一般消化不良症状可能会延误对该疾病的进一步诊治，年轻人中早期胃癌发现率低可能与其直到肿瘤进展到晚期出现严重症状才引起重视有关。因此，对胃镜检查采取上述年龄和症状学的限制将会降低上消化道肿瘤的诊断率。事实上，对于消化不良的患者，无论其是否有报警症状，早期的胃镜检查不仅能提高癌症的诊断率，还可以延长患者的生存期（图 2.5）[60]。

通过患者的症状来决定其是否需要进行内镜检查是最有效率的方式。因此，人们正致力于完善内镜检查的症状学适应证。在英国，人们采用了一种经验性的方法，任何年龄的患者存在消化不良并伴以下任何情况之一者建议立即看专科医生或接受内镜检查。包括慢性胃肠道出血、进行性体重下降、缺铁性贫血、进行性吞咽困难、持续呕吐、上腹部肿块或钡餐检查结果可疑。除以上高危症状外，对于 55 岁以上的有消化不良症状患者症状在近一年新出现和 / 或症状持续存在的也应进行内镜检查。关于在"两周"内完成就诊的说法目前尚无文献证实其意义所在。胃癌局限在黏膜或黏膜下层时的倍增时间是 1.5 ~ 10 年，而进展期胃癌的倍增时间则是2 个月到 1 年[62,63]。减少一点点耽搁诊治的时间对于早期病变可能意义不大，但对于计划手术切除的进展期病变却至关重要。对比症状出现 2 周内就诊与

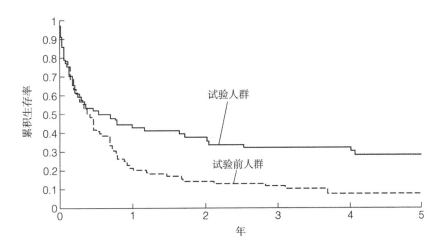

图 2.5●早期发现胃癌的生存期（试验人群）与历史对照人群的比较（试验前人群）。

常规诊治程序，Radbourne 等[64]发现，虽然"2周内就诊"方案发现了更多的肿瘤，但未提高早期肿瘤的发现率，而且两组患者的存活是相似的。

高危人群

幽门螺杆菌

幽门螺杆菌（H.Pylori）作为内镜检查的一项指征引起了广泛的注意。人们进行了大量针对血清学检查以及呼出气体尿素量检查的研究。Farinati 等[65]证实血清学检查阳性与组织学 HP 阳性的符合程度为 82%，呼吸尿素检查目前是十二指肠溃疡治疗后检测螺杆菌是否被根除的常用方法，同样它也存在特异性与敏感性的问题。

幽门螺杆菌血清学阳性并不一定提示存在活动性感染，同样，血清学阳性在高危人群中很常见且不特异。它随年龄增长而增加，并随胃萎缩范围加大而增加，它是一个与年龄有关的因素，而且大多数 HP（血清学阳性）患者不发展成胃癌。也有证据表明 HP 血清学在早期胃癌患者为阳性，但在进展期胃癌患者却为阴性[66]。尽管如此，早年的 HP 感染的确使该人群处于高危状态，并值得考虑定期内镜随访。Whiting 等[67]回顾性分析了一组肿瘤患者的 HP 血清学情况，并与一组未诊断的仅有消化不良的患者做对比。结果显示，虽然肿瘤患者的 HP 血清学阳性率明显高，但二者之间的相差性不明显，且贲门癌患者 HP 血清学不常为阳性。因此说，任何基于 HP 血清学所做的筛查检测有可能漏掉对胃近端肿瘤的发现，而这个部位恰恰是胃癌的高发部位。因此，对于 HP 血清学阳性的患者是否应接受密切内镜随访尚待进一步研究。

癌前期状态

恶性贫血患者同正常人群比起来胃癌的发病率增加 3～4 倍，但筛查试验对这类人的价值却很小，有报告证实只有 1.3% 的胃癌患者有恶性贫血。因良性疾病接受胃切除手术的患者术后增加了碱性的反流，因此被认为是胃癌的高危因素，但是筛查试验研究表明只有一小部分此类患者发展成胃癌。

与恶性贫血伴发的慢性萎缩性胃炎一样，内镜活检提示胃黏膜萎缩和柱状肠上皮化生的患者的胃癌患病风险同样有所升高。Whiting 等[68]随访

一组经内镜检查证实具有慢性萎缩性胃炎及肠上皮化生的患者，该组人群有 11% 的危险概率发展成为胃癌。笔者提出该组人群应被认为是胃癌高危人群。

总结及展望

在近 30 年，我们对食管癌及胃癌的了解发生了根本的变化。传统观念认为，食管癌以鳞状细胞癌最常见，与重度吸烟饮酒有关，而胃癌一般高发于低社会经济收入人群。以上这种认识观点随着肿瘤发病向食管 - 胃交界处移位，发生了巨大变化，发生这种改变的原因尚在进一步研究中，已有一些了解，但有些证据仍是矛盾或不一致的。分子生物学的发展使我们对胃癌和食管的发病机制有了更深的了解，并在各种癌前病变检出上带来了新的契机，从而使得癌变的早期干预和预防成为可能。

过去这些结果虽然不尽如人意但仍然对今后胃、食管癌的诊治有一定影响。让公众及医务界人员了解早期的胃、食管癌是能治愈的是至关重要的一件事。

● 关键点

- 食管胃连接处腺癌的发病率在迅速上升，而胃癌发病率在西方国家正在下降。
- 食管鳞状细胞癌的发病近年在西方国家变化较小。
- 在西方国家，目前近端胃癌较远端胃癌常见，在美国贲门癌占所有胃癌的一半。
- 贲门癌病因学研究，可能由于对癌发病部位的定义不精确甚至导致结果不可靠，该病发病率的明显上升可能有其他解释。
- 食管鳞状细胞癌的饮食学原因主要与慢性食管炎、饮食、吸烟、摄入亚硝胺有关。
- 关于胃食管反流病、Barrett 食管、食管腺癌之间的关系已被证实，这是西方发达国家所面临的一个主要问题。

- 男性食管腺癌发病概率比女性高 8 倍，腺癌的好发因素目前尚未阐明，但许多食管腺癌的易感因素也引起胃食管反流病。
- 食管下段腺癌与胃贲门癌的关系并不像以往认为的那样紧密，近来的证据支持二者的病因不同。
- 肠型胃癌与环境因素明显相关，特别是饮食（尤其是摄入硝酸盐）。
- 国际癌症研究会把幽门螺杆菌认定为第 1 组胃癌的致癌物，但仍有一些相反的证据，这需要进一步研究明确二者之间的关系。目前有研究正在进行观察在高危人群消除幽门螺杆菌感染是否可以降低胃癌发病率。
- 遗传学研究证实胃癌和食管癌可以单独或以遗传性癌症综合征的形式遗传给下一代。
- 散发性的食管癌和胃癌可能是个体遗传多态性和环境高危因素共同的结果。
- 对于无症状者的食管鳞状细胞癌的筛查，只适用于高危人群及如有贲门失弛缓这样有癌变倾向的患者。
- 无症状胃癌的筛查只适用于高危人群，有证据表明，筛查人群（胃癌）死亡率低于未筛查人群 50%（不是源自对照试验的证据）
- 对于消化不良患者的筛查仍有争议，因由此而发现的恶性肿瘤很少，这需要进一步在那些未开展无症状筛查的国家进行研究，只有如此才能选出此种检查的适应证。
- 幽门螺杆菌能否作为一种胃癌高危因素仍有待研究，目前，它还不具备足够的特异性来指导临床。

（王　俊　臧　鑫译）

参考文献

1. Siewert JR, Stein HJ. Classification of adenocarcinoma of the oesophago-gastric junction. Br J Surg 1998; 85:1457–9.

2. Parkin DM. Global cancer statistics in the year 2000. Lancet Oncol 2001; 2:533–43.

3. Holmes RJ, Vaughan TL. Epidemiology and pathogenesis of oesophageal cancer. Semin Radiat Oncol 2006; 17:2–9.

4. Powell J, McConkey CC. The rising trend in oesophageal adenocarcinoma and gastric cardia. Eur J Cancer Prevent 1992; 1:265–9.

5. Powell J, McConkey CC, Gillison EW et al. Continuing rising trend in oesophageal adenocarcinoma. Int J Cancer 2002; 102:422–7.

6. Allum WH, Powell DJ, McConkey CC et al. Gastric cancer: a 25-year review. Br J Surg 1989; 76:535–40.

7. Chang-Claude JC, Wahrendorf J, Liang QS et al. An epidemiological study of precursor lesions of oesophageal cancer among young persons in a high risk population in Huixian, China. Cancer Res 1990; 50:2268–74.

8. Iran – IARC Study Group. Oesophageal cancer studies in the Caspian Littoral of Iran: results of population studies. A prodrome. J Natl Cancer Inst 1979; 59:1127–38.

9. Hu J, Nyren O, Wolk A et al. Risk factors for oesophageal cancer in northeast China. Int J Cancer 1994; 57:38–46.

10. Yang CS. Research on oesophageal cancer in China: a review. Cancer Res 1980; 40:2633–44.

11. Brucher BL, Stein HJ, Bartels H et al. Achalasia and oesophageal cancer: incidence, prevalence and prognosis. World J Surg 2001; 25:745–9.

12. Li JY, Ershaw AG, Chen ZJ et al. A case–control study of cancer of the oesophagus and gastric cardia in Linxian. Int J Cancer 1989; 43:755–61.

13. Cameron AJ. Epidemiology of columnar-lined oesophagus and adenocarcinoma. Gastroenterol Clin North Am 1997; 26:487–94.

14. Chow WH, Finkle WD, McLaughlin JK et al. The relation of gastro-oesophageal reflux disease and its treatment to adenocarcinomas of the oesophagus and gastric cardia. JAMA 1995; 274:474–7.

15. Lagergen J, Bergstrom R, Londgren A et al. Symptomatic gastro-oesophageal reflux as a risk factor for oesophageal adenocarcinoma. N Engl J Med 1999; 340:825–31.

16. Cheng KK, Sharp L, McKinney PA et al. A case–control study of oesophageal adenocarcinoma in women: a preventable disease. Br J Cancer 2000; 83:127–32.

17. Lindblad M, Rodriguez LA, Lagergen J. Body mass, tobacco and alcohol and risk of oesophageal, gastric cardia and gastric non-cardia adenocarcinoma among men and women in a nested case control study. Cancer Causes Control 2005; 16:285–94.

18. Reeves GK, Pirie K, Beral V et al. Cancer incidence and mortality in relation to body mass index in the Million Women Study; cohort stuffy. Br Med J 2007; 335:1134–9.

19. Vaughan TL, Kristal AR, Blount PL et al. Non steroidal anti-inflammatory drug use, body mass index and anthropometry in relation to genetic and flow cytometric abnormalities in Barrett's oesophagus. Cancer Epidemiol Biomark Prev 2002; 11:745–52.

20. Power DG, Ryan AM, Healy LA et al. Barrett's oesophagus: prevalence of central adiposity, metabolic syndrome and a pro-inflammatory state. Proceedings of Gastrointestinal Cancer Symposium, American Society for Clinical Oncology, 2008; 70.

21. Guanrei Y, Songliang Q, He H et al. Natural history of early oesophageal squamous carcinoma and early adenocarcinoma of the gastric cardia in the People's Republic of China. Endoscopy 1988; 20:95–8.

22. Hansen S, Vollset SE, Derakhshan MH et al. Two distinct aetiologies of cardia cancer; evidence from premorbid serological markers of gastric atrophy and *Helicobacter pylori* status. Gut 2007; 56:918–25.

23. Orsmby AH, Vaezi MF, Richter JE et al. Cytokeratin immunoreactivity patterns in the diagnosis of short-segment Barrett's oesophagus. Gastroenterology 2000; 119:683–90.

24. Siewert JR, Ott K. Are squamous and adenocarcinoma of the oesophagus the same disease? Semin Radiat Oncol 2006; 17:38–44.

25. Jansson C, Johansson AL, Nyren O et al. Socioeconomic factors and risk of oesophageal adenocarcinoma within the European Prospective Investigation into Cancer and Nutrition (EPIC). J Natl Cancer Inst 2006; 98:345–54.

26. Correa P. A human model of gastric carcinogenesis. Cancer Res 1988; 48:3554–60.

27. Correa P, Sasano N, Stemmerman N et al. Pathology of gastric carcinoma in Japanese populations: comparisons between Miyagi prefecture, Japan, and Hawaii. J Natl Cancer Inst 1973; 51:1449–59.

28. Hirayama T. Actions suggested by gastric cancer epidemiological studies in Japan. In: Reed PI, Hill MJ (eds) Gastric carcinogenesis. Amsterdam: Excerpta Medica, 1988; pp. 209–28.

29. International Agency for Research on Cancer Working Group on the Evaluation of Carcinogenic risks to Humans. Schistosomes, liver flukes and *Helicobacter pylori*. Luon: International Agency for Research on Cancer, 1994; pp. 177–240.

30. Uemara N, Okamoto S, Yamamoto S et al. *Helicobacter pylori* infection and the development of gastric cancer. N Engl J Med 2001; 345:784–9.

31. Tomb JF, White O, Kerlavage AR et al. The complete genome sequence of the gastric pathogen *Helicobacter pylori*. Nature 1997; 388:539–47.

32. Vicari JJ, Peek RM, Falk GW et al. The seroprevalence of cagA-positive *Helicobaster pylori*: strains in the spectrum of gastro-oesophageal reflux disease. Gastroenterology 1998; 115:50–7.

33. Ito Y, Azuma T, Ito S et al. Analysis and typing of the vacA gene from cagA-positive strains of *Helicobacter pylori* isolated in Japan. J Clin Microbiol 1997; 35:1710–14.

34. Sobala GM, Schorah CJ, Shires S. Gastric ascorbic acid concentration and acute *Helicobacter pylori* infection. Rev Esp Enf Digest 1990; 78(Suppl 1):63.

35. Fitzgerald RC Molecular basis of Barrett's oesophagus and oesophageal adenocarcinoma. Gut 2006; 55:1810–18.

36. Ristimaki A, Houkanen N, Jankala H et al. Expression of cyclo-oxygenase-2 in human gastric carcinoma. Cancer Res 1997; 57:1276–80.

37. Jankowski J, Barr H. Improving surveillance for Barrett's oesophagus: AspECT and BOSS trials provide an evidence base. Br Med J 2006; 332:1512.

38. von Brevern M, Hollstein MC, Risk JM et al. Loss of heterozygosity in sporadic oesophageal tumours in the tylosis oesophageal cancer gene region of chromosome 17q. Oncogene 1998; 17:2101–5.

39. Moodley R, Reddi A, Chetty R et al. Abnormalities of chromosome 17 in oesophageal cancer. J Clin Pathol 2007; 60:990–4.

40. Chak A, Lee T, Kinnard MF et al. Familial aggregation of Barrett's oesophagus, oesophageal adenocarcinoma, and oesophago-gastric junctional adenocarcinoma in Caucasian adults. Gut 2002; 51:323–8.

41. Lynch HT, Grady W, Suriano G et al. Gastric cancer: new genetic developments. J Surg Oncol Semin 2005; 90:114–33.

42. Huntsman DG, Carneiro F, Lewis FR et al. Early gastric cancer in young asymptomatic carriers of germline E cadherin mutation. N Engl J Med 2001; 344:1904–9.

43. Chun YS, Linder NM, Smyrk TC et al. Germline E-cadherin germ mutations. Is prophylactic total gastrectomy indicated. Cancer 2001; 92:181–7.

44. Charlton A, Blair V, Shaw D et al. Hereditary diffuse gastric cancer: predominance of multiple foci of signet ring cell carcinoma in distal stomach and transitional zone. Gut 2004; 53:814–20.

45. Keller G, Hofler H, Becker KF. Molecular mechanisms of gastric adenocarcinoma. Expert Rev Molec Med 2005; 7:1–13.

46. Hiyama T, Tanaka S, Kitadai Y et al. p53 codon 72 polymorphism in gastric cancer susceptibility in patients with *Helicobacter pylori* associated chronic gastritis. Int J Cancer 2002; 100:304–8.

47. Lin J, Beer DG. Molecular biology of upper gastrointestinal malignancies. Semin Oncol 2004; 31:476–86.

48. Wang G-Q. Endoscopic diagnosis of early oesophageal carcinoma. J R Soc Med 1981; 74:502–3.

49. Shu Y-J. Cytopathology of the oesophagus. Acta Cytol 1983; 27:7–16.

50. Huang G-J. Recognition and treatment of the early lesion. In: Delarae NC, Wilkins EW, Wong J (eds) Oesophageal cancer. International trends: general thoracic surgery, 4th edn. St Louis: Mosby, 1988; pp. 149–52.

51. Huang GJ. Early detection and surgical treatment of oesophageal carcinoma. Jpn J Surg 1981; 11:399–405.

52. Yanjun M, Li G, Xianzhil G et al. Detection and natural progression of early oesophageal carcinoma – preliminary communication. J R Soc Med 1981; 74:884–6.

53. Chamberlain J, Day NE, Hakama M et al. UICC workshop of the project on evaluation of screening programmes for gastrointestinal cancer. Int J Cancer 1986; 37:329–34.

54. Hisamichi S. Screening for gastric cancer. World J Surg 1989; 13:31–7.

55. Oshima A, Hirata N, Ubakata T et al. Evaluation of a mass screening programme for stomach cancer with a case–control study design. Int J Cancer 1986; 38:829–34.

56. Fielding JWL, Ellis DJ, Jones BG et al. Natural history of 'early' gastric cancer: results of a 10-year regional survey. Br Med J 1980; 281:965–7.

57. Christie J, Shepherd NA, Codling BW et al. Gastric cancer below the age of 55: implications for screening patients with uncomplicated dyspepsia. Gut 1997; 41:513–17.

58. Salmon CA, Park KGM, Rapson T et al. Age threshold for endoscopy and risk of missing upper GI malignancy: data from the Scottish Audit of Gastric and Oesophageal Cancer. Gut 2003; 52:A26.

59. Bowrey DJ, Griffin SM, Wayman J et al. Using alarm symptoms to select dyspeptics for endoscopy which result in patients with curable oesophagogastric cancer being overlooked. Surg Endosc 2006; 20:1725–8.

60. Hallissey MT, Jewkes AJ, Allum WH et al. The impact of the dyspepsia study on deaths from gastric cancer. In: Nishi M, Sugano H, Takahashi T (eds) International gastric cancer congress, Bologna: Monduzzi Editore-International Proceedings Division, 1995; Vol. 1, p. 264.

61. NHS Executive. Referral guidelines for suspected cancer. London: HMSO, 2000.

62. Martin IG, Young S, Sue-Ling H et al. Delays in the diagnosis of oesophago-gastric cancer: a consecutive case series. Br Med J 1997; 314:467–71.

63. Kohli Y, Kawai K, Fujita S. Analytical studies on growth of human gastric cancer. J Clin Gastroenterol 1981; 3:129–33.

64 Radbourne D, Walker G, Joshi D et al. The 2 week standard for suspected upper GI cancers: its impact on staging. GUT 2008; 52:A116.

65. Farinati F, Valiante F, Germania B et al. Prevalence of *Helicobacter pylori* infection in patients with precancerous changes and gastric cancer. Eur J Cancer Prevent 1993; 2:321–6.

66. Kikuchi S. Epidemiology of *Helicobacter pylori* and gastric cancer. Gastric Cancer 2002; 5:6–15.

67. Whiting JL, Hallissey MT, Fielding JWL et al. Screening for gastric cancer by *Helicobacter pylori* serology: a retrospective study. Br J Surg 1998; 85:408–11.

68. Whiting JL, Sigurdsson A, Rowlands DC et al. The long term results of endoscopic surveillance of premalignant gastric lesions. Gut 2002; 50:378–81.

第 3 章

食管癌和胃癌的分期

Christopher Deans · Simon Paterson-Brown

前言

对于食管癌和胃癌患者，准确的术前评估和分期对于选择恰当的治疗是十分必要的。对于早期肿瘤，内镜下切除、光电治疗等是一些具有治愈价值的替代疗法，并且对于大多数无法根治切除的胃癌和食管癌患者而言，手术切除不再是姑息治疗的最好方法[1]，因此，准确的分期在选择治疗方案时显得尤为重要。在新的治疗方案以及新辅助化疗等的应用和评价过程中，准确的术前分期对选择患者和评定疗效都具有十分重要的意义。

本章讲述目前胃癌与食管癌分期方法及其种类，并讨论各种用于术前分期的技术手段；这里我们将重申多学科专家组（multi-disciplinary team, MDT）在开展术前分期工作中的重要性；同时，还将介绍一些术中分期的方法；对所有患者而言，外科手术切除肿瘤之后都应获取准确的组织学分期，以评估患者的预后，并筛选可能从辅助治疗获益的患者。本章还讨论于目前研究中的各种潜在的预后相关因子，未来这些因子可能参加到胃食管癌的分期之中。

分期原则

所有癌症分期的目的是为了评价其严重程度，包括评估原发肿瘤是否侵犯邻近组织及远部器官。完整的肿瘤分期包括临床分期、手术分期和术后病理分期。

临床分期

临床分期是术前根据肿瘤的解剖范围得到的分期。对肿瘤解剖范围的评估方法包括体格检查、实验室检查、影像学检查、内镜下取活检等。通过上述方法，我们必须尽可能确定肿瘤的解剖位置、侵袭深度和是否存在淋巴结及远处转移。

手术分期

手术分期是指手术过程中根据探查结果得到的分期，并且评估肿瘤的可切除性。

病理分期

病理分期包括对完整切除标本或其他活检组织进行组织学检查。并且表明肿瘤侵及邻近结构的范围以及远处转移的证据。

分期的种类

1986 年，TNM 分期系统被美国癌症联合会（AJCC）、日本癌症联合会（JJC）以及国际抗癌联盟（UICC）所采用，这为不同癌症治疗中心通畅地交流信息提供了一个共通的平台，减少了混乱。目前绝大多数的中心都采纳并强力推荐广泛公认的国际 TNM 分期系统[3]。

 TNM 分期系统在 1985 年被 UICC 和 AJCC 接受，1986 年被日本接受。表 3.1 示 2003 年更新的国际统一的胃癌 TNM 分期体系，目前普遍推荐使用该系统。

表 3.1 ● 国际统一的胃癌 TNM

分期	T	N	M
0 期	Tis	N0	M0
Ⅰa 期	T1	N0	M0
Ⅰb 期	T1	N1	M0
	T2A 或 T2B	N0	M0
Ⅱ期	T1	N2	M0
	T2A 或 T2B	N1	M0
	T3	N0	M0
Ⅲa 期	T2A 或 T2B	N2	M0
	T3	N1	M0
	T4	N0	M0
Ⅲb 期	T3	N2	M0
Ⅳ期	T4	N1 N2 N3	M0
	T1 T2 T3	N3	M0
	任何 T	任何 N	M1

国际统一的 TNM 分期系统

　　TNM 分期系统是基于肿瘤发展程度的解剖学差异确立的，其中 T 代表原发肿瘤的侵犯程度，N 代表区域淋巴结转移，M 代表远处转移；各自后面附缀的数字代表病变的进展程度（表 3.2）；部分分期中还有亚分期，目的是使分期更加精细，从而更好地反映预后。

　　肿瘤患者 TNM 分期在最终确定之前都必须有恶性肿瘤的病理支持。

　　TNM 分期分为临床分期和病理学分期。临床分期以字母"c"作为前缀（cTNM），它指从体格检查、影像学检查及其他相关检查中获得的肿瘤分期，代表疾病治疗前的情况；病理学分期（pTNM）除了参考临床分期的所有信息外，还加入了对肿瘤的组织病理学分析得到的证据。另外在分期时还会增加一些其他前缀：如前缀"y"代表接受了多种形式综合治疗的患者，先接受新辅助化疗，后手术治疗的患者，其分期就写为"ypTNM"。

　　TNM 的组合一旦确定，肿瘤的分期也就得以确定了（表 3.1）。这简化了对分期的分析，并使得不同治疗结果的比较变得非常容易。同一分期中虽然 TNM 的组合不同，但它们具有相似的预后。

表 3.2 ● 国际统一的胃癌 TNM 分期系统

T- 原发肿瘤	
Tx	原发肿瘤无法判定
T0	没有原发肿瘤的证据
Tis	原位癌：肿瘤位于上皮层以内，未穿透基底膜
T1	肿瘤侵及黏膜固有层或黏膜下层
T2A	肿瘤侵及肌层
T2B	肿瘤侵及浆膜层
T3	肿瘤穿透浆膜（脏层腹膜）但未侵及邻近结构
T4	肿瘤侵及邻近结构
N- 淋巴结	
Nx	区域淋巴结转移情况无法判定
N0	没有区域淋巴结转移
N1	有 1 ～ 6 枚淋巴结的转移
N2	有 7 ～ 15 枚淋巴结的转移
N3	有超出 15 枚的区域淋巴结转移
M- 远处转移	
Mx	远处转移无法判定
M0	无远处转移
M1	有远处转移

胃癌分期

国际统一的胃癌 TNM 分期

　　表 3.2 示第 6 版的"恶性肿瘤 TNM 分期"。关于胃癌淋巴结转移的定义中，区域淋巴结仅指沿胃大弯和胃小弯的胃周围淋巴结，胃左动脉旁、肝总动脉、脾动脉、腹腔干以及肝十二指肠韧带左侧的淋巴结。其余腹腔内淋巴结，如腹主动脉旁淋巴结和肠系膜淋巴结等的转移，均被定为远处转移（M1）。

　　为了获得胃癌完整的 N 分期，至少应该获取 15 个淋巴结做组织学检查。尽管也有研究认为少至 10 个淋巴结也足以完成准确的病理学的 N 分期[4-5]，但日本最近的一项在 926 例胃癌患者中的研究显示，在分期相同的情况下，检测了 20 ～ 30 个淋巴结均为阴性的患者，其预后要好于仅检测了 10 ～ 19 个淋巴结结果同为阴性的患者[6]。所以该作者推荐，至少应该清扫到 30 个淋巴结，以获得准确的 N 分期。但实际上很多报道中都未能达到这样的一个数目。

最近英国的一项调查显示，仅有 31% 的胃癌切除手术中，淋巴结清扫数目能够达到或超过 15 个[7]。更多最新的研究探讨了胃癌患者转移淋巴结比例（转移淋巴结数目 / 所切除淋巴结总数目）对于预后的意义。一项包括将近 800 例患者的多变量分析研究，表明胃癌患者的预后与转移淋巴结比例密切相关，而不是转移淋巴结的总数。因此根治性的胃癌切除手术中，应尽可能切除更多的淋巴结，并计算转移淋巴结占所切除淋巴结的比例，以利于准确的病理分期（详见第 7 章）。

美国癌症联合会（AJCC）及国际抗癌联盟对 TNM 分期系统的修订

这两个分期系统实际上是对 Kennedy 最初关于 TNM 分期之表述的修订[8]。在美国和欧洲，美国癌症联合会和国际抗癌联盟的分期系统被广泛采纳[9,10]。其中美国癌症联合会的分期系统在英国更受推崇（表3.3）。在这一分期系统中，R 代表切除手术后肿瘤残留程度，R0 代表完全切除，R1 代表显微镜下有肿瘤残留的证据；R2 代表肉眼下肿瘤残留。需要注意的是，这里的 R2 不要与以往日本的 TNM 分期中用于评价淋巴结清扫程度的 "R" 相混淆。为了减少混淆，目前后者中的 "R" 已经改为了 "D"。

表 3.3 ● 胃癌临床分期（AJCC）

T- 原发肿瘤	
Tx	原发肿瘤无法判定
T0	没有原发肿瘤的证据
Tis	原位癌：肿瘤位于上皮层以内，未穿透基底膜
T1	肿瘤局限于黏膜固有层或黏膜下层
T2	肿瘤侵犯肌层或浆膜下
T3	肿瘤侵犯浆膜层
T4	肿瘤侵及邻近结构
N- 淋巴结	
Nx	区域淋巴结转移情况无法判定
N0	无淋巴结转移
N1	距原发边缘 3cm 以内的淋巴结转移
N2	距原发边缘 3cm 以外的淋巴结转移
N3	无法切除的淋巴结转移
M- 远处转移	
Mx	远处转移无法判定
M0	无远处转移
M1	有远处转移

食管癌分期

和胃癌一样，食管癌也有三个不同的分期系统。相比之下，日本的 PHNS 分期系统是最为细致的，但在日本以外的国家和地区并不常用。强烈推荐的分期是 TNM 分期（表 3.4）。

国际统一的食管癌 TNM 分期

表 3.4 为食管癌的 TNM 分期。首先食管肿瘤依据其在食管中的位置进行划分，进而像胃癌的分期系统一样，依据原发肿瘤（T）、淋巴结转移（N）、远处转移（M）等三方面进行分期（表 3.4）。关于食管肿瘤位置的划分是基于日本食管疾病协会当初的各种表述方法。

原发肿瘤的解剖学描述

这一分期系统将食管分为四段：

1. 颈段食管　从环状软骨下缘到胸骨上切迹水平的胸廓入口，即从上门齿起约 18cm 处。
2. 胸段食管
   (a) 上胸段：从胸廓入口水平到气管杈水平，即从上门齿起约 24cm 处。
   (b) 中胸段：自气管杈水平到胃食管交界水平的这一段食管的上半部分。远端位于从上门齿起约 32cm 处。
   (c) 下胸段：自气管杈水平到胃食管交界水平的这一段食管的下半部分。远端位于从上门齿起约 40cm 处。此段长约 8 cm，包括了腹段食管在内。

区域淋巴结：N 分期

食管癌区域淋巴结的定义依据原发肿瘤在食管内的不同定位而有所不同。

- 颈段食管：斜角肌、颈内静脉、颈上、颈下、食管旁、锁骨上。
- 胸段食管：颈内静脉、气管支气管、上纵隔、气管旁、胃周围（不包括腹腔动脉淋巴结）、隆凸下、肺门、食管旁、胃左动脉、贲门周围、胃小弯及后纵隔。

肿瘤转移至任何上面没有提到的淋巴结均被定为远处转移（M1a）。为了获得食管癌的病理学 N 分期，在 TNM 分期系统中推荐，至少应该切取并检验 6 个淋巴结。但是一些学者认为至少需要 18 个淋巴结才能做出准确的分期[14]。

远处转移：M 分期

未发现远处转移者定义为 M0，有远处转移证据者定义为 M1。根据受侵犯脏器和结构的不同，远处转移进一步被划分为 M1a 和 M1b（表 3.4）。对于其定义同样因原发肿瘤在食管中位置的不同而有差异。远处转移可以见于任何部位，最常见的是肝、肺、胸膜，其次还有肾和脑。在没有明显的远处转移之前，原发肿瘤也可以直接侵犯纵隔内的结构。

胃食管交界处肿瘤

胃食管交界处肿瘤是指肿瘤的中心位于解剖上的贲门上下 5cm 范围以内的肿瘤。目前这一部位肿瘤的发生率不断上升。就其起源可以有以下三种途径：

表 3.4 ● 国际统一的食管癌 TNM 分期系统

T- 原发肿瘤			
Tx	原发肿瘤无法判定		
T0	没有原发肿瘤的证据		
Tis	原位癌		
T1	肿瘤侵及黏膜层或黏膜下层		
T2	肿瘤侵及肌层		
T3	肿瘤侵及食管外膜		
T4	肿瘤侵及邻近结构		
N- 淋巴结			
Nx	区域淋巴结转移情况无法判定		
N0	没有区域淋巴结转移		
N1	存在区域淋巴结的转移		
M- 远处转移			
Mx	远处转移无法判定		
M0	无远处转移		
M1	有远处转移		
对于下胸段食管癌			
M1a	腹腔动脉淋巴结转移		
M1b	其他远处转移		
对于上胸段食管癌			
M1a	颈部淋巴结转移		
M1b	其他远处转移		
对于中胸段食管癌			
M1a	不适用		
M1b	非引流区域的淋巴或其他远处转移		
食管癌分期方法			
0 期	Tis	N0	M0
Ⅰ 期	T1	N0	M0
Ⅱ A 期	T2, T3	N0	M0
Ⅱ B 期	T1, T2	N1	M0
Ⅲ 期	T3	N1	M0
	T4	任何 N	M0
Ⅳ 期	任何 T	任何 N	M1
Ⅳ A 期	任何 T	任何 N	M1a
Ⅳ B 期	任何 T	任何 N	M1b

● 源于食管下段柱状上皮化生；

● 源于胃贲门的腺上皮；

● 源于胃底肿瘤向近端的侵犯。

　　国际食管疾病协会根据肿瘤可能的起源制订了一个交界处肿瘤的分类方法[15]。Ⅰ型指肿瘤的中心位置位于解剖学上的贲门以上 2～5cm 范围以内的食管下段的腺癌；Ⅲ型指肿瘤中心位置位于解剖学上的贲门以下 2～5cm 范围以内的胃癌；Ⅱ型是真正的交界区肿瘤，指解剖学上的贲门上下 2cm 范围以内的肿瘤。

　　起源于胃食管交界区的腺癌其分期是个很重要的问题，主要困难就在于对区域淋巴结的判定上。由于解剖位置的特殊性，这一部位的肿瘤既可以转移到膈上的淋巴结，也可以转移到膈下的淋巴结，这些淋巴结可分成区域淋巴结转移（N）或远处淋巴结转移（M），两者的治疗方案及预后明显不同。目前Ⅰ型按照食管癌分期；Ⅲ型按胃癌分期；但关于什么才是Ⅱ型癌的最佳分期，目前还有争议。一些作者提出应该有一个独立的分期系统以解决这样一个特别的问题[16,17]。目前一个务实的解决办法就是根据手术方式进行划分，如果做的是全胃切除，则按胃癌进行分期，如果做的是食管胃部分切除，则按食管癌进行分期。

术前分期

　　图 3.1 显示了胃食管癌的诊治流程。据此，读者能够在恰当的时候选择恰当的检查方法，使临床分期最大限度地与组织病理学分期相吻合，从而使所有接受手术治疗的患者都能够达到根治的目的。此流程表是基于现有的一系列前瞻性或回顾性的、旨在探讨术前评估准确性的研究数据而得到的。

临床表现

　　由于过度依赖于先进的技术和检查手段，人们很容易忽略细致的病史询问和体格检查以及其他一些简单易行的检查手段在胃癌、食管癌分期中的作用。在分期过程中，早期得到有关肿瘤播散的临床证据显然能够省去一些不必要的、昂贵、痛苦而且有创的检查。另外通过对患者症状与体征的仔细分析，可以使我们采用一些更加直接、特异的检查方法，帮助判断是否存在远处转移。例如，腰痛提示脊椎转移，可以作骨扫描；可触及锁骨上淋巴结，提示转移性疾病，如果通过穿刺细胞学检查确诊为肿瘤转移，就不能行根治性切除术。

　　在 2006 年，苏格兰学院指南网络（SIGN）基于当前的证据，制订了胃食管癌的分期、治疗指南[18]。本章中谈及的分期过程反映了指南里的这些建议。

对比造影

　　对于可疑上消化道恶性肿瘤的患者，内镜检查已经在很大程度上代替了钡餐对比造影。然而对于一些特殊的患者，如怀疑食管气管瘘的患者，对比造影仍是很好的选择。

内镜检查

　　上消化道内镜检查、活检及细胞学检查是食管癌胃癌诊断过程中最重要的检查方法。所有怀疑这两个疾病的患者都应该接受该项检查。内镜检查除了能够提供确切的诊断信息外，还能提供有关分期和患者预后的重要信息，肿瘤的位置、大小、形态，甚至它的侵犯深度都能得到明确。一项在 117 例食管癌或胃癌的患者中实施的盲法研究显示，在判定肿瘤 T 分期的准确性上，内镜下所见显著高于 CT（67% 对比 33%）；在判定区域淋巴结转移上，二者的准确性相当（68% 对比 67%）[19]。内镜下的大体所见与内镜超声检查在预测肿瘤的侵犯深度上准确性也是相当的[20]。

　　术前为了制订治疗计划，及进一步证实肿瘤的确切位置、肿瘤的大小和是否存在 Barrett 改变或卫星结节，外科医生会重复作内镜检查。内镜检查已经成为一种术前的常规检查。

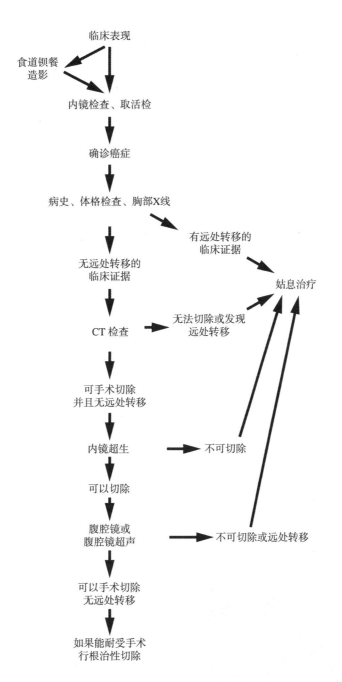

图 3.1 ● 胃食管癌诊治流程图。

计算机断层扫描（CT）

　　对于已经通过内镜及病理确诊胃食管癌的患者，如果存在远处转移，则不能行根治性治疗，因此就没有必要再进行其他的分期检查。而 CT 的主要作用就是明确是否存在远处转移，因此为确定肿瘤的分期时，CT 往往是最先进行的检查。最初，CT 是用来对胃食管癌进行局部评估的，但是其结果并不令人满意。早期用于研究的是老一代的 CT 扫描仪，与内镜超声、腹腔镜超声等其他检查方法相比，其分期结果并不理想。但是由于多层螺旋扫描仪的问世，其在胃食管癌的局部评估方面起了很大作用，并且最近的一些研究表明，多层螺旋 CT 与老一代 CT 相比，提高了肿瘤分期的准确性（见后面）。另外，通过电脑软件及高质量的影像，可以对上消化道进行三维重建，由此产生了 CT 仿真内镜。在未来，可以利用这种仿真内镜技术制订手术计划。

食管

过去的一些研究发现，CT 对食管肿瘤的局部评估与手术及活检缺乏一致性。更多关于新一代螺旋 CT 对食管肿瘤局部评估的新近研究表明，其准确性得到了提高（图 3.2）。食管癌的 CT 分期与病理分期相比较，T 分期的准确性为 43% ~ 92%，N 分期的准确性为 27% ~ 86%（敏感性为 48% ~ 68%，特异性为 90% ~ 95%）（表 3.5）[21-25]。通过应用如仿真内镜[22, 23]等新方法，食管癌分期的准确性得到了提高。对患者进行多方位详细扫描后，放射科医生可以通过电脑软件对上消化道进行三维重建，然后可以通过仿真内镜技术观察食管，希望可以更好地对肿瘤进行局部评估。目前，由于没有找到使食管充分扩张的方法，这项技术在评估食管 T 分期方面受到了限制。

CT 的主要局限性之一就是如何准确地鉴别出恶性淋巴结。对于异常增大的淋巴结，究竟是转移癌，还是良性的反应性增生，CT 是不可能鉴别的。淋巴结直径超过多少考虑转移癌，这一标准在不同作者中差距也很大，从 5mm 到 15mm 不等[26]。然而在正常人纵隔内，也可见到直径在 1cm 以上的淋巴结[27]；正常大小的淋巴结中也可以有转移癌存在。有一项研究回顾分析了 23 000 枚胃癌手术切除的淋巴结[28]，结果发现，肿瘤转移淋巴结的平均直径是 7.8mm。如果以直径 5mm 为良恶性的分界的话，则

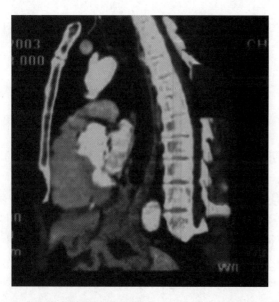

图 3.2 ● 远端食管肿瘤的矢状位 CT 重建：食管胃交界部以上可见食管恶性狭窄，T 分期为 T3。

有 38% 的转移淋巴结被漏诊。具有高质量成像的现代扫描仪可以发现更小的淋巴结，但是这些小淋巴结的病理意义至今未知。

发生在食管上段 1/3 的食管癌患者中，颈部或锁骨上淋巴结转移的发生率约为 60%。一项关于锁骨上淋巴结检测的研究表明，超声比 CT 更加敏感。短轴直径大于 5mm 的淋巴结，除 CT 外，还要行细针细胞穿刺术[29]。

对于外科医生，准确判断肿瘤的可切除性是非常重要的，CT 仍然起着非常重要的作用。争议的一个焦点问题就是对食管周围脂肪层缺失的看法上，当其存在时，基本可以否认肿瘤的外侵，但当其缺失时，新的观点认为，即便是在肥胖的患者上，也不能认定就一定是有外侵。这说明以往可能过高估计了肿瘤侵犯气管、支气管、主动脉和心脏的可能性。肿瘤向食管外侵犯，尤其是侵及气管支气管树、主动脉和心脏，可以通过以下征象加以判定：

- 腔内出现明显突起；
- 气管支气管树、主动脉或心包明显移位或变形；
- 气管或支气管膜部、主动脉或左心房壁明显增厚；
- 在主动脉弓水平肿瘤侵犯超过气管后壁。

肿瘤侵犯主动脉更加难以确定，尽管发生率不高，但对外科医生来讲很重要。有作者推荐这样的标准，即如果主动脉与肿瘤之间的接触在 45% ~ 90%，则主动脉受侵的可能性小，如果主动脉的接触面超过了 90%，则基本可以肯定主动脉受侵。这一方法还没有得到广泛公认[26,30]。最近有推荐以主动脉、食管和椎体三者之间形成的三角形区域内的椎旁脂肪间隙消失作为肿瘤侵犯主动脉的判定标准[30]。

然而，CT 在诊断远处转移方面有较大价值。有多项研究证实，在诊断肝转移癌上，CT 检查总的准确率在 86% ~ 98%[31-33]。随着技术的更新和新一代 CT 机的出现，已经能发现 1cm 左右的小病灶。CT 检查比普通胸部平片更容易发现肺内的转移灶，小的病灶更容易被发现。在评估腹膜转移灶方面，CT 可以发现少量腹水以及大网膜或肠系膜增厚，但是体积很小的腹膜转移灶仍然可能被漏掉。因此，即使有了先进的扫描仪，腹腔镜在术前评价膈下肿瘤

表 3.5 • 食管癌 CT 的 N 和 T 分期的准确性（与病理分期比较）

作者	患者数	T 分期准确性（%）	N 分期准确性（%）
Kim 等 [21]	23	43	86
Panebianco 等 [22]	39	88	69
Onbas 等 [23]	44	92	83
Moorjani 等 [24]	50	—	62
Pfau 等 [25]	56	—	27

方面仍然发挥着一定的作用（见腹腔镜一节）。

胃食管交界处

由于胃食管交界处解剖结构的多样性，必须细心留意胃食管交界处肿瘤患者的 CT 表现[31,32]。如果同时存在食管裂孔疝，在 CT 上很难与胃、食管癌的膈脚处浸润区分，从而影响其浸润范围的诊断。但是，膈肌受侵本身不会影响外科切除，因为肿瘤及邻近的膈肌可以一起切除。

胃

传统 CT 出现时，人们期望它能提高胃癌分期诊断的准确性，结果大失所望。胃癌在 CT 上的所见变化多端，常常表现为局灶性或弥漫性的胃壁增厚，突入胃腔，合并或不合并有溃疡。CT 对于肿瘤侵犯邻近脏器的判定常很不可靠，除非肿瘤在受侵结构中形成了明显的块状影。随着技术进步，高分辨的动态双时相 CT 通过静脉注射造影剂、饮水使胃扩张并应用解痉药减少胃蠕动等方法，大大提高了原发肿瘤诊断的准确性[34,35]。增强 CT 在胃癌 T 分期上总体的准确度为 77% ～ 89%（表 3.6）[33,36-39]。准确度最高的是将高分辨率 CT 与仿真内镜相结合。胃癌患者在做 CT 前，吃一些可以产生大量气体的泡沫生成颗粒，使胃充分扩张，这样可以提高成像

的质量。因此，CT 在胃癌的评估方面比其在食管癌评估方面更加有用。一项包含 63 例胃镜检查存在胃部损伤的患者研究中，仿真内镜发现相同损伤的敏感度为 93%，特异度为 91%[40]。这项技术提高了 CT 诊断早期胃癌的比率[41]。

尽管应用现代的扫描机，CT 在评估器官是否被肿瘤侵犯方面，其结果并不令人满意。日本的一项研究显示，在高分辨 CT 上，肿瘤与周围组织之间界限不规则或脂肪间隙消失与肿瘤是否侵犯邻近结构没有直接联系[42]。这些交界部位的 CT 值，有转移的比没有转移的明显要高。这使得在 CT 上判定肿瘤侵犯胰腺、肝和结肠的准确性分别达到了 75%、61% 和 78%。但作者同时指出，CT 在鉴别炎性粘连、纤维化、水肿与真正的转移上，还是有很大的局限性。

有研究报道，应用更新一代的扫描机可以提高区域淋巴结转移的检出率。通过与切除标本的病理分期作比较，CT 的 N 分期准确度为 63% ～ 80%，敏感度为 74%，特异度为 65%[34,36-40]。在对原发肿瘤附近的胃周淋巴结转移的诊断上，检出率很低，因为这些淋巴结往往同原发肿瘤相混淆，所以对于一些胃癌的 N 分期，CT 的检出率比较低。

通过培养更加专于某一方向的放射科医生，可能会进一步提高 CT 分期的准确度。一项研究表

表 3.6 • 与最终病理比较新一代螺旋 CT 诊断胃癌 T 分期、N 分期的准确性

作者	患者数	T 分期准确性（%）	N 分期准确性（%）
Kim 等 [33]	106	84	64
Yang 等 [37]	44	88	80
Chen 等 [38]	55	89	78
Hur 等 [39]	84	77	67
Kim 等 [36]	63	84	63

明[43]，对于经常对胃癌患者进行分期的放射科医生，其分期的敏感度及特异度更高，从而降低了剖腹探查的概率。这些发现更加支持应建立一个多学科的团队，从而更好地治疗胃食管癌。

超声检查法

超声检查在目前胃食管癌分期中的作用，主要是对 CT 的补充，它主要用在对远处转移的评估上，比如进一步明确肝转移灶界限。在评估颈部淋巴结上，一些作者主张将超声作为一项常规检查。据估计 10% ~ 28% 的上段或中段食管癌患者存在颈部淋巴结的转移[44-46]。在查体时并未发现肿大颈部淋巴结的患者中，再用 CT 和超声来评估颈部淋巴结的转移，一些研究比较了两者的准确性，CT 和超声的敏感度分别为 25% ~ 28%、75% ~ 85%，CT 联合超声的敏感度为 80%；CT 特异度为 99%，超声特异度为 91%，两者联合的特异度为 91%[47,48]。在一项包含 65 名患者的研究中，CT 未能鉴别出其中 36 名患者的恶性颈部淋巴结，而超声只有 4 人。因此，这些作者在对食管癌患者进行分期时，主张将颈部超声和 CT 作为常规检查。但是另外一项研究却并未得到相同的结果，该研究认为对食管癌患者进行常规的颈部超声检查，并没有给分期带来益处。然而在该项研究中，对 T3/4 和 / 或 N1 期的患者行 PET 检查时，却发现了颈部淋巴结转移（见下文）[49]。通过超声检查，怀疑存在颈部淋巴结转移的患者都应该行细胞学检查，以明确诊断。

内镜超声（EUS）

如果通过 CT 超声排除了远处转移，进一步的检查经常是 EUS。在对肿瘤深度（T 分期）和淋巴结转移（N 分期）进行分期时，EUS 比 CT 更加准确。因此，对胃、食管癌进行局部评估时，EUS 成为了一种公认有效的检查方法[19,50,51]。

原发肿瘤的内镜超声检查

应用 7.5 ~ 12MHz 的频率，食管和胃壁在内镜超声下可以看到由亮带（高回声）和暗带（低回声）交替出现的 5 层结构（图 3.3）。从内而外依次对应的是：水囊壁、黏膜层、黏膜下层、固有肌层、外

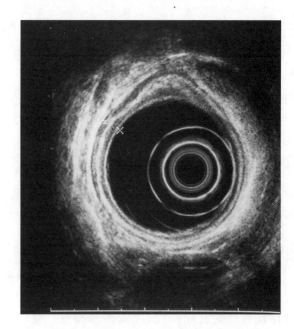

图 3.3 • 食管内镜超声显示食管壁的 5 层结构：在 12 点钟位置可见一小的 T1 期肿瘤。感谢来自爱丁堡皇家医院 John Plevris 医生。

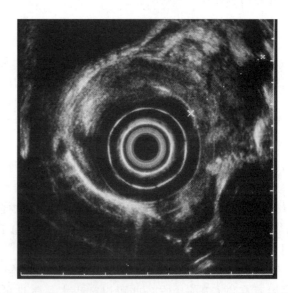

图 3.4 • 食管内镜超声下可见一 T4 期肿瘤（4 点钟位置），侵及纵隔内及主动脉弓筋膜。感谢来自爱丁堡皇家医院 John Plevris 医生。

膜（食管）或浆膜（胃）。由于肿瘤造成的以上任何一层的增厚都清晰可见（图 3.4）。

淋巴结的内镜超声检查

与 CT 检查只能判定淋巴结大小不同的是，内镜超声还能提供更多的附加信息，包括淋巴结的形

状、边界、回声强度和回声的均匀度等。上面已经提到，大小并不是一个判断淋巴结是否存在转移的好指标，目前应用的还有其他一些指标。一般认为，圆形、边界清晰、均质低回声的淋巴结多为恶性肿瘤转移；相反，长条形、不均质、高回声、边界不清的淋巴结更可能是良性病变或炎症。但这些内镜超声下的特征并不适合肿瘤微转移。另外这些特征主观性都很强，不同观察者，甚至同一观察者在不同场合得到的结果可能都不相同。一项包含了 100 例食管癌患者的研究发现，内镜超声在检出淋巴结转移方面总的敏感度为 89%[52]。如果内镜超声下看到任何淋巴结都诊断为阳性的话，则实际为 N1 淋巴结转移的概率为 86%；在内镜超声下没有看到任何淋巴结的病例中，实为 N0 的可能性为 79%。如果存在提示恶性的上述任何一个淋巴结特征，则诊断的特异度即能从 75% 提高到 92%；如果四个特征同时存在，则组织学上发现 100% 均为恶性。最能显著鉴别良恶性淋巴结的特征依次为淋巴结中心的回声特点、边界、形状和大小。

内镜超声可用来进行纵隔肿物或淋巴结的细针抽吸活检（FNA）（图 3.5），需要注意的是针不要穿过原发肿瘤。一项研究分析了 FNA 细胞学检查对超声内镜 N 分期准确性的益处，以及其对治疗方案的影响。作者发现，对经 EUS 诊断为 N0 期的 36 例患者行 FNA 及细胞学分析，其中有 3 例（9%）患者发现了淋巴结转移。尽管局部淋巴结转移并不是手术切除的禁忌证，但它可使术者能更加准确地评估手术切除的危险性及获益，特别是在转移淋巴结离原发肿瘤比较远时。根据各地的准则，FNA 可能会

帮助筛选出那些需要新辅助化疗的患者。

在鉴别腹腔淋巴结方面，EUS 是一种很有价值的检查方法。一项研究显示，95% 的食管癌患者都可以常规实施腹腔淋巴结的 FNA 细胞学检查[54]。作者对直径大于 5mm 的淋巴结进行 FNA 细胞学检查，发现有 79% 为阳性结果，即淋巴结转移癌；但是在 FNA 细胞学检查阴性且淋巴结直径小于 5mm 的患者中，有 7 例患者组织学检查证实存在腹腔淋巴结转移。未来可以通过应用一些分子技术，如 PCR、原位杂交技术等，帮助鉴别一些可能被传统染色方法漏诊的恶性肿瘤细胞。

EUS 引导下 FNA 术已经被用来评价患者对新辅助化疗的反应性，以及鉴别术后和放疗后纤维增生与肿瘤复发。但是，就像 EUS 很难鉴别出肿瘤与炎症改变一样，术前化疗或放疗后 EUS 分期的准确性也是很低的[55]。类似的，用 EUS 评估患者对新辅助化疗的反应性，其结果是令人失望的。尽管肿瘤分期的降级与原发肿瘤厚度的减少有关，但是 EUS 对残余转移淋巴结鉴别的准确度却是很低的[56]。而在未来的研究中，FNA 的应用可能会提高其诊断的准确度。

 EUS 联合 FNA 细胞学检查是安全的，提高了局部分期的准确度，并且可能也提高了评价新辅助治疗疗效及诊断肿瘤复发的准确性。

远处转移的内镜超声检查

尽管主要用于肿瘤局部病灶（T、N）的诊断，但对于腹腔积液及肝左叶的病灶，内镜超声下也可发现[57]。

食管癌的 EUS 分期

转换器探头首先伸入胃腔，然后以每隔 1cm 的间隔在食管腔内逐渐退出。检查者要注意肿瘤侵犯的最大深度及其与周围结构的关系。淋巴结的分区以及肿瘤在食管各层次间的浸润按上文所述方法判定（即 T 分期和 N 分期）。

表 3.7 示 EUS 在食管癌分期上的准确度[58-61]。通过与切除标本的病理分期比较，EUS 的 T 分期总准确度为 61% ～ 78%[62-64]。最近的一项关于 EUS 在食管癌和胃癌分期准确性方面的系统综述结果显示，EUS 在鉴别 T1/T2 期肿瘤与 T3/T4 期肿瘤上非常有

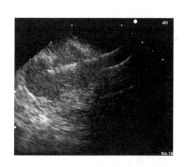

图 3.5 ● 对食管癌患者进行 EUS 引导下细针穿刺纵隔淋巴结，图中可见淋巴结内的 22G 穿刺针，之后细胞学证实可见恶性肿瘤细胞。感谢爱丁堡西部总医院 Iran Penman 医生。

效[65]。在选择新辅助化疗患者的过程中，EUS有明确的临床相关性。肿瘤侵透食管壁或侵及邻近的心脏、主动脉、椎体以及肺血管等都可以清楚地加以诊断（图3.6）。但肿瘤侵犯气管支气管时诊断起来则相对困难，因为有空气形成的伪影。

据报道，EUS诊断淋巴结转移的准确度为

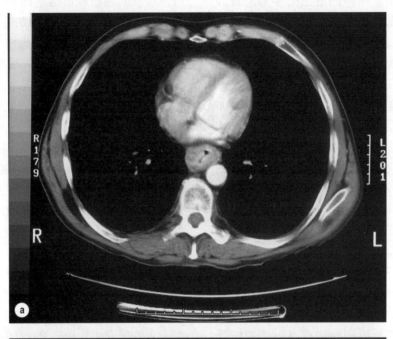

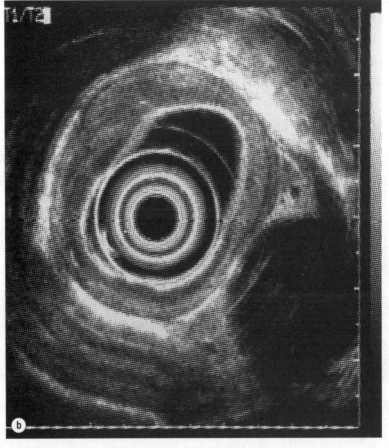

图3.6 ● 中段食管癌（T3N1）患者的CT（a）、EUS（b）图。

表 3.7 ● EUS 在食管癌分期中的准确度（T 分期及 N 分期）（%）

组织学结果	参考文献			
	Catalano 等[58]	Rosch 等[59]	Grimm 等[60]	Dittler 和 Siewert[61]
T1	33	50	90	81
T2	75	78	86	77
T3	82	91	93	89
T4	89	80	83	88
N0	94	42	85	70
N1	89	89	88	74

表 3.8 ● EUS 在胃癌分期中的准确度（T 分期及 N 分期）（%）

组织学结果	参考文献			
	Rosch 等[59]	Grimm 等[60]	Dittler 和 Siewert[74]	Zeigler 等[75]
T1	71	90	81	91
T2	64	79	71	81
T3	83	62	87	86
T4	64	89	79	89
N0	75	85	93	88
N1	86	50	65	64

65% ～ 75%[58-61]。通过对可疑淋巴结行 FNA 检查，可进一步提高 EUS 的 N 分期准确性。EUS 联合细胞学检查鉴别恶性淋巴结的总准确度为 83% ～ 97%[66,67]。一项研究表明，同时行 FNA 和穿刺、活检可进一步提高准确性[68]。在该项研究中，FNA 诊断恶性淋巴结的准确度为 76%，穿刺活检的准确度为 76%，而两者联合的准确度达 95%。

超声内镜检查的一个主要问题就是不能通过狭窄段，从而不能完整地观察肿瘤。一项来自英国布里斯托尔（Bristol）的研究显示，有 1/5 的患者存在这样的问题[69]。但这一研究小组提出，从这样不完整的检查中得到的信息也足够手术决策之用[70]。这一问题可以通过应用一种不能直视的小探针加以解决。在胃镜或荧光镜下，通过导丝将这种探针伸入狭窄段。有研究显示，这种方法的准确性，在 T 分期上能达到 90%，在 N 分期上能达到 78%[71]。另一种方法就是插入一种更细的导管微型回声探头。在食管癌分期方面，一些小试验表明这种方法具有与标准的 EUS 相似的敏感度与特异度[72]。

胃癌的 EUS 分期

由于胃腔的可膨胀性，超声内镜的在胃癌 T 分期上的准确性不及在食管癌中的表现。一项包含了 403 例患者的大宗研究显示，超声内镜在 T1、T2、T3、T4 期胃癌诊断的准确度分别为 83%、61%、87% 和 76%，总的准确度为 81%[73]。该结果与以往的研究结果一致[59,60,74,75]（表 3.8）。由于早期胃癌内镜下治疗上的新进展，准确的分期显得更为必要。来自多项研究的结果显示，EUS 在早期胃癌分期诊断上总的准确性大约在 77%[73,76]。

在应用超声内镜时，如果看到胃壁正常层次破坏形成的胃溃疡病灶，则在解读检查所见时应当有一个正确的认识[77]。良性溃疡形成的纤维增殖往往与恶性肿瘤引起的纤维反应比较相似[78]。肿瘤周围形成的组织水肿与肿瘤本身在内镜超声下的表现往往非常相似，这可能造成分期偏高；另一方面，肿瘤的微转移在内镜超声下则无法看见，这又可能造成分期偏低。据报道超声内镜诊断胃癌淋巴结转移的检出率为 55% ～ 87%，其中诊断最为准确的是胃周围小弯侧的淋巴结[74,79]，而其他部位淋巴结转移的

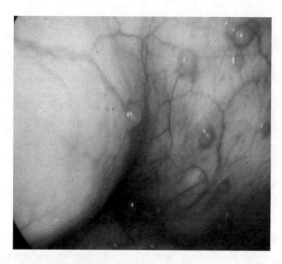

图 3.7 • 腹腔镜检查发现胃癌患者腹膜转移结节，而术前在 CT 上未发现这些结节。

诊断的准确性明显不足。

在探头设计及技术的一些发展，如可以通过电脑进行三维重建的三维 EUS，将进一步提高其分期的准确性，从而更好地制订手术计划[80]。随着应用 EUS 经验及技能的不断增加，以及通过 FNA 对可疑淋巴结进行活检，EUS 已成为评估上消化道癌症最准确的检查方法。

腹腔镜

虽然多层扫描仪的应用提高了 CT 的分辨率，但 CT 在诊断小的腹膜转移方面并不理想。在食管癌和胃癌患者中，CT 诊断腹膜转移的敏感度分别为 58% 和 33%[81]。因此以分期为目的的腹腔镜检查具有

特殊的价值，它不但可以诊断腹膜转移，同时还可以评估是否存在邻近组织的侵犯、少量腹水以及浆膜层的侵犯（图 3.7）。一些最近以及以前的研究表明，腹腔镜在诊断食管下段癌和胃癌的上述形式的转移上，敏感性要显著高于 CT 和经皮超声检查[32]。在一项包含 500 例食管癌患者的研究中，通过腹腔镜分期后，改变了其中 20% 患者的治疗方案，并且其决定手术切除性的敏感度为 88%[82]。一些研究的数据显示，通过术前腹腔镜检查，有 10% ～ 20% 的患者避免了不必要的手术[83-85]。因此一篇最近的系统性综述建议应用腹腔镜对胃食管癌患者进行分期[86]。

腹腔镜下的内镜超声检查（lapUS）

这项技术最早是作为腹腔镜检查进行分期时的一项辅助手段。除了能够提供有关腹膜转移、浆膜层转移以及肝转移的视觉信息外，腹腔镜超声还能探测肿瘤的浸润厚度（图 3.8）、淋巴结病理学结构（图 3.9）、肝实质深处的微小转移（图 3.10）以及对邻近器官侵犯的评估（图 3.11）。一些早期的研究认为，在胃、食管癌分期方面腹腔镜超声的准确度为 80% ～ 90%，明显高于 CT 或腹腔镜的准确性[87,88]。然而最近 CT 成像质量的提高，使其能发现更小的肝转移灶以及增大的淋巴结，因此在传统腹腔镜检查时，应用腹腔镜超声的益处变得不确定。

腹膜细胞学检查

随着腹腔镜技术应用于胃癌和食管下段癌常规

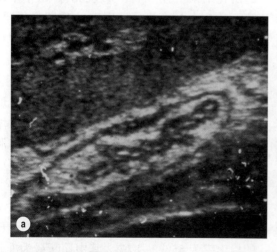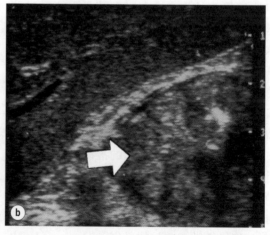

图 3.8 • 腹腔镜超声检查腹腔内的下段食管：图 a 为正常患者的食管下段超声图像；图 b 为 T3 期食管下段癌并侵犯食管胃交界部患者的超声下图像。

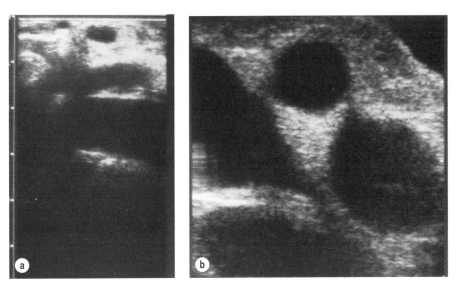

图 3.9 ● 腹腔镜超声检查 2 例下段食管癌患者的腹腔干周围淋巴结：1 例为胃左淋巴结肿大（图 a），N1 ；另外 1 例为腹腔干周围淋巴结转移（图 b），M1。

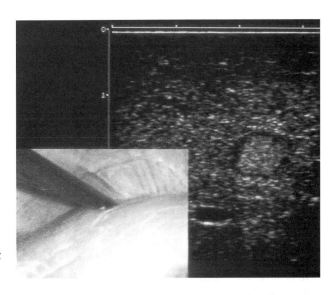

图 3.10 ● 腹腔镜超声提示胃癌患者的肝右叶深处可见一直径约 6mm 的转移结节。

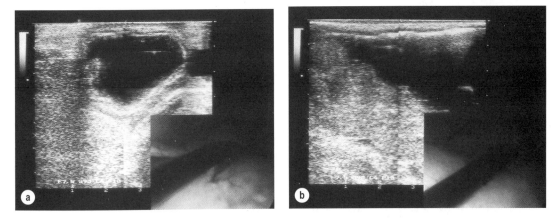

图 3.11 ● 腹腔镜超声提示胃内两个肿瘤：一个为 T2 期肿瘤（a）；另外一个为侵犯胰腺的 T4 期肿瘤（b），超声下可见肿瘤后方与胰腺表面之间的界限明显受侵。

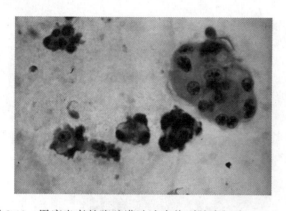

图 3.12 • 胃癌患者的腹腔灌洗液中找到肿瘤细胞。

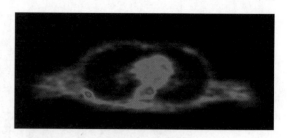

图 3.13 • PET 提示远端食管腺癌伴邻近淋巴结转移及右侧肋骨转移（红色热点）。

分期诊断的不断增加，人们已经很容易就可以进入腹膜腔，以获得有关肿瘤转移的细胞学证据。如果出现恶性腹腔积液则提示肿瘤已转移，属不可切除。但对于没有腹腔积液的腹腔游离肿瘤细胞，其临床意义如何还不清楚。在没有明显腹膜转移病变的胃癌患者中，腹腔灌洗液中找到肿瘤细胞的比例达 8% ～ 42%[89-91]（图 3.12）。在胃癌中，阳性细胞学发现已被证实是一个独立的预后相关因素。在分期相同的患者中，细胞学阳性患者的生存时间明显偏短[91-93]。一项研究显示，腹膜腔灌洗液肿瘤细胞检查阳性患者的中位生存时间为 11 个月，与此分期匹配而细胞学阴性患者的中位生存时间超过了 72 个月，并且所有细胞学阳性的患者最终都出现了腹膜转移[94]。

新的腹腔积液检查方法有癌胚抗原（CEA）浓度及应用聚合酶链反应（PCR）方法检测癌胚抗原的 mRNA[95]。作者指出这些方法将诊断肿瘤转移的敏感度从原来细胞学检查的 31% 提高到了 77%。在行根治性 R0 切除术的胃癌患者中，腹腔积液癌胚抗原 mRNA 浓度的升高与生存率降低有关[96]。

 　　对腹腔镜手术中的腹腔灌洗液（或者腹水）常规进行细胞学检查，这种做法为胃、食管癌分期的准确性提供了有价值的额外信息；有助于鉴别出那些可能出现腹膜转移的患者。

正电子发射断层扫描（PET）

PET 不同于 CT 及 MRI 等影像学技术，它检测的是组织的生物或生理学功能，而不是解剖学细节[97]。此技术首先经静脉注射放射性示踪剂，然后通过检测人体某一脏器的不同放射活性来成像的。这种示踪剂通常是用氟 -18 或碳 -11 进行标记的，总的放射强度与 CT 检查相似。PET 检查能够提供一个量化的分析，使我们能够监测病变在不同时间点的相对变化，例如评价病变对某种治疗的反应情况等。在 10 ～ 40 分钟内就可以对人体全身进行一次扫描从而实现对肿瘤的分期，患者不必脱去任何衣物。通常用于肿瘤分期的方法是通过检测组织对放射性标记的葡萄糖类似物 18- 氟脱氧葡萄糖（FDG）的消耗率来实现的。恶性肿瘤摄取葡萄糖的速度远高于良性组织，这是此检查的基本前提和条件，PET 检查的扫描仪能够检测出这种差异[98]（图 3.13）。现代的扫描仪可以将 PET 产生的图像与 CT 图像融合在一起，从而能明确摄取率增加区域的解剖学位置，提高了 PET 的空间分辨率（图 3.14）。PET 的一个潜在优点在于，克服了 CT 对非特异性增大淋巴结良恶性鉴别的困难。新一代的 CT 扫描仪虽然具有更高的分辨率，但是也导致出现了更多辨别不清的病变需要鉴别。PET 可以将转移性淋巴结与非病态增大的淋巴结鉴别出来。在多数情况下，通过 PET 发现示踪剂摄取增多的病灶需要进一步作组织学检查，来明确是否为转移灶。

人们已经对 PET 在胃食管癌患者术前分期中的作用以及其在新辅助化疗疗效反应评估中的作用作了大量的研究。一些学者研究了 PET 用于胃食管癌最初分期的准确性，尽管一些研究肯定了 PET 在鉴别原发肿瘤方面的作用，但它评估 T 分期的准确度却是很低的[99,100]。在诊断淋巴结转移方面，不同研究得到了不同的结果[101]。用于诊断淋巴结转移的标准不同，其总的准确度为 48% ～ 90%（敏感度为 43% ～ 78%，特异度为 86% ～ 100%）[101-103]。PET 对区域淋巴结诊断的准确性并不是太理想，原因可能是食管癌常常转移到离原发肿瘤比较近的淋巴结。

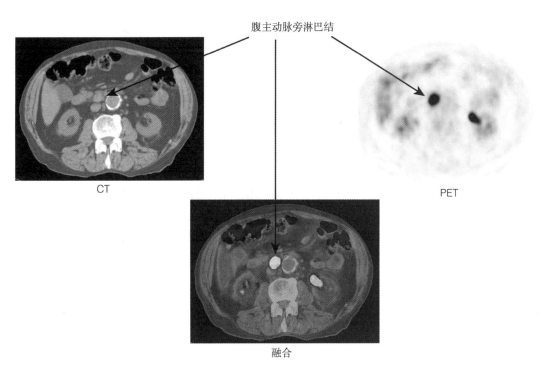

腹主动脉旁淋巴结

CT

PET

融合

图 3.14 ● CT 忽视的主动脉弓旁淋巴结被 PET 证实为淋巴结转移，结合这两种图像有助于确定淋巴结转移的解剖学位置。感谢伦敦 University College Hospital 的 Daren Francis。

由于 PET 空间分辨率的局限性（现代 PET：5 ～ 8mm），因此很难区分原发肿瘤与区域淋巴结导致的摄取率增高。

在分期时，PET 主要用在淋巴结和远处转移的检测上。一篇最新的关于 CT-PET 的综述发现，对食管癌远处转移诊断的总敏感度为 67%，总特异度为 97%[101]。一些研究表明，在淋巴结以及远处转移检测方面，即使 CT 联合超声内镜，其特异度仍明显低于 PET 的特异度[103-105]。在一项前瞻性研究中，PET 对食管癌远处转移灶诊断的准确度为 82%，而 CT 联合 EUS 的准确度为 64%[104]。一些研究表明，通过 CT 和 EUS 进行 UICC 分期后，将近 20% 的患者在经 PET 检查后会改变其原来的分期[106,107]。然而，一些小型研究的 meta 分析认为，尽管应用了 PET，但食管癌分期的总准确度只提高了一点[108]。在最近一项研究中，对经 CT 和 EUS 进行恰当分期的 199 例食管癌患者行 CT-PET 检查，在 30 例患者中发现了热点。在这些患者中，随后被证实为远处转移的有 8 例，从而避免了非根治性手术；良性病变如慢性息肉有 7 例；假阳性的 15 例。因此，这些患者进行了一些不必要的检查，延迟了最初的治疗。

由于这些研究，目前的临床指南没有将 CT-PET 作为上消化道癌症最初分期的常规检查[18]。然而在一些 CT 发现的辨别不清的、并对治疗方案有决定作用的病变中，CT-PET 的作用是非常重要。

PET 的另一潜在作用是评价术前放、化疗的疗效。传统的影像特征不能很好地区分新辅助化疗后具有增殖能力的肿瘤与坏死或纤维组织，而 PET 可以检测出组织内的代谢活性，从而鉴别出残留的病灶。最近一篇系统性综述，分析了不同分期检查方法在评价肿瘤对术前治疗反应性方面的准确性，其结论也支持 PET 的上述作用[110]。在预测肿瘤反应性方面，PET 明显好于 CT，并且 PET 检测的肿瘤反应性与长期生存率相关联。在术前治疗完成后，如果 PET 上还残留有示踪剂的浓聚，则可作为存在残存肿瘤和预后不良的一个标志。在未来，我们可以借助 PET，在新辅助化疗的早期治疗过程中鉴别出那些对化疗反应不好的患者，从而避免进一步化疗给患者带来的毒副作用，或者指导我们选择其他的化疗药物[101]。一些学者试图通过 PET 来提前判断哪些患者对术前治疗有反应，但是其结果确令人失望[111]。

尽管 CT-PET 不是胃、食管癌分期的常规检查，但是对于那些通过其他检查方法发现的辨别不清的、并对治疗方案有决定意义的病变，可选择性地应用 CT-PET。PET 的另一潜在作用是评价新辅助治疗的疗效。

最近一项关于食管癌不同分期检查方法的 Meta 分析研究表明，在诊断区域淋巴结转移方面，EUS 的敏感度和特异度比 CT 和 PET 要高。PET 是诊断远处转移最好的单项检查方法；然而作者主张 PET 与 CT 联合应用，从而更好地评价远处转移[112]。

核磁显像（MRI）

核磁检查可以作为 CT 的一个替代，有许多研究比较了这二者的准确性[111,113,114]。总体来讲，准确性相当，核磁检查的在 T 分期上准确率为 78%，在 N 分期上为 59%。当与内镜超声检查比较时，核磁评估食管癌 T 分期的准确性明显不如 EUS（60% 对比 84%）[114]。MRI 在对胃癌局部评估方面，则显得更好一些。一项最近的系统性综述比较了 MRI、EUS 和螺旋 CT 在胃癌中局部分期的准确性，总的 T 分期准确度分别为 71% ~ 83%、65% ~ 92%、77% ~ 89%[115]。一项研究表明，MRI 在评估胃壁受侵方面比 EUS 要好（53% 对比 35%）[116]。最近，一种新的嗜淋巴细胞造影剂在 MRI 分期中进行了试验，这种造影剂可以在淋巴组织中聚集，人们希望通过该种造影剂提高 MRI 诊断淋巴结转移的准确性。在一项最新的研究中，该项技术用于诊断胃癌患者术前的区域淋巴结转移，其敏感度为 100%，特异度为 93%，准确度为 95%[117]。在胃食管癌 MRI 分期中的另一项进展是内镜 MRI，该技术是将一个放射性接收装置安装在内镜的顶端，它在胃癌和食管癌 T 分期和 N 分期上的准确性与内镜超声接近[118]。然而与传统 MRI 相比，运动造成的伪影同样是一个问题。在上述文献中提到，因为成像效果不好而需要重复检查的高达 38%。目前这项检查仍然只是限于研究用。

与 CT 相似，MRI 真正的价值在于发现远处转移灶和帮助预测肿瘤的可切除性。MRI 和 CT 在评估纵隔如气管、支气管受侵的准确度相似，为 90%[31,113]。然而由于 MRI 应用价值的局限性及高额费用，目前在胃、食管癌分期过程中，人们更多选择 CT。MRI 在一次检查中不能完成对多个器官系统或身体的多个部位的检查。由于运动造成的伪影，就不如 CT 可以通过一次检查就能明确肺内转移情况，以及整个纵隔及上腹部的高质量成像。现在，MRI 只作为分期过程中的一种补充性手段。当 CT 发现一些特殊异常，如肝上有病灶或者肾上腺异常时，MRI 可以提供一些额外信息。

支气管镜

过去认为，所有上 1/3 段和中 1/3 段的食管癌患者都应该进行硬质气管镜检查，以明确肿瘤是否侵犯气管支气管树。随着多种分期诊断手段的出现，这种要求已经不再是必需。但是在内镜超声或者 CT 上看到食管中上 1/3 段巨大肿瘤侵犯食管外膜，且肿瘤与气道之间的界线模糊，这时就需要行纤维支气管镜检查，必要时可同时行超声检查（见下文）。

支气管内超声（endobronchial ultrasonograghy，EBUS）

与上消化道 EUS 检查相似，EBUS 是将超声探头装在支气管镜上，从而能在支气管树内行超声检查。在一些研究中，对怀疑肿瘤侵及支气管内的患者，EBUS 的准确度要比 CT 高。据报道，EBUS 的准确率为 90% ~ 95%（敏感度为 90% 左右，特异度为 80% ~ 100%），而 CT 对由于肿瘤压迫造成的支气管内侵犯诊断的准确度则低得多，为 50% ~ 60%[119-121]。EBUS 还可以用于检测隆凸和纵隔淋巴结，另外对可疑淋巴结，还可以行 EBUS 引导下 FNA。

胸腔镜

如上文所说，淋巴结大小在判断是否存在肿瘤转移上并不可靠。这就限制了 CT 在食管癌纵隔淋巴结转移诊断上的价值，尤其是对于因为肺部疾病或抽烟等造成的淋巴结肿大的患者来讲更是如此。电视胸腔镜（video-assisted thoracoscopy，VATS）的主要用途在于评价肿瘤局部浸润（T4 期病变）、淋巴结取样供组织学检查以及探查肿瘤胸腔内转移情况等。目前多数有关胸腔镜用于食管癌分期诊断的文章都来自于北美，结果显示，VATS 在 N 分期上的准确度在 94% 左右（敏感度为 63%，特异度为 100%）[122,123]。一项关于胸腔镜的研究显示，在 CT 和 EUS 未能发现纵隔淋巴结转移的患者中，胸腔镜检出其中 5% 的患者存在纵隔淋巴结转移[124]。目前对于有局部进展但仍有切除可能，其他分期方法都不能下结论的胸部疾病，胸腔镜的价值已经毋庸置疑了。

其他方法

如果根据胃、食管癌患者的临床表现或其他检查方法，提示存在转移灶，那么就需要采取进一步的检查。这些方法包括核素骨扫描、头颅 CT，对可能侵及心包的食管中下段巨大肿瘤，还可以行超声心动。

多学科团队（multidisciplinary team，MDT）

每种分期检查方法的结果都应该在多学科团队会议上进行讨论，从而对每个患者的临床分期达成一致。一个多学科团队应该包含外科医生、内镜介入医生、放射科医生、放射治疗肿瘤学医生、病理科医生以及肿瘤姑息治疗医生等多学科的医生，强化对患者的评估过程，使每个患者都得到最恰当的治疗。上文已经提到，在多学科团队中引入专门的放射科医生能提高 CT 在分期诊断上的准确性[43]。另外已有证据证实，多学科团队提高了胃食管癌总的临床分期准确度，而且改善了患者术后的结果[64,125]。

新辅助治疗后的重新分期

在完成新辅助化疗之后，术前评估新辅助治疗的疗效以及检测治疗期间疾病的进展情况，对重新分期的患者来说是有必要的。目前评估反应性的方法是基于临床症状、内镜下表现和放射评估的改变。

肿瘤患者对术前治疗的反应经常是吞咽能力的改善；然而仅有吞咽困难的改善，并不是对治疗反

应良好的一个指征[126]。有关文献报道，内镜在预测存在病理反应的准确度为 21% ～ 59%，内镜下预测对治疗有反应的患者的预后要明显好于那些没有反应的患者[127]。然而据同一研究报道，其存在很高的假阴性率（27%），这会导致对一些不应该手术的患者进行了手术切除。如果以肿瘤直径减少 50% 作为肿瘤对治疗反应良好的标准，那么 EUS 检测病理反应的阳性预测价值为 75%[128]。EUS 评估术前放、化疗后淋巴转移的结果令人失望，难点在于对肿瘤与炎性改变的鉴别上[55,56]。

CT 对化疗疗效的预测价值仍然不令人满意[129]。在一项研究中，在新辅助化疗前、后分别对食管癌患者行 CT 检查，在 93% 的患者中发现了肿瘤体积的变小，然而该结果与肿瘤反应性的组织学证据以及生存率并不一致[130]。一些关于 PET 对肿瘤反应性评估的研究表明，对示踪剂摄取率的改变与残存肿瘤细胞的量有关（见 PET 章节）。

在新辅助治疗完成以后，每个患者都应该在手术切除前重新进行分期，来评估肿瘤的负荷。如果对肿瘤的可切除性仍然存有疑问的情况下，可以采用一些其他的检查方法，如 EUS 或 PET 等。

术中评估及肿瘤的术中分期

上面我们已经讨论过术前分期的各种技术，应该说手术中不会再有意外的发现，手术的方案和切除的范围也应当可以按照一个清晰的计划执行了。然而，术中一些意料不到的事也时有发生，因此在切除肿瘤之前，细致的术中分期十分必要，其有两个目的：首先是证实术前分期，尤其是明确术前分期是否存在偏低的问题；其次是当存在一些其他发现时，应评估原定的手术方案是否仍然适合。

对于原发肿瘤的侵犯程度应当仔细加以探查，尤其是肿瘤向远、近端侵犯的边界应当仔细触诊加以确定。探查肿瘤向外浸润的情况以对其侵犯的层次加以分期，同时明确肿瘤是否与邻近结构形成粘连。判断肿瘤与周围组织之间的粘连是炎症性和还是肿瘤性的也十分重要。当然，如果不进行充分的试验性分离，要对其进行明确的判断也是有很大困难的。

淋巴结的侵犯程度也可能改变手术方案。如果

54

肿大的淋巴结在原计划的要切除的范围之内，那么它是否为肿瘤转移并不重要。但是如果肿大淋巴结无法安全切除或位于要切除的范围之外，则要都应该视为远处转移，应当取样行冰冻病理学检查。如果病理学检查证实为肿瘤转移，那么手术方案应适当改变。

一项研究将术中 TNM 分期与术后病理学 TNM 分期进行比较，来验证术中 TNM 分期的准确性[131]，结果肝转移的准确率为 92%，T 分期的准确率为 60%，淋巴结转移的准确率为 61%。尽管三项都与病理分期符合的准确率仅为 21%，在开腹切除胃癌的 78 例患者中，无一例接受了不恰当的手术切除。

前哨淋巴结

前哨淋巴结被成功地用于乳癌和黑素瘤患者中，它可以帮助制订淋巴结清扫的范围。但前哨淋巴结在胃、食管癌患者中的价值还不明确。一项来自纽卡斯尔的大型研究，从食管远端或者胃食管交界处的食管癌患者上切除了 1600 个淋巴结，并对其进行了检查，发现前哨淋巴结在诊断淋巴结转移上的准确度为 96%[132]。然而在另外一项包含 143 例食管切除患者的研究中，对每一患者进行了 2 组淋巴结清扫，发现 55% 的标本存在逃逸病灶，因此该项研究认为前哨淋巴结并不适用于食管癌患者[133]。这可能是由于上消化道淋巴结的引流方式很多，肿瘤可以通过不同淋巴结渠道传播（膈肌上或膈肌下），从而产生了相对多的逃逸病灶[134]。两项大型的前瞻性多中心研究正在日本进行，未来能否将前哨淋巴结用于胃食管癌患者淋巴结清扫范围的制订上，还需要等待这两项研究的结果。

组织病理学分期

食管癌、胃癌最终的组织病理学分期十分重要。首先，它能准确地评估患者的预后，并能提示是否需要术后的辅助治疗；其次，通过与术前、术中分期进行比较，有利于控制肿瘤分期的质量，并提供一种反馈性教育；第三，它能使不同中心的结果具有可比性。

除 pTNM 分期外，肿瘤的组织学特征同样可

表 3.9 ● UICC 肿瘤分级

组织学分级（G）	
Gx	分化程度无法判定
G1	高分化
G2	中等分化
G3	低分化
G4	未分化

能影响预后，这些组织学特征可以通过对组织标本的显微镜下分析得到。肿瘤细胞侵犯血管或淋巴管被认为是胃癌独立于分期的一个很差的预后指标[135,136]。肿瘤的分级反映的是肿瘤的分化程度，亦即肿瘤组织与其原发脏器组织的相似程度（表3.9）。如同存在印戒细胞癌一样，肿瘤的分化程度越低，预后就越差[137]。最近一项医学研究会的随机研究显示，在胃癌肿瘤标本中出现嗜红颗粒是一个好的预后指标[138]。

淋巴结微转移

术中切除的一些淋巴结尽管肉眼结构和显微结构都正常，但是在这些淋巴结中可以找到一些恶性细胞。这些恶性细胞在传统的苏木精或伊红染色中很容易被忽略，需要应用一些特殊的技术，如免疫组织化学等。尽管这些淋巴结的微小转移对预后的影响存在争论，在一项小的研究中，对胃切除术后传统病理分期为 N0 的患者进行免疫组织化学检测，发现 32% 的淋巴结标本存在微小转移，并且该研究表明存在微小转移的患者的 5 年生存率明显低于那些没有微小转移的患者（66% 对比 95%）。尽管另外一些研究也支持微小转移对预后有影响[140,141]，但是在胃癌特别是早期胃癌中，这一结论并没有得到广泛接受[142,143]。淋巴结微转移可能是根治性手术后局部复发的一种机制。

新的分期方法

本章中我们重点探讨了传统分期方法，通过这些检查方法我们只能得到癌症的解剖学分期。最近一些新兴起的分期方法可以检测肿瘤的生物

学行为，从而预测肿瘤的发展，包括远处转移特性、对放疗和化疗的反应性、复发特性。如检测患者的肿瘤标记物、急性期反应蛋白、细胞因子、热休克蛋白、黏附分子以及原致癌基因等，这些都是肿瘤预后的因素。文献中报道了更多新的标记物，但是大多数标记物的可行性有待以后的研究来证实。

在上皮癌如胃食管癌中，系统炎症程度的标记物（C反应蛋白）已经作为一项独立的预后指标[144-146]。一些研究表明，其他的急性期蛋白（如纤维蛋白原）也与食管癌的分期有关[147]。系统炎症程度与TNM分期（和体重降低的程度）联合应用，可以提高评估预后和术后生存期的准确性[148]。最近的一些研究认为，白介素-10可以作为提示胃癌复发的一个指标[149]。另外一些证据表明，细胞因子等位基因的多样性，如肿瘤坏死因子可以提供一些食管癌预后的信息[150]。这些结论都提示，患者对食管癌的免疫、炎症反应可以影响预后，并且这些反应是由遗传因素决定的，而不是继发于肿瘤表型的。尽管炎症标记物对肿瘤的解剖学分期（TNM分期）没有帮助，但是它可以提高评估预后的准确性，而且对新、旧辅助化疗的选择有辅助作用。

一些研究者以目前已知的预后因素如淋巴结为基础，研究了一套复杂的电脑模型，来评估预后。根据这些研究，一些学者将计算机图表用于评估食管切除术后的预后[151]。利用电脑产生公式的人工神经网络系统被用于评估预后，从而提高了评估预后的准确性[152]。但是这些系统在计算时都需要有病理的数据，因此它们都不能用来制订术前的治疗方案。

还有一些其他的影响预后的因素，这些因素超出了本章所探讨的范围，但是也许在将来我们会证明这些因素的价值。除了解剖学分期外，肿瘤的生物学行为对预后的评估以及最终结果也是非常重要的。目前是否采用根治性手术主要是根据患者能否耐受手术以及肿瘤扩散的程度（解剖学分期）决定的。希望将来有其他一些独立的预后指标，如上述我们讨论的一些预后因素，帮助临床医生更加准确地对患者进行筛选，从而减少对一些实际不能根治性切除的患者进行的手术治疗。

● **关键点**

- 胃、食管癌患者的恰当治疗方案取决于对疾病的准确分期，这一过程贯穿于术前检查、术中（如果做手术的话）和最后详细的组织病理学分析。

- 统一的TNM分期系统是国际公认的。强烈推荐食管癌和胃癌均采用该分期系统。

- 一些作者新近提出了用于胃食管交界部肿瘤的一个单独的分期系统。目前一个公认的方法是将该部位肿瘤分为三型：Ⅰ型：食管下段癌；Ⅱ型：真正的交界部肿瘤；Ⅲ型：近端胃癌。

- 准确的术前分期可以避免对无法治愈的病例进行根治性手术，也可以指导对不同治疗方案的选择。多项前瞻性和回顾性的研究将术前分期与病理学分期进行比较，以验证分期的准确性。图3.1为决策流程，就是以这些研究的数据为基础得到的。

- 内镜超声是目前食管癌T分期和N分期最准确的方法。虽然其在胃癌分期上准确性稍差，但依然是胃癌T分期和N分期最敏感的方法。对可疑淋巴结行EUS引导下FNA检查，可以进一步提高分期的准确性。

- 对于下段食管癌和胃癌，腹膜转移的情况有时只能通过腹腔镜加以确定。通过该方法可以发现一些其他检查没有发现的进展型疾病，对于这些病例来说患者不能从手术中获益，从而避免了不必要的开腹手术。

- 腹膜细胞学检查阳性是胃癌的一个独立的预后因素，阳性病例生存时间比与其分期匹配的阴性病例的生存时间短。腹腔镜检查手术中常规行腹腔灌洗液细胞学检查有利于提高胃癌分期诊断的准确性，并协助检出那些易于出现腹膜转移的病例。

- CT、MRI及PET上的新进展可能会提高分期的准确性，并协助检出转移病例。

- 近来，更多的研究聚焦于对肿瘤的生物学行为进行分期的技术上。这种生物学行为对于决定肿瘤的进展、扩散模式、对放化疗的敏感性以及复发的可能性等都具有重要意义。这可能是未来研究的热点。

> • 每个胃、食管癌患者都有权期望在他们的治疗过程中有一个准确的分期。这就需要 MDT 的各学科医师在常规诊疗中相互配合地使用上述多种检查手段。

致谢

本章节在之前的版本是由 John Anderson 和 Jonathan Ferguson 编写的，本篇仍保留了一些原始的背景数据，我们对他们的贡献表示感谢。

（姜冠潮　付立功　译）

参考文献

1. Blazeby JM, Alderson D, Farndon JR. Quality of life in patients with oesophageal cancer. In: Lange J, Siewert JR (eds) Recent results in cancer research – esophageal carcinoma, Vol. 55. Berlin: Springer-Verlag, 2000; pp. 193–204.

2. Avery KNL, Metcalfe C, Barham CP et al. Quality of life during potentially curative treatment for locally advanced oesophageal cancer. Br J Surg 2007; 94:1369–76.

3. Sobin LH, Wittekind CH. TNM classification of malignant tumours, 6th edn. New York: John Wiley, 2003.

   This system was approved by the UICC and AJCC in 1985 and in Japan in 1986. Table 3.1 illustrates the 2003 update of the unified TNM staging system for gastric cancer. Use of this system is strongly recommended.

4. Bruno L, Nesi G, Montinaro F et al. Clinicopathologic characteristics and outcome indicators in node-negative gastric cancer. J Surg Oncol 2000; 74:30–2.

5. Bouvier AM, Haas O, Piard F et al. How many nodes must be examined to accurately stage gastric carcinomas? Results from a population based study. Cancer 2002; 94:2862–6.

6. Ichikura T, Ogawa T, Chochi K et al. Minimum number of lymph nodes that should be examined for the International Union Against Cancer/American Joint Committee on Cancer TNM classification of gastric carcinoma. World J Surg 2003; 27:330–3.

7. Mullaney PJ, Wadley MS, Hyde C et al. Appraisal of compliance with the UICC/AJCC staging system in the staging of gastric cancer. Union Internacional Contra la Cancrum/American Joint Committee on Cancer. Br J Surg 2002; 89:1405–8.

8. Saito H, Fukumoto Y, Osaki T et al. Prognostic significance of level and number of lymph node metastases in patients with gastric cancer. Ann Surg Oncol 2007; 14(5):1688–93.

9. Kunisaki C, Shimada H, Nomura M et al. Clinical impact of metastatic lymph node ratio in advanced gastric cancer. Anticancer Res 2005; 25(2B):1369–75.

10. Kennedy BJ. TNM classification for stomach cancer. Cancer 1970; 26:971–83.

11. Beahrs OH, Henson DE, Hunter RVP et al. Manual of staging of cancer. Philadelphia: JB Lippincott, 1992.

12. Hermanek P, Sobin LH (eds) UICC:TNM classification of malignant tumours, 5th edn. Berlin: Springer-Verlag, 1996.

13. Japanese Society for Esophageal Diseases. Guide for the clinical and pathological studies on carcinoma of the esophagus. Jpn J Surg 1976; 6:69–78.

14. Rizk N, Venkatramen E, Park B et al. The prognostic importance of the number of involved lymph nodes in esophageal cancer: implications for revisions of the American Joint Committee on Cancer staging system. J Thorac Cardiovasc Surg 2006; 132(6):1374–81.

15. Siewert JR, Stein HJ. Classification of adenocarcinoma of the oesophagogastric junction. Br J Surg 1998; 85:1457–9.

16. Hardwick RH, Williams GT. Staging of oesophageal adenocarcinoma. Br J Surg 2002; 89:1076–7.

17. Wijnhoven BPL, Siersema PD, Hop WCJ et al. Adenocarcinomas of the distal oesophagus and gastric cardia are one clinical entity. Br J Surg 1999; 86:529–35.

18. http:www.sign.ac.uk

19. Kienle P, Buhl K, Kuntz C et al. Prospective comparison of endoscopy, endosonography and computed tomography for staging of tumours of the oesophagus and gastric cardia. Digestion 2002; 66:230–6.

20. Yanai H, Noguchi T, Mizumachi S et al. A blind comparison of the effectiveness of endoscopic ultrasonography and endoscopy in staging early gastric cancer. Gut 1999; 44:361–5.

21. Kim SH, Lee JM, Han JK et al. Three-dimensional MDCT imaging and CT esophagography for evaluation of esophageal tumors: preliminary study. Eur Radiol 2006; 16(11):2418–26.

22. Panebianco V, Grazhdani H, Iafrate F et al. 3D CT protocol in the assessment of the esophageal neoplastic lesions: can it improve TNM staging?. Eur Radiol 2006; 16(2):414–21.

23. Onbas O, Eroglu A, Kantarci M et al. Preoperative staging of esophageal carcinoma with multidetector CT and virtual endoscopy. Eur J Radiol 2006; 57(1):90–5.

24. Moorjani N, Junemann-Ramirez M, Judd O et al. Endoscopic ultrasound in oesophageal carcinoma: comparison with multislice computed tomography and importance in the clinical decision making process. Minerva Chir 2007; 62(4):217–23.

25. Pfau PR, Perlman SB, Stanko P et al. The role and clinical value of EUS in a multimodality esophageal carcinoma staging program with CT and positron emission tomography. Gastrointest Endosc 2007; 65(3):377–84.

26. Fekete F, Gayet B, Frija J. CT scanning in the diagnosis of oesophageal disease. In: Jamieson GG (ed.) Surgery of the oesophagus. Edinburgh: Churchill Livingstone, 1988; pp. 85–9.

27. Schnyder PA, Gamsu G. CT of the pretracheal retrocaval space. Am J Roentgenol 1981; 136:303–8.

28. Noda N, Sasako M, Yamaguchi N et al. Ignoring small lymph nodes can be a major cause of staging error in gastric cancer. Br J Surg 1998; 85:831–4.

29. Overhagen IT, Lameris JS, Berger MY et al. Improved assessment of supraclavicular and abdominal metastases in oesophageal and gastrooesophageal carcinoma with the combination of ultrasound and computed tomography. Br J Radiol 1993; 66:203–8.

30. Halvorsen RA, Thompson WM. Gastrointestinal cancer, diagnosis staging and the follow-up role of imaging. Semin Ultrasound, CT, MRI 1989; 10:467–80.

31. Thompson WM, Halverson RA. Staging esophageal carcinoma II: CT and MRI. Semin Oncol 1994; 21:447–52.

32. Watt I, Stewart I, Anderson D et al. Laparoscopy, ultrasound and computed tomography in cancer of the oesophagus and cardia: a prospective comparison for detecting intra-abdominal metastases. Br J Surg 1989; 76:1036–9.

33. Kim HJ, Kim AY, Oh ST et al. Gastric cancer staging at multi-detector row CT gastrography: comparison of transverse and volumetric CT scanning. Radiology 2005; 236(3):879–85.

34. Cho JS, Kim JK, Rho SM et al Pre-operative assessment of gastric carcinoma: value of two-phase dynamic CT with mechanical i.v. injection of contrast material. Am J Roentgenol 1994; 163:69–75.

35. Mani NB, Suri S, Gupta S et al. Two-phase dynamic contrast-enhanced computed tomography with water-filling method for staging of gastric carcinoma. Clin Imaging 2001; 25:38–43.

36. Kim AY, Kim HJ, Ha HK. Gastric cancer by multidetector row CT: preoperative staging. Abdom Imaging 2005; 30(4):465–72.

37. Yang DM, Kim HC, Jin W et al. 64 multidetector-row computed tomography for preoperative evaluation of gastric cancer: histological correlation. J Comput Assist Tomogr 2007; 31(1):98–103.

38. Chen CY, Hsu JS, Wu DC et al. Gastric cancer: preoperative local staging with 3D multi-detector row CT – correlation with surgical and histopathologic results. Radiology 2007; 242(2):472–82.

39. Hur J, Park MS, Lee JH et al. Diagnostic accuracy of multidetector row computed tomography in T and N staging of gastric cancer with histopathologic correlation. J Comput Assist Tomogr 2006; 30(3):372–7.

40. Inamoto K, Kouzai K, Ueeda T et al. CT virtual endoscopy of the stomach: comparison study with gastric fiberscopy. Abdom Imaging 2005; 30(4):473–9.

41. Shin KS, Kim SH, Han JK et al. Three-dimensional MDCT gastrography compared with axial CT for the detection of early gastric cancer. J Comput Assist Tomogr 2007; 31(5):741–9.

42. Tsubnraya A, Naguchi Y, Matsumoto A et al. A preoperative assessment of adjacent organ invasion by stomach carcinoma with high resolution computed tomography. Jpn J Surg 1994; 24:299–304.

43. Barry JD, Edwards P, Lewis WG et al. Special interest radiology improves the perceived preoperative stage of gastric cancer. Clin Radiol 2002; 57:984–8.

44. Bressani Doldi S, Lattuada E, Zappa MA et al. Ultrasonographic evaluation of the cervical lymph nodes in preoperative staging of eosphageal neoplasms. Abdom Imaging 1998; 23:275–7.

45. Van Overhagen H, Lameris JS, Zonderland HM et al. Ultrasound and ultrasound-guided fine needle aspiration biopsy of supraclavicular lymph nodes in patients with esophageal carcinoma. Cancer 1991; 67:585–7.

46. Bonvalot S, Bouvard N, Lothaire P et al. Contribution of cervical ultrasound and ultrasound fine-needle aspiration biopsy to the staging of thoracic oesophageal carcinoma. Eur J Cancer 1996; 32A:893–5.

47. Van Vliet EP, van der Lugt A, Kuipers EJ et al. Ultrasound, computed tomography, or the combination for the detection of supraclavicular lymph nodes in patients with esophageal or gastric cardia cancer: a comparative study. J Surg Oncol 2007; 96(3):200–6.

48. Van Vliet EP, Steyerberg EW, Eijkemans MJ et al. Detection of distant metastases in patients with oesophageal or gastric cardia cancer: a diagnostic decision analysis. Br J Cancer 2007; 97(7):868–76.

49. Schreurs LM, Verhoef CC, van der Jagt EJ et al. Current relevance of cervical ultrasonography in staging cancer of the esophagus and gastroesophageal junction. Eur J Radiol 2008; 67(1):105–11.

50. Terada M, Tsukaya T, Saito Y. Technical advances and future developments in endoscopic ultrasonog-

raphy. Endoscopy 1998; 30(Suppl 1):a3–7.

51. Botet JF, Lightdale CJ, Zaiber AG et al. Preoperative staging of gastric cancer: comparison of endoscopic US and dynamic CT. Radiology 1991; 181:426–32.

52. Catalano MF, Sivak MV, Rice T et al. Endosonographic features, predictive of lymph node metastasis. Gastrointest Endosc 1994; 40:442–6.

53. Marsman WA, Brink MA, Bergman JJ et al. Potential impact of EUS-FNA staging of proximal lymph nodes in patients with distal esophageal carcinoma. Endoscopy 2006; 38(8):825–9.

54. Reed CE, Mishra G, Sahai AV et al. Esophageal cancer staging: improved accuracy by endoscopic ultrasound of celiac lymph nodes. Ann Thorac Surg 1999; 67:319–22.

55. Kalha I, Kaw M, Fukami N et al. The accuracy of endoscopic ultrasound for restaging esophageal carcinoma after chemoradiation therapy. Cancer 2004; 101(5):940–7.

56. Rabeiro A, Franceschi D, Parra J et al. Endoscopic ultrasound restaging after neoadjuvant chemotherapy in esophageal cancer. Am J Gastroenterol 2006; 101(6):1216–21.

57. Chen CH, Yang CC, Yeh YH. Preoperative staging of gastric cancer by endoscopic ultrasound: the prognostic usefulness of ascites detected by endoscopic ultrasound. J Clin Gastroenterol 2002; 35:321–7.

58. Catalano MF, Van Dam J, Sivak MV. Malignant esophageal strictures: staging accuracy of endoscopic ultrasonography. Gastrointest Endosc 1995; 541:535–9.

59. Rosch T, Lorenz R, Zehker K et al. Local staging and assessment of resectability in carcinoma of the esophagus, stomach and duodenum by endoscopic ultrasonography. Gastrointest Endosc 1992; 38:460–7.

60. Grimm H, Binmoeller KF, Hamper K et al. Endosonography for preoperative locoregional staging of esophageal and gastric cancer. Endoscopy 1993; 25:224–30.

61. Dittler HI, Siewert JR. Role of endoscopic ultrasonography in esophageal carcinoma. Endoscopy 1993; 25:156–61.

62. Barbour AP, Rizk NP, Gerdes H et al. Endoscopic ultrasound predicts outcomes for patients with adenocarcinoma of the gastroesophageal junction. J Am Coll Surg 2007; 205(4):593–601.

63. Kutup A, Link BC, Schurr PG et al. Quality control of endoscopic ultrasound in preoperative staging of esophageal cancer. Endoscopy 2007; 39(8):715–19.

64. Davies AR, Deans DAC, Penman I et al. The multidisciplinary team meeting improves staging accuracy and treatment selection for gastro-esophageal cancer. Dis Esophagus 2006; 19(6):496–503.

65. Kelly S, Harris KM, Berry E et al. A systematic review of the staging performance of endoscopic ultrasound in gastro-oesophageal carcinoma. Gut 2001; 49:534–9.

EUS, combined with FNA of suspicious lymph nodes, is currently the most accurate staging modality for T and N staging of oesophageal cancer.

66. Murata Y, Ohta M, Hayashi K et al. Preoperative evaluation of lymph node metastasis in esophageal cancer. Ann Thorac Cardiovasc Surg 2003; 9(2):88–92.

67. Chang KJ, Soetikno RM, Bastas D et al. Impact of endoscopic ultrasound combined with fine-needle aspiration biopsy in the management of esophageal cancer. Endoscopy 2003; 35(11):962–6.

68. Storch I, Jorda M, Thurer R et al. Advantage of EUS Trucut biopsy combined with fine-needle aspiration without immediate on-site cytopathologic examination. Gastrointest Endosc 2006; 64(4):505–11.

69. Vickers J, Alderson D. Influence of luminal obstruction on oesophageal cancer staging using endoscopic ultrasonography. Br J Surg 1998; 85:999–1001.

70. Vickers J, Alderson D. Oesophageal cancer staging using endoscopic ultrasonography. Br J Surg 1998; 85:994–8.

71. Hunerbein M, Ghadimi BM, Haensch W et al. Transendoscopic ultrasound of esophageal and gastric cancer using miniaturized ultrasound catheter probes. Gastrointest Endosc 1998; 48:371–5.

72. Akahoshi K, Chijiiwa Y, Sasaki I et al. Preoperative TN staging of gastric cancer using a 15 MHz ultrasound miniprobe. Br J Radiol 1997; 70:703–7.

73. Shim CS. Role of endoscopic ultrasonography for gastric lesions. Endoscopy 1998; 30(Suppl 1):A55–9.

74. Dittler HJ, Siewert JR. Role of endosonography in gastric carcinoma. Endoscopy 1993; 25:162–6.

75. Ziegler K, Sanft C, Zimmer T et al. Comparison of computed tomography, endosonography, and intra-operative assessment in the TN staging of gastric carcinoma. Gut 1993; 34:604–10.

76. Abe S, Lightdale CJ, Brennan MF. The Japanese experience with endoscopic ultrasonography in the staging of gastric cancer. Gastrointest Endosc 1993; 39:586–91.

77. Shimizu S, Tada M, Kawai K. Endoscopic ultrasonography for early gastric cancer. Endoscopy 1994; 26:767–8.

78. Ohashi S, Nakazawa S, Yoshino J. Endoscopic ultrasonography in the assessment of invasive gastric cancer. Scand J Gastroenterol 1989; 24:1039–48.

79. Grimm H. EUS in gastric carcinoma. 10th Int Symp Endosc Ultrasonogr 1995; pp. 109–11.

80. Hunerbein M, Ghadimi BM, Gretschel S et al. Three-dimensional endoluminal ultrasound: a

new method for the evaluation of gastrointestinal tumors. Abdom Imaging 1999; 24:445–8.

81. Lightdale CJ. Endoscopic ultrasonography in the diagnosis, staging and follow-up of esophageal and gastric cancer. Endoscopy 1992; 24:297–303.

82. De Graaf GW, Ayantunde AA, Parsons SL et al. The role of staging laparoscopy in oesophagogastric cancers. Eur J Surg Oncol 2007; 33(8):988–92.

83. Yau KK, Siu WT, Cheung HY et al. Immediate pre-operative laparoscopic staging for squamous cell carcinoma of the esophagus. Surg Endosc 2006; 20(2):307–10.

84. Smith A, Finch MD, John TG et al. Role of lap-aroscopic ultrasonography in the management of patients with oesophagogastric cancer. Br J Surg 1999; 86:1083–7.

85. Molloy RG, McCourtney JS, Anderson JR. Laparoscopy in the management of patients with cancer of the gastric cardia and oesophagus. Br J Surg 1995; 82:352–4.

86. Rao B, Hunerbein M. Diagnostic laparoscopy: indications and benefits. Langenbeck's Arch Surg 2005; 390(3):187–96.

A systematic review which recommends the use of lap-aroscopy for the staging of patients with oesophago-gastric cancer.

87. Finch MD, John TG, Garden OJ et al. Laparoscopic ultrasonography for staging gastroesophageal cancer. Surgery 1997; 121:10–17.

88. Anderson DN, Campbell S, Park KG. Accuracy of laparoscopic ultrasonography in the staging of upper gastrointestinal malignancy. Br J Surg 1997; 84:580.

89. Suzuki T, Ochiai T, Hayashi H et al. Importance of positive peritoneal lavage cytology findings in the stage grouping of gastric cancer. Surg Today 1999; 29:111–15.

90. Ribeiro U, Gama-Rodrigues JJ, Safatle-Ribeiro AV et al. Prognostic significance of intraperitoneal free cancer cells obtained by laparoscopic peritoneal lavage in patients with gastric cancer. J Gastrointest Surg 1998; 2:24.

91. Bryan RT, Cruickshank NR, Needham SJ et al. Laparoscopic peritoneal lavage in staging gastric and oesophageal cancer. Eur J Surg Oncol 2001; 27:291–7.

92. Kodera Y, Yamamura Y, Shimizu Y et al. Peritoneal washing cytology: prognostic value of positive findings in patients with gastric carcinoma undergoing a potentially curative resection. J Surg Oncol 1999; 72:60–5.

93. Suzuki T, Ochiai T, Hayashi H et al. Peritoneal lavage cytology findings as prognostic factor for gastric cancer. Semin Surg Oncol 1999; 17:103–7.

94. Nekarda H, Gess C, Stark M et al. Immunocytochemically detected free peritoneal tumour cells (FPTC) are a strong prognostic factor in gastric carcinoma. Br J Cancer 1999; 79:611–19.

95. Kodera Y, Nakanishi H, Ito S et al. Quantitative detection of disseminated cancer cells in the greater omentum of gastric carcinoma patients with real-time RT–PCR: a comparison with peritoneal lavage cytology. Gastric Cancer 2002; 5:114–17.

96. Katsuragi K, Yashiro M, Sawada T et al. Prognostic impact of PCR-based identification of isolated tumour cells in the peritoneal lavage fluid of gastric cancer patients who underwent a curative R0 resection. Br J Cancer 2007; 97(4):550–6.

97. Berger A. Positron emission tomography. How does it work? Br Med J 2003; 326:1449.

98. Valk PE, Bailey DL, Townsend DW. Positron emission tomography: principles and practice. London: Springer-Verlag, 2002.

99. McAteer D, Wallis F, Couper G et al. Evaluation of 18F-FDG positron emission tomography in gastric and oesophageal carcinoma. Br J Radiol 1999; 72:525–9.

100. Kole AC, Plukker JT, Nieweg OE et al. Positron emission tomography for staging of oesophageal and gastro oesophageal malignancy. Br J Cancer 1998; 78:521–7.

101. Ott K, Weber W, Siewert JR. The importance of PET in the diagnosis and response evaluation of esophageal cancer. Dis Esophagus 2006; 19:433–42.

102. Kato H, Kuwano H, Nakajima M et al. Comparison between positron emission tomography and computed tomography in the use of the assessment of esophageal carcinoma. Cancer 2002; 94:921–8.

103. Lerut T, Flamen P, Ectors N et al. Histopathologic validation of lymph node staging with FDG-PET scan in cancer of the esophagus and gastroesophageal junction: a prospective study based on primary surgery with extensive lymphadenectomy. Ann Surg 2000; 232:743–52.

104. Flamen P, Lerut A, Van Cutsem E et al. Utility of positron emission tomography for the staging of patients with potentially operable esophageal carcinoma. J Clin Oncol 2000; 18:3202–10.

105. Luketich JD, Friedman DM, Weigel TL et al. Evaluation of distant metastases in esophageal cancer: 100 consecutive positron emission tomography scans. Ann Thorac Surg 1999; 68:1133–7.

106. Kato H, Miyazaki T, Nakajima M et al. The incremental effect of positron emission tomography on diagnostic accuracy in the initial staging of oesophageal carcinoma. Cancer 2005; 103:148–56.

107. Stahl A, Stollfuss J, Ott K et al. FDG PET and CT in locally advanced adenocarcinomas of the distal

oesophagus. Clinical relevance of discordant PET findings. Nuklearmedizin 2005; 44:249–55.

108. Van Westreenen HL, Westerterp M, Bossuyt PM et al. Systematic review of the staging performance of 18-FG positron emission tomography in esophageal cancer. J Clin Oncol 2004; 22(18):3805–12.

109. Van Westreenen HL, Westerterp M, Sloof GW et al. Limited additional value of positron emission tomography in staging oesophageal cancer. Br J Surg 2007; 94(12):1515–20.

110. Westerterp M, van Westreenen HL, Reitsma JB et al. Esophageal cancer: CT, endoscopic ultrasound, and FDG PET for assessment of response to neo-adjuvant therapy – systematic review. Radiology 2005; 236:841–51.

111. Swisher SG, Erasmus J, Maish M et al. 2-Fluoro-2-deoxy-d-glucose positron emission tomography imaging is predictive of pathologic response and survival after preoperative chemoradiation in patients with esophageal carcinoma. Cancer 2004; 101:1776–85.

112. Van Vliet EPM, Heijenbrok-Kal MH, Hunink MGM et al. Staging investigations for oesophageal cancer – a meta-analysis. Br J Cancer 2008; 98:547–57.

A meta-analysis of staging modalities for oesophageal cancer which concluded that, for the detection of regional lymph node metastases, EUS was superior in terms of sensitivity and specificity when compared with CT and PET. For the identification of distant metastases PET was the best single modality; however, the authors advocated a combined approach involving both PET and CT for the optimum assessment of distant disease.

113. Takashima S, Takeuchi N, Shiozaki H et al. Carcinoma of the esophagus: CT vs MR imaging in determining resectability. Am J Roentgenol 1991; 156:297–302.

114. Wu LF, Wang BZ, Feng JL et al. Preoperative TN staging of esophageal cancer: comparison of mini-probe ultrasonography, spiral CT and MRI. World J Gastroenterol 2003; 9:219–24.

115. Kwee RM, Kwee TC. Imaging in local staging of gastric cancer: a systematic review. J Clin Oncol 2007; 25(15):2107–16.

116. Arocena MG, Barturen A, Bujanda L et al. MRI and endoscopic ultrasonography in the staging of gastric cancer. Rev Esp Enferm Dig 2006; 98(8):582–90.

117. Tatsumi Y, Tanigawa N, Nishimura H et al. Preoperative diagnosis of lymph node metastases in gastric cancer by magnetic resonance imaging with ferumoxtran-10. Gastric Cancer 2006; 9(2):120–8.

118. Kulling D, Feldman DR, Kay CL et al. Local staging of esophageal cancer using endoscopic magnetic res-onance imaging: prospective comparison with endo-scopic ultrasound. Endoscopy 1998; 30:745–9.

119. Herth F, Ernst A, Schulz M et al. Endobronchial ultrasound reliably differentiates between airway infiltration and compression by tumor. Chest 2003; 123(2):458–62.

120. Osugi H, Nishimura Y, Takemura M et al. Bronchoscopic ultrasonography for staging supra-carinal esophageal squamous cell carcinoma: impact on outcome. World J Surg 2003; 27(5):590–4.

121. Wakamatsu T, Tsushima K, Yasuo M et al. Usefulness of preoperative endobronchial ultra-sound for airway invasion around the trachea: esophageal cancer and thyroid cancer. Respiration 2006; 73(5):651–7.

122. Krasna MJ, Mao YS, Sonett J et al. The role of tho-racoscopic staging of esophageal cancer patients. Eur J Cardiothorac Surg 1999; 16:S31–3.

123. Krasna MJ. Advances in staging of esophageal car-cinoma. Chest 1998; 113:107S–111S.

124. Krasna MJ, Jiao X, Mao YS et al. Thoracoscopy/ laparoscopy in the staging of esophageal can-cer: Maryland experience. Surg Laparosc Endosc Percutan Tech 2002; 12:213–18.

125. Stephens MR, Lewis WG, Brewster AE et al. Multidisciplinary team management is associated with improved outcomes after surgery for oesopha-geal cancer. Dis Esophagus 2006; 19:164–71.

126. Geh JI, Crellin AM, Glynne-Jones R. Preoperative chemoradiotherapy in oesophageal cancer. Br J Surg 2001; 88:338–56.

127. Brown WA, Thomas J, Gotley D et al. Use of oesophagogastroscopy to assess the response of oesophageal carcinoma to neoadjuvant therapy. Br J Surg 2004; 91:199–204.

128. Willis J, Cooper GS, Isenberg G et al. Correlation of EUS measurement with pathologic assessment of neoadjuvant therapy response in esophageal carci-noma. Gastrointest Endosc 2002; 55:655–61.

129. Jones DR, Parker LA, Detterbeck FC et al. Inadequacy of computed tomography in assessing patients with esophageal carcinoma after induction chemoradiotherapy. Cancer 1999; 85:1026–32.

130. Griffith JF, Chan AC, Chow LT et al. Assessing chemotherapy response of squamous cell oesopha-geal carcinoma with spiral CT. Br J Radiol 1999; 72:678–84.

131. Madden MV, Price SK, Learmonth GM et al. Surgical staging of gastric carcinoma: sources and consequences of error. Br J Surg 1987; 74:119–21.

132. Lamb PJ, Griffin SM, Burt AD et al. Sentinel node biopsy to evaluate the metastatic dissemination vof oesophageal adenocarcinoma. Br J Surg 2005; 92:60–7.

133. Schroeder W, Prenzel K, Baldus SE et al Localization of isolated lymph node metastases in esophageal cancer – does it influence the sentinel node concept? Hepatogastroenterology 2007; 54(76):1116–20.

134. Tangoku A, Seike J, Nakano K et al. Current status of sentinel lymph node navigation surgery in breast and gastrointestinal tract. J Med Invest 2007; 54(1–2):1–18.

135. Kooby DA, Suriawinata A, Klimstra DS et al. Biologic predictors of survival in node-negative gastric cancer. Ann Surg 2003; 237:828–35.

136. Dhar DK, Kubota H, Tachibana M et al. Long-term survival of transmural advanced gastric carcinoma following curative resection: multivariate analysis of prognostic factors. World J Surg 2000; 24:588–93.

137. Kim J, Kim S, Yang H. Prognostic significance of signet ring cell carcinoma of the stomach. Surg Oncol 1994; 3:221–7.

138. Cuschieri A, Talbot IC, Weeden S. Influence of pathological tumour variables on long-term survival in resectable gastric cancer. Br J Cancer 2002; 86:674–9.

139. Yasuda K, Adachi Y, Shiraishi N et al. Prognostic effect of lymph node micrometastasis in patients with histologically node-negative gastric cancer. Ann Surg Oncol 2002; 9:771–4.

140. Lee E, Chae Y, Kim I et al. Prognostic relevance of immunohistochemically detected lymph node micrometastasis in patients with gastric carcinoma. Cancer 2002; 94:2867–73.

141. Okada Y, Fujiwara Y, Yamamoto H et al. Genetic detection of lymph node micrometastases in patients with gastric carcinoma by multiple-marker reverse transcriptase–polymerase chain reaction assay. Cancer 2001; 92:2056–64.

142. Choi HJ, Kim YK, Kim YH et al. Occurrence and prognostic implications of micrometastases in lymph nodes from patients with submucosal gastric carcinoma. Ann Surg Oncol 2002; 9:13–19.

143. Morgagni P, Saragoni L, Folli S et al. Lymph node micrometastases in patients with early gastric cancer: experience with 139 patients. Ann Surg Oncol 2001; 8:170–4.

144. Nozoe T, Saeki H, Sugimachi K. Significance of pre-operative elevation of CRP as an indicator of prognosis in oesophageal carcinoma. Am J Surg 2001; 182:197–201.

145. Crumley ABC, McMillan DC, McKernan M et al. Evaluation of an inflammation-based prognostic score in patients with inoperable gastro-oesophageal cancer. Br J Cancer 2006; 94(5):637–41.

146. Ikeda M, Natsugoe S, Ueno S et al. Significant host and tumour-related factors for predicting prognosis in patients with esophageal carcinoma. Ann Surg 2003; 238(2):197–202.

147. Wayman J, O'Hanlon D, Hayes N et al. Fibrinogen levels correlate with stage of disease in patients with oesophageal cancer. Br J Surg 1997; 84:185–8.

148. Deans DAC, Wigmore SJ, de Beaux A et al. A clinical prognostic scoring system to aid management decision-making for gastro-oesophageal cancer. Br J Surg 2007; 94(12):1501–8.

149. Galizia G, Lieto E, De Vita F et al. Circulating levels of interleukin-10 and interleukin-6 in gastric and colon cancer patients before and after surgery: relationship with radicality and outcome. J Interferon Cytokine Res 2002; 22:473–82.

150. Deans DAC, Rose-Zerilli M, Wigmore S et al. Host cytokine genotype is related to adverse prognosis and systemic inflammation in gastro-oesophageal cancer. Ann Surg Oncol 2007; 14(2): 329–39.

151. Lagarde SM, Reitsma JB, de Castro SMM et al. Prognostic nomogram for patients undergoing oesophagectomy for adenocarcinoma of the oesophagus or gastro-oesophageal junction. Br J Surg 2007; 94(11):1361–84.

152. Mofidi R, Deans DAC, Duff MD et al. Prediction of survival from carcinoma of the oesophagus and oesophago-gastric junction following surgery with curative intent using an artificial neural network. Eur J Surg Oncol 2006; 32(5):533–9.

第4章

胃食管外科的术前评估和围术期管理

Lan H. Shaw

简介

所有的证据都表明胃和食管切除术围术期管理的质量对患者的预后起着重要的作用。患者的术前状态的评估与优化需要多学科的参与，外科医生应及时与麻醉医生、重症医学团队沟通，共同发现和处理患者潜在的问题。对于一项特殊治疗，患者的预后不仅与胃或食管疾病的分级有关，还与患者是否能耐受有可能发生的长时间麻醉和手术以及漫长的术后恢复过程有关。

患者术前的生理状态能对术后的发病率和死亡率产生很大的影响。功能状态的减弱一直以来都是患者术后预后不良的重要因素之一[1-5]。因此，胃癌和食管癌的手术不仅要考虑肿瘤的可切除性，更要对患者的生理功能状态进行详细的评估。

上消化道手术和麻醉对患者的呼吸循环系统有很大的影响。因此，应密切监测患者的循环和呼吸系统，需要时立即进行干预治疗。在采取任何一项治疗前，均应对患者的整体情况进行详细的评估。应有效地利用术前检查的时间将患者的生理状态调至最佳水平。高质量的围术期管理是上消化道手术成功的关键。

术前临床评估

多学科团队（multidisciplinary team，MDT）

来自各个癌症研究中心专家组成员共同制订治疗的方法和标准，并监督其执行情况。有关癌症的临床实验、数据处理、结果分析等均需要多学科的参与和配合。胃癌和食管癌的MDT由来自不同领域的专家组成，包括专业的胃食管外科医生、消化病学家、重症医学专家、麻醉师、临床和基础肿瘤学家、介入放射学家、断层影像学家、临床专业护师、肿瘤姑息治疗专家、组织病理学家和细胞病理学家等。其中，外科医生是整个团队的核心人物。

自美国卫生部正式发表《改善上消化道肿瘤患者预后指南》（Improving Outcomes Guidance on upper gastrointestinal cancers）以来，患者的预后和临床试验参与率都取得了很大的进步[6]。术前评估的概念已经深入人心。对患者的每一项评估均要在多学科的背景下进行，同时考虑患者及其家属的身体因素和心理因素，以及他们对治疗效果的期望。我们应当重视患者和家属对于治疗的看法，当这些看法与团队意见相左时，我们应能提出更多的治疗方案以供选择。

MDT模式使得患者在疾病的各个阶段都能获得良好的治疗，同时为临床医师专业技能的培养和医学科研带来更多的机会，提高临床试验的参与率，使患者围术期和整体的预后得到很大的改善。

病例选择和危险分层

在评估患者是否能耐受手术以及判断大手术后预后时，患者术前的生理状况是最重要的影响因素之一。胸部和上消化道手术术后肺部并发症的发生率在所有外科手术中居第一位[5,7-9]。因此，可靠的风险预测指标对于手术病例的选择和术前生理状态的优化有着重要的意义。尽管目前有许多指标可以用于手术风险的评估（框4.1），但胃和食管切除手术仍然没有统一的入选标准。目前，许多风险预测指标的可靠性仍有待进一步论证，而鳞癌和腺癌在预测指标上的差异，使得患者的术前评估更加复杂[21]。

框 4.1 ● 影响食管切除术并发症和死亡率的危险因素 [*]

- 高龄 [2,5,10-15]
- 功能状态受限 [2-5,14,16]
- 心功能下降 [3,15]
- 肺功能下降 [3,13-15]
- 低 PaO_2 [3,10,17]
- 吸烟 [18]
- 外科手术 [19]
- 糖尿病 [5,15]
- 肝功能受损 [15,16]
- 碱性磷酸酶升高 [5]
- 血清尿素升高或肾功能受损 [5,15]
- 血清胆固醇降低 [12]
- 低白蛋白血症 [5,17]
- 低 BMI 值 [18]
- 术前化疗 [†11,15]

[*] 许多患者都具有多种危险因素。

[†] 肺部并发症是患者死亡的主要原因，但其他研究不支持这一说法 [1220]。

　　尽管对于手术患者预后的评估仍存在不确定性，然而许多证据表明，存在多种合并症的患者较无合并症的患者预后明显变差 [22]。其中，循环呼吸系统的合并症在上消化道手术患者中非常普遍 [5,7,23]，患者的年龄与食管切除术后并发症之间也存在平行关系 [7,10,11,24]。

　　高龄本身并不是上消化道手术的禁忌证，但随着年龄的增加，患者伴随的疾病和器官功能障碍出现的概率增加。研究表明，术后重症监护室中 80 岁以上患者对血管活性支持的需求与医院死亡率之间存在很强的相关性。尽管如此，只要对手术的适应证进行严格挑选，并开展积极有效的围术期管理，高龄患者也可以接受成功食管切除术 [3]。

　　为了对患者的手术风险进行准确的分级，可采用生理和手术严重程度评分来预测发病率和死亡率（POSSUM）。POSSUM 综合考虑患者的生理状态和手术两方面对于预后的影响。使用生理学评分和手术严重程度评分对术后的发病率和死亡率进行更准确的预测。这样一种评估系统的价值在于它同时注意到患者生理学特性和外科干预对外科预后的影响。由于对死亡率的过度估计 [25]，改良的评估系统，即 P-POSSUM 更受推崇 [26]。虽然 P-POSSUM 在

胃肠道手术预后的准确性上有了一些提高，但它对于胃和食管手术并没有特异性。因此，又推出了预测上消化道手术风险的 O-POSSUM [27]。O-POSSUM 对胃切除术死亡率预测较为准确，但对食管切除术预后准确性较差 [28]。在一项对 545 名行经胸食管切除术患者的研究中，P-POSSUM 的预测准确率优于 O-POSSUM [29]，其中 O-POSSUM 对于低危组和高龄组患者的死亡率估计过高 [30]。目前，手术患者的可比性、肿瘤的状态、患者隐瞒输血史（预后较差）以及用于制订 O-POSSUM 的各项指标都受到广泛关注。O-POSSUM 对于胃切除术和食管切除术预后预测结果上的不同，提示这两种手术可能存在不同的危险预测因素 [30]。

　　有人尝试根据术前客观的生理学参数建立一个成分评分系统以便于预测食管癌切除术后的死亡率 [7,15]。作者根据患者的一般状况、肿瘤分级，有选择地对肺、肝、肾、心以及内分泌系统功能进行监测和检查，建立了一个用于优化患者选择的评分系统。

　　目前对患者术前生理状况的最通常和广泛使用的分级为美国麻醉学医师协会（ASA）所制订的分级（表 4.1）。尽管它与围术期风险的相关性还有一定的不足，但它确实能够对患者进行有效的整体评估，并广受推崇。

　　随着 ASA 评分的增加，患者围术期的发病率和死亡率也增加，食管切除术也不例外 [22]。对于 ASA 评分为 3 级的食管癌患者，经食管裂孔入路手术较经胸入路手术预后更好。对 ASA4 级的患者进行大手术时，要对患者手术的风险和收益进行客观评估，因为这类患者有很高的发病率和死亡率 [22]。

表 4.1 ● 美国麻醉医师协会对患者一般状况的评估

分级	定义
ASA1	正常健康患者
ASA2	合并轻度系统性疾病
ASA3	合并严重系统性疾病，轻度影响活动但不影响日常生活
ASA4	合并严重系统性疾病，影响一切活动并时刻危及生命
ASA5	濒死患者，无论是否手术都无望活过 24 小时

心血管合并症

缺血性心脏病是上消化道手术患者围术期重要危险因素之一 [31,32]。超过 10% 的食管切除术患者会发生心血管并发症 [8]。框 4.2 [31,32] 列出了一些活动性心血管疾病危险因素，拥有这些因素的患者必须立即按照 ACA/AHA 的联合指南进行围术期心血管疾病的治疗和评估 [33]。对无症状患者的检查取决于手术的大小（图 4.1）和患者的功能状态。5% ~ 10% 的无症状手术患者可以发现对其麻醉有意义的 ECG 异常。无症状心肌缺血通常伴有严重的冠脉血流量下降，是导致术后并发症的重要因素。术前 6 个月内患者心肌梗死可明显增加手术的风险，其中再梗死和死亡的时间主要集中在术后 3 个月内。

近期行冠脉搭桥术或冠脉支架的患者手术风险并不增加，这可能与其心室残余泵功能良好、心绞痛症状缓解和没有其他心脏相关危险因素有关 [31,32]。

轻度高血压不是围术期心血管并发症的独立危险因素，然而未控制的高血压可使围术期并发症增加 [31,32]。高血压患者有可能会对手术操作的刺激、体位的变化、低血容量和麻醉药物产生过度的不良反应。

充血性心力衰竭同样是患者术后预后不良的重要因素之一 [31,32]。

应对心室泵功能下降、射血分数降低的患者进行仔细评估，严格把握其上消化道手术的指征。另外，继发于高血压和缺血性心脏病的心力衰竭患者围术期风险可能有所不同。

对于无症状患者常规行左室功能检查并不能带来获益。然而，对于有心力衰竭病史、呼吸困难的患者应在术前进行左室功能的评估 [33,34]。

关于非心脏手术患者术前心血管风险的评估，读者们可以参考如下文献 [31-33,35]。

呼吸系统并发症

65 岁以上食管癌患者术后风险较高。对术前和术后肺功能进行研究发现，开胸手术可以导致肺容量的减少。在食管手术中暂时使上侧肺塌陷是为了方便手术而不会永久地减少肺容量。但是，人们普遍观察到术后短暂的一过性肺功能受损 [18]。可以想象，术前肺功能严重受损的患者可能不能耐受术中

框 4.2 • 增加非心脏手术围术期心血管风险（心肌梗死，充血性心力衰竭，死亡）的临床预测指标

重度
- 不稳定冠脉综合征
- 急性或近期发生的心肌梗死，通过临床症状或无创监测手段证实有重要缺血风险
- 不稳定或严重心绞痛（加拿大分级 III 或 IV 级）
- 失代偿性充血性心力衰竭
- 明显的心律失常
- 高度房室传导阻滞
- 有器质性心脏病的患者出现有症状的室性心律失常
- 不能控制心室律的室上性心动过速
- 严重瓣膜病

中度
- 轻度心绞痛（加拿大分级 I 或 II 级）
- 有病理性 Q 波的陈旧性心肌梗死
- 代偿性或曾发生过充血性心力衰竭
- 糖尿病（特别是胰岛素依赖的患者）
- 肾功能不全

轻度
- 高龄
- ECG 异常（左室肥厚，左束支传导阻滞，ST-T 异常）
- 非窦性心律（如心房颤动）
- 功能性容量低（如背一袋谷物不能爬上一层楼）
- 有卒中病史
- 未控制的收缩期高血压

单肺通气和术后恢复的过程。

患者术后肺部并发症受到多种因素影响，不能仅靠肺功能一项指标进行预测 [3,7,18]。对于食管切除术，术后呼气峰流速和用力肺活量下降提示预后较差，后者在动脉血氧饱和度下降时更加明显 [3,17]。

人们正在努力总结出一项术前预测评估系统来评估食管切除术后的肺部并发症发生情况。目前取得的成果有限 [7]。年龄大于 50 岁，活动受限和 FEV_1 进行性下降（< 90% 预测值）会显著增加术后肺部并发症的发生，预测的准确率接近 65%。然而这在不同手术间不具有可比性。FEV_1 小于 65% 预测值的患者食管切除术后肺部并发症的风险较高 [7,11]。虽然目前没有充分的证据支持术前肺活量检查可以用

框 4.3 ● 上消化道手术患者降低术后肺部并发症风险的策略

- 至少戒烟 8 周
- 在呼吸内科医师的指导下积极治疗 COPD 或哮喘患者的气流梗阻
- 提高血红蛋白浓度
- 使用第一次痰培养敏感的抗生素治疗可能存在的呼吸道感染
- 开始对患者宣教关于充分锻炼的重要性和肺扩张技巧，有必要的话在理疗师的指导下完成
- 适当地鼓励患者降低体重
- 对明显营养不良的患者考虑营养支持

于非心脏手术患者术后肺部并发症的危险分层，我们仍应对肺功能下降或有相应症状的患者采取相应的措施降低其风险[36]（框 4.3）。

术前血氧饱和度降低是非肺部开胸手术后发生持续性低血氧的重要预测因素，同时也是食管切除术后肺部并发症和死亡率的预测指标[3,10]。

麻醉相关考虑

所有的研究均表明合并症、胸或腹部大手术和高龄会导致围术期死亡率和并发症增加[24,31,32]。然而仍然没有找到能独立预测上消化道手术预后的指标。有数据显示，心肺储备功能下降的患者对上腹部和胸部手术耐受力普遍较差[2,3,7,10]。

应对所有术前患者的心肺储备功能和用药情况进行评估。对于有心肺疾病的患者，不合理的用药可能会增加其胸腹部手术的风险。

糖尿病和吸烟是在行上消化道手术时要特殊考虑的情况。尽管在早期的研究中未得到证实[3]，现在

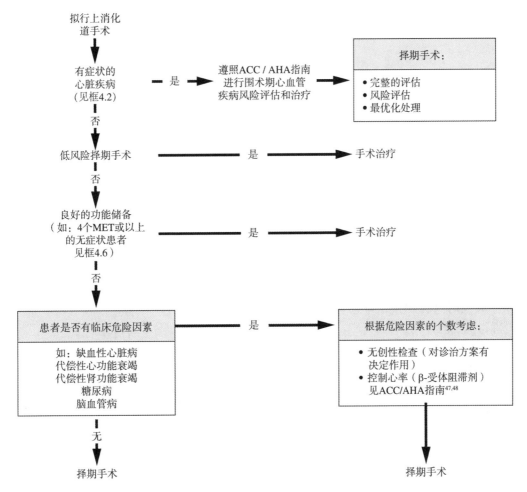

图 4.1 ● 年龄超过 50 岁的上消化道手术患者术前心血管系统评估和治疗。更多详细内容读者可参考 2006、2007 年 AHA/ACC 联合指南[33,34]。

人们逐渐发现糖尿病患者行食管手术后的发病率和死亡率是升高的[5,7]。糖尿病，尤其是血糖控制不稳定的患者易发生终末器官功能障碍，尤其是心血管、脑血管和肾功能障碍以及高血压，这些都是增加围术期风险的因素。此外，糖尿病病史较长的患者还可能因自主神经功能障碍继发心血管不稳定，还有相当数量的糖尿病患者发生过无症状心肌梗死。

吸烟很早即被列为患者围术期的重要致病因素。吸烟是食管切除术后发生心肌梗死和 ARDS 的危险因素之一[7,18]。吸烟和酗酒是食管鳞癌的高危因素[21]。持续吸烟的患者术后发生肺部并发症的概率增长了 6 倍。术前不合并心肺功能障碍拟行上腹部手术的患者中，吸烟的年数与发生晚期术后缺氧和手术并发症的概率呈正相关。戒烟和加强锻炼可以改善患者的运动耐量[16]。有胸外科手术史以及慢性阻塞性肺疾病患者，术中肺塌陷将受到胸腔粘连的影响。对于有肺减容手术史的患者不能应用单腔气管插管，从而使得手术方法的选择受到限制。

术前检查

虽然术前检查在胃食管手术的风险预测中所起到的作用有限，但它们对于患者围术期的评估与治疗是不可或缺的。首先，术前检查可以为这些复杂患者的麻醉和术后处理提供基础参考值。欲行胃和食管手术患者，其并存疾病会对正常的氧合和通气产生影响，可能存在血流动力学不稳定，术中和术后液体需要量大，这些都需要对人体正常的生理过程有较深的了解。维持患者的内环境稳定在术前水平非常重要。其次，术前检查的目的在于发现患者潜在的异常状态并及时进行纠正，对患者的生理状态和手术风险进行准确的评估。

框 4.4 列出了上消化道手术患者的常规术前检查项目。仅在这些检查的结果出现明显异常，并对患者的预后和治疗产生重要影响的情况下，才应进行更加详细的检查。

对术前肺功能检查的结果应持谨慎态度，对肺功能尚可的患者应当适当的放宽标准，避免因此使患者丧失唯一获得根治性手术的机会。以高碳酸血症为例，若患者不伴有活动耐量的下降，则其并不是术后并发症的准确预测指标[12]。

框 4.4 • 上消化道手术患者所需进行的常规术前检查

血液学
- 血红蛋白
- 全血细胞计数
- 凝血筛查
- 交叉配血试验（2 ~ 4 个单位）

生化
- 尿素氮和电解质
- 血糖
- 肝功能
- 吸空气时的动脉血气分析

心电图
- 静息 12 导联

肺功能检查
- 支气管扩张剂前后
- 氧饱和浓度

放射学检查
- X 线胸片
- CT 扫描

运动实验
- 爬楼梯试验
- 试验前后查氧饱和浓度

其他
- 支气管镜
- 超声心动图
- 肺弥散容积

肺功能检查的结果必须与患者的临床表现和血气分析相结合，特别是 P_aO_2 的结果。对于那些预计单肺通气时氧合情况处于下限的患者，可通过术前肺 V/Q 扫描（通气灌注扫描）来比较双肺的通气和灌注状态，以选择合适的通气肺。进一步详细的检查应在胸外科医生的指导下进行。

有 1/3 进行食管切除术的患者存在肉眼可见的气管和主支气管的异常。麻醉师必须对这些可能影响到气管插管的解剖学或病理学因素进行评估，因为即使是很小的异常也能造成很大的麻烦。支气管插管并不是一项良性的操作，有报道其对气道产生致命性损伤。因此，对食管癌累及支气管的任何证据都应该仔细评估。对所有侵犯至隆凸水平以上、但有可能切除的食管肿瘤患者应常规行支气管镜检查。

必须重视患者的口腔和牙齿卫生。口腔中的细菌可以作为慢性感染源，在气管插管时被带入气管 - 支气管树中并在其中播散。

心肺储备功能的评估

　　虽然术前器官功能评估对于上消化道手术的死亡率和并发症的预测仍存在争议，但是心肺功能不良与术后并发症高发之间的关系毋庸置疑[3,11,13,17,21,23]。

上消化道手术需要患者良好的代谢功能支持，特别是在术后的恢复期。患者的供氧能力不足会增加手术风险。基于以上考虑，术前运动耐量测试开始受到关注。低活动耐量是引起患者围术期并发症的独立危险因素。因此，应在患者的术前评估中增加心肺储备功能检测的内容。然而，术前运动耐量测试的价值仍存有争议，其对于无症状的患者意义不大。

活动能力

患者活动能力是有用的心肺功能储备的主观评估指标。任何可以在上数层台阶、登一座小山、跑一小段路、骑车、游泳或进行体力劳动后保持没有症状的患者，就应该可以耐受胃或食管的手术。然而，我们一定要意识到有能力进行上述活动并不能排除患者存在心肺系统疾病[37]，事实上，这正是在没有心肺监测前提下进行运动试验的缺陷所在。此外，营养不良作为一种在胃肠道手术患者中较为普遍的情况，同样可以引起患者运动耐量下降。

代谢当量

代谢当量（metabolic equivalents, METs）测定是一种在床旁即可对患者心肺功能储备进行评估的简便方法。METs 即是指患者日常生活的需氧量（框 4.5）。一代谢当量等于 40 岁、体重 70kg 的男性在静息时氧气摄入达 3.5ml/kg/min。当 METs 大于 7 时，可以认为患者的功能肺活量极佳，4 ~ 7 为中等，小于 4 时较差。当患者在正常日常活动时的 MET 没有达到 4 时，患者围术期心脏风险和远期风险是增加的，尤其是年龄小于 65 岁的患者[31,32]。

框 4.5 • 代谢当量（METs）：患者日常活动所需能量的估计

1MET
- 自己吃饭，穿衣或上厕所
- 在室内行走
- 在平地上慢速行走
- 做一些轻体力家务

4MET
- 爬一层台阶或走上一个坡道
- 在平地以较快速度行走
- 进行一小段跑步
- 进行重体力家务活，如提重物、刷洗、庭院维护、移动家具
- 从容不迫地蹬车
- 参加中等体力的娱乐活动，如打高尔夫球，保龄球，跳舞

> 10MET
- 剧烈运动，如游泳、网球、足球、滑雪、短跑、跳跃
- 评估时应考虑不同的运动活动量的差异

爬梯试验

运动耐量差的患者在爬梯试验中不能爬完两层楼台阶，他们通常有较多合并症、较高的 ASA 评分以及更多的术后并发症。虽然爬梯试验是一项主观性的检测手段，但试验阳性的患者术后并发症的发生率可达 90%[38]。开胸肿瘤手术以及超过 8 小时的麻醉时间，可使运动受限患者围术期风险增加。相反，运动不受限的患者严重术后并发症的发生率相对较低。

运动过程中氧饱和度下降（爬三层台阶）提示心肺功能储备受损，对拟行肺减容手术的患者也预测着术后并发症发生率增加。运动诱发的低血压可能提示存在继发于冠状动脉疾病的心室功能受损[37]，应该予以重视。

心肺功能测试

手术和术后恢复期患者需氧量增加[39]，如果患者的心肺系统无法适应这一增长，则其预后相对较差[1]。CPX（cardiopulmonary exercise testing）可检测患者心肺系统对于机体氧耗突然增长的适应能力，是一种定量的检测方法。试验中，患者在 ECG 的监测下进行蹬车运动，同时检测患者的呼气二氧化碳

浓度和耗氧量。后者与机体的供氧能力和运动时的心排量直接相关[40]。约 24% 无症状缺血性心脏病患者 CPX 测试呈阳性结果[40]。

随着运动强度的增加，机体的氧耗最终会超过机体供氧的能力，有氧代谢不足以满足机体的代谢需求，无氧代谢增加，乳酸的生成增多。此时的氧耗量称为机体的无氧阈（anaerobic threshold, AT），单位为 ml/kg/min。AT 值低于 11ml/kg/min 的患者，腹部手术后的并发症较高[41]，如果患者患有缺血性心脏病，情况将更加复杂[40]。

CPX 的支持者认为其可用于患者手术风险的分层，从而优化患者的术前状态，改善患者的麻醉和术后管理，从而高效利用有限的医疗资源。对于 ACC/AHA 术前心血管评估指南（框 4.2）中的中危组患者，CPX 测试有着重要的意义[41]。

接受新辅助化疗的食管癌患者肺弥散功能减低，CPX 测试结果较差[42]。然而，并不是所有的文献都认为这会引起患者术后并发症和死亡率的增加。

一项对 91 位食管切除术患者的研究表明，术后心肺系统并发症与患者的最大摄氧量有关[4]。该研究者表明，为了保证食管切除手术的安全性，患者的最大摄氧量应不低于 800ml/min/m²。然而最近的一项对 78 位食管切除术患者的研究表明，术前 CPX 测试对于术后心肺系统并发症的预测能力有限[43]。

往返步行试验

对于所有接受上消化道手术的患者实行 CPX 测试是不现实且没有必要的。CPX 测试价格昂贵、技术复杂、开展的范围有限。与 CPX 相比，加强的往返步行试验（shuttle walk testing, SWT）更加简便易行[44]。SWT 中患者的步行距离似乎与 CPX 中氧利用率有很好的一致性。在一项对 51 名食管切除术患者的研究中，SWT 被证明是术后 30 天内死亡率的敏感预测指标。虽然该研究没有提供患者术后并发症和死因的详细情况，但是在 SWT 试验中步行距离超过 350m 的患者无一例死亡[16]。该研究的作者表明，患者 SWT 步行距离小于 350m 是其机体供氧能力不足的表现，并可导致伤口愈合不良和吻合口并发症发生的概率增加。

存在肌肉骨骼疾病的患者可能并不能完成上述任何一项运动实验。在这种情况下，可以选择通过上肢运动或药物诱导，同时在铊显像或超声心动图监测下的心肌应激试验。然而这种试验的可靠性受到质疑。有关该试验的详细内容，读者可以参考 Fletcher[37] 和 Older[41] 等的综述。

通过细致的询问病史，详细的临床观察和术前常规检查的结果，我们可以了解患者是否需要进一步行超声心动图、心肌应激试验或血管造影等有创或无创的检查[33]。在术前评估的过程中，应寻求多学科专家的支持。患者的一切麻醉或手术方案都必须建立在详尽的术前评估的基础之上。

围术期管理

文献指出，对于有明确危险因素的患者术前进行相应的治疗，可以改善患者的预后。然而，关于如何使患者在术前达到最优状态的问题仍存在分歧。在进行任何优化治疗之前，应保证患者的心肺系统疾病得到良好的控制。术前优化是一个多学科参与的过程，必要时应及时请相关领域专家进行会诊。

β- 肾上腺素能受体阻滞剂

冠心病显著增加患者的死亡率，而心肌梗死对于高风险手术（如胸腹部手术）的影响将是致命的。缺血性心脏病患者术前应用 β- 受体阻滞剂，可改善其心室的射血功能[31]，然而最佳的用药方案仍有待研究。长期使用 β- 受体阻滞剂的患者突然停药后机体交感活性骤然增强，可出现"反跳"现象。因此，对这类患者应维持用药以降低其围术期的死亡率。β- 受体阻滞剂对心脏的保护作用可以延续至术后 6 个月，即使在停药后仍能发挥疗效[34]。

心肌缺血与术后心血管事件密切相关[34]。有人建议将高危患者围术期心率控制在 80 次 / 分以下，有助于降低心肌梗死和死亡的风险[32]。对于没有临床危险因素的患者，β- 受体阻滞剂的作用有限。围术期 β- 受体阻滞剂治疗的应用范围仍存在争议。现行的 ACC/AHA 表明，对于所有具有临床心脏危险因素的患者，均应考虑 β- 受体阻滞剂的治疗[33,34]。为使治疗更加有效，所有择期手术的患者均应在术前数周即开始应用 β- 受体阻滞剂并在术后恢复期维持用药。虽然没有对用药种类作出硬性规定，但研究表明长效 β- 受体阻滞剂疗效更佳[34]。

β- 受体阻滞剂的保护机制还不完全清楚，其降低心率的作用可能只是其中的一部分。与之相对的，最近有关围术期 β- 受体阻滞剂应用的专家评估对其心脏保护作用提出了质疑[45]。β- 受体阻滞剂，特别是非选择性 β- 受体阻滞剂可以产生一些不良反应，术中用药可使患者对手术和麻醉的迷走反射增强，而对激活交感的强心药物反应减弱。若需了解更多的信息，读者可参考 Auerbach、Goldman[46] 和 Beckman[34] 等的综述。

他汀类药物

目前，对于缺血性心脏病和高胆固醇血症患者术前他汀类药物治疗逐渐引起人们的关注。一项 meta 分析表明，长期口服他汀类药物的患者，其心脏、血管或非心脏手术术后死亡率明显降低[47]。而关于术后心血管并发症的数据可信度较低。另一篇综述的作者认为，围术期常规使用他汀类药物降低心血管风险的证据仍然不足[48]。目前，没有专门针对围术期他汀类药物治疗与胃食管手术预后之间关系的研究。ACC/AHA 指南推荐在手术期维持他汀类药物治疗[33]。在大规模前瞻性研究结果出现之前，围术期他汀类药物的使用仍然由主治医生的个人经验所决定。

目标导向的血流动力学优化治疗

手术和术后恢复期的患者的代谢需求增加，正常情况下，机体可通过增加心输出量的方式进行代偿。Shoemaker[1] 等提出，由于心肺储备功能不足而出现"氧债"的患者术后并发症和死亡率增加。手术死亡患者均存在严重或持续性的"氧债"。在这一情况下，有人提出高风险大手术后 12 小时内进行目标导向的血流动力学优化治疗。这一治疗的核心在于通过有创血流动力学监测、晶体液、胶体液、输血、吸氧等手段使一系列的生理学参数达到预定标准，从而改善患者的预后。其中，心率、心排血量、血红蛋白、氧饱和度是 4 个最为重要的参数。使患者的机体供氧保持在正常水平以上（> 600ml/min/m²），有助于降低术后的并发症和死亡率。

并不是所有的患者都适合采用目标导向的血流动力学优化治疗，应将治疗范围限定在死亡率超过 20% 的手术或危险分层为高危的患者。

Wilson 等[49] 证明术前保证患者充足的血红蛋白含量，合理的应用强心药物和液体治疗可以提高患者的机体供氧能力，降低患者死亡率，缩短患者的住院时间。其中，术前补液被认为是最重要的影响因素。有证据表明，术前补液可以增加术后并发症的发生率，但可以降低患者的死亡率[50]。而在另一项对于食管切除术的研究中，合理的补液可以改善患者的预后[51]。此外，围术期缩血管药物的应用，使得目标导向的治疗更为复杂化[52]。

若单用术前补液无法满足各项生理指标的要求，则应使用多培沙明、多巴酚丁胺和肾上腺素等药物治疗。研究表明，多培沙明可以降低患者的死亡率，缩短患者的住院时间[49]。虽然我们对术后并发症的具体机制所知甚少，但是胃肠道作为致炎因子的重要来源，在其中起到关键的作用。此外，强心药物亦可以增加患者机体的供氧能力，这可能与其对细胞因子调控作用有关[53]。

强心药物可使局部血流分布发生改变，造成外周组织缺氧，增加心肌的耗氧量并导致心肌缺血。充足的心输出量并不意味着外周组织和吻合口有丰富的血运供给。考虑患者术后并发症的影响，关于目标导向的液体和强心药物治疗效果的研究尚无定论[50]。

虽然关于目标导向的术前优化治疗的研究还存在许多问题，但仍不能忽视其对高危患者的积极作用。尽管术前优化治疗有诸多优点，其开展范围仍然有限，这主要是受到医疗资源的限制以及出于对肺动脉导管等有创监测手段的担心。目前，越来越多的无创性心功能监测手段应用于临床，如 LiDCO 和 PiCCO 等，势必会使上述情况获得改观。若想对目标导向的术前优化治疗的方法和意义有更多的了解，可参阅 Davies[53] 等的文献。

营养状态

营养不良和体重下降与细胞代谢和器官功能状态的变化有关，这些患者上消化道手术术后恢复通常较差。食管手术术前接受新辅助化疗的患者更容易出现营养方面的问题。一些学者对营养不良作出如下定义：BMI < 18.5kg/m²，体重两个月内下降 5%，血清白蛋白水平 < 35g/L[54]。与吸烟、糖尿病、

高龄和缺氧的患者一样，营养不良的患者容易发生感染、肺部并发症和伤口愈合的延迟[36,54]。

患者 BMI 值下降，特别是小于 $20kg/m^2$ [2,7] 以及血清蛋白减少会导致其食管切除术后并发症的风险增加[11,17]，其中包括 ARDS 等[18]。明显的体重下降可能意味着疾病的进展，需对患者营养状态进行详细评估。根据一组回顾性分析的结果，欧洲临床营养与代谢协会（ESPEN）提出了腹部手术术前的营养风险分层标准，其中包括以下危险因素：体重 3 个月内下降 > 5%，BMI < $20.5kg/m^2$ 以及 1 周内进食少于正常标准的 75%[55]。

胃食管癌的专家团队中应包括专门的营养师，以便对患者的术前营养状态进行评估，然而这一标准很难推广[56]。胃食管手术营养不良患者进行术前常规营养支持者仅占 17%，包括胃肠外营养、鼻饲、流食和固体食物等。与之相比，术后早期营养支持则更为普遍，通常采用空肠营养管给予低渣全蛋白饮食。

目前，许多证据表明围术期的营养支持可降低术后感染的发生率。然而，另一项 meta 分析否定了上述观点[36]。同一研究认为，在肠内营养中增加提高免疫力的成分，可降低患者术后肺炎的发生率。手术和麻醉均可对患者的免疫系统产生抑制作用。尽早为营养不良的患者提供富含精氨酸、核糖核酸和 Ω-3 脂肪酸的饮食，可以提高患者的免疫力，减少感染和呼吸机的使用，缩短患者的住院时间。然而最近一项胃食管癌患者的随机对照研究表明，与普通肠内营养相比，提高免疫力的饮食并不能为患者带来更多的临床获益[57]。营养支持还可增加患者在 SWT 测试中的步行距离[11]。

一项包含 104 例患者的研究指出，50% 的食管腺癌患者存在超重[21]。肥胖（BMI > $30\ kg/m^2$）与术中风险增加有关，有研究结果表明处于理想体重的患者术后恢复得更好。肥胖患者合并心血管疾病的概率更大，更容易在术后发生低通气综合征和气道梗阻。糖尿病在肥胖患者中十分常见，是上消化道手术预后不良的因素。吸烟并且肥胖的 COPD 患者术后更容易发生肺部并发症。

麻醉

除少数例外，患者目前的用药（如 ACEI 和口服降糖药等）应持续至手术当天。为降低血栓栓塞的发生率，应在术前预防性使用低分子肝素同时使用抗血栓栓塞的弹力袜（TED）。应于术前放好胸部压迫垫，并注意术中患者的体位。预计行硬膜外术后镇痛时，低分子肝素和肝素应分别与硬膜外置管前 6 小时和 12 小时停止使用。

患者服用非甾体抗炎药和低剂量阿司匹林并不是其接受神经阻滞的禁忌证。相反，应在手术期间坚持服用阿司匹林。目前，体内置有药物涂层冠脉支架的患者逐渐增多。患者术后的高凝状态易导致支架血栓的形成，而置入多枚支架或合并糖尿病、肾病以及其他易栓因素的患者风险更大。支架血栓有很高的死亡率。虽然没有严格的证据支持，但考虑到患者支架血栓的风险大于其术后出血的风险，临床上很少在围术期完全停用抗血小板治疗。然而颅内、脊髓或眼科手术等容易出现闭合体腔内出血的手术则属例外。置入冠脉支架的患者接受非心脏手术时，可在维持其抗血小板药物治疗的同时，避免术后出血的发生[58]。手术医生应充分权衡患者栓塞和出血的风险，并参考血液科医生和心内科医生的意见，来决定患者是否需要在术前 7 ~ 14 天停用抗血小板药物。当术后患者顺利度过出血风险期并拔出各种置管以后，方可重新使用抗血小板药物。使用硬膜外镇痛的患者，术后 14 天内不宜使用抗血小板药物[58]。

术前应维持患者的血红蛋白浓度，同时避免不必要的输血[51]。患者低血红蛋白是上消化道手术输血的常见原因。

有充足的证据显示，在普通外科手术中，预防性使用抗生素可以减少并发症，缩短住院时间，降低感染相关的花费。在当地允许的抗生素治疗规定的范围内，在术前即刻或麻醉诱导后使用广谱抗呼吸道和伤口感染的抗生素。

在食管切除术中，麻醉医生所遇到的大多数问题均在第二阶段需要单肺通气麻醉时产生。手术搬动裂孔和纵隔通常会导致突发心血管不稳定。腹膜牵拉过重可引起迷走张力增加，表现为明显窦性心动过缓。搬动心脏还会引起不稳定的心律失常。开胸器、外科医生的手或外科器械敷料放置不当可引起静脉回流突然下降以及心输出量和血压的下降。当血流动力学不稳定与单肺通气的缺氧同时发生时，如不及时矫正，结果将是致命的。因此，胃食管手

框 4.6 ● 上消化道手术患者术中监测措施

生命体征
- 心电图
- 血压：无创或有创
- 中心静脉压
- 每小时尿量
- 氧饱和度
- 中心体温

通气
- 临床观察
- 呼气末二氧化碳
- 吸入氧浓度
- 气道压力

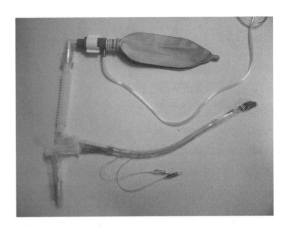

图 4.2 ● 一次性聚氯乙烯带 CPAP 回路的 Broncho-Cath 支气管内插管。在食管切除术的胸部操作阶段可向塌陷侧肺施以 5 ~ 10cmH₂O 的正压以改善氧合（见文中）。

术中应对患者的各项指标进行综合的监测（框 4.6）。此外，外科医生和麻醉医生之间良好的沟通也是非常重要的。

食管麻醉中的单肺通气技术

在经胸食管切除手术中，必须使术侧肺塌陷才能获得良好的暴露。麻醉师可以选择支气管插管术或支气管封堵术来实现单肺通气。

支气管插管

需由对单肺通气的复杂性十分熟悉的麻醉医生实施食管手术的麻醉。胃和食管手术在只进行了标准气管插管的患者均可以进行。在行二期食管手术时为了便于塌陷右侧肺，通常选用左侧双腔支气管插管（图 4.2）。由于上叶支气管十分靠近隆凸，在支气管插管过深时可发生堵塞而导致缺氧，是需要十分警惕的情况。通过肺部听诊可确定支气管插管是否安置到正确位置，亦可通过纤维支气管镜检查进行确认。在对纵隔内结构进行手术操作时，可引起支气管插管移位，并导致严重的缺氧。

支气管内封堵术

由于双腔支气管插管体积较大，插管时有一定的困难，特别是在齿列不齐，颈部或颞下颌关节活动受限等喉镜放置困难的患者中更为明显。此时，我们可以采用单腔气管插管（图 4.3），在纤维支气管镜的引导下，对非通气肺行支气管内封堵术。

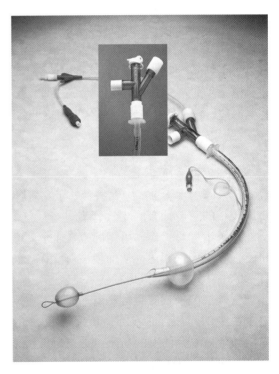

图 4.3 ● 在食管切除术中进行胸部操作时，当双腔气管插管困难时，支气管内封堵术可作为单肺通气的另一种方式（见正文）。支气管内封堵物通过单腔气管插管置入，在纤维支气管镜的引导下放置在主支气管处。

一项研究表明，在常规食管切除术中，支气管内封堵术优于支气管内插管[59]。然而，对纵隔器官进行手术操作时，支气管内封堵物更加容易发生移位。封堵物可向近端移动进入气管，从而导致非通气肺的膨胀，亦可移入上叶支气管远端，从而造成

框 4.7 ● 食管手术单肺麻醉围术期低氧血症的原因

- 肺功能正常患者的单肺麻醉
- 通气侧肺存在基础疾病
- 支气管内插管或封堵物移位
- 低心输出量，原因有

低血容量

纵隔处操作

压迫下腔静脉

压迫右心房

- 围术期通气侧肺的恶化
- 胸段硬膜外阻滞的位置过高引起肺内分流的情况恶化
- 大量输血

上叶的膨胀。由于封堵物的内腔直径较小，肺塌陷的过程可长达 20 分钟以上。术前患者预吸氧以及采用手动方法可使塌陷过程缩短。患者因为各种原因（如气管解剖异常）而不能进行支气管内插管时，支气管内封堵术是非常有效的替代措施。与前者相比，后者气道损伤以及术后声音嘶哑的发生率较低。

食管手术中的单肺通气

经右胸入路的食管手术中，患者处于左侧卧位，左肺使用较长的双腔插管的支气管支进行通气。为了方便外科医生进行操作，可阻断双腔插管的气管支，并使管腔与大气相通，从而使右肺塌陷。左肺通气要充足，以免发生低氧血症。

非通气肺塌陷使其呼吸面积有所下降。侧卧位时，由于重力的作用，通气肺血流灌注较为充分。来自塌陷肺未被氧合的血液与来自通气肺充分氧合血液相混，可导致动脉血氧饱和度的下降。

单肺通气时的低氧血症是由多种因素引起的（框 4.7），并不仅仅是因为有一侧肺塌陷的缘故。

在非肺部手术中，由于单腔通气所导致的缺氧通常较肺部手术更为严重。存在病变的肺血流灌注较差，而缺氧可引起肺血管的收缩，从而使血液流向氧合较好的肺组织。食管切除术中非通气肺的塌陷，可导致肺泡通气血流失衡（V/Q 失调），通过上述调节机制，肺毛细血管内血液重新分布至氧合更好的肺组织，从而起到代偿的作用。

在食管手术中，通气肺受压可导致肺不张的出

现。压力可来自手术操作、纵隔器官的重量、膈肌麻痹时腹腔器官的压迫以及患者自身的体重等。因此，在患者术后的 X 线胸片上经常可以见到小叶性肺不张。

 单肺通气可诱发机体的炎症反应并使患者术后发生 ARDS 的风险增加 [18,60]。特别是在通气时间过长或合并有血流动力学不稳定时，炎症反应更为明显。

在食管手术中，采用潮气量为 5ml/kg 和呼气末正压（PEEP）为 5cmH$_2$O 的保护性通气措施可减少炎性介质的释放，使机体氧合得到改善 [61]。与较为常见的容量控制通气模式相比，在联用 PEEP 的低水平压力控制通气模式下患者氧合更佳，气道压力也较低。

在支气管内插管位置正常且患者心输出量稳定的情况下，增加吸入氧的浓度即可使患者获得充足的氧供。不同的患者对单肺通气的耐受能力也不一样，其中，约有 10% 的患者会发生严重的低氧血症，这可能是由于非通气肺持续性的血流灌注所造成的。目前，对患者是否能够耐受单肺通气上没有很好的预测方法。血细胞比容 > 0.45 和高龄与单肺通气的低氧血症有关。发生低氧血症时，麻醉师可以采取以下措施（框 4.8）进行纠正，但这些措施并不总是有效的。

持续正压通气（CPAP）可改善塌陷肺的氧合（图 4.2），但过度的 CPAP 通气可引起塌陷肺复张，干扰手术操作。PEEP 通气可保持肺泡的扩张状态，减少分流，从而增加通气肺的功能残气量。PEEP 潜在的不利之处在于其增加通气肺的血管阻力，使血液向非通气肺流动。且有造成气压伤的风险。研究表明，单肺通气麻醉、肺部手术操作与炎症因子的释放有关 [60,61]。有人曾提出 CPAP 和 PEEP 的联合应用，但在临床实践中两者的联合常导致心输出量的明显下降。

外科操作对患者的状态有着重要的影响。手术时对下腔静脉和右心房的不当压迫可引起心输出量的急剧下降，进而导致机体氧合和器官灌注的不足。室性或室上性期前收缩在纵隔器官手术操作时十分常见。在肺内分流 > 30% 的情况下，任何程度的心输出量下降均会加重机体的缺氧状态。有研

框 4.8 ● 食管切除术的胸部操作阶段降低通气灌流比失调的方法

通气侧肺
- 增加吸入氧浓度
- 呼气末气道内正压通气（PEEP）
- 单肺通气开始时使用复苏手法
- 低容量控制通气与 PEEP 联用
- 压力控制模式与 PEEP 联用

非通气侧肺
- 吹入氧气
- 持续气道内正压（CPAP）

双肺
- 间断双肺通气
- 持续双肺通气联合肺回缩

循环
- 维持足够心输出量
- 短暂的阻断非通气侧的动脉血流

究表明，纵隔器官的手术操作与术中低血压之间存在线性关系。

虽然在食管手术中使用双肺通气可以减少肺内分流，但因其术野显露较差，对系统性淋巴结清扫造成干扰。反复的通气和放气会给手术方案的制订带来困难。过去有人提出通过暂时阻断塌陷肺的动脉血流来纠正术中持续性难治性的低氧血症，然而，这种方法并不常用，且不易实施。

单肺通气结束时应在直视下完成肺的复张。复张失败是术后低氧血症的主要原因，可由支气管内分泌物黏稠引起，推荐使用纤支镜进行吸引，促进肺的复张。

输血和液体治疗

食管切除术中输血的患者预后较差[5,10,12,62,63]，其短期生存率下降，而长期预后则不受影响[64]。输血量越大，患者的预后越差。需要输血的患者肿瘤通常的特点为呈浸润溃疡型，伴有血管的侵犯，其手术时间较长[62]，术前化疗率较高（特别是高龄患者）。

麻醉、手术和输血均有免疫抑制的作用。其中，输血量越大，免疫抑制作用越强。输血患者感染的概率增加。手术的免疫抑制作用在术后 48 小时最为明显。有研究表明，食管手术中出血超过 3 个单位时就可产生有害的效应[63]。

是否输血应根据患者器官和组织的氧供情况和血流动力学状态综合决定，而不可仅仅依赖血红蛋白水平的高低。一项随机对照研究表明，对于重症患者，维持其血红蛋白水平处于 7 ~ 9 g/dl 与继续输血相对比，患者的死亡率并无差异[65]。在血容量充足，氧合良好的前提下，大多数患者能耐受术后的血液稀释状态，但冠心病患者除外。此外，还应保证胃肠道吻合口的血供。当红细胞比容达到 25% ~ 30% 时，即可基本满足组织的氧气供应。

手术中液体治疗一直以来都存在着争议，现行的许多治疗方案均没有可靠的证据作为支持[52]。液体潴留可导致体重增加，从而影响患者的气体交换和消化功能，对腹部手术患者的预后也有不良的影响。在全麻和腰麻过程中，为维持血流动力学稳定，可能会引起补液过量。而在腰麻中，补液的效果并不肯定[52]。为了避免输血，术中的补液量通常是患者失血量的数倍。手术应激所致的液体潴留量和手术部位的液体蒸发量是难以估计的。与过度补液相反，补液不足所致的低血容量状态会影响组织和吻合口的血液供应[52]。

对于因术前禁食、胃管引流、伤口渗出、排尿和不显性失水造成的液体丢失应予以补充。在经胸腹食管切除术中，胸腹腔每小时液体蒸发量可达 32g。手术时由于内分泌系统的作用，可导致机体水盐潴留，尿量减少，但对于术前容量正常、肾功能良好的患者通常是可以耐受的。

限制食管手术患者的围术期液体入量可以有效地降低术后肺部并发症的发生率。Kita[66] 等报道，保持中心静脉压 < 5mmHg，尿量 4 ~ 5ml/kg/h 可减少食管手术后的呼吸系统并发症。

采用目标导向的液体治疗可有效防止患者术后体重骤然增加，这在下消化道手术中是有益的[52]。

术后治疗

胃食管手术后拔除气管插管时机的选择

若胃部手术过程较为顺利，患者通常会在术间拔除气管插管并返回普通病房或转入监护室。以前行食管切除术的患者，通常在术后第二天才拔除气

框 4.9 ● 上消化手术后拔管的标准

- 稳定的心血管系统状态
- 外科引流血液少于 50ml/h
- 没有高 CO_2 血症
- 自主呼吸吸入氧浓度小于 0.4 时有足够的氧饱和度
- 咳嗽和吞咽反射活跃
- 对指令有反应
- 没有疼痛和意识混乱
- 无手术并发症

新辅助化疗不是术后拔管失败的危险因素[67]。

管插管[43]，而目前更倾向于在手术室或重症监护室中早期拔管[67]。有证据表明，早期拔管能够有效地减少患者的 ICU 住院时间[44,67,68]。良好的术后镇痛是患者拔管成功的先决条件[67]。Michelet[69] 等发现，在采取相应的措施控制单肺通气时炎性介质的释放之后，术后早期拔管可使患者的肺功能得到改善。术后拔管越晚，患者面临风险越大。研究表明，高龄患者接受大型手术，使用血管活性药物以及机械通气超过 24 小时均与患者术后死亡率的增加有关。患者是否能够在术后成功拔除气管插管主要受到几个因素的影响（框 4.9）。

术后镇痛

疼痛在上腹部和胸部手术后的患者中非常普遍。术后疼痛可以十分剧烈，常可引发机体产生一系列显著的神经体液代谢反应。研究表明，采取相应的措施减轻上述应激反应有助于改善患者的预后。为了起到镇痛的效果，术后阿片类药物的用量可以非常大，甚至可以引起患者呼吸抑制，进而需要通气支持。若采用硬膜外镇痛泵，药物剂量可与手术切皮时相当。然而，术后镇痛对于患者远期预后的影响仍是不确定的。

胃或食管切除术后的疼痛限制了患者的咳嗽和运动功能，从而导致痰液潴留、肺不张和肺部并发症的产生。其中，患者的潮气量、残气量和功能残气量均可受到影响。

 研究表明，有效的术后镇痛可减少术后心肺系统并发症的发生率。

疼痛可加重胃肠道的梗阻。除了手术部位的疼痛以外，术后肢体活动受限、胸部手术体位引起的肩痛、排尿困难等都是造成患者术后疼痛的原因。而术后患者体温较低，胃肠道胀气亦可使疼痛加重。

大量研究表明，良好的术后镇痛对上消化道手术的患者是有益的。然而，对各种不同的镇痛方法改善患者长期预后中作用的认识仍存在分歧。目前，硬膜外镇痛应用最为普遍，通常在全麻诱导前置入硬膜外导管，镇痛剂可采用阿片类药物、局麻药或两者联用。硬膜外镇痛对于上消化道手术而言有许多优势：术后呼吸系统并发症明显少于全身阿片类药物镇痛；有助于患者早期拔除气管插管[68]；术后胃肠道功能恢复较快；吻合口瘘的发生率较低，提示硬膜外镇痛可能存在改善胃肠道微循环的作用[69]。食管切除术后患者持续使用硬膜外镇痛超过 5 天以上，即可观察到其对术后并发症的改善作用。胸部硬膜外镇痛对患者术后肺活量、呼吸和换气功能的改善作用取决于其阻滞平面的高低。

患者自控全身性阿片类药物镇痛（PCA）是另一种可供选择的方法，通常与局部阻滞联用。虽然硬膜外镇痛在术后短期内的疗效明显优于 PCA，但两者在经胸食管切除术后的并发症和死亡率上没有差异[70]。最近，一些研究者对硬膜外镇痛相对于其他术后镇痛方法的优越性提出质疑[71]。

硬膜外镇痛具有潜在的风险，应由技术水平较高的医生实施，特别是胸段硬膜外镇痛。为了达到满意的镇痛效果，大部分患者都需要对用药的剂量进行调整。其中，有小部分患者镇痛效果并不理想[71]。患者必须由经过训练的工作人员密切监护。无论是医生还是护士都应熟悉硬膜外镇痛的副作用，如高位阻滞、低血压、中枢和呼吸抑制、导管移位、硬膜外血肿和感染等。其他与硬膜外镇痛有关的并发症包括：肢体运动功能减弱、瘙痒、恶心、腰穿操作不当所致的头痛和幻觉等。

硬膜外镇痛中时布比卡因过量可引起双侧交感神经节阻滞，特别是胸段神经节阻滞。由此所致的低血压可因低血容量状态、头高位和心血管储备能力下降而不断恶化。硬膜外阿片类药物镇痛可有效避免上述不良的心血管反应，但可导致呼吸中枢抑制的风险。阿片类药物向头部扩散，进而引起呼吸抑制的风险与药物的脂溶性相关。硬膜外镇痛有效的情况下禁用静脉阿片类药物。更多关于腹部手术和硬膜外镇痛的内容，读者可参考 Jackson 和 Loughnane 的文献[72]。

采用 PCA 进行术后镇痛时，必须密切监测患者呼吸功能和意识状态。此外，还应注意幻觉、恶心、呕吐、尿潴留、肠梗阻和荨麻疹等并发症。PCA 只有在患者理解和配合的情况下才能发挥作用。

除了硬膜外镇痛和 PCA 技术以外，还可采用 NSAIDs 加强患者的镇痛效果。NSAIDs 的副作用多在长期使用时才会出现。使用 NSAIDs 药物之前，应保证患者肾功能良好。

手术结束前使用局麻药物对切口的肌肉和皮肤进行浸润麻醉，可有效地减轻切口处的疼痛，降低患者的阿片类药物的需要量。通常采用 0.25% 布比卡因（不含肾上腺素）作为局麻药物，最大剂量可达 2mg/kg。

术后管理

在食管切除术后，主要有三类与麻醉相关的情况可直接影响患者的并发症和死亡率，分别是：心功能不全、呼吸功能不全和吻合口缺血破裂。患者在术后 3 ~ 4 天出现严重并发症的可能性最大。胸腹部手术和上腹部手术后，患者缺氧的发生率较高，这可能与术后早期机体氧耗增加有关[39]。在上消化道手术前，必须对患者的术后管理作充足的准备。食管手术后常见的并发症见框 4.10。关于上消化道手术后的并发症的内容可参见第 5 章和第 6 章。

保证上消化道术后患者支气管树内的分泌物能够顺利排出，避免肺不张或低氧血症的发生至关重要。深呼吸训练、胸部理疗、加温雾化吸入、诱发性肺量计等均可起到降低术后呼吸系统并发症的作用。

上消化道手术后患者的缺氧通常持续数日，引起缺氧的原因是多种多样的。高龄、ASA 评分 2 分以上、功能依赖状态、COPD、吸烟、肥胖、胸部手术以及手术时间较长等均可增加患者术后缺氧的发生率。若没有采取积极的措施进行预防，术前处于缺氧边缘状态的患者，术后几乎都会发生缺氧[10]。呼吸道的分泌物如不能及时清除会引起肺不张，咳嗽无力、补呼气量不足的患者易于发生上述情况。此外，持续性的疼痛、仰卧位、肺顺应性下降、膈肌和肋间肌功能障碍等均会影响患者术后的氧合情况。

框 4.10 • Ivor-Lewis 食管切除术后常见的并发症（术后并发症在第 5 章和第 6 章中讨论）

主要并发症
● 支气管肺炎
● 呼吸衰竭
ARDS
● 心肌梗死
● 不稳定心绞痛
● 心力衰竭
● 血栓形成
次要并发症
● 心律失常
● 精神疾病
● 感染性腹泻
● 尿路感染

食管切除术后患者咳嗽反射减弱，会使呼吸系统并发症进一步恶化并增加误吸的风险。术后早期，机体的氧耗增加[39]，但摄氧能力没有相应的增长。当患者动脉血氧分压 < 8kPa 或动脉血氧饱和度 < 90% 时，如果未能及时纠正，则会导致外周器官的缺氧。血流动力学不稳定会使上述情况进一步恶化。持续至术后 6 小时的缺氧会增加吻合口破裂发生率[73]，而术后防止吻合口缺血缺氧无疑是至关重要的。如有必要，所有的患者术后必须吸入湿化氧气并监测氧饱和度，以防面罩供氧的不足。其他减少上消化道手术后缺氧和肺部并发症的措施包括：满意的镇痛、半卧位（可增加功能残气量，特别是肥胖患者）、术后 4 天内持续吸氧和常规物理治疗等。

食管切除术后外周组织和肺部均会产生炎症反应。胸部手术后肺组织损伤的机制尚不明确，这些损伤与 ARDS 类似，可能在手术当时就已经产生[18]。食管切除术后 ARDS 的发生率在 14% ~ 33%[18]，是患者术后死亡的主要原因。这可能与术后胃肠道处于低灌注状态，引起全身炎性介质的释放，肺泡膜对蛋白质的通透性增加有关。

 此外，食管切除术后患者肺白细胞浸润增加，血浆中细胞因子、花生四烯酸和血栓素 B_2 的浓度升高，都可介导 ARDS 的发生[60]。

框 **4.11** ● 食管切除术后房颤的病因

- 吻合口瘘
- 外科败血症
- 高龄
- 基础心血管疾病
- 术中失血
- 上胸部切开
- 颈部吻合
- 胸腔引流管位置不当
- 胸胃扩张

术后肺损伤与单肺通气术中肺部的缺血缺氧状态有关[18]。在食管切除术中进行胸部操作时，非通气肺血流灌注较差，容易发生缺血，而通气肺则容易受到气压伤的损害。

术后早期应对患者液体和血液的需要量进行密切监测。围术期患者出现低血压和低氧血症可导致其术后发生 ARDS 的风险增加[18]。监测患者液体、血制品和正性肌力药物的需要量可对低血压和低氧血症的程度进行初步的估计。食管切除手术时间较长的患者，术后常需要更多液体补充，有必要对这些患者进行短期有创血流动力学监测。中心静脉压监测可用于评估患者的液体需要量。

食管切除术后，5% ～ 10% 的患者会出现心血管系统并发症[8]。其中，心律失常在术后 2 天的患者中并不少见。必须对术后患者出现的各种心律失常进行详细的评估并排除低钾血症和低镁血症的影响。心房颤动（房颤）是术后心律失常中最为常见的类型[74]，可由多方面的因素引起（框 4.11）。当患者出现房颤时，应注意发生潜在严重并发症的可能，如继发于吻合口破裂的纵隔炎等。在一项含 427 例病例的研究中，患者术中房颤的发生率为 17%，术后 3 天内复发率为 37%[75]。其他研究中房颤发生率在 20% ～ 60%[76]。

患者术后 3 天以后出现的房颤与脓毒血症相关，而出现较早者风险较小。年龄超过 65 岁、有较多肺部并发症的患者术后房颤的发生率较高。此外，术前存在的 COPD、心脏疾病，术后低氧血症、胸胃膨胀、颈部吻合[74]、肺功能较差、中心静脉压升高等也是术后房颤的易患因素[75]。

术前预防性地高辛化或采用胸段硬膜外镇痛均不能降低食管切除术后房颤的发生率。有趣的是，在非心胸外科手术中，他汀类药物的使用有助于降低术后房颤的风险。

● **关键点**

- 患者术前的生理状态是手术病例选择中最重要的因素，并对手术的预后起决定性的作用。对患者进行谨慎而详细的术前检查和评估，是外科手术成功的先决条件。
- 基础疾病、腹部或胸部大手术以及高龄均可增加患者围术期的并发症和死亡率。
- 目前尚没有找到上消化道手术预后的可靠指标。患者术后并发症可以由多种因素引起，其中胃手术与食管手术术后并发症存在差异性。普遍认为心肺储备能力下降的患者难以耐受上腹部和胸部手术。
- 术前心肌缺血、心肌梗死、心室肥厚、心力衰竭以及心律失常情况均可使患者手术风险增加。
- 上腹部及胸部手术可对患者心肺功能产生有害的影响，术后需对患者进行严密的监测和治疗。
- 患者术前肺功能严重受损会增加单肺麻醉和术后缺氧的风险。肺功能测试异常与术后并发症之间没有明显关系。
- 对伴有糖尿病、肝硬化和高龄等情况的上消化道手术患者应引起足够的重视。
- 运动耐力下降是导致患者围术期并发症增加的独立影响因素。术前运动测试可以发现患者潜在的问题，但对于没有临床症状的患者意义不大。
- 对患者可能存在的各种危险因素应尽早发现，及时纠正，使患者以最佳的状态去适应麻醉、手术和术后恢复的过程。其中，加强患者心肺功能和保证充足营养状态尤为重要。
- 虽然尚无有力证据表明术前肺功能可用于非心胸外科手术术后肺部并发症的危险分层，但如果患者术前肺功能较差，存在相关症状时，则应在术前采取相应措施降低患者肺部并发症的风险。

- 在上消化道手术前，如何使患者的血流动力学状态达到最大程度的优化一直是研究的热点所在。
- 在食管切除术中胸部操作阶段的单肺通气麻醉必须由经验丰富的麻醉医师来完成。
- 心功能不全、呼吸功能不全以及吻合口瘘可增加食管切除术后的并发症和死亡率。三者均受到手术麻醉的直接影响。
- 外科医生和麻醉医生必须通力合作，为上述患者提供高水平的术后支持治疗。其中，术后48～72小时的术后管理措施尤为重要。
- 上消化道手术和单肺通气均可导致患者的胃肠道和肺部产生炎症反应。术后肺损伤是导致胸部手术后患者出现并发症和死亡的重要原因，其防治措施正在研究当中。
- 满意的术后镇痛可以改善预后。在食管切除术后，充分的镇痛是降低患者心肺系统并发症的先决条件。
- 硬膜外镇痛是上腹部或胸部手术最常见的镇痛方法。由专业的麻醉医生操作，专门的护士护理，可有效地降低硬膜外镇痛潜在的风险。在上消化道手术后短期内，硬膜外镇痛优于其他镇痛方法，但并不能提供更多的长期获益。
- 应加强各个领域专家的共同合作，为患者提供高水平的围术期管理，最大限度地改善外科手术的预后。

（杨 帆 臧 鑫 译）

参考文献

1. Shoemaker WC, Appel PL, Kram HB. Role of oxygen debit in the development of organ failure sepsis, and death in high-risk surgical patients. Chest 1992; 101:208–90.

2. Ferguson MK, Martin TR, Reeder LB et al. Mortality after oesophagectomy: risk factor analysis. World J Surg 1997; 21:599–603.

3. Bartels H, Stein HJ, Siewert JR. Preoperative risk analysis and postoperative mortality of oesophagectomy for resectable oesophageal cancer. Br J Surg 1998; 85:840–4.

4. Nagamatsu Y, Shima I, Yamana H et al. Preoperative evaluation of cardiopulmonary reserve with the use of expired gas analysis during exercise testing in patients with carcinoma of the thoracic oesophagus. J Thorac Cardiovasc Surg 2001; 121:1064–8.

5. Bailey SH, Bull DA, Harpole DH et al. Outcomes after esophagectomy: a ten year prospective cohort. Ann Thorac Surg 2003; 75:210–16.

6. Guidance on Commissioning Cancer Services: improving outcomes in upper GI cancer. The manual. NHS Executive, Department of Health, pp. 26–34.

7. Ferguson MK, Durkin AE. Preoperative prediction of the risk of pulmonary complications after oesophagectomy. J Thorac Cardiovasc Surg 2002; 123:661–8.

8. Griffin SM, Shaw IH, Dresner SM. Early complications after Ivor–Lewis subtotal esophagectomy with two-field lymphadenectomy. Risk factors and management. J Am Coll Surg 2002; 194:285–97.

9. Atkins BZ, Shah AS, Hutcheson KA et al. Reducing hospital morbidity and mortality following esophagectomy. Ann Thorac Surg 2004; 78:1170–6.

10. Tsutsui S, Moriguchi S, Morita M et al. Multivariate analysis of postoperative complications after esophageal resection. Ann Thorac Surg 1992; 53:1052–6.

11. Avendano CE, Flume PA, Silvestri GA et al. Pulmonary complications after esophagectomy. Ann Thorac Surg 2002; 73:922–6.

12. Law S, Wong KH, Kwok KF et al. Predictive factors for postoperative pulmonary complications and mortality after esophagectomy for cancer. Ann Surg 2004; 240:791–800.

13. Abunasra H, Lewis S, Beggs L et al. Predictors of operative death after oesophagectomy for carcinoma. Br J Surg 2005; 92:1029–33.

14. Schroder W, Bollschweiler E, Kossow C et al. Preoperative risk analysis – a reliable predictor of postoperative outcome after transthoracic esophagectomy? Langenbeck's Arch Surg 2006; 391:455–60.

15. Steyerberg EW, Neville BA, Koppert LB et al. Surgical mortality in patients with esophageal cancer: development and validation of a simple risk score. J Clin Oncol 2006; 24:4277–84.

16. Murray P, Whiting P, Hutchinson SP et al. Preoperative shuttle walking testing and outcome after oesophagectomy. Br J Anaesth 2007; 99:809–11.

17. Nagawa H, Kobori O, Muto T. Prediction of pulmonary complications after transthoracic oesophagectomy. Br J Surg 1994; 81:860–2.

18. Tandon S, Batchelor A, Bullock R et al. Perioperative risk factors for acute lung injury after elective oesophagectomy. Br J Anaesth 2001; 86:633–8.

A study from a specialist unit of lung injury following elective oesophagectomy. The incidence of postoperative adult respiratory distress syndrome was more common in patients who had prolonged one-lung anaesthesia and displayed preoperative instability.

19. Haynes N, Shaw IH, Griffin SM. Comparison of conventional Lewis–Tanner two stage oesophagectomy with synchronous two-team approach. Br J Surg 1995; 82:95–7.

20. Kelley ST, Coppola D, Karl RC. Neoadjuvant chemotherapy is not associated with a higher complication rate vs. surgery alone in patients undergoing esophagectomy. J Gastrointest Surg 2004; 8:277–31.

21. Bollschweiler E, Schroder W, Holscher AH et al. Preoperative risk analysis in patients with adenocarcinoma or squamous cell carcinoma of the oesophagus. Br J Surg 2000; 87:1106–10.

22. Golubovic V, Golubovic S. ASA scores as prognostic criterion for incidence of postoperative complications after transhiatal esophagectomy. Coll Antropol 2002; 26:149–53.

23. Kuwano H, Sumiyoshi K, Sonoda K et al. Relationship between perioperative assessment of organ function and postoperative morbidity in patients with oesophageal cancer. Eur J Surg 1998; 164:581–6.

24. Kinugasa S, Tachibana M, Yoshimura H et al. Esophageal resection in elderly patients: improvement in postoperative complications. Ann Thorac Surg 2001; 71:414–18.

25. Zafirellis KD, Fountoulakis K, Dolan SP et al. Evaluation of POSSUM in patients with oesophageal cancer undergoing resection. Br J Surg 2002; 89:1150–5.

26. Prytherch DR, Whiteley MS, Waever PC et al. POSSUM and Portsmouth POSSUM for predicting mortality. Br J Surg 1998; 85:1217–20.

27. Tekkis PP, McCulloch P, Poloniecki JD et al. Risk adjusted prediction of operative mortality in oesophagogastric surgery with O-POSSUM. Br J Surg 2004; 91:288–95.

28. Lagarde SM, Maris AK, de Castro SM et al. Evaluation of O-POSSUM in predicting in-hospital mortality after resection for oesophageal cancer. Br J Surg 2007; 94:1521–6.

29. Nagabhushan JS, Srinath S, Weir F et al. Comparison of P-POSSUM and O-POSSUM in predicting mortality after oesophagogastric resections. Postgrad Med J 2007; 83:355–8.

30. Lai F, Kwan TL, Yeun WC et al. Evaluation of various POSSUM models for predicting mortality in patients undergoing elective oesophagectomy for carcinoma. Br J Surg 2007; 94:1172–8.

31. Eagle KA, Brundage BH, Chaitman BR et al. Guidelines for perioperative cardiovascular evaluation for non-cardiac surgery. J Am Coll Cardiol 1996; 27:910–48.

32. Eagle KA, Berger PB, Calkins H et al. ACC/AHA guideline update for perioperative cardiovascular evaluation for non-cardiac surgery. Circulation 2002; 105:1257–67.

33. Fleisher LA, Beckman JA, Brown KA et al. ACC/AHA 2007 guidelines on perioperative cardiovascular evaluation and care for non-cardiac surgery: Executive Summary. Circulation 2007; 116:1971–96.

34. Beckman JA, Brown KA, Calkins H et al. ACC/AHA 2006 guideline update on perioperative cardiovascular evaluation for non-cardiac surgery: focused update on perioperative beta-blocker therapy. J Am Coll Cardiol 2006; 47:2345–55.

35. Cohen SL, Goldman L. Preoperative risk evaluation and perioperative management of patients with coronary artery disease. Med Clin North Am 2003; 87:111–36.

36. Lawrence VA, Cornell JE, Smetana GW. Strategies to reduce postoperative pulmonary complications after noncardiac surgery: systematic review for the American College of Physicians. Ann Intern Med 2006; 144:596–608.

37. Fletcher GF, Balady G, Froelicher VF et al. Exercise standards. Circulation 1995; 91:580–615.

38. Girish M, Trayner E, Dammann O et al. Symptom limited stair climbing as a predictor of postoperative cardiorespiratory complications after high risk surgery. Chest 2001; 28:2893–7.

39. Saito H, Minamiya Y, Kawai H et al. Estimation of pulmonary oxygen consumption in the early postoperative period after thoracic surgery. Anaesthesia 2007; 62:648–53.

40. Davies SJ, Wilson RJ. Cardiopulmonary exercise testing for the surgical patient. Care Crit Ill 2007; 23:110–18.

41. Older P, Smith R, Hall F et al. Preoperative cardiopulmonary risk assessment by cardiopulmonary exercise testing. Crit Care Resus 2000; 2:198–208.

42. Dang A, Aguilar J, Riedel B et al. Preoperative chemoradiation impacts physiologic capacity of patients scheduled for esophagectomy. Anesthesiology 2007; 107:A777.

43. Forshaw MJ, Strauss DC, Davies AR et al. Is cardiopulmonary testing a useful test before esophagectomy? Ann Thorac Surg 2007; 85:294–9.

44. Singh SJ, Morgan MDL, Scott S et al. Development of a shuttle walking test of disability in patients with chronic airways disease. Thorax 1992; 47:1019–24.

45. Biccard BM, Sear JW, Foex P. Meta-analysis of the effect of heart rate achieved by perioperative beta-adrenergic blockade on cardiovascular outcomes.

Br J Anaesth 2008; 100:23–8.

46. Auerbach AD, Goldman L. Beta-blockers and reduction of cardiac events in non-cardiac surgery. JAMA 2002; 287:1435–45.

47. Hindler K, Shaw AD, Samuels J et al. Improved post-operative outcomes associated with preoperative statin therapy. Anesthesiology 2006; 105:1260–72.

48. Kapoor AS, Kanji H, Buckingham J et al. Strength of evidence for perioperative use of statins to reduce cardiovascular risk: systematic review of controlled studies. Br Med J 2006; 333:1149–52.

49. Wilson J, Wood I, Fawcett J et al. Reducing the risk of major elective surgery: randomised controlled trial of preoperative optimisation of oxygen therapy. Br Med J 1999; 7191:1099–103.

50. Kinsella J. Effect of perioperative fluid therapy on outcome following major surgery. R Coll Anaesth Bull 2001; 8:362–5.

51. Dresner SM, Hayes N, Lamb PJ et al. Prognostic significance of peri-operative blood transfusion following radical resection for oesophageal carcinoma. Eur J Surg Oncol 2000; 26:492–7.

52. Brandstrup B. Fluid therapy in the surgical patient. Best Pract Res Clin Anaesth 2006; 20:265–83.

53. Davies SJ, Wilson RJT. Preoperative optimization of the high-risk surgical patient. Br J Anaesth 2004; 93:121–8.

54. Windsor A, Braga M, Martindale R et al. Fit for surgery. An expert panel review on optimizing patients prior to surgery, with a particular focus on nutrition. Surgeon 2004; 2:315–19.

55. Kondrup J, Rasmussen HH, Hamberg O et al. ESPEN Working Group. Nutritional risk screening: a new method based on an analysis of controlled clinical trials. Clin Nutr 2003; 22:321–36.

56. Murphy PM, Modi P, Bahamim J et al. An investigation into the current perioperative nutritional management of oesophageal carcinoma patients in major centres in England. Ann R Coll Surg Engl 2006; 88:358–62.

57. Sultan J, Di Franco F, Seal CJ et al. The effect of omega-3 fatty acids (O-3FA) on antioxidant status, human leukocyte antigen (HLA)-DR expression on leukocytes and clinical outcome in oesophago-gastric cancer surgery (OGCS). Br J Surg 2008; 95(S3):83.

58. Howard-Ape GM, de Bono J, Hudsmith L et al. Coronary artery stents and non-cardiac surgery. Br J Anaesth 2007; 98:560–74.

59. Vanner R. Arndt endobronchial blocker during oesophagectomy. Anaesthesia 2005; 60:295–6.

60. Cree RT, Warnell I, Staunton M et al. Alveolar and plasma concentrations of interleukin-8 and vascular endothelium growth factor following oesophagectomy. Anaesthesia 2004; 59:867–71.

A study from a specialist upper gastrointestinal unit demonstrating that oesophageal surgery triggers the release of pulmonary proinflammatory mediators, a potential aetiological factor in subclinical lung injury.

61. Michelet P, D'Journo XB, Roch A et al. Protective ventilation influences systemic inflammation after esophagectomy. Anesthesiology 2006; 105:911–19.

62. Tachibana M, Tabara H, Kotoh T et al. Prognostic significance of perioperative blood transfusion in resectable thoracic esophageal cancer. Am J Gastroenterol 1999; 94:757–65.

63. Langley SM, Alexiou C, Bailey DH et al. The influence of perioperative blood transfusion on survival after esophageal resection for carcinoma. Ann Thorac Surg 2002; 73:1704–9.

64. Craig SR, Adam DJ, Yap PL et al. Effect of blood transfusion on survival after esophagogastrectomy for carcinoma. Ann Thorac Surg 1998; 66:356–61.

65. Herbert PC, Wells G, Blajchman MA et al. A multicenter randomised controlled clinical trial of blood transfusion in the critically ill. N Engl J Med 1999; 340:409–17.

66. Kita T, Mammoto T, Kishi Y. Fluid management and postoperative respiratory disturbances in patients with transthoracic esophagectomy for carcinoma. J Clin Anaesth 2002; 14:252–6.

67. Lanuti M, de Delva PE, Maher A et al. Feasibility and outcomes of early extubation policy after esophagectomy. Ann Thorac Surg 2006; 82:2037–41.

68. Chandrarashekar MV, Irving M, Wayman J et al. Immediate extubation and epidural analgesia allow safe management in a high dependency unit after two-stage oesophagectomy. Br J Anaesth 2003; 90:474–9.

69. Michelet P, Roch A, D'Journo XB et al. Effect of thoracic epidural analgesia on gastric blood flow after oesophagectomy. Acta Anaesthesiol Scand 2007; 51:587–94.

70. Rudin A, Flisberg P, Johansson J et al. Thoracic epidural analgesia or intravenous morphine analgesia after thoracoabdominal esophagectomy: a prospective follow-up of 210 patients. J Cardiothorac Vasc Anesth 2005; 19:350–57.

71. Low J, Johnston N, Morris C. Epidural analgesia: first do no harm. Anaesthesia 2008; 63:1–3.

72. Jackson T, Loughnane F. Regional anesthesia in abdominal surgery. In: Kumar CM, Bellamy M (eds) Gastrointestinal and colorectal anaesthesia. New York: Informa Healthcare, 2007; Chap. 11, pp. 111–25.

73. Kusano C, Baba M, Takao S et al. Oxygen delivery as a factor in the development of fatal postoperative complications after oesophagectomy. Br J Surg

1997; 84:252–7.

74. Ma JY, Wang Y, Zhao YF et al. Atrial fibrillation after surgery for esophageal carcinoma: clinical and prognostic significance. World J Gastroenterol 2006; 12:449–52.

75. Hahm TS, Lee JJ, Yang MK et al. Risk factors for an intraoperative arrhythmia during esophagectomy. Yonsei Med J 2007; 48:474–9.

76. Murthy SC, Law S, Whooley BP et al. Atrial fibrillation after oesophagectomy is a marker for postoperative morbidity and mortality. J Thorac Cardiovasc Surg 2003; 126:1162–7.

第 5 章

食管癌的外科治疗

S. Michael Griffin

前言

食管癌对于外科医生来讲，是一种被普遍认为最富挑战性的疾病之一。原因不仅在于手术重建过程中需要灵活应变，而且在于手术工作量的浩大，即纵跨颈部、胸部和腹部的大范围操作。在保证手术安全性的前提下，人们进行着各种努力去提高治愈率，但遗憾的是，在大多数国家食管癌的总体生存率仍在 10% 附近徘徊。尽管应采用多学科治疗手段，但手术仍是最优先考虑的基本治疗措施。手术方法应根据肿瘤的特点和患者身体状况的不同进行个体化调整，包括手术方式的选择和手术范围的界定。以前食管癌以鳞癌为主，而在目前的英国，70% 的病例是食管下段或者胃食管交界部位的腺癌。食管下段和贲门部（Siewert 1 型和 2 型）腺癌经常按照食管癌的原则来分期和治疗，是本章探讨的重点；而贲门下的肿瘤（Siewert 3 型）会在第 7 章来介绍。

这种疾病通常在就诊时即属晚期，表现为长达数月的吞咽困难症状。由于一些患者对手术不能耐受或者发现时已经处于晚期，只有 30% ~ 40% 的患者可以行根治性治疗，而大多数只能采取一些非手术的治疗来缓解症状。预后主要依赖于癌症的分期，对于早期肿瘤，仅手术治疗就可以获得良好的预后。对于大多数透壁的或者淋巴结阳性的患者来说，采用手术联合新辅助化疗或者放化疗的综合治疗方案，可以使患者获益（第 9 章）。一个多学科的团队应该根据患者的年龄、耐受力、症状、分期以及组织病理等，为每一个患者选择出一个最合适的综合治疗方案。

外科病理学

绝大多数食管肿瘤起源于食管上皮。它们来自黏膜中的鳞状上皮层。但来自柱状上皮化生的腺癌正在增多，主要侵犯食管下段。肿瘤部位和组织类型是值得关注的两个重要因素：不同起源部位的食管肿瘤其生物学行为亦不同。鳞癌起源于颈段和胸段食管，而腺癌则起源于胸段食管和贲门，它们的转移途径和对治疗的反应迥异。这些已经在第 1 章里详细讨论过。强调食管各部位的解剖特点是为了便于理解各部位肿瘤有不同的外科治疗方法。

外科解剖

食管是一个中空器官，起于平第 6 颈椎水平的环咽肌，自胸骨上切迹入胸，经后纵隔下行，再穿过膈肌食管裂孔进入腹腔与胃贲门相接。食管与其前方的气管和心包以及后面的胸椎关系密切。迷走神经及其分支与食管全长紧密伴行。食管没有浆膜层。胸导管经主动脉裂孔进入后纵隔。走行于食管后外侧、脊柱前方、主动脉和奇静脉之间。左房和左下肺静脉紧贴下 1/3 段食管的左侧壁。

在 2002[1] 年，人们对 TNM 分期进行了修订，以适应分期进程的显著特点。这一分期系统将食管分为不连续的解剖区间（图 5.1）。

下咽部和颈段食管

位于会厌上缘和环状软骨下缘之间的部分被称之为喉，其上方称为口咽。颈段食管上起自环状软骨下缘，下缘止于胸廓入口或颈静脉切迹。这一区

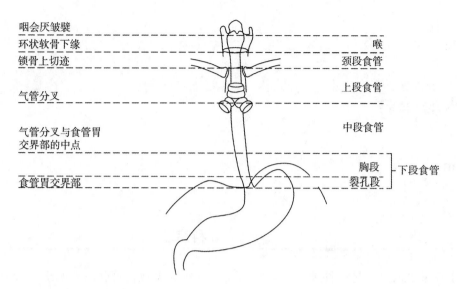

咽会厌皱襞
环状软骨下缘
锁骨上切迹
气管分叉
气管分叉与食管胃
交界部的中点
食管胃交界部

喉
颈段食管
上段食管
中段食管
胸段
裂孔段 } 下段食管

图 5.1 ● 下咽部、食管、胃贲门部解剖学。

域的食管癌的外科处理不同于其他节段，因为肿瘤常侵犯上述两个部位。这在本章后面的部分再作叙述。

上段食管

上段食管位于颈静脉切迹和气管隆嵴之间。

中段食管

介于气管分叉和气管分叉至胃食管交界部中点之间的部分称为中段食管。

下段食管

这部分包括胸部食管的下段和食管裂孔处两段食管。后者经常被称为"腹段食管"。胃食管交界部是有些模糊的概念，不同的专业人员如外科医生、内镜医生、放射科医生、病理医生和解剖学家对此的理解不尽相同。这个部位在合并食管裂孔疝或食管柱状上皮化生时更加难以界定。

血供和淋巴引流

食管的血液供应以食管支的形式直接发自于主动脉或发自于相邻的器官，如肺门、气管、胃及甲状腺的动脉分支。食管胸段的静脉通过相应的属支汇入奇静脉和半奇静脉系统，颈段汇入甲状腺静脉，

而上腹段则汇入胃左静脉。

淋巴系统主要以黏膜下淋巴管网和食管旁淋巴管网的形式分布，两个淋巴管网收集相应食管各层的淋巴液。两网间借食管纵肌和环肌间的交通支相连。食管淋巴网的淋巴液引流入分布于食管表面的食管旁淋巴结，也可以引流入紧邻食管的食管周围淋巴结。淋巴液也可以从食管周围淋巴结引流入食管外侧的淋巴结或跳过食管周围淋巴结直接从食管旁淋巴结引流入食管外侧淋巴结（框 5.1）[2]。

术前外科准备

仔细的术前评估，并对肿瘤进行准确的分期以及对手术风险的评估是手术成功的先决条件（参见第 3 章和第 4 章）。

营养支持

显著的营养不良和脱水常见于食管癌导致食管狭窄的患者，这些情况必须在术前加以纠正。营养不良会使组织功能丧失，导致围术期很多潜在并发症的发生，如伤口裂开、呼吸肌功能减退引起的呼吸衰竭、深静脉血栓以及感染等并发症。营养不良可通过肠内或肠外途径来纠正。用内镜经口放置一细的营养管或空肠造瘘，通过上述两种途径都可以将高热量和高蛋白流质饮食送入肠道，并且这种流

框 5.1 ● 食管淋巴结

食管旁淋巴结（食管壁上）*

颈部（101）

胸上段（105）

胸中段（108）

胸下段（110）

食管周围淋巴结（紧邻食管）

颈深组（102）

锁骨上（104）

气管旁（106）

气管杈（107）

主动脉旁或后纵隔组（112）

膈（111）

胃左动脉旁（7）

胃小弯（3）

腹腔淋巴结（9）

贲门右（1）

贲门左（2）

食管外侧淋巴结（位于食管外侧）

颈段食管外侧（100）

肺门（109）

幽门上（5）

幽门下（6）

肝总动脉旁（8）

胃大弯（4）

* 淋巴结位置见第 3 章图 3.3。

质饮食的体积和成分都是已知的，因此肠内营养是一种既简单又安全的方法。手术期间的肠内营养可以加入一些调节免疫力的营养成分，目的是减少术后并发症和改善预后，这种方法叫营养免疫[4]。

有证据表明，术前行食管扩张是一高风险的操作，如果导致食管穿孔，会影响治愈率。因此在综合治疗之前，给予外部营养已逐渐成为一种常规作法[5]。

 把肠外营养［完全胃肠外营养（total parenteral nutrition，TPN）］作为常规使用的观点从总体或免疫学角度来考虑都是禁忌的，为了最大限度减少院内感染及相关败血症的发生，应尽量避免使用 TPN。

有证据表明术前、术后不使用胃肠道吸收营养会增加院内感染的发生[6]。

在那些恢复不满意的患者，可以在术前或术中行空肠造瘘术，目的是通过肠道给予充足的营养支持。虽然营养性空肠造瘘术的主要作用在于为围术期后的患者提供营养支持，但是目前有证据表明无论术前还是术后行空肠造瘘都是切实有效的[7]。一项来自米兰的大型研究认为，相对于早期肠内营养所带来的好处，空肠造瘘术本身的并发症微乎其微[8]。

呼吸护理

最佳的肺功能状态对于防止开胸及手术时间延长造成严重肺部并发症是至关重要的。术前应尽可能早利用尼古丁替代疗法戒烟，最理想的戒烟时间是术前 6 周。鼓励患者术前进行理疗，包括咳嗽训练和步行训练以加强膈肌力量。高危患者亦应提供积极的理疗，可配合使用支气管扩张剂。口腔、牙齿的卫生也关系到防范术后慢性败血症的发生，口腔感染可通过气管插管而引起气管支气管树的感染。

为了减少血栓栓塞性并发症的发生率，预防性小剂量肝素和抗血栓药物应在入院伊始就开始使用。

心理准备

为了最大限度减少恐惧和忧虑，应采用各种努力使患者熟悉住院环境，包括 ICU。患者的配合是非常关键的，这可通过安慰和良好的交流来加强。关于术后镇痛的方法、氧疗、静脉输液、胸腔闭式引流管以及长时间无法经口摄食的可能性均应充分向患者解释说明。所有患者的家属都应在术前谈话时被告知治疗计划，尤其应关注手术的结果和局限性。如果有受过训练的食管癌专科护士参与术前谈话，会使患者对整个谈话更加理解。

围术期麻醉准备的细节在第 4 章有详细解释。

外科目标

对于估计可以达到 R0 根治性切除（完全切除肉眼所见以及显微镜下所见癌症病灶）的食管癌患者才会行食管切除术。食管癌不像结直肠癌，对于存在远处转移（如肝转移）的患者手术切除是没有作用的。

　　食管癌的预后与分期有关，Ⅰ期的5年生存率大于80%[9]，因此尽早地发现食管癌是非常重要的。对于中、下段的T1期肿瘤，如果患者能够耐受手术，可只行切除术。对于Ⅲ期患者，如果仅行手术切除，只有10%～20%的患者延长了生存时间[10]。现在认为辅助放、化疗对这些患者是有益的[11]。为选择出合适的治疗策略，还需要进一步的随机研究。

　　一些非专业的医疗机构进行了一些小样本研究，结果认为手术的效果很差，因此多年以来人们对食管癌的手术治疗一直持悲观的态度。各期食管癌的手术切除疗效在过去的20年间均得到了提高，并且并发症的发生率和死亡率明显下降，具体原因见框5.2，而且COG上消化道肿瘤的指导报告已经做了详细介绍[12]。所有研究中强调在专业化的治疗中心进行治疗的趋势正在增加，这种治疗中心可方便完成多学科综合治疗计划，其人员包括外科医生、胃肠内科医生、临床肿瘤科医生、麻醉师、放疗师、重症监护师以及理疗师和护士队伍。研究表明丰富的治疗经验会提高治疗效果[13]，经验不足会导致不良后果[14,15]。目前大量的证据表明外科医生手术量对特定部位肿瘤手术的预后是有影响的[14-16]。其他原因包括合理选择适合的患者、内镜的早期诊断、Barrett食管的定期监测和术前、术中和术后管理水平的提高。

食管切除术原则

切除原发肿瘤

　　食管癌经黏膜下淋巴网沿食管长轴扩散，文献报道切缘阳性的比率相当高。幸运的是，由于内镜和放射诊断技术的进步，如内镜超声的使用，使肿瘤的浸润广度、深度和有无多源病灶均能被准确了解和发现。在术前分期时，通过内镜、内镜超声和螺旋CT对患者进行仔细检查以获得肿瘤的准确信息是非常重要的，这将有助于确定切除准确节段。尽管经过非常仔细的术前检查，为确保切缘阴性，依旧难以确定所需的食管切除长度，尤其对高位病变者。

框5.2 ● 食管切除手术疗效提高的原因

- 专业团体的增加
- 多学科综合治疗
- 诊断时间提前
- 患者选择更加合理
- 围术期治疗的改善

切缘处理原则

　　考虑到鳞癌和腺癌可以在壁间黏膜下扩散，大多数作者认为对于中、下段食管的肿瘤应行食管次全切。应常规切除原发灶两端多长的正常食管，一直是讨论的焦点。对于鳞癌来说，主要关心近端切缘；而腺癌特别是胃食管交界处的则更加关心远端切缘。为最大限度减少吻合口复发和残端阳性的风险，Skinner[17]认为应切除肿瘤可触及边界上、下各10cm以内的食管。然而这个数据并未考虑原发肿瘤的特性、类型和部位，也未考虑到食管在体内与经过甲醛溶液浸泡收缩后边缘长度的差异[18]。

　　对于多中心病变的原发肿瘤，需要切除更多食管以保证切缘的安全。在食管鳞癌，可见三种类型（图5.2）[19]。在切除边缘为4cm的标本中，有近40%出现残留端阳性，即使切除10cm亦有17%残留端阳性，原因可能就是忽略了原发肿瘤存在多中心病变。因此，只要有可能，上、下端各切除10cm是合理的长度。但在实际操作中，这个标准极少能达到。上、下各10cm的切缘距离再加上平均长达5.5cm的肿瘤，本身往往已超过了正常食管的全长。

　　许多研究表明，对于局限性的肿瘤，可以切除比较短的边缘长度。很多已发表的证据是相互冲突

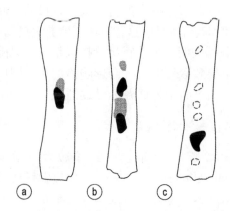

图5.2 ●（a）单原发癌，（b）多原发癌，（c）壁内淋巴、血管内扩散。（b）、（c）切缘阳性风险高；图中阴影区为黏膜下层扩散。

的，目前认为 4cm 的切除边缘就可以将吻合口的复发率降到很低。作者的意见是，如果经胸部切口切除的食管上切缘长度有限时，建议加做颈部切口完成食管全切。

食管下段腺癌经常侵犯贲门、胃底和胃小弯。广泛地袖式切除胃底和胃小弯是防止远切缘阳性的必要方法。有研究证实，镜下切缘阳性的姑息切除患者往往在出现临床局部复发证据之前已死于其他症状[20,21]。因此，追求切缘阴性不应该仅是根治性手术考虑的重要因素，而应该是所有手术需要争取达到的主要目标。

足够长的无肿瘤切缘对根治性切除来说是非常重要的，并且有报道认为它是食管癌的一个独立预后因素。只有把原发肿瘤完全切除后，扩大范围的淋巴结清扫才有意义，这会在下面进行探讨。为了证实完整切除，需要切除大于 1mm 的周围边缘[22]。

淋巴结清扫

与其他实体器官的肿瘤一样，对食管鳞癌和腺癌行淋巴结清扫的价值一直存在争议。主要有两种观点，一种观点认为淋巴结转移仅仅是系统性疾病的一种标记，清扫淋巴结没有益处，因此一些外科医生主张只切除原发肿瘤，并声称与扩大范围的切除具有同样的生存期[23]。而另一种观点认为，对存在阳性淋巴结的患者，经胸行广泛的切除和扩大淋巴结清扫范围是可以治愈的，从而达到根治性切除的目的。

部分伴有淋巴结转移的食管癌患者可通过手术清扫的方法得以治愈，这一事实几无疑问[24]。从存在少量淋巴结转移的患者中筛选出那些能取得满意效果的患者，是对术前分期最大的挑战之一[25]。大量经验说明内镜超声技术在判断上腹部或食管旁淋巴转移方面具有高度敏感性和特异性。这种技术提示在选择能接受根治淋巴结切除的患者时可以更加精确[26]。此外，最近关于食管腺癌前哨淋巴结的研究提示，与乳腺癌相似，前哨淋巴结可以用于术中评估，并且可以根据不同患者的具体情况及分期来确定淋巴结清扫的范围[27,28]。

淋巴结群

食管癌的淋巴结群是根据食管淋巴引流系统的

解剖学特征划分的[2,29,30]。

图 5.3 划分了淋巴结清扫的范围。很多外科医生在经食管裂孔或经胸切除食管时并未实施规范的淋巴结清扫。

规范的一野淋巴结清扫，应包括膈肌淋巴结、贲门右和左淋巴结、胃小弯淋巴结、胃左淋巴结、腹腔淋巴结、肝总动脉淋巴结和脾动脉周围淋巴结。

二野淋巴结结清扫包括主动脉旁（纵隔淋巴结）和胸导管、右肺门和左肺门淋巴结、食管旁淋巴结、气管杈淋巴结和右侧气管旁淋巴结。

三野淋巴结清扫包括上述胸、腹两腔淋巴结及颈部的头臂静脉、颈深淋巴结、颈外淋巴结以及双侧喉返神经淋巴链（颈前深淋巴结）。

淋巴结清扫野的定义不应与淋巴结的组织病理分期相混淆（见第 3 章，框 3.5）。很多能用的关于食管癌淋巴结清扫的资料都有严重的缺陷——对食管切除术和食管切除术 + 淋巴结清扫术没有清楚的定义。重要的是手术技术的标准化，这样才能在将来获得有意义的数据。

淋巴结清扫的基本原理

更大范围的手术是为了优化分期，控制局部肿瘤，提高治愈率。

优化分期

毫无疑问，淋巴结清扫为术后分期的准确性提供了最佳保证[31-33]。

控制局部肿瘤

更大范围的手术可延长无瘤生存期。近年来，大量的证据表明 R0 切除（无肿瘤残留）是非常重要的决定预后的因素。为了达到 R0 切除的目的，食管切除及淋巴清扫一定要彻底。Roder 等[34] 报告 204 例手术结果，R0 与 R1（显微镜下残留）及 R2（肉眼残留）在 5 年生存率上有显著统计学差异，前者 35%，后者仅 10%。Lerut 等[33] 证实Ⅲ、Ⅳ期晚期食管腺癌和鳞癌中，R0 切除的 5 年生存率为 20%，而 R1 和 R2 组为 0。

局部或区域内无复发是一个困难而又重要的目标，因为大多数食管恶性肿瘤在发现时已属晚期。另外，复发的局部纵隔肿瘤是很难治疗的。Dresner 和 Griffin[31] 研究了 176 例病例，发现在二野清扫后

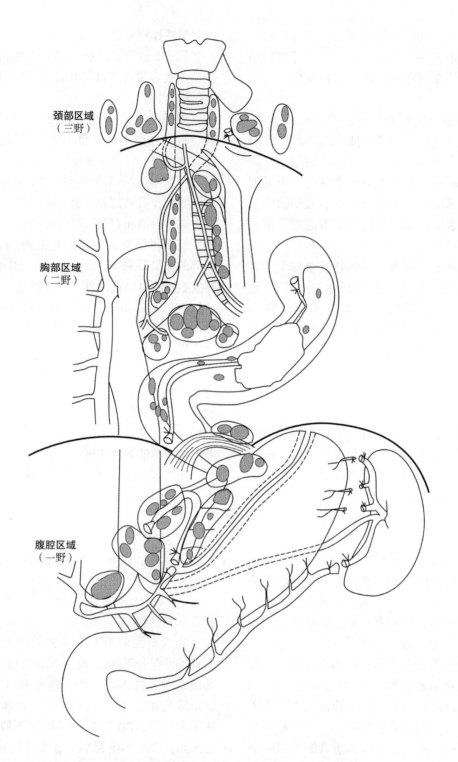

颈部区域
（三野）

胸部区域
（二野）

腹腔区域
（一野）

图 5.3 ● 对食管癌患者常规进行扩大切除和多野淋巴结清扫。

仍有 21% 病例出现纵隔和腹腔复发。Clark 等[35] 在一组 43 例的小样本中发现，只有 20% 的病例在清扫过淋巴结的区域内复发。此外，Lerut 等证实 Ⅳ 期病例有远处淋巴结转移者 4 年生存率为 22%。这进一步支持充分的淋巴清扫在降低局部复发率上的显著价值[33]。Altorki 等对行三野清扫的淋巴结阳性的食管癌患者进行观察，其局部复发率为 9.7%，5 年生存率为 33%[36]。

提高治愈率

广泛的淋巴结清扫的第三个理由是可以延长生存期，但是它缺乏随机对照试验的确切依据。很多文章报道了关于食管鳞癌和腺癌不同淋巴结清扫范围的回顾性研究[17,31,32,37,38]，从不规范的淋巴结清扫到一野、二野和三野。不幸的是，很少有前瞻性随机对照试验来确定淋巴结清扫的范围[25,39,40]。

一项来自荷兰的研究比较了经胸与经裂孔广泛食管切除的长期预后。尽管这两组总的生存期没有差别，但是对于 1 型肿瘤，经胸食管切除组的 5 年生存期有超过经裂孔食管切除组的趋势。另外，在有 1 ~ 8 个阳性淋巴结的患者中，经胸食管切除组的生存期明显好于经裂孔食管切除组。由此可以推测，这一组患者最可能是获益于广泛的淋巴结清扫。无论是否为根治性手术，淋巴结阴性的患者预后好，而有更多阳性淋巴结的患者预后差（图 5.4）。

一些证据显示，在早期食管癌患者中，存在淋巴结转移的比例很高，广泛的淋巴结清扫对这些患者同样有益[41]。然而，一些研究认为 T1 期的淋巴结转移率为 0[31]。根治性淋巴结清扫对早期食管癌的作用还不确定，主要依赖于原发肿瘤侵犯黏膜层或黏膜下层的深度[25]。

小结

如果不清扫第一站的淋巴结，根治性食管切除很难达到令人满意的效果。对于影响了上、中、下区域的食管鳞癌或腺癌患者来说，纵隔淋巴结转移率超过了 70%[21,31,32,38]。在早期食管癌的切除标本中，高达 20% 的标本存在淋巴结转移。很多的个案报道，在下 1/3 段的食管癌患者中有 3/4 的患者存在上腹部的淋巴结转移[27]。清扫腹部及纵隔淋巴结是对中、下段食管癌行根治性切除的基本条件。一些来自日本和欧洲的研究认为，术中行系统性的淋巴结清扫所引起的并发症以及病死率是可以接受的。尽管在最近几十年中发现了淋巴结清扫的一些优势，但人们仍对其可以提高食管癌患者的生存率存有疑问。

　根据日本和欧洲一些机构提供的组织病理和手术数据，作者认为二野的淋巴结清扫比较合适[24,25,31-33,38]。

对食管恶性肿瘤行三野淋巴结清扫的作用还不明确。鳞癌与腺癌扩散方式的不同需要更加深入研究及了解。由于目前很多研究并没有区分肿瘤的组织学而将这两种肿瘤混在一起进行研究，因而其结果并不确切。对于一些上胸段的食管癌，目前认为颈部淋巴结清扫确实可以得到一些满意的结果[24,32,36]。对于下 1/3 段食管的鳞癌，二野与三野的生存期之间并没有显著的差别[32]。而对下段食管的腺癌来说，由于缺乏三野淋巴结清扫对生存期有利的证据，因此是否行颈部淋巴结清扫还不明确。

食管重建方法

重建的路径

完成颈、胸、腹各段食管切除后，主要有三条路径进行食管重建（图 5.4）。

胸骨前路径

许多年前胸骨前路径曾是很多外科医生的首选。这条路径比胸骨后路径约长 2cm，而后者又比后纵隔路径约长 2cm。因此胸骨前路径在近年来已逐渐减少，目前已很少选择这种路径，除非胸腔过于狭小，以至于食管的替代器官压迫气管影响有效的呼吸。

胸骨后路径（前纵隔）

胸骨和前纵隔间的间隙易被游离。据报道经此路径的颈部吻合口裂开的概率较胸骨前路径低。但是，由于该路径使颈段食管非生理性地移位至气管前，因此会在吞咽时产生不舒服的感觉，这是胸骨后路径的主要缺点。

这种非生理解剖路径的主要指征是：后纵隔路径吻合口裂开或替代胃裂开导致后纵隔感染，在进行紧急处理时才采用这种路径重建食管。有证据表明，在非彻底切除（R1 和 R2）的情况下，胸骨后路径将比后纵隔路径更合理[42]。

制造胸骨后通路时，先经颈部、腹部切口以手指钝性分离，然后用可弯曲的小肠拉钩进一步分离，拉钩头端应紧贴胸骨后表面向上穿出颈部，应小心不要偏离正中线。切断胸骨舌骨肌和胸骨甲状肌，可以使代食管器官更容易进入左或右颈部。

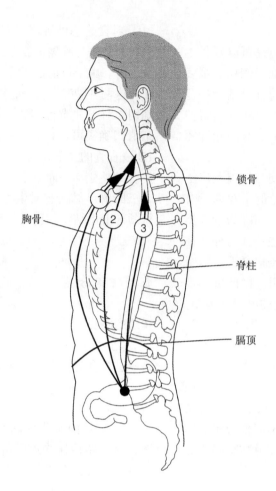

图 5.4 ● 食管重建三种路径：（1）胸骨前路径；（2）胸骨后路径；（3）后纵隔路径。

后纵隔路径

这一路径是腹部、胸腔顶、颈部之间距离最短的路径。

 此路径是食管癌手术经常采用的食管重建路径[42,43]。

食管切除完成后，用于代替食管的胃或结肠很容易通过后纵隔，而且这种路径不用关闭胸膜。

重建食管的器官

胃代食管

食管重建方法应该尽可能简单，以减少并发症。食管替代物决定于病灶的原发部位。因为胃容易处理且只需做一次吻合，所以它是首选的代食管器官。

患者平卧位，上腹正中切口。在游离胃使之成为代食管器官时应注意五条原则和一些操作技巧。

1. 保证胃的顺蠕动及血管的完整性。胃网膜右和胃右动、静脉是使胃存活的关键因素。打开大网膜，仔细辨认并保留完整的胃网膜右动脉。在胃网膜右动脉和胃网膜左动脉交汇处断开血管弓，然后分离、结扎胃短血管（图 5.5）。

2. 切除胃小弯。下 2/3 段食管癌需要彻底清扫胃小弯、胃左动脉、肝总动脉和近端脾动脉淋巴结。在起始部结扎胃左动脉，然后切除包括贲门在内的近端 1/2 胃小弯。胃右动脉参与维持黏膜下血管网，故应尽量保留。尽管在一项研究中，胃管的宽度对预后没有影响[44]，但是作者主张胃管的宽度应大于或等于 5cm，目的是减少贫血的风险，这一观点最早在 1976 年由 Kryama 提出。

3. 保留壁内血管弓。el-Eishi 等[45] 和 Thomas 等[46] 充分证实，胃小弯和大弯血管弓之间存在着广泛的吻合支。在切除胃小弯及贲门时，必须保留这种广泛的血管网。胃小弯切除范围由胃底

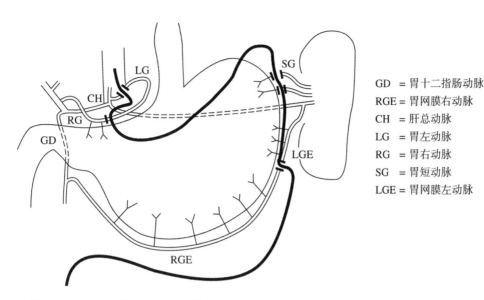

图 5.5 ● 胃的主要动脉，血管和食管替代物胃的分割点。

GD ＝胃十二指肠动脉
RGE ＝胃网膜右动脉
CH ＝肝总动脉
LG ＝胃左动脉
RG ＝胃右动脉
SG ＝胃短动脉
LGE ＝胃网膜左动脉

高点（图 5.6）与胃左、胃右动脉交界处间的连线确定，这样既可以切除所有潜在的淋巴结，又保留了供应胃底的血管网。保留胃左动脉主干及沿胃小弯下行的分支是没有证据支持的，而且从肿瘤学观点考虑，这些血管分支连同标本一同被切除是很必要的。为保留壁外的血管网，并且避免损伤壁内的血管网，结扎胃短血管时应尽量远离胃大弯。胃网膜右动脉可为用来吻合的胃底部位提供足够的血液供应。

4. 胃底最高点。胃是一个可活动的、大容积器官。理所当然，与残余食管进行吻合的部位当然是胃的最高点。所有准备工作完成后，外科医生的手指向头端牵拉时很容易找到胃的最高点。按照前述方法将胃横切（图 5.6）。

5. 胃的排空。胃食管重建后行幽门成形术或幽门肌切开术是有争论的，但一些有利的证据证明，这些可以降低胃出口梗阻的发病率。由于幽门成形术的短期并发症是微乎其微的，因此作者建议常规行幽门成形术以防止一些危及生命的早期并发症，如胃滞留和误吸引起的并发症，以及一些较轻的并发症，如晚期呕吐和嗳气[48,49]。

偶尔上端吻合需做到舌后的水平，因此必须考虑到延长胃的方法。

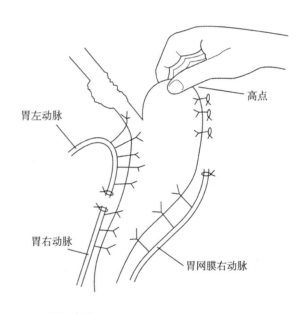

高点

胃左动脉

胃右动脉

胃网膜右动脉

图 5.6 ● 胃的最高点。

1. Kocher 法　这种方法很关键，作用是缩短了十二指肠第一部与食管裂孔间的距离。

2. 胃小弯的切除法　当胃小弯异常短小时，在切除前先在胃小弯夹两把弯钳，在其间切开并各自缝合，可明显延长胃小弯长度。如果需要，可以从幽门水平切断有张力的胃右动脉。

3. 胃壁浆膜切开法　在胃浆膜面做多个切口可使胃延长。方法为平行于胃切缘切开浆膜层，这种情况只在极罕见的情况下才需采用。

结肠重建食管术

当手术需要广泛切除食管和胃时，是结肠重建食管的主要指征。由于准确的术前分期，很少有患者需要同时切除食管和胃。只有很少比例的食管癌患者曾因胃溃疡已将胃切除，因此不能用胃来替代食管，像这样的患者正在减少。如果存在上述情况，可以用结肠或者空肠来代替食管。由于结肠的储存能力要比空肠大，因此结肠是替代食管的首选。在一些罕见情况下，如在胃代食管失败的紧急情况下也会用结肠代食管。结肠的主要缺点是，随着时间的延长结肠运送食物的能力会降低，不像胃那么经久耐用。

结肠代食管的指征（框 5.3）

结肠代食管时，最好使结肠与食管顺蠕动。由于横结肠的血管弓类型变化大，因此仔细选择合适的血管蒂是保证横结肠存活的关键。因为解剖的变异，每一病例都要依其自身条件选择。结肠血管管径过细而不能为移植肠段充分供血的情况并非罕见。虽然每个患者的血管分布情况各不相同，但是下面两点可以帮助我们更好地选择顺蠕动的肠管：（1）横结肠血供来自结肠左动脉；（2）右半结肠血供来自结肠中动脉。

采用横结肠的缺点是脾曲处的边缘动脉有可能异常狭窄，从而使近段结肠血供不足。有人建议术前通过血管造影来评估结肠血管的情况[50]，也可以术中暂时阻断血管并且仔细观察血管的解剖，这是一种简单有效的方法。

手术技巧

术前肠道准备是必要的，术前 48 小时口服抗生素对肠道消毒。游离完横结肠、肝曲和脾曲处的网膜后，横结肠就可以从腹腔提出，以便观察其血供。游离乙状结肠可以增加额外的长度，从而能使横结肠通过胸腔到达颈部。将近端结肠分离，并且在吻合完成后将肠管充分伸展，防止胸腔内或胸骨后的肠管过多。然后将结肠段缝合固定在裂孔的膈肌脚

框 5.3 ● 结肠代食管适应证

- 既往胃已被切除
- 肿瘤广泛侵犯贲门部
- 胃代食管失败

上（不用全周），尽量保持肠管伸直。在结空肠吻合或结肠胃吻合之前，先行大肠端端吻合。DeMeester 等对不同节段结肠的应用做了详细的技术讲解[51]。

空肠移植重建术

下段食管既可用空肠 Roux-en-Y 技术也可用空肠襻替代，上段食管可用带蒂的空肠段代替，用微血管吻合技术将空肠血管吻合于颈部血管。有时需要造一个长的空肠襻来替代全长胸段食管，特别是在近端空肠在之前的胃切除术中用过时。空肠应作为代食管器官的第三选择，仅当结肠或胃均无法利用时才选用。

小肠不用特殊准备，除非有已知的病理改变。先找到十二指肠空肠弯曲部后第一个 25cm 内上段的空肠襻，这个区域内，我们可以见到典型的空肠血管弓，表现为动脉与静脉紧密伴行，并在不同的层面产生分支，这对分别游离动、静脉很重要。透光试验能精确判断空肠血管树的走行。决定空肠襻长度的因素是肠系膜游离缘的长度而非空肠本身的长度，这点在造肠襻时很重要。空肠肠管通常长于肠系膜，故在完成重建后胸腔内的肠管会显得冗长。

带血管蒂空肠重建上段食管的技术将在别的地方作详细介绍[52]。其主要用于咽下部癌、环状软骨后区域肿瘤和颈段食管癌行咽喉部切除术后的食管重建。该手术联合颈部淋巴结清扫术可作为初始治疗的一部分或作为放疗后复发的一种姑息治疗。

手术入路

前面的讨论已描述过食管癌治疗方法及其基本原理。食管原发肿瘤及淋巴结的切除、食管的重建过程必须保证安全、有效而且易于显露和操作。为达到上述要求，手术入路的选择必须个体化。手术入路主要决定于肿瘤部位、侵犯范围、耐受手术的能力、年龄以及每个患者的具体构造。

咽、喉、食管切除术治疗喉咽部及颈段食管癌

对于这一区域的鳞癌，需同时切除喉、下咽部、颈段气管、一侧或双侧甲状腺及颈段食管。如果肿瘤仅位于下咽部（环状软骨后区域），则可保留胸段食管，将带蒂的游离空肠用血管显微吻合技术移植于颈部。如果肿瘤已经侵及颈段食管下段，则应切

除下咽、喉及全部食管，并将胃上提行咽胃重建。

患者采用平卧位，并保持颈部过伸，"U"形切口可以提供很好的手术入路。这种切口便于永久气管造瘘，并且必要时可扩成"Y"形切口，作胸骨正中劈开。术中应彻底清扫颈部淋巴结，然后将甲状腺、甲状旁腺、颈内静脉和颈深淋巴结一并切除，注意保护颈总动脉、迷走神经和交感神经链。

经右侧开胸两切口食管次全切除术治疗中、下 1/3 段食管癌

19 世纪 60 年代以前左胸切口一直被奉为标准入路，虽然它对下段食管暴露最清楚，但由于受到主动脉弓的限制，对胸部中、上段食管的暴露并不好。因此经右胸、腹两切口食管切除（最先由 Lewis 和 Lanner 两人提出）现已成为切除胸段食管的一种入路途径[32,48]。

在两切口入路时，首先经腹正中切口游离胃，然后经右胸切口游离纵隔及切除食管，最后将胃提至胸腔，并在胸廓入口处吻合。

开腹后应首先评估原发肿瘤，并除外远处转移。游离完胃后，应彻底清扫腹腔干及其分支，如肝总动脉、脾动脉和胃左动脉根部的淋巴结，即"骨骼化"。然后分离胃左动脉，在其起始处进行结扎。完成后将患者改为左侧卧位，用一可塑的软垫固定住，将右臂固定于一扶手上，左手伸出固定于支架上。

一般于第 4 或者第 5 肋间行后外侧切口，但现在趋向于通过小切口打开胸腔。通过肩胛下触诊肋骨，不要低于第 5 肋间。对于高位肿瘤，如中 1/3 段鳞癌，需要清扫奇静脉弓以上淋巴结，而下 1/3 段食管癌则不需要。

因此对于中 1/3 段肿瘤，应沿迷走神经切开上纵隔胸膜，向上至右头臂动脉和锁骨下动脉水平。保留右侧喉返神经，并仔细清扫神经周围的淋巴结。然后沿上腔静脉边缘切开纵隔胸膜，清扫腔静脉和气管间的右侧气管旁淋巴结。注意切勿游离气管全周以防损害其血供。

常规游离或切除奇静脉弓可以充分暴露手术区，沿着奇静脉游离到膈肌裂孔。经胸膜继续分离就可以显露降主动脉的外膜。肿瘤转移很少累及胸导管，除非是广泛外侵病变。在主动脉旁的区域内，沿胸

导管散在着很多的淋巴结，术中必须将胸导管及其周围淋巴结一同切除。在裂孔上方的降主动脉右侧外膜表面，仔细分离出胸导管，首先在此处将其结扎，然后在上纵隔切除胸导管后再结扎其近端，从而避免由于无意或者未及时发现胸导管损伤而导致的乳糜胸。继续分离至肺门，几乎总可以发现一小的碳末沉着性淋巴结。清扫右支气管、隆凸、左支气管的淋巴结。由于气管、支气管的膜性部分很容易受到损伤，因此在该区域内尽量不用单极电刀。

这时在胸廓入口处横断食管。将胃提至胸腔，小心地袖式切除胃小弯侧后标本被整块切除。于胸膜顶吻合胃与食管残端。除了保证足够的切除边缘外，为了使重建的食管有很好的功能，应尽量使整个胃管在胸腔内。如果吻合位置比较低，腹部和纵隔内的压力差会促使反流以及抑制胃的排空，从而引起相应的临床症状，影响生活质量。

两组同时进行的食管切除术

有术者对食管切除的标准术式进行了改良，由一组医生游离腹部胃及食管的同时，另一组经右侧开胸游离胸部食管[53,54]。来自中国香港的一项研究认为，手术及麻醉时间的缩短可能是手术并发症和死亡率下降的一个原因。在这项研究中，中国患者肺及心血管并发症的发病率要低于西方患者。

在西方患者中完成了一项对比两组同时进行手术和顺序进行手术的研究。由于外科暴露受限，体型比较大、比较胖的患者，不仅并发症和死亡率较高，而且很难进行充分的淋巴结清扫[55]。

三切口食管次全切除术治疗上 1/3 段食管癌

尽管三切口并不比两切口切除更多的食管，但是颈部暴露和分离食管可以为吻合提供很好的手术入路。这是因为颈部食管本身很短，为了便于吻合常留有一段食管残端，这也是"食管次全切除"的由来。Mckeown[56] 推崇颈部吻合，是因为胸部吻合口瘘比颈部吻合口瘘更具有灾难性后果。这种观念夸大了其危害性，而且现在看来意义并不大，因为食管吻合口瘘并不常见（在有经验的医生操作下，其总的发生率仅为 1% ～ 2%）。三切口手术费时而且术后早期会有吞咽困难，这可能是由于过多游离

颈部近端食管造成的。三切口可以进行更加完整地切除食管。如果在切除肿瘤时两切口式术式无法满足足够长的近端切缘，就可以考虑三切口手术。

手术第一步是常规游离胃并切除各组淋巴结。第二步是按照前面章节所讲的步骤游离食管，但需另外游离胸顶部的食管。关闭右胸后，恢复仰卧位。通过左颈或右颈切口，切除全部胸段食管，将胃上提至颈部与食管残端吻合。缩短手术时间的另一方法是先游离胸部食管，然后患者仰卧位同时行腹部和颈部手术。

左开胸食管癌次全切除术治疗中、下 1/3 段食管癌

对于食管下段、贲门部以及中段食管癌，很多年来胸外科医生一直采用左侧开胸。但是经膈肌切口不能充分清扫腹部淋巴结，而且左侧开胸的拥护者不能找到关于淋巴结状况以及黏膜切除边缘肿瘤复发的有利数据[57,58]。至今还没有关于左开胸与右开胸进行比较的随机研究。然而，Molina 等[59] 比较了10 年的左开胸和右开胸入路手术，结果表明经左侧开胸者食管切缘的阳性比例高于右侧开胸者。

Matthews 和 Steel 对左胸入路作了改良[60]。他们提出了先行左胸腹联合切口，再行左颈切口的两切口入路途径。在膈肌近肋骨附着处切开 15cm 膈肌，可进一步扩大手术暴露范围。理论上这样可以降低切缘阳性的比率，但尚缺乏数据支持。尽管关于经左胸入路导致呼吸系统并发症的数据甚少，但是从一些老的文献中可以发现经左胸手术后的严重胸内感染概率增加。左胸腹联合入路仍然适用于贲门部肿瘤患者[61]。日本临床肿瘤学组的研究认为对于近端胃癌患者，左侧胸腹联合途径增加了并发症的发生率，而且与经裂孔胃切除术相比并没有使生存期延长[62]。

经食管裂孔食管切除治疗胸上、下 1/3 段食管癌

不开胸切除食管治疗食管癌的地位一直存在争议。支持者认为患者的预后主要决定于诊断时的分期，而不是手术技术，反对者则认为小部分患者可通过根治性的整块切除而改善预后[33、36]。最原始的技术是一种非直视手术，违背了操作均应在直视下完成这一基本外科原则[63-65]。然而，随着技术的改良，这一技术得到了发展并获得很多的支持者。

一种改良的直视下的经裂孔食管切除技术被 Pinotti 提出来[67,68]。这种方法使几乎全部操作均在直视下完成，避免了直接接触肿瘤，确保了完整切除肿瘤的目的，而且同时行颈部吻合。作者证实远端切缘和近端切缘均无肿瘤残留，而且其并发症和死亡发生率是可接受的。

手术操作细节在其他地方有详细的描述[68]。目前，经裂孔切除的适应证如下：

• **下咽癌和颈段食管癌**，如果病灶十分局限则纵隔内转移的可能性小，则可以安全地施行不开胸钝性分离食管。咽、喉、食管切除加颈部淋巴结清扫可同时进行，并将胃经后纵隔提至颈部进行重建。

• **食管上皮内鳞癌**，这种肿瘤极少经淋巴扩散[19]。由于内镜技术的巨大进步，如上皮染色和内镜超声的应用，早期肿瘤可被更准确地分期。当肿瘤浸润仅局限于上皮层时，经裂孔食管切除是完全适合的（见第 6 章）。

• **Barrett 食管段存在高级别异型增生的患者**，并且分期时没有发现侵袭以及淋巴结转移的证据。

对于食管下段 1/3 肿瘤，哪种外科方法最合适的争论将会持续下去。目前还没有关于这些手术方法的随机对照试验，而且也没有明确证据证明哪种方法有更好的生存期。

 目前已经发表了 4 个比较经裂孔和经胸食管切除的随机对照实验[25,39,69,70]，但均未能证实这两种方法存在显著性的差异。

最有意义的证据是来自一项荷兰的研究，它研究了 220 例中、下段食管腺癌的患者，发现经胸的手术途径可以切除更加多的淋巴结，但是会引起更多的肺部并发症。通过长期数据发现，经胸根治性手术有延长生存期的趋势。有趣的是，该研究发现对于食管下段肿瘤（Siewert 1 型）和存在少量淋巴结转移（1 ～ 8 个淋巴结）的患者，经胸广泛食管切除可以改善预后。

微创食管切除术

为减轻手术创伤以及减少标准开胸手术引起的并发症，人们提出了很多的技术。这些新方法包括胸腔镜，腹腔镜游离胃，胸、腹腔镜联合，单手操作技术以及纵隔镜技术。这些新技术会在第 6 章进

行详细介绍。现在这些技术尚在发展阶段，其并发症、手术效果以及肿瘤清除情况仍然需要进一步的审查和评估。

吻合技术

食管吻合口瘘仍然是术后病死率比较高的一个原因，一些精细技术对降低吻合口瘘的发生率是非常重要的。食管吻合的手术原则与消化道其他部分的吻合原则相同。重点应放在：

- 足够的血供
- 无张力吻合
- 上皮性边界的准确估计
- 精确地分层缝合，使其能一期愈合

目前主要有一层、两层和三层吻合法，但缺乏结论性的随机对照研究报告。Akiyama[19]主张两层吻合法，他强调食管缺乏浆膜的重要性，认为这层组织会加固吻合口。因此他主张仔细保护好食管外膜，这层组织能对吻合提供足够的张力。

吻合器由于简便易用而逐渐发展起来，其头部轮廓不大，可以将更大直径的钉座放入食管残端，使吻合直径增大，降低了吻合口狭窄的发生率。吻合口狭窄主要见于吻合直径 25mm 或更小的吻合器[9,24,71]。如同结直肠手术，钉座也可以经过口插入。

颈部吻合口瘘较胸内瘘更常见，但目前还没有发现两者病死率的不同[72]。吻合口瘘的发生与采用何种缝合材料或技术没有关系。确实没有证据表明吻合口并发症发生率的下降与手术技术或重建的路径有关，目前认为其主要得益于围术期管理的发展[73]。

 手工吻合与机械吻合的吻合口瘘发生率没有显著差异[74]。

部分综述的结果显示总的吻合口瘘发生率升高，而来自研究中心的研究报告并未得出这一结论。

术后处理

食管癌术后即刻处理在第 4 章作了详细叙述，框 5.4 和框 5.5 是简要的归纳。术后应特别注意维持患者的液体平衡以及对呼吸系统的护理。通过胸段硬膜外镇痛和理疗是很重要。食管切除术后，作者常规于术后第二天通过空肠造瘘口进行肠内营养。早期活动对预防静脉血栓和肺栓塞是很重要的，而且能加强呼吸运动，促进排痰及肠蠕动。作者习惯于术后第 5 或 6 天经口进食后再拔除胸部引流管，而有些医生在术后 48 小时拔除引流管。

术后常规行吻合口影像学检查的作用日益清晰。目前没有证据表明对无症状的术后患者常规采用造影检查有任何益处[75,76]。对于临床表现良好的患者应开始经口进食；而对有败血症、胸腔积液表现或者血液动力学不稳定的患者，应行内镜或者对比造影检查。非离子型造影剂可以发现较大瘘口；但如果未见异常时，应继续行钡餐造影或者内镜检查以排除一些小的瘘口。

常规鼻胃管胃肠减压持续至术后第 5 天，直至胃肠功能恢复。拔管后可以允许患者每小时喝 25ml水。出院前应常规皮下注射低剂量肝素。在重症监护室开始胸部理疗，头 3 天应持续每天 4 小时。手术当天早晨应预防性使用抗生素，术后持续使用 2倍剂量。出院前所有患者均需经过外科医生、食管癌专科护士和营养师的指导。

术后并发症

术后并发症可分为两大类，一类是常见于老龄患者的术后并发症，另一类是食管切除术特有的并发症。食管切除术并发症的发生率相对较高，为30% ～ 40%。一些研究发现新辅助治疗术后并发症的发病率有所增加，特别是放化疗后的呼吸系统方面。对鳞状细胞癌给予根治剂量的放化疗后再进行食管切除会进一步增加手术并发症的发生率[77]。早期发现并及时干预对预后至关重要。目前认为术后并发症不仅会导致早期预后差，而且还可能抑制免疫力引起肿瘤复发，使患者过早死亡[78]。

一般并发症

提高术前评估的准确性可以减少术后并发症（第 4 章也有描述）的发生。呼吸系统并发症是最主要的并发症。疼痛是引起肺通气功能下降和肺不张的主要原因，进而导致支气管肺炎和呼吸衰竭。广泛的淋巴结清扫会引起肺泡淋巴引流不畅，从而导致组织液潴留在实质内甚至引起急性肺水肿。食管次全切术后，有将近 24% 的患者出现严重的呼吸系统并发症[79]。

血栓栓塞在老年患者恶性疾病中并不是罕见并发症。心肌缺血和脑血管意外好发于特定的年龄组，诱因主要是缺氧、低血压和潜在的血管阻塞性疾病。

由于精细的操作以及新技术的应用，如游离胃时采用超声刀，大出血很少见，失血量一般少于 500ml，因此只有一小部分患者需要输血。继发出血也很少见，一般总是见于特殊并发症，如吻合口瘘导致的纵隔感染后。但不应该轻视减少手术出血的价值。围术期输血是总体生存率降低的一个重要预测指标[80]。

特殊并发症

第二类手术并发症是食管癌手术所特有的。

吻合口瘘及胃管瘘

吻合口瘘受一系列因素影响，如肿瘤高代谢、营养不良、吻合时血管损伤、吻合口张力以及手术

技术。近 10 年来，吻合口瘘显著减少，发生率已低于 5%[8,73,75]。

早期破裂（48 ~ 72 小时内）是由于技术上的错误导致的。如果破裂确诊比较早而且患者的状态良好，应再次手术纠正技术失误。

 上消化道内镜对于胃管坏死的诊断及鉴别非常重要。

可导致灾难性后果的全胃坏死很少发生。一旦发生，必须经内镜早期诊断并立刻进行复苏，将患者推回手术室行颈部食管造口，并闭合有活性的残余胃。如果没有空肠造瘘，立即建立空肠营养通道是非常重要的。当病情稳定后，可采用结肠代替食管恢复消化道完整性。晚期瘘出现在术后第 5 ~ 10 天，主要是吻合口缺血或有张力导致。对于胃食管吻合口瘘，手术干预很可能是危险和有害的。包括胃肠减压、持续胸腔和纵隔引流、抗生素抗感染以及空肠造瘘以给予早期肠内营养等保守治疗都是非常重要的。晚期瘘通过积极治疗不会增加死亡率。

 在这种情况下，作者强烈反对植入可自行扩张的支架，因为它可能会阻止败血症的引流以及容易移位和向周围组织侵蚀。

胃切缘裂开很罕见，但是一旦确诊就需要再次手术，因为这种裂口往往会非常大[75]。

乳糜胸

无论是通过右胸还是经裂孔游离进展期食管癌，均容易损伤胸导管。据一篇综述报道，在经裂孔钝性分离并切除食管的患者中有 10% 的患者并发乳糜胸[81]。通常报道的开胸切除食管的乳糜胸发生率为 2% ~ 3%[82]。如前所述，术中分离出胸导管有助于防止意外损伤胸导管，也可通过在下纵隔主动脉右侧结扎胸导管的方法预防之。乳糜胸通常发生在术后 7 天内，当患者开始经口进食或者经空肠造口给予肠内营养，尤其是饮食富含脂肪时发生。大量增加的胸腔引流会导致营养不良和严重的免疫抑制，这主要是由于继发性白细胞减少，使 CD4 淋巴细胞明显减少所导致。尽管人们试图定量分析胸导管瘘的大小，但是乳糜瘘能否自行愈合是难以预料的[83]。

这时应立即二次手术，因为手术中可以根据聚集成团的乳糜很容易发现受损的胸导管[82]。如果每天瘘的量少于 500ml，可以给予含中链甘油三酯的肠内营养。虽然进行了长时间的肠外营养，但患者会很快出现营养不良并且发生医院感染，从而延长住院时间。对淋巴细胞减少患者应给予预防性抗感染治疗，而且应包括治疗肺包虫病的复方磺胺甲噁唑片[84]。在一些罕见情况下，如论是手术治疗还是保守治疗都对乳糜胸是无效的，这主要是由于膈肌食管裂孔周围异常的淋巴解剖造成的。在这些患者中，作者在后纵隔中一共找到了 3 条大的导管。胸腹膜分流对于这些患者来说是有效的，这种方法可以使乳糜被重新吸收，而且避免了继发性的免疫抑制。

喉返神经麻痹

近年来随着颈部吻合的增多，喉返神经损伤的概率在增加。而开胸食管次全切除术中进行胸膜顶吻合时则极少损伤喉返神经。如果麻痹是暂时性和单侧的，对侧声带能很好代偿。如果麻痹是永久性的，则通过声带内注射特氟龙或规范的甲状软骨成形术可恢复足够的音量和有效的咳嗽[85]。

胃出口梗阻

常规幽门成型术和幽门环肌切开术可以防止胃出口梗阻。当吻合口位于胸膜顶时，可以很好防止排空问题的发生。如果术中使胃一部分在腹腔，另一部分在胸腔，往往引起十二指肠 - 胃 - 食管反流。低剂量红霉素等一些促蠕动药可以促进胃的排空，并且减少并发症的发生。倾倒综合征在食管 - 胃重建后相对常见，但通常在术后 12 个月内自愈，而且可以通过避免高碳水化合物的摄入得到有效治疗。

十二指肠 - 胃 - 食管反流

酸或碱反流很常见，虽然可以通过促动力药和抑酸药进行控制，但是它仍然给患者带来一些麻烦。有证据表明，在食管切除术中采用胃底折叠术可以有效控制大部分患者的术后反流症状[88]。

吻合口良性狭窄

这种狭窄并不少见，通常在镇静状态下经纤内镜进行单纯扩张[9]。

单纯手术切除术总的预后

食管癌术后总的预后可用住院死亡率和生存率两种指标来分析。术后生活质量的评估是非常关键的，因为越来越多的证据显示生活质量与总的生存率相关[89]。例如术后生活质量的恢复需要用 9 个月的时间，这样就可以客观地衡量食管切除手术给患者带来的创伤。最近关于单纯手术方式治疗食管癌的数据十分稀少，而综合治疗效果的数据则很多。

住院死亡率

个别中心已取得相当好的结果，在过去的 20 年间，有三篇全面的综述阐述了住院死亡率和总生存率的发展趋势[8,90,91]。

 Jamieson 等[91] 的综述证实食管切除术后平均住院死亡率在持续降低，28%（1953 - 1978）、13%（1980 - 1988）、8.8%（1990 - 2000）。

这主要归功于麻醉、手术技术、围术期管理的提高，以及食管癌治疗的专业化和集中化。没有证据表明不同肿瘤生物学特点与术后死亡率有关，鳞癌和腺癌术后住院死亡率没有显著差别。由于不同的研究中心对"住院死亡率"的定义存在差异，因此他们得到的总住院死亡率也各不相同。所有文章中应该引用的是"住院期间死亡率"而不应该是"30 天死亡率"，但不妙的是这种概念的混乱还会持续下去。在过去几年中来自个别中心的研究表明住院死亡率低于 5%[24, 31, 75]，其中一项是来自中国的超过 20 000 例行食管切除术患者的大型研究[92]。在治疗食管癌方面，已经没有任何地方让非专业医生来行食管切除手术。来自英国的一项多中心研究显示，其报道的死亡率超过 10%，因此仍然有很大的空间可以提高[93]。

不同切除方法导致的住院死亡率仅有细微差别。在 Muller 等[8] 的综述中，死亡率最低的是经裂孔食管切除术，死亡率中位数为 8%。这些数据缺乏严格的可比性，因为经裂孔切除是最新的外科进展，所以这些患者可能是得益于围术期管理的进步。

然而，在一项大规模病例研究中用综合评分系统评估术前风险有效地降低了死亡率，从 9.4% 降至 1.6%[16]。而且来自荷兰的一项随机对照试验，比较了经胸和经裂孔两种途径之间的死亡率，结果显示它们并没有差异。

严格的术前评估将会继续降低这种大型胸腹部手术的住院死亡率（见第 4 章）。

生存数据

在一篇 20 世纪 80 年代发表的综述中，Muller 等发现食管切除术后的第 1 年生存率为 56%，第 2 年是 34%，第 3 年是 25%，第 4 年是 21%，第 5 年是 20%。这些数据与 Earlam 和 Cunha Melo 报道的数据非常相近，说明尽管住院死亡率下降了，但总的长期预后并未改善。不同切除技术的 5 年生存率没有差异，但肿瘤完整切除可获得更好的长期生存[30,63]。来自荷兰[25]的最新试验数据显示，经裂孔和经胸食管切除的 5 年生存率分别为 36% 和 34%。一些证据表明腺癌的预后有比鳞癌预后差的趋势，但这可能仅反映了腺癌分期趋向于比鳞癌分期晚[60]。随着越来越多的早期肿瘤在 Barrett 食管监测中被发现，上面的假设将会被验证。决定总预后的基本因素是肿瘤分期和细胞类型。

总生存率在很大程度上取决于肿瘤的分期。已经有很多的病例分析报道了不同分期的生存率，但是至今还没有系统回顾这些报告的文献。作者已发表的结果中显示 0 和 I 期的 5 年生存率超过 90%，2a、2b 和 III 期的 5 年生存率分别为 60%、16% 和 13%[31]。其他的一些专业团队对行食管切除和两野淋巴结清扫的单一手术方式进行了研究，得到了相似的结果[17,24,25,31,36,39,41]。由于存在淋巴结转移患者的预后很差，因此对于这些患者来说综合治疗已经成为一种标准治疗方案。一项最新的 meta 分析认为新辅助放化疗和化疗可以延长 2 年的生存期。但是在这些研究中，分期方法和手术切除的标准化受到质疑[77]（见第 9 章）。

总结和未来的研究方向

食管癌手术的进展和热点包括多学科综合治疗概念的引入，分期准确性的提高，治疗早期肿瘤的手术技术和内镜技术的发展，如微创食管切除，治疗晚期肿瘤的综合治疗方案的提出。未来的食管癌手术将会更加个体化。对于早期腺癌的患者可以行内镜下切除，从而鉴别出那些需要行规范食管切除的患者。对于这些患者可以行前哨淋巴结定位[27]，从而使一些患者免于行根治性淋巴结清扫。而对那些局部进展期的腺癌，特别是只有少量淋巴结转移的患者，我们就可以采取一些更加积极有效的综合治疗方案，如完整切除食管并行两野淋巴结清扫，这种治疗方案是以荷兰的研究为基础的。通过基因分析，可以选择出那些对新辅助治疗敏感的患者。尽管如此，如果将重点放在对进展性疾病的早期诊断上，就可以显著提高食管癌的长期预后。

● 关键点

- 在过去 20 年中，手术切除各期食管肿瘤的总预后得到了改善。
- 仔细的术前评估和手术风险评估是取得手术成功的首要条件。
- 目前有充足的证据表明，外科医生的手术量对特定部位的手术有直接影响。
- 营养支持时，人们更多地采用肠内营养而不是肠外营养。
- 考虑到鳞癌和腺癌可以在壁内黏膜下扩散，因此对于中、下段的食管癌患者一般行食管次全切除术。
- 胃是食管重建的首选器官。
- 对于下段食管腺癌，尤其是存在少量淋巴结转移的患者，主要采用两切口食管切除术，并行二野淋巴结清扫。
- 对于分期 > T2N0 的患者，应采取高质量手术在内的综合治疗。
- 预后主要依赖于肿瘤的分期，因此必须将重点放在对早期肿瘤的诊断上。

（王　俊　付立功 译）

参考文献

1. Sobin LH, Wittenkind CH (eds) UICC classification of malignant tumours, 6th edn. New York: John Wiley, 2002.

2. Japanese Society for Oesophageal Diseases. Guidelines for the clinical and pathological studies on carcinoma of the oesophagus. Part 1: clinical classification. Jpn J Surg 1976; 6:64–78.

3. Tetteroo GW, Wagenvoort JH, Castelein A et al. Selective decontamination to reduce gram-negative colonisation and infections after oesophageal resection. Lancet 1990; 335(8691):704–7.

4. Gianotti L, Braga M, Nespoli L et al. A randomized controlled trial of preoperative oral supplementation with a specialized diet in patients with gastrointestinal cancer [see comment]. Gastroenterology 2002; 122(7):1763–70.

5. Heslin MJ, Latkany L, Leung D et al. A prospective, randomized trial of early enteral feeding after resection of upper gastrointestinal malignancy. Ann Surg 1997; 226(4):567–77; discussion 577–80.

   This small trial questions routine feeding jejunostomy in all operative patients.

6. Moore FA, Feliciano DV, Andrassy RJ et al. Early enteral feeding, compared with parenteral, reduces postoperative septic complications. The results of a meta-analysis. Ann Surg 1992; 216(2): 172–83.

   This meta-analysis emphasises the benefits of enteral feeding in the perioperative period.

7. Braga M, Gianotti L, Gentilini O et al. Feeding the gut early after digestive surgery: results of a nine-year experience. Clin Nutr 2002; 21(1):59–65.

8. Muller JM, Erasmi H, Stelzner M et al. Surgical therapy of oesophageal carcinoma. Br J Surg 1990; 77(8):845–57.

   This large trial reviewed oesophageal surgical publications published in the 1980s, and demonstrated improvements in operative mortality from the previous decade, but no better overall survival.

9. Griffin SM, Woods SD, Chan A et al. Early and late surgical complications of subtotal oesophagectomy for squamous carcinoma of the oesophagus. J R Coll Surg Edinb 1991; 36(3):170–3.

10. Lerut T. Oesophageal carcinoma – past and present studies. Eur J Surg Oncol 1996; 22(4):317–23.

11. Gebski V, Burmeister B, Smithers BM et al. Survival benefits from neoadjuvant chemoradiotherapy or chemotherapy in oesophageal carcinoma: a meta-analysis. Lancet Oncol 2007; 8(3):226–34.

12. Department of Health. Guidance on commissioning cancer services. Improving outcomes in uppergastrointestinal cancers. The manual. London: NHS Executive, 2001.

13. Sutton DN, Wayman J, Griffin SM. Learning curve for oesophageal cancer surgery. Br J Surg 1998; 85(10):1399–402.

14. Finlayson EV, Goodney PP, Birkmeyer JD et al. Hospital volume and operative mortality in cancer surgery: a national study. Arch Surg 2003; 138(7):721–5; discussion 726.

15. Kuo EY, Chang Y, Wright CD et al. Impact of hospital volume on clinical and economic outcomes for esophagectomy. Ann Thorac Surg 2001; 72(4):1118–24.

16. Begg CB, Cramer LD, Hoskins WJ et al. Impact of hospital volume on operative mortality for major cancer surgery [see comment]. JAMA 1998; 280(20):1747–51.

17. Skinner DB. En bloc resection for neoplasms of the esophagus and cardia. J Thorac Cardiovasc Surg 1983; 85(1):59–71.

18. Siu KF, Cheung HC, Wong J et al. Shrinkage of the esophagus after resection for carcinoma. Ann Surg 1986; 203(2):173–6.

19. Akiyama H. Surgery for cancer of the oesophagus. Baltimore: Williams & Wilkins, 1990.

20. Mandard AM, Chasle J, Marnay J et al. Autopsy findings in 111 cases of esophageal cancer. Cancer 1981; 48(2):329–35.

21. Sons HU, Borchard F. Cancer of the distal esophagus and cardia. Incidence, tumorous infiltration, and metastatic spread. Ann Surg 1986; 203(2):188–95.

22. Dexter SP, Sue-Ling H, McMahon MJ et al. Circumferential resection margin involvement: an independent predictor of survival following surgery for oesophageal cancer. Gut 2001; 48(5):667–70.

23. Orringer MB, Marshall B, Iannettoni MD. Transhiatal esophagectomy for benign and malignant esophageal disease. World J Surg 2001; 25(2):196–203.

24. Lerut T, Coosemans W, De Leyn P et al. Is there a role for radical esophagectomy. Eur J Cardiothorac Surg 1999; 16(Suppl 1):S44–7.

25. Hulscher JB, van Sandick JW, de Boer AG et al. Extended transthoracic resection compared with limited transhiatal resection for adenocarcinoma of the esophagus. N Engl J Med 2002; 347(21):1662–9.

   These trials suggest that both techniques are safe but that there is lower morbidity in the transhiatal group and a trend to longer survival in the extended transthoracic groups.

26. Preston SR, Clark GW, Martin IG et al. Effect of endoscopic ultrasonography on the management of 100 consecutive patients with oesophageal and junctional carcinoma. Br J Surg 2003; 90(10):1220–4.

27. Lamb PJ, Griffin SM, Burt AD et al. Sentinel node biopsy to evaluate the metastatic dissemination of oesophageal adenocarcinoma. Br J Surg 2005; 92(1):60–7.

28. Kitagawa Y, Fujii H, Mukai M et al. Intraoperative lymphatic mapping and sentinel lymph node sampling in esophageal and gastric cancer. Surg Oncol Clin North Am 2002; 11(2):293–304.

29. Sato T, Sacamoto K. Illustrations and photographs of surgical oesophageal anatomy, specially prepared for lymph node dissection. In: Sato T, Sacamoto K (eds) Colour atlas of surgical anatomy for oesophageal cancer. Toyko: Springer, 1992; pp. 25–90.

30. Tanabe G, Baba M, Kuroshima K et al. Clinical evaluation of the esophageal lymph flow system based on RI uptake of dissected regional lymph nodes following lymphoscintigraphy [in Japanese]. Nippon Geka Gakkai Zasshi 1986; 87(3):315–23.

31. Dresner SM, Griffin SM. Pattern of recurrence following radical oesophagectomy with two-field lymphadenectomy. Br J Surg 2000; 87(10):1426–33.

32. Akiyama H, Tsurumaru M, Udagawa H et al. Radical lymph node dissection for cancer of the thoracic esophagus. Ann Surg 1994; 220(3): 64–72; discussion 372–3.

33. Lerut T, De Leyn P, Coosemans W et al. Surgical strategies in esophageal carcinoma with emphasis on radical lymphadenectomy. Ann Surg 1992; 216(5):583–90.

34. Roder JD, Busch R, Stein HJ et al. Ratio of invaded to removed lymph nodes as a predictor of survival in squamous cell carcinoma of the oesophagus. Br J Surg 1994; 81(3):410–13.

35. Clark GW, Peters JH, Ireland AP et al. Nodal metastasis and sites of recurrence after en bloc esophagectomy for adenocarcinoma. Ann Thorac Surg 1994; 58(3):646–53; discussion 653–4.

36. Altorki N, Kent M, Ferrara C et al. Three-field lymph node dissection for squamous cell and adenocarcinoma of the esophagus. Ann Surg 2002; 236(2):177–83.

37. Orringer MB. Transthoracic versus transhiatal esophagectomy: what difference does it make? Ann Thorac Surg 1987; 44(2):116–18.

38. Siewert JR, Roder JD. Lymphadenectomy in oesophageal cancer surgery. Dis Esophagus 1992; 2:91–7.

39. Goldminc M, Maddern G, Le Prise E et al. Oesophagectomy by a transhiatal approach or thoracotomy: a prospective randomized trial. Br J Surg 1993; 80(3):367–70.

40. Kato H, Watanabe H, Tachimori Y et al. Evaluation of neck lymph node dissection for thoracic esophageal carcinoma. Ann Thorac Surg 1991; 51(6):931–5.

41. Kato H, Tachimori Y, Mizobuchi S et al. Cervical, mediastinal, and abdominal lymph node dissection (three-field dissection) for superficial carcinoma of the thoracic esophagus. Cancer 1993; 72(10):2879–82.

42. Gawad KA, Hosch SB, Bumann D et al. How important is the route of reconstruction after esophagectomy: a prospective randomized study. Am J Gastroenterol 1999; 94(6):1490–6.

43. Bartels H, Thorban S, Siewert JR. Anterior versus posterior reconstruction after transhiatal oesophagectomy: a randomized controlled trial. Br J Surg 1993; 80(9):1141–4.

These trials confirm that the mediastinal route is the preferred route for reconstruction after curative resection.

44. Tabira Y, Sakaguchi T, Kuhara H et al. The width of a gastric tube has no impact on outcome after esophagectomy. Am J Surg 2004; 187(3):417–21.

45. el-Eishi HI, Ayoub SF, el-Khalek MA. The arterial supply of the human stomach. Acta Anat (Basel) 1973; 86(3):565–80.

46. Thomas DM, Langford RM, Russell RC et al. The anatomical basis for gastric mobilization in total oesophagectomy. Br J Surg 1979; 66(4):230–3.

47. Khan OA, Manners J, Rengarajan A et al. Does pyloroplasty following esophagectomy improve early clinical outcomes? Interact Cardiovasc Thorac Surg 2007; 6(2):247–50.

48. Cheung HC, Siu KF, Wong J. Is pyloroplasty necessary in esophageal replacement by stomach? A prospective, randomized controlled trial. Surgery 1987; 102(1):19–24.

This randomised trial failed to show significant differences in morbidity and mortality between pyloroplasty and no drainage after gastric transposition.

49. Law S, Cheung MC, Fok M et al. Pyloroplasty and pyloromyotomy in gastric replacement of the esophagus after esophagectomy: a randomized controlled trial. J Am Coll Surg 1997; 184(6):630–6.

50. Ventemiglia R, Khalil KG, Frazier OH et al. The role of preoperative mesenteric arteriography in colon interposition. J Thorac Cardiovasc Surg 1977; 74(1):98–104.

51. DeMeester TR, Johansson KE, Franze I et al. Indications, surgical technique, and long-term functional results of colon interposition or bypass. Ann Surg 1988; 208(4):460–74.

52. Sasaki TM, Baker HW, McConnell DB et al. Free jejunal graft reconstruction after extensive head and neck surgery. Am J Surg 1980; 139(5):650–3.

53. Nanson EM. Synchronous combined abdomino-thoraco-cervical (oesophagectomy). Aust NZ J Surg 1975; 45(4):340–8.

54. Chung SC, Griffin SM, Wood SD et al. Two team synchronous esophagectomy. Surg Gynecol Obstet 1990; 170(1):68–9.

55. Hayes N, Shaw IH, Raimes SA et al. Comparison of conventional Lewis–Tanner two-stage oesophagectomy with the synchronous two-team approach. Br J Surg 1995; 82(3):426.

This small randomised trial demonstrated higher complication and mortality rates in Western patients operated on by the synchronous technique.

56. McKeown KC. The surgical treatment of carcinoma of the oesophagus. A review of the results in 478 cases. J R Coll Surg Edinb 1985; 30(1):1–14.

57. Lu YK, Li YM, Gu YZ. Cancer of esophagus and esophagogastric junction: analysis of results of 1,025 resections after 5 to 20 years. Ann Thorac Surg 1987; 43(2):176–81.

58. Pradhan GN, Eng JB, Sabanathan S. Left thoracotomy approach for resection of carcinoma of the esophagus. Surg Gynecol Obstet 1989; 168(1):49–53.

59. Molina JE, Lawton BR, Myers WO et al. Esophagogastrectomy for adenocarcinoma of the cardia. Ten years' experience and current approach. Ann Surg 1982; 195(2):146–51.

60. Matthews HR, Steel A. Left-sided subtotal oesophagectomy for carcinoma. Br J Surg 1987; 74(12):1115–17.

61. Forshaw MJ, Gossage JA, Ockrim J et al. Left thoracoabdominal esophagogastrectomy: still a valid operation for carcinoma of the distal esophagus and esophagogastric junction. Dis Esophagus 2006; 19(5):340–5.

62. Sasako M, Sano T, Yamamoto S et al. Left thoracoabdominal approach versus abdominal–transhiatal approach for gastric cancer of the cardia or subcardia: a randomised controlled trial. Lancet Oncol 2006; 7(8):644–51.

63. Le Quesne LP, Ranger D. Pharyngolaryngectomy, with immediate pharyngogastric anastomosis. Br J Surg 1966; 53(2):105–9.

64. Turner GG. Excision of thoracic oesophagus for carcinoma with construction of an extra thoracic gullet. Lancet 1933; 1:1315–16.

65. Ong GB. Carcinoma of the hypo-pharynx and cervical oesophagus. In: Smith RE (ed.) Progress in clinical surgery. London: J & A Churchill, 1969; pp. 155–78.

66. Orringer MB, Sloan H. Esophagectomy without thoracotomy. J Thorac Cardiovasc Surg 1978; 76(5):643–54.

67. Alderson D, Courtney SP, Kennedy RH. Radical transhiatal oesophagectomy under direct vision. Br J Surg 1994; 81(3):404–7.

68. Pinotti HW. A new approach to the thoracic esophagus by the abdominal transdiaphragmatic route. Langenbecks Arch Chir 1983; 359(4):229–35.

69. Chu KM, Law SY, Fok M et al. A prospective randomized comparison of transhiatal and transthoracic resection for lower-third esophageal carcinoma. Am J Surg 1997; 174(3):320–4.

70. Jacobi CA, Zieren HU, Muller JM et al. Surgical therapy of esophageal carcinoma: the influence of surgical approach and esophageal resection on cardiopulmonary function. Eur J Cardiothorac Surg 1997; 11(1):32–7.

These two small randomised studies failed to demonstrate differences in cardiopulmonary complications between the transhiatal and transthoracic approaches.

71. Dresner SM, Lamb PJ, Wayman J et al. Benign anastomotic stricture following transthoracic subtotal oesophagectomy and stapled oesophago-gastrostomy: risk factors and management. Br J Surg 2000; 87(3):362–73.

72. Egberts JH, Schniewind B, Bestmann B et al. Impact of the site of anastomosis after oncologic esophagectomy on quality of life – a prospective, longitudinal outcome study. Ann Surg Oncol 2008; 15(2):566–75.

73. Lerut T, Coosemans W, Decker G et al. Anastomotic complications after esophagectomy. Dig Surg 2002; 19(2):92–8.

74. Law S, Fok M, Chu KM et al. Comparison of hand-sewn and stapled esophagogastric anastomosis after esophageal resection for cancer: a prospective randomized controlled trial. Ann Surg 1997; 226(2):169–73.

This small study showed no difference in anastomotic integrity between stapled and hand-sewn anastomosis but confirmed a higher rate of strictures using the stapler for anastomosis.

75. Griffin SM, Lamb PJ, Dresner SM et al. Diagnosis and management of a mediastinal leak following radical oesophagectomy. Br J Surg 2001; 88(10):1346–51.

76. Lamb PJ, Griffin SM, Chandrashekar MV et al. Prospective study of routine contrast radiology after total gastrectomy. Br J Surg 2004; 91(8):1015–19.

77. Smithers BM, Cullinan M, Thomas JM et al. Outcomes from salvage esophagectomy post definitive chemoradiotherapy compared with resection following preoperative neoadjuvant chemoradiotherapy. Dis Esophagus 2007; 20(6):471–7.

78. Lagarde SM, de Boer JD, ten Kate FJ et al. Postoperative complications after esophagectomy for adenocarcinoma of the esophagus are related to timing of death due to recurrence. Ann Surg 2008; 247(1):71–6.

79. Tandon S, Batchelor A, Bullock R et al. Peri-operative risk factors for acute lung injury after elective oesophagectomy. Br J Anaesth 2001; 86(5):633–8.

80. Dresner SM, Lamb PJ, Shenfine J et al. Prognostic significance of peri-operative blood transfusion following radical resection for oesophageal carcinoma. Eur J Surg Oncol 2000; 26(5):492-7.

81. Wemyss-Holden SA, Launois B, Maddern GJ. Management of thoracic duct injuries after oesophagectomy. Br J Surg 2001; 88(11):1442-8.

82. Merigliano S, Molena D, Ruol A et al. Chylothorax complicating esophagectomy for cancer: a plea for early thoracic duct ligation. J Thorac Cardiovasc Surg 2000; 119(3):453-7.

83. Dugue L, Sauvanet A, Farges O et al. Output of chyle as an indicator of treatment for chylothorax complicating oesophagectomy. Br J Surg 1998; 85(8):1147-9.

84. Thaker H, Snow MH, Spickett G et al. *Pneumocystis carinii* pneumonia after thoracic duct ligation and leakage. Clin Infect Dis 2001; 33(11):E129-31.

85. Griffin SM, Chung SC, van Hasselt CA et al. Late swallowing and aspiration problems after esophagectomy for cancer: malignant infiltration of the recurrent laryngeal nerves and its management. Surgery 1992; 112(3):533-5.

86. Dresner SM, Griffin SM, Wayman J et al. Human model of duodenogastro-oesophageal reflux in the development of Barrett's metaplasia. Br J Surg 2003; 90(9):1120-8.

87. Aly A, Jamieson GG. Reflux after oesophagectomy. Br J Surg 2004; 91(2):137-41.

88. Aly A, Jamieson GG, Pyragius M et al. Antireflux anastomosis following oesophagectomy. Aust NZ J Surg 2004; 74(6):434-8.

89. Blazeby JM, Brookes ST, Alderson D. The prognostic value of quality of life scores during treatment for oesophageal cancer. Gut 2001; 49(2): 227-30.

90. Earlam R, Cunha-Melo JR. Oesophageal squamous cell carcinoma: I. A critical review of surgery. Br J Surg 1980; 67(6):381-90.

91. Jamieson GG, Mathew G, Ludemann R et al. Postoperative mortality following oesophagectomy and problems in reporting its rate. Br J Surg 2004; 91(8):943-7.

92. Liu JF, Wang QZ, Ping YM et al. Complications after esophagectomy for cancer: 53-year experience with 20,796 patients. World J Surg 2008; 32(3):395-400.

93. McCulloch P, Ward J, Tekkis PP. Mortality and morbidity in gastro-oesophageal cancer surgery: initial results of ASCOT multicentre prospective cohort study. Br Med J 2003; 327(7425):1192-7.

第 6 章

早期食管癌的治疗

Burkhard H.A. von Rahden · Hubert J. Stein

前言

临床实践中早期食管癌越来越常见[1,2]，这要归功于流行病学改变[3,4]、诊断工具的改进[5,6]以及有效的检测策略[7]。

早期食管癌包括 pT1 期肿瘤和高分化上皮内瘤样病变，而与淋巴结转移无关，在相当一部分病例中存在淋巴结转移，特别是侵及黏膜下层的肿瘤。对于早期食管癌，区分腺癌和鳞癌是至关重要的[2,8]。不同的病因、病理生理、肿瘤的生物学特性、淋巴扩散方式、多灶性病变的表现、其他位置的同时或异时癌、患者类型等都会影响治疗策略。

东西方之间食管鳞癌、腺癌的发病率存在很大差别[9]。美国及欧洲以食管腺癌常见，而日本及整个亚洲则以鳞癌最为常见。

 晚期食管癌很少能够治愈[10]，而早期食管癌治愈的机会则非常大。早期食管癌治愈后的生存期和健康人相同，因此在治疗时应采用最合适的治疗方法[2]。

目前，在许多机构中根治性食管切除和淋巴结清扫仍然作为早期食管肿瘤的标准治疗方法。在过去几年中，除了根治性切除术外人们还提出了局部切除的手术方式，而这种局部切除术目前还处于临床研究阶段。而最近一些内镜医生对手术切除早期食管癌的必要性持完全质疑的态度，认为内镜下切除或消融治疗早期食管癌可达到根治的效果[11]。

早期食管癌的实体肿瘤组织学

食管腺癌和 Barrett 食管

在西方国家中以食管腺癌为主，而且其在男性白人中的发病率呈动态升高的趋势，原因至今还不明确[3,4]。目前认为慢性胃食管反流（chronic gastro-oesophageal reflux disease，GORD）是一种致癌因素，而 Barrett 食管是一种癌前病变[12]。从 Barrett 化生到上皮内瘤样变再发展到侵袭性癌的发展过程，是制订筛查和监测指南的主要依据[7]。

食管鳞癌

早期食管鳞癌在西方国家的发病率很低而且呈进行性下降趋势，因此在西方国家并不常见[9]。在日本和中国，筛查食管鳞癌是非常有效的策略，而在西方国家鳞癌只是一种随机现象。吸烟和酗酒是食管鳞癌的主要危险因素。在头部和颈部肿瘤的患者中，大约有 10% 的患者同时合并食管鳞癌。

早期食管癌的定义

早期食管癌是指侵袭深度不超过黏膜下层的局限性肿瘤（根据 UICC 或者 AJCC[13] 分期为 pT1 或者 pTis 的肿瘤），有或者无淋巴结转移。

WHO 消化道肿瘤分类中将异型增生命名为上皮内瘤样变（intraepithelial neoplasia，IN），主要是为了区分炎性和有恶性发展潜能的病灶。

早期食管癌包括黏膜内癌（pT1a 或者 pT1m；

表 6.1 ● 胃肠道上皮性肿瘤维也纳分类

分类	定义
1	无瘤样变 / 异型增生
2	不确定瘤样变 / 异型增生
3	非侵袭性低级别瘤样变（低级别腺瘤 / 异型增生）
4	非侵袭性高级别瘤样变
4.1	高级别腺瘤 / 异型增生
4.2	非侵袭性癌（原位癌）
4.3	可疑侵袭性癌
5	侵袭癌
5.1	黏膜内癌
5.2	黏膜下癌

维也纳分类 5.1）、黏膜下癌（pT1b 或者 pT1sm；维也纳分类 5.2）和高级别上皮内瘤样变（high-grade intraepithelial, HG-IN；维也纳分类 4）。

胃肠道上皮性肿瘤的维也纳分类[15]（表 6.1）主要是为了统一这些亚型的诊断标准，纠正病理医师之间观察的偏差。

尽管采用了统一的分类系统，但是大量证据表明上皮内瘤样变分级（低级别、低级别上皮内瘤样变、维也纳分类 3 对比高级别、高级别上皮内瘤样变、维也纳分类 4）和侵袭性癌分级仍然存在严重的偏差。对一些组织病理标本进行双盲回顾性分析，即使是区分侵袭性生长与非侵袭性生长，结果也存在相当大的差别[15,16]。

明确诊断

早期食管癌主要靠内镜下活检标本的组织病理学诊断，并可以对其进行组织病理学分级。因此我们就会面临另外的问题，在哪里与何时取标本。因为早期的食管癌经常没有临床症状，只是偶然检查才发现（用内镜检查其他疾病时），或是在对 Barrett 食管进行常规内镜检查时发现的。对于 Barrett 食管，为了防止采样时漏掉病灶，需要制订一个标准化的活检流程。活检时在每 1/4 的 Barrett 黏膜长度内每 1 ～ 2cm 应取一次活检。肉眼可见的可疑病灶应再取活检[7]。

由于食管鳞癌细胞不摄取 0.8%Lugol 碘，因此 Lugol 染色可以提高食管鳞癌诊断的阳性率。尽管鳞癌可以发生在食管的任何部位，但大多数早期鳞癌主要位于胸部中段食管。

内镜超声可以测定食管癌浸润的深度。但虽然应用了新技术（高分辨率探头等），内镜超声诊断黏膜下浸润的准确性仍然很差[17-19]。唯一可以准确确定浸润深度的方法是诊断性内镜黏膜切除。我们和其他学者已经将该方法列入诊疗流程中[20,21]。

淋巴结转移

早期食管鳞癌和腺癌存在很大的差别，如它们的淋巴结转移率以及扩散方式不同[2]。原因可能是肿瘤细胞的生物学行为不同，部分也可能是由于肿瘤的位置不同造成的。腺癌主要位于食管的远端 1/3，而鳞癌则主要位于食管的中段 1/3。

大约有 2% 的 pT1a 期腺癌患者和 10% 的 pT1a 期鳞癌患者存在淋巴结转移，而高级别上皮内瘤样变（无论其组织学类型）的患者没有淋巴结转移。对于黏膜下腺癌（pT1b），淋巴扩散的可能性为 25%；而黏膜下鳞癌达 40%[2,22-27]。

通过对黏膜层和黏膜下层进一步细分，发现浸润黏膜下深层的肿瘤的淋巴扩散的可能性高达 60%[27,28]。这些数据是基于对手术标本的分析得出的，没有考虑术前诊断的困难。由于目前各种分期方法对于术前评估肿瘤浸润深度的准确性不高，因此在制订治疗方案时必须考虑到淋巴扩散的可能。

筛查和监测

对有胃食管反流的患者应内镜筛查 Barrett 食管，而对已经诊断为 Barrett 食管的患者应进行内镜监测。尽管为提高患者平均寿命而采取的这两种策略存在争论[29,30]，但它们是目前诊断早期食管腺癌仅有的有效的检查方法[7,31,32]。

建议有症状的胃食管反流患者每年至少行一次内镜检查[7]。如果怀疑 Barrett 食管，就需要仔细行内镜下取活检（沿整个柱状黏膜取四个象限的活检，并对肉眼可疑的区域取活检），行组织病理学检查。在诊断 Barrett 食管后的 4 年内，应多次行内镜检查来监测患者的病情[7,33]。如果上皮没有异常增生，可以每 5 年进行一次内镜检查。如果为低级别上皮内瘤样变，就需要进行更加彻底的病情检查。高级别上皮内瘤样变是进行治疗的指征。

低级别和高级别异常增生（上皮内瘤样变）

根据组织病理学诊断，并依据 WHO 的标准[14]将上皮内瘤样变分为低级别异常增生（LG-IN）和高级别异常增生（HG-IN），这依然是目前最可靠的评估 Barrett 食管恶性进展的分级系统。绝大多数的上皮内瘤样变（92.4%）甚至许多侵袭性腺癌（32.7%）不能通过内镜诊断，而只能靠活检[34]。

由于存在很多的影响因素，因此很难评估 LG-IN 和 HG-IN 的恶性潜能。

- 内镜医师采样错误
- 病理医师个人以及医师之间存在观察偏差
- 临床医师依据指南不当
- 患者的依从性不好

显而易见，LG-IN 进展为侵袭性腺癌的概率比没有异常增生的 Barrett 食管要大得多[33]。因此一旦诊断为 LG-IN，就应该加强对其的监测。

即使采用统一的标准（如维也纳分类），HG-IN 与侵袭癌组织学（或 LG-IN）的差别给病理医师带来了更多的观察偏差。因此"HG-IN"是一个非常不安全的诊断。HG-IN 被认为是一种癌前病变，它可能起源于单灶性或多灶性的非异常增生的 Barrett 上皮[35]，而且经常与同时出现的侵袭性 Barrett 癌有关[36-38]。

在治疗方面，一些医生主张对 HG-IN 患者进行密切观察[39]；但绝大多数医生则认为这些患者应该按照黏膜癌或者黏膜下癌的治疗原则进行治疗[40]。由于其诊断的困难性以及会对治疗产生深远的影响，因此需要有两名专业的胃肠道病理医师作出诊断，并对诊断结果进行核实。

早期食管癌的治疗

食管切除以及系统性淋巴结清扫仍然是治疗早期食管癌的标准治疗方法[11,40]。然而，由于其很高的并发症发病率以及病死率，特别是对早期食管腺癌，该根治性手术受到了质疑。一方面提出了局限性切除术，包括局限性切除胃食管交界处[41]、保留迷走神经的食管切除术[42,43]和微创食管切除术[44]。另一方面内镜医生完全质疑手术切除的必要性，提出了黏膜消融技术（光动力疗法、氩离子血浆凝固术）和内镜切除术（内镜下黏膜切除和内镜下黏膜剥离术）[11,45]。

标准治疗：根治性切除加淋巴结清扫

在绝大部分研究中，根治性食管切除加系统性纵隔及上腹部淋巴结清扫治疗早期食管癌的长期生存率超过 80% ~ 90%[2,11,25]。即使是有经验的医师，该术式的围术期死亡率高达 5%，术后并发症的发生率为 30% 或更高，而且在术后两年内只有 20% 的患者没有任何症状。标准治疗最主要的症状是体重下降、反流和吞咽困难[46]。

局限性切除治疗早期食管癌

对早期食管癌来说，根治性食管切除术的死亡率很高而且会有很多的长期不良反应，因此提出了局限性切除术，特别是对由 Barrett 食管发展而来的早期腺癌，也就是接近胃食管交界处的食管癌。局限性切除术包括以下几种：

局限性切除食管远端和胃食管交界部，并用带蒂的同向蠕动空肠袢重建食管（改良的 Merendino 术式）[2,41,47]；

- 保留迷走神经的食管切除术（VSO）[42,43]；
- 微创食管切除术（MIO）[44,48]。

局限性切除胃食管交界部以及空肠代食管重建

该手术经腹入路，经扩大的食管裂孔可分离远端食管至主气管分叉水平，可同时行系统性下纵隔以及上腹部淋巴结清扫，还可以切除或者保留胃远端的迷走神经分布。切除远端食管、贲门以及近端胃后，用带蒂同向蠕动的空肠袢重建胃肠道的完整性，防止术后反流。从肿瘤学角度看，该术式完全可以治疗来源于小段 Barrett 黏膜的腺癌，原因如下：

- 在所有病例中可以将肿瘤完全切除（R0 切除）；
- 可以行系统性区域淋巴结清扫；
- 可以切除长达 5cm 的 Barrett 黏膜。

超过 100 例的早期 Barrett 食管癌患者采用了该手术方案，与根治性食管切除术相比，其长期生存率要高一些，围术期以及术后病死率低很多，而且术后患者的生活质量得到了提高。该手术可以保留健康食管和胃的功能，但需要有很高的技术水平。手术时多注意一些细节，可以维持很好的长期功能。

保留迷走神经的食管切除（vagal-sparing oesophagectomy，VSO）

Akiyama 等[49] 首先提出了保留迷走神经的食管切除术（VSO），该术式可以减少食管切除术的副作用。洛杉矶的 DeMeester 团队进一步发展了该术式，并用于 pT1a 期腺癌和 HG-IN 的治疗[42,43]。对于不需要行淋巴结清扫的患者（如 pT1a 期腺癌或 HG-IN），该术式可以减少食管切除对生理的负面影响，避免了行幽门成形术，并且降低了发生倾倒综合征和迷走神经切除后腹泻的危险。

VSO 采用上腹部切口和左颈部切口。分离并用血管套保护两侧迷走神经。沿着胃小弯，从切迹的鸦爪支到胃食管交界处高选择性切除迷走神经。不作规范的淋巴结清扫，并保留胃左动脉。经颈部切口分离并切断颈段食管。在胃食管交界处稍下方作一切口，将静脉剥离器从胃切口处向上逆向插入至颈部食管，将颈部食管远端固定于剥离器上，然后慢慢拉回剥离器，最后将翻转的食管从胃切口处拉出。这种方法可以将食管神经丛的分支从肌肉上剥离，而保持迷走神经的完整性。然后用胃来代替食管，或者将同向蠕动的左结肠移植物移植于颈部食管与胃之间，重建食管。该术式不用行幽门成形术，因为其保留了胃窦部的神经支配。据 DeMeester 团队的报道[43]，VSO 的病死率与根治性食管切除相比有明显降低，为 2%。主要并发症的发生率为 35%，迷走神经切除症状如腹泻和倾倒综合征的发生率有明显降低。

VSO 的主要缺点在于完全忽略了淋巴结清扫。这使得 VSO 只适用于 pT1a 期食管癌和 HG-IN 的患者，因为这些病变几乎不发生淋巴转移。而 pT1b 期食管癌发生淋巴扩散的概率高，因此术前应分辨出 pT1b 期。

目前只有通过常规行术前诊断性内镜黏膜切除，并且保证为单一病变的情况下才有可能实现。

微创食管切除（minimally invasive oesophagectomy，MIO）

MIO 已越来越多地应用于各个分期的肿瘤，主要是为了降低食管切除的病死率。尤其在早期食管癌方面，MIO 得到了广泛应用。但大多数的 MIO 并不是单纯的微创手术（开胸手术联合腹腔镜、胸腔镜联合开腹手术或者需要一些辅助手段）。

在匹兹堡已报道了完全应用微创技术进行食管切除的病例，而避免了开胸或者开腹手术[44,48]。这项手术分三步进行，最后将食管从颈部切口切除。术中行双腔管插管，单肺通气。经右侧入路，用胸腔镜游离胸部食管，包括切除纵隔胸膜、食管旁和隆凸下淋巴结。然后用腹腔镜游离胃，并行上腹部淋巴结清扫。最后将胃与剩下的食管在左颈部吻合。匹兹堡的 Luketich 和他的团队报道了最大规模的 MIO 研究，其病死率、并发症发病率以及恢复时间都得到了较好的结果。由于 MIO 只是降低了入路创伤和围术期的病死率，而切除范围与传统食管切除相同，因此其长期生存的结果应该与传统食管切除完全相同。

早期食管癌的内镜治疗

一些内镜技术已经用于早期肿瘤性病变的治疗。原则上可以将这些技术分为两类：消融技术和切除技术[11,45,50]。这些技术的核心是，保留原有器官的同时尽量降低病死率以及手术相关并发症的发生率。

虽然该技术的可行性已经得到明确，但是其治疗早期食管癌的有效性以及是否能将肿瘤完全消除仍然还不明确。

尽管一些医生已经将内镜下切除联合 Barrett 食

管消融作为治愈早期食管癌的一种常用方法[45,51]，但仍有些医生不支持这一观点。

内镜下消融

消融技术包括氩离子血浆凝固、激光疗法、光动力疗法和射频消融技术，破坏黏膜[11,45,50]。这些技术存在的一个问题是不能获取组织病理学检查所需的标本，从而不能对治疗的完整性作出评价，而HG-IN 的诊断以及其与黏膜下肿瘤的鉴别只能根据组织病理学做出诊断。

即使内镜消融"完全"将病变破坏，并且被正常的鳞状上皮所替代，也不能完全保证残留的Barrett 病变、上皮内瘤样变或者侵袭性癌不会复发[52]。而且 Barrett 黏膜消融会导致很多的并发症，如严重的食管狭窄。因此只有对不能手术和内镜切除的患者才采用内镜消融。

内镜切除

由于内镜消融存在很多的缺点，因此又提出了一些内镜下切除食管黏膜的方法。原则上，内镜下黏膜切除（endoscopic mucosal resection，EMR）[45] 与内镜黏膜下剥离（endoscopic submucosal dissection，ESD）[53,54] 是两种不同的方法。

EMR 的技术很多。有时先行黏膜下注射将肿瘤与肌层分离，然后再将肿瘤切除。还可以应用吸引装置（"吸引切割技术"对比利用热疗套圈的"单纯套扎切除"也叫"剥脱活检"）。

ESD 最初用于切除胃部病变，最近也被用于食管肿瘤的患者[53,54]。ESD 用末端绝缘手术刀（IT刀）分离肿瘤下的黏膜下层，从而将肿瘤整块切除。ESD 需要很高的技术水平，特别是离胃食管交界处比较近的病变，因此需要很长的手术时间才能熟练掌握这项技术。并发症很常见，如需要手术的食管穿孔、出血和严重食管狭窄，特别是在需要环形切除或者切除的范围很长时。

早期食管癌内镜治疗与手术切除的比较

随着内镜治疗的出现，手术治疗早期食管癌的原则和标准受到了挑战。由于内镜治疗不用切除食管，一些医生强烈推荐将其作为早期 Barrett 食管腺癌和鳞癌的首选治疗方法[45,51]。这一观点是基于早期

瘤变可以通过局部切除达到根治，并且不存在淋巴扩散。

对于大多数只浸润食管黏膜的肿瘤，内镜切除只能以零打碎敲的方式将其切除，但这违背了肿瘤手术不能在原位切开肿瘤的原则，因此在外侧切缘的不完全 R1 切除比率升高。而内镜切除的支持者认为，肿瘤的复发只与基底切缘有关，而与外侧切缘无关。但是即使只与基底部切缘有关，目前关于基底切缘 R 分类的恰当性是值得仔细探讨的，因为黏膜下切缘范围（显微镜下最大距离）很短，是否能够达到 R0 切除的标准受到质疑[50]。

内镜下治疗不能行淋巴结清扫，因此只有对没有或者淋巴结转移风险极低的患者才采用该治疗方法，理论上只适用于单病灶的 HG-IN 患者或者Barrett 食管的黏膜癌患者。术前即使用新的、精细的分期手段，对浸润深度的评估仍然不完全准确。

另外，即使已经将早期肿瘤病变完全切除，通常还会遗留一些癌前病变，如 Barrett 黏膜。而且迄今为止，联合应用光动力等治疗方法的有效性并未得到证明。因此将 EMR 比喻为"拔除花园里的草，期望其永远不会再长"[20]。

事实上，对于分块切除的、Barrett 食管很长的、没有对残留的 Barrett 食管行消融治疗的以及多原发的食管癌患者，即使是非常有经验的医生，肿瘤复发的比率高达 30%[55]。目前对内镜治疗来说更多的是质疑。因此早期食管癌患者不应该排斥有高治愈率的手术治疗。内镜治疗应该只作为那些不能耐受手术或者由于其他原因不能手术切除患者的治疗方法。

● 关键点

- 早期食管腺癌和鳞癌是不同的两种实体肿瘤，采取的治疗策略也不相同。
- Barrett 食管是早期腺癌的癌前病变，应建议定期内镜监测，并取活检。
- 高级别上皮内瘤样变（GH-IN）与侵袭性癌相似，是手术切除的适应证。
- 早期食管腺癌手术时必须将 Barrett 黏膜同时切除。
- 根治性切除加系统性淋巴结清扫是早期食管癌的标准治疗方法，特别是肿瘤存在黏膜下浸润时。

- 有经验的医生，可选择性地对一些患者采用局限性切除（如胃食管交界部局限性切除、保留迷走神经的食管切除、微创食管切除）。
- 内镜下治疗尚处于试验阶段，不应该作为早期食管癌的治愈性疗法，因为其存在很高的复发率。

（李剑锋　付立功　译）

参考文献

1. Stein HJ, von Rahden BHA, Siewert JR. Survival after surgery of cancer of the esophagus. Langenbeck's Arch Surg 2004; 390:280–5.

2. Stein HJ, Feith M, Bruecher BL et al. Early esophageal cancer: pattern of lymphatic spread and prognostic factors for long-term survival after surgical resection. Ann Surg 2005; 242:566–73.

3. Pohl H, Welch HG. The role of overdiagnosis and reclassification in the marked increase of esophageal adenocarcinoma incidence. J Natl Cancer Inst 2005; 97:142–6.

4. Devesa SS, Blot WJ, Fraumeni JF Jr. Changing patterns in the incidence of esophageal and gastric carcinoma in the United States. Cancer 1998; 83:2049–53.

5. Dubuc J, Legoux JL, Winnock M et al. Société Française d'Endoscopie Digestive. Endoscopic screening for esophageal squamous-cell carcinoma in high-risk patients: a prospective study conducted in 62 French endoscopy centers. Endoscopy 2006; 38:690–5.

6. Connor MJ, Sharma P. Chromoendoscopy and magnification endoscopy for diagnosing esophageal cancer and dysplasia. Thorac Surg Clin 2004; 14:87–94.

7. Sampliner RE. The Practice Parameters Committee of the American College of Gastroenterology. Updated guidelines for the diagnosis, surveillance, and therapy of Barrett's esophagus. Am J Gastroenterol 2002; 97:1888–95.

8. Siewert JR, Stein HJ, Feith M et al. Histologic tumor type is an independent prognostic parameter in esophageal cancer: lessons from more than 1,000 consecutive resections at a single center in the Western world. Ann Surg 2001; 234:360–7.

9. Siewert JR, von Rahden BHA, Stein HJ. Current status of esophageal cancer – West versus East: the European point of view. Esophagus 2004; 1:147–59.

10. von Rahden BHA, Stein HJ. Staging and treatment of advanced esophageal cancer. Curr Opin Gastroenterol 2005; 21:472–7.

11. Conio M, Cameron AJ, Chak A et al. Endoscopic treatment of high-grade dysplasia and early cancer in Barrett's oesophagus. Lancet Oncol 2005; 6:311–21.

12. von Rahden BHA, Stein HJ. Barrett's esophagus and Barrett's carcinoma. Curr GERD Rep 2007; 1:125–32.

13. Sobin LH, Wittekind Ch (eds). UICC TNM classification of malignant tumors, 6th edn. New York: Wiley-Liss, 2002.

14. Werner M, Flejou JF, Hainaut P et al. Adenocarcinoma of the oesophagus. In: Hamilton SR, Aaltonen L (eds) World Health Organization classification of tumours: pathology and genetics – tumours of the digestive system. Lyon: IARC Press, 2000; pp. 20–5.

15. Schlemper RJ, Riddell RH, Kato Y et al. The Vienna classification of gastrointestinal epithelial neoplasia. Gut 2000; 47:251–5.

16. Ormsby AH, Petras RE, Henricks WH et al. Observer variation in the diagnosis of superficial oesophageal adenocarcinoma. Gut 2002; 51:671–6.

17. Chemaly M, Scalone O, Durivage G et al. Miniprobe EUS in the pretherapeutic assessment of early esophageal neoplasia. Endoscopy 2008; 40:2–6.

18. May A, Günter E, Roth F et al. Accuracy of staging in early oesophageal cancer using high resolution endoscopy and high resolution endosonography: a comparative, prospective, and blinded trial. Gut 2004; 53:634–40.

19. Pech O, May A, Günter E et al. The impact of endoscopic ultrasound and computed tomography on the TNM staging of early cancer in Barrett's esophagus. Am J Gastroenterol 2006; 101:2223–9.

20. DeMeester SR. New options for the therapy of Barrett's high-grade dysplasia and intramucosal adenocarcinoma: endoscopic mucosal resection and ablation versus vagal-sparing esophagectomy. Ann Thorac Surg 2008; 85:S747–50.

21. Stein HJ, Feith M. Surgical strategies for early esophageal adenocarcinoma. Best Pract Res Clin Gastroenterol 2005; 19:927–40.

22. Nishimaki T, Suzuki T, Kanda T et al. Extended radical esophagectomy for superficially invasive carcinoma of the esophagus. Surgery 1999; 125:142–7.

23. Kodama M, Kakegawa T. Treatment of superficial cancer of the esophagus: a summary of responses to a questionnaire on superficial cancer of the esophagus in Japan. Surgery 1998; 123:432–9.

24. Natsugoe S, Baba M, Yoshinaka H et al. Mucosal squamous cell carcinoma of the esophagus: a clinicopathologic study of 30 cases. Oncology 1998; 55:235–41.

25. Nigro JJ, Hagen JA, DeMeester TR et al. Occult esophageal adenocarcinoma: extent of disease and implications for effective therapy. Ann Surg 1999; 230:433–8.

26. Buskens CJ, Westerterp M, Lagarde SM et al. Prediction of appropriateness of local endoscopic treatment for high-grade dysplasia and early adenocarcinoma by EUS and histopathologic features. Gastrointest Endosc 2004; 60:703–10.

27. Liu L, Hofstetter WL, Rashid A et al. Significance of the depth of tumor invasion and lymph node metastasis in superficially invasive (T1) esophageal adenocarcinoma. Am J Surg Pathol 2005; 29:1079–85.

28. Westerterp M, Koppert LB, Buskens CJ et al. Outcome of surgical treatment for early adenocarcinoma of the esophagus or gastro-esophageal junction. Virchow's Arch 2005; 446:497–504.

29. van Blankenstein M. Barrett's esophagus: so what! Dis Esoph 2002; 15:1–4.

30. Dellon ES, Shaheen NJ. Does screening for Barrett's esophagus and adenocarcinoma of the esophagus prolong survival? J Clin Oncol 2005; 23:4478–82.

31. van Sandick JW, van Lanschot JJ, Kuiken BW et al. Impact of endoscopic biopsy surveillance of Barrett's oesophagus on pathological stage and clinical outcome of Barrett's carcinoma. Gut 1998; 43:216–22.

32. Peters JH, Clark GW, Ireland AP et al. Outcome of adenocarcinoma arising in Barrett's esophagus in endoscopically surveyed and nonsurveyed patients. J Thorac Cardiovasc Surg 1994; 108:813–21.

33. von Rahden BHA, Stein HJ, Weber A et al. Critical reappraisal of current surveillance strategies for Barrett's esophagus: analysis of a large German Barrett's database. Dis Esoph 2008; 21:685–9.

34. Vieth M, Stolte M. Barrett's mucosa, Barrett's dysplasia and Barrett's carcinoma: diagnostic endoscopy without biopsy-taking does not suffice. Dis Esoph 2000; 13:23–7.

35. Buttar NS, Wang KK, Sebo TJ et al. Extent of high-grade dysplasia in Barrett's esophagus correlates with risk of adenocarcinoma. Gastroenterology 2000; 120:1630–9.

36. Sujendran V, Sica G, Warren B et al. Oesophagectomy remains the gold standard for treatment of high-grade dysplasia in Barrett's oesophagus. Eur J Cardiothorac Surg 2005; 28:763–6.

37. Tharavej C, Hagen JA, Peters JH et al. Predictive factors of coexisting cancer in Barrett's high-grade dysplasia. Surg Endosc 2006; 20:439–43.

38. Heitmiller RF, Redmond M, Hamilton SR. Barrett's esophagus with high-grade dysplasia. An indication for prophylactic esophagectomy. Ann Surg 1996; 224:66–71.

39. Schnell TG, Sontag SJ, Chejfec G et al. Long-term nonsurgical management of Barrett's esophagus with high-grade dysplasia. Gastroenterology 2001; 120:1607–19.

40. Spechler SJ. Barrett's esophagus. N Engl J Med 2002; 346:836–42.

41. Stein HJ, Feith M, Mueller J et al. Limited resection for early adenocarcinoma in Barrett's esophagus. Ann Surg 2000; 232:733–42.

42. Banki F, Mason RJ, DeMeester SR et al. Vagal-sparing esophagectomy: a more physiologic alternative. Ann Surg 2002; 236:324–35.

43. Peyre CG, DeMeester SR, Rizzetto C et al. Vagal-sparing esophagectomy: the ideal operation for intramucosal adenocarcinoma and Barrett with high-grade dysplasia. Ann Surg 2007; 246:665–71.

44. Luketich JD, Alvelo-Rivera M, Buenaventura PO et al. Minimally invasive esophagectomy: outcomes in 222 patients. Ann Surg 2003; 238:486–94.

45. Pech O, May A, Rabenstein T et al. Endoscopic resection of early oesophageal cancer. Gut 2007; 56:1625–34.

46. Headrick JR, Nichols FC 3rd, Miller DL et al. High-grade esophageal dysplasia: long-term survival and quality of life after esophagectomy. Ann Thorac Surg 2002; 73:1697–702.

47. Stein HJ, Hutter J, Feith M et al. Limited surgical resection and jejunal interposition for early adenocarcinoma of the distal esophagus. Semin Thorac Cardiovasc Surg 2007; 19:72–8.

48. Ashrafi AS, Keeley SB, Shende M et al. Minimally invasive esophagectomy. Eur Surg 2007; 39:141–50.

49. Akiyama H, Tsurumaru M, Ono Y et al. Esophagectomy without thoracotomy with vagal preservation. Am Coll Surg 1994; 178:83–5.

50. von Rahden BHA, Stein HJ. Barrett's esophagus with high-grade intraepithelial neoplasia: observation, ablation or resection? Eur Surg 2007; 39:249–54.

51. Ell C, May A, Pech O et al. Curative endoscopic resection of early esophageal adenocarcinomas (Barrett's cancer). Gastrointest Endosc 2007; 65:3–10.

52. Satodate H, Inoue H, Fukami N et al. Squamous reepithelialization after circumferential endoscopic mucosal resection of superficial carcinoma arising in Barrett's esophagus. Endoscopy 2004; 36:909–12.

53. Fujishiro M, Yahagi N, Kakushima N et al. Endoscopic submucosal dissection of esophageal squamous cell neoplasms. Clin Gastroenterol Hepatol 2006; 4:688–94.

54. Saito Y, Takisawa H, Suzuki H et al. Endoscopic submucosal dissection of recurrent or residual superficial esophageal cancer after chemoradiotherapy. Gastrointest Endosc 2008; 67:355–9.

55. Pech O, Behrens, A, May A et al. Long-term results and risk factor analysis for recurrence after curative endoscopic therapy in 349 patients with high-grade intraepithelial neoplasia and mucosal adenocarcinoma in Barrett's oesophagus. Gut 2008; 57:1200–6.

第 7 章

胃癌的外科治疗

Simon A. Raimes

简介

在这一章中，我们主要讨论进展期胃癌（T2～T4）的治疗进展。胃癌的手术治疗方案最先由日本人提出，后来又根据西方人的年龄、体型、手术并发症多及弥漫型、近端胃癌高发的特点作出了相应的调整。现在的胃癌手术追求在达到根治性目标的同时最大程度地降低患者死亡率。这也是"个体化治疗"手术理念产生的原因之一。因此，了解近年来胃癌治疗的发展十分重要。

目前，进展期胃癌患者可以接受新辅助化疗或术后辅助化疗，然而手术仍然是胃癌治疗的关键所在。随着腹腔镜技术的发展，使得全腹腔镜下或腹腔镜辅助下的胃癌手术得以开展。然而，无论采取什么样的术式，都必须遵从根治性切除的原则。本章将对现代胃癌手术治疗中的理论与实践进行详细的介绍。

胃癌术后的转移与复发

合理的手术方式应建立在对胃癌转移途径和复发原因有深刻理解的基础之上。了解胃癌的转移途径和其复发原因才能够确定手术的目标以及手术的范围。

胃癌的转移途径

直接侵犯

直接侵犯是指肿瘤直接侵及胃周围的器官和组织。这些患者应该接受包括胃在内的大块切除术。

胃癌的淋巴转移

胃癌的横向转移主要发生在胃黏膜下和浆膜层下的淋巴管网，这种转移的发生主要取决于肿瘤的浸润深度。淋巴转移主要沿淋巴引流方向依次转移至胃周围淋巴结、胃动脉旁淋巴结及腹腔干淋巴结，具体的转移顺序将在淋巴清扫术一节详细介绍。淋巴转移可以发生在各期胃癌，但肿瘤对胃壁的侵犯越深其发生转移的概率就越大。淋巴转移是所有类型胃癌（肠型胃癌和弥漫型胃癌）最主要的转移途径。有证据表明，存在淋巴转移的胃癌患者，接受胃癌根治性切除的同时再加上一定范围内的淋巴结清扫，可使一部分胃癌患者痊愈。与其他肿瘤不同，淋巴转移似乎并不能作为胃癌扩散的标志，但这一观点还存在广泛的争论。

胃癌的腹膜种植

胃癌的腹膜种植仅在胃浆膜层受累，腹腔内存在游离肿瘤细胞的情况下发生。西方国家中约有70%的胃癌患者存在胃浆膜层受累。由于这类患者可能存在腹膜腔的种植转移，其胃癌切除后的复发率较高。胃癌的腹腔内种植主要见于弥漫型胃癌患者（弥漫型胃癌患者中腹腔转移的发生率为45%～75%，而肠型胃癌患者这一比例为10%～30%）[1]。一般而言，有腹腔内转移的胃癌患者手术的治愈率很低。对于仅有胃后壁浆膜层侵犯的胃癌患者，包括受侵犯的小网膜切除在内的胃癌根治术可能取得一定的疗效，但到目前为止还没有证据支持这一观点。清楚地认识到这一点对于西方大多数胃癌患者的手术选择上有很大的帮助。

胃癌的血行转移

虽然胃部血供丰富，但是胃癌在确诊时出现肝转移的情况很少见，即使在晚期胃癌患者中肝转移也是不常见的。因此我们似乎可以得出这样的结论：胃癌的血行途径是一种无效的转移，这一理论尤其适用于弥漫型胃癌。胃癌血行转移较少的原因可能是：弥漫型胃癌通过其他途径转移的速度很快，患者在出现明显的血行转移症状（肝转移及其他远处转移）之前已经死于其他途径的转移。

胃癌是一种局限性肿瘤

大多数胃癌，即使是晚期胃癌在确诊时，肿瘤也通常只生长在胃部及其周围的后腹膜处，而胃癌的肝转移和其他远处转移则很少见。浆膜层受累胃癌（T3～T4）的转移也仅限于腹膜腔内，很少出现肝和远处部位的单独复发。虽然上述患者中约 1/3 可以找到血行转移的证据，其胃癌复发仍主要位于腹膜腔内，如胃床、吻合口及腹腔种植等。

浆膜层未受累以及早期胃癌（T1 期和 T2 期）患者的复发类型与浆膜层受累的患者不同。浆膜层受累的胃癌患者肿瘤复发较早，一般在 2 年以内出现且以局部复发为主。浆膜层未受累的胃癌患者，复发时间较晚且复发类型以血行转移为主，一般没有局部复发的情况。

在西方国家中，浆膜层受累的胃癌发病率较高，患者接受胃癌切除术后的预后相对较差。浆膜层受累的患者胃癌复发较早，主要表现为腹腔内转移，大多数患者在出现血行转移的临床症状之前就已经死亡。虽然控制胃癌的局部复发对其血行转移没有作用，但可以明显地改善患者的预后。对于不能治愈的胃癌患者，通过外科治疗延长其无症状生存时间至关重要。

胃癌术后有两种复发形式。一种多见于弥漫型胃癌患者，特别是浆膜层受累的胃癌患者，这类复发时间较早，复发部位多见于胃床、吻合口以及腹腔内。另一种多见于分期较早的胃癌患者，多为肠型胃癌，复发时间较晚，部位主要为肝转移和远处转移，局部复发少见。两种不同类型的胃癌存在两种不同的复发形式，可见胃癌存在两种不同的转移途径。了解和掌握两者之间的区别对我们选择手术方式以及制订手术方案有着重要的作用[2]。

手术治疗的目的在于切除那些未发生转移的胃癌病灶，同时还要防止胃癌切除术后的局部复发。

减少胃癌术后复发的措施

减少胃癌术后局部或胃床复发的措施

有如下三方面的因素要加以考虑：

1. 完整切除胃癌原发灶，确保切缘未受肿瘤侵犯及没有肿瘤细胞的转移。必要的时候可以扩大手术切除范围至邻近的器官或组织。
2. 大块切除所有可能受累的淋巴结，包括引流区内的正常淋巴结。
3. 防止手术过程中造成肿瘤细胞的种植转移。

胃癌根治术在控制上述前两个因素方面是非常有效的，但是对那些有腹腔转移，特别是浆膜层受累和第 2 站或更远的淋巴结有转移的患者来说，防止术中肿瘤细胞的胃床种植意义不大。

腹膜腔种植

Cunliffe 和 Sugarbaker 提出了"肿瘤细胞夹带"（tumor cell entrapment）假说。这个假说认为肿瘤细胞可以在手术前和手术后种植于去腹膜的部位并能在此存活。在浆膜层受累的患者中，这些细胞可能在手术之前就存在于腹膜腔中，也可能在手术切除肿瘤组织、淋巴结和血管的过程中脱落并种植于腹膜腔[3]。因此在胃癌手术过程中在切除肿瘤原发灶、邻近受累组织以及引流区淋巴结时要特别小心，防止肿瘤细胞脱落，从而防止"医源性"转移的发生。

外科医生应采取措施消灭浆膜层受累和／或存在第 2 站淋巴结转移的患者腹腔内的游离肿瘤细胞。在西方，胃癌术后通常使用腹腔内化疗的方法来消除腹腔内的肿瘤细胞。在日本这一措施已成为胃癌患者综合治疗的常规措施之一[4,5]。腹腔内化疗应该在手术中或手术后立即实施，这样会使患者明显受益。而在术后一段时间后再给予患者腹腔内化疗是没有作用的，因为此时肿瘤细胞已经种植于腹膜或胃床且已经开始增殖，而在其增生过程中肿瘤周围会出现纤维结缔组织的包绕，阻碍细胞毒药物对细胞的杀伤，从而对肿瘤细胞起到保护作用[6]。

总结

胃癌手术治疗的重要原则是减少胃癌术后的复

发。局限性的胃癌患者，特别是那些浆膜层未受累的胃癌患者接受胃癌根治术有获得治愈的可能。浆膜层受累的胃癌患者，胃癌根治术可以延长患者的无瘤生存时间[7]。需要指出的是，胃癌的治疗是一个多学科的综合治疗过程，手术只是其中一个方面[8]。关于胃癌的放疗和化疗我们将在第 9 章加以讨论。

胃癌根治术的原理和方法

前文已经介绍了胃癌的治疗原则，接下来将要介绍一下胃癌根治术的历史。现在胃癌根治术已经在世界范围内被广泛地应用，但是日本在胃癌根治术及周围淋巴结清扫术方面依然处于领先水平。

日本胃癌外科治疗的发展

胃癌在日本是引起死亡的最常见的肿瘤疾病。50 年前日本胃癌手术的生存率与西方国家相似，日本胃癌患者生存率的提高主要得益于以下三个重要的措施。

全国范围内的胃癌筛查

这项计划始于 1960 年，计划开始时使用双重对比的钡餐检查作为筛查工具，而现在则使用胃镜作为筛查工具。筛查出的胃癌患者中有 60% 的为早期胃癌（T1）患者（详见第 2 章和第 5 章）。

日本胃癌研究学会（Japanese Reasearch Society for Gastric Cancer，JRSGC）

该学会始建于 1961 年，目的是促进胃癌的研究及其治疗。最初收集的证据是不同临床分期的手术治疗资料，随后又开始收集病理分期资料，从而为胃癌研究提供了准确的资料基础。发表并定期更新被推崇的手术技术和规范[9]。胃癌的病理学评估也被快速更新和改进。

胃癌根治术

胃癌根治术和周围淋巴结清扫术，在日本和西方最初都在专门的胃癌治疗中心内完成。但是各国甚至同一个国家内不同的治疗中心并未使用统一的手术方式。随着 JRSGC 的一系列研究数据的公布，使得胃癌根治术逐渐规范化和精确化。这种改变使胃癌根治术 +D2 淋巴清扫术得到了广泛的认可，并在世界范围内广泛开展。胃癌根治术能够对大部分患者的预后产生积极的影响，虽然这个结论并没有得到临床随机对照实验的验证，但是日本的外科学家认为这种实验是有悖伦理的。

真正的问题在于，上述因素在延长胃癌患者生存期中各自起到多大的影响。日本学者并未分别就早期诊断、病理分期、胃癌根治术等因素各自对于胃癌预后的影响进行评估。而对于上述问题的分析有助于我们理解西方胃癌手术发展的过程。

西方胃癌外科治疗的发展

不同国家之间甚至同一个国家的不同地区之间胃癌外科治疗的发展历程都是不同的。在美国和欧洲都设立了专门的胃癌治疗中心，这些治疗中心所遵循的胃癌根治术都源于日本[10]。

胃癌的筛查

1990 年在英国召开的国际抗癌联盟（International Union Against Cancer，UICC）工作会议指出对无症状人群进行胃癌筛查只适用于胃癌发病率较高的国家，在胃癌发病率较低的西方国家，不推荐其成为公共预防措施。

在有"消化不良"症状的患者中进行胃癌的筛查可以提高早期胃癌的发现率[11]。然而，日本研究显示有症状的早期胃癌患者与无症状的被筛查出的胃癌患者的预后是不同的[12]。这种现象也被称为"左移现象"。胃癌的转归过程可以被看作是一个连续的疾病谱——类似于光谱。谱的左侧是早期胃癌，谱的右侧为晚期胃癌。无症状人群中进行的胃癌筛查较之有症状人群中进行的胃癌筛查，不仅仅是增加了谱左侧早期胃癌的发现比例，而且使整个谱向左发生了平移。胃癌的分期就是将这个谱大体分为了四个部分。所谓的左移现象就是指对人群进行胃癌的筛查，可使所发现的患者中位于谱左侧的早期患者的比例增加。左移现象部分解释了筛查发现的胃癌患者手术效果明显好于未经过筛查的胃癌患者的原因。同时也推荐对公众进行胃癌危险因素的宣传，就像日本那样，使公众对胃癌的认识加深以提高人们对胃癌的警惕性，在出现可疑症状时能够早期就诊，这样也可以使未接受筛查的人群中出现左移现象。在西方国家中使公众对胃癌保持警惕同时配合以诊断水平的提高，虽然无法与无症状筛查相比，但是也能提高早期胃癌的发现率。

比较西方胃癌患者接受根治术的转归与日本有症状患者术后的转归更加有意义。这样可以更好地预测在西方广泛开展胃癌根治术后会取得怎样的结果。

胃癌根治术的手术效果和胃癌病理分期的发展

与日本的胃癌分期系统相比，西方的胃癌分期系统定义不甚明确也不够规范。日本与西方胃癌外科治疗结果的对比直到 1985 年 UICC 与 AJCC 达成统一的胃癌分期标准之后才得以实现（第 3 章）。

应该注意到除分期系统所包含的因素以外还存在一些其他次要的因素也可以对胃癌的分期产生影响，这些因素也是造成日本与西方在胃癌手术治疗过程中产生差异的原因。这些次要因素可以统称为"分期偏移因素"（stage migration factor）。关于分期偏移因素我们将在以后的章节中详细介绍。

西方存在与日本不同类型的胃癌？

前文已经提到过西方的胃癌类型似乎与日本不同[13]，但证据不足。比较日本东京和美国檀香山相似种族的胃癌患者接受胃癌根治术后的预后，同时比较东京与西方胃癌患者接受胃癌根治术后的预后，前者的差异明显小于后者[13]。而两组对比数据中胃癌发病的危险因素、转移方式和复发方式则无明显差异。近期一项研究表明生活在美国的亚洲人其晚期胃癌的发病率较低，可能在这些人体内肿瘤细胞侵袭性较小[14]。

两者的差异可能是由下述的 3 种因素引起：

胃癌的组织类型不同

大量研究表明日本的胃癌以肠型为主，而西方的胃癌则以弥漫型为主。肠型胃癌较弥漫型胃癌的预后要好，特别在晚期胃癌时两者的差异更加明显。

近端胃癌

近端 1/3 的胃癌的预后明显差于中下 2/3 的胃癌[15]，日本研究也得出了同样的结论[16]。近期的一项调查显示在西方国家中全部胃癌患者中近端 1/3 胃癌患者的比例占 50% 以上，而这一比例在日本只有 20% ~ 30%。西方近端胃癌发病率的快速增长也可以抵消胃癌外科治疗发展所带来的疗效提高。

西方胃癌根治术的围术期死亡率

日本胃癌治疗中心报告的胃癌根治术的死亡率为 1% ~ 3%，西方胃癌根治术的死亡率明显高于日本，在行全胃切除术时两者差距更为明显[17]。即使在西方最好的胃癌治疗中心胃癌根治术的死亡率也要达到 5% ~ 10%[18]，但是这种差距正在不断改善，西方最近的一项调查结果显示胃癌根治术后的死亡率已经降到 5% 以下[19,20]。然而英国最近进行的一次大规模的调查显示胃癌根治术后的死亡率依然在 10% 左右[21,22]。有证据表明胃癌治疗中心实施的手术越多，胃癌根治术的死亡率及其术后并发症的发病率越低[23]。

有很多因素制约了西方胃癌根治术死亡率的降低，因此期望西方胃癌根治术的死亡率与日本达到一致水平是不现实的。西方胃癌患者的平均年龄较日本大 10 岁左右，而且西方胃癌患者合并心血管疾病的比例比亚洲高[24,25]。日本胃癌患者的体重较西方人低，而且日本胃癌根治术后的血栓栓塞性疾病的发病率也较西方人低。有证据表明肥胖可以增加胃癌根治术的死亡率，在日本患者中也同样[26,27]。最近一项源自韩国的研究表明，肥胖与术后并发症之间存在直接关系[28]。西方结果很可能受到了上述因素的影响。一项关于吻合口瘘的临床对比研究显示，日本国立癌症中心医院（NCCH）的死亡率仅为荷兰的 1/3[29]。这种结果的产生可能与日本在处理胃癌根治术后并发症上的经验丰富，以及西方患者的高风险因素有关。西方近端胃癌发病率的提高，就意味着西方全胃切除术比例的增大，而全胃切除术的术后死亡率是胃次全切除术的 2 倍。

 由于多种因素的影响，日本的胃癌外科治疗水平高于西方。我们不得不接受这样一个现实：比较双方的胃癌总体生存率意义不大。

西方胃癌根治术的手术原则

以前西方胃癌根治术的疗效不稳定，而且出现了一些令人失望的结果。外科治疗上的进步往往被死亡率和手术并发症的增加所抵消。而现在胃癌手术在欧洲已经成为一种常规手术，然而还有很多没有经过专业训练的外科医生为了降低手术的死亡率而采取限制手术范围的胃癌切除术，仅有很少的胃癌治疗中心采用日本的提出的胃癌根治术。Leed 小组报告的不同分期的胃癌患者接受胃癌根治术后生存率的数据与日本同期胃癌患者接受胃癌根治术后的数据接近，至少在早期胃癌患者中其手术后的生存率与日本是相同的。同时其报道的死亡率也达到人们能够接受的范围以内。正是受到这一报告的影响，胃癌根治术才能被西方广泛地接受（表 7.1）[30,31]。与此同时美国和欧洲的一些胃癌治疗中心也报道了同样的结果[32-35]。

由以上介绍我们可以得出这样的结论：西方胃癌患者接受胃癌根治术可以改善患者的预后，但是其效果与胃癌的分期有关。因为胃癌根治术在给患者带来获益的同时也会提高死亡率和术后并发症的发生率，因此在患者接受胃癌根治术时一定要权衡利弊。另外，扩大手术范围会增加胃癌术后并发症和长期后遗症的发病率，后者会给患者带来营养方面的问题。

现代胃癌外科手术仍然在不断地进步，作为一种标准式式，它需要在不断扩大的切除范围和由此带来的风险之间找到平衡。在西方胃癌患者中，一成不变的手术方式已经不再适用。在充分考虑患者各方面因素的情况下，权衡利弊，制订个体化的手术方案[36]，是现代胃癌外科治疗中的重要原则。

胃癌根治术的手术原则

现在胃癌根治术已经有了标准的手术原则并得

到了广泛的应用。然而，不同的患者之间是存在差异的，有很多因素可以影响胃癌根治术的疗效，这些因素包括：肿瘤的分期、肿瘤是否出现了转移、转移的途径以及患者的身体情况、体重、年龄等，这些因素都都会对手术方式的选择产生影响。我们现在可以遵照标准的手术方式实施胃癌根治术，但是也要考虑影响胃癌根治术效果的其他因素。胃癌根治术包括以下几个方面：

- 胃扩大切除术
- 淋巴清扫术
- 脾切除术
- 远端胰腺切除术
- 扩大切除术
- 局限切除术

胃切除的范围

胃癌外科治疗的重要原则是完整切除病变的原发灶，并且切缘不应存在转移病灶。胃切除术能否达到这一要求，主要取决于胃癌的发生部位，以及在术中确定切缘没有肿瘤细胞的残留。

胃癌通过直接扩散和黏膜下及浆膜层下淋巴结受累而发生横向转移。由于胃黏膜下存在大量的淋巴网，因此一旦黏膜下淋巴管受累，胃癌横向转移的速度以及范围将会迅速增加。弥漫型胃癌更易于通过此种途径发生转移，而且肿瘤的侵袭性越强，转移发生的概率就越大。在绝大多数侵袭性较强的胃癌患者中都存在黏膜下淋巴管网的转移，因此此种类型的胃癌也被称为"皮革胃"。重要的是，通过上述途径还可以累及食管和十二指肠。肿瘤细胞通过黏膜下淋巴丛侵犯食管，通过浆膜下淋巴丛侵犯

表 7.1 ● 东京[30] 与 Leeds[31] 胃癌根治术后 5 年生存率

	5 年生存率	
	东京	Leeds
总体生存率	75	54
早期胃癌	91	91
Ⅰ期	91	87
Ⅱ期	72	65
Ⅲ期	44	18

十二指肠，因此，如果在胃癌的手术过程中发现了可触及的肿瘤，则应行扩大的胃切除术。

　　一般认为弥漫型胃癌的手术切除范围应该大于肠型胃癌。但这一观点还存在着广泛的争论。研究表明无论是弥漫型胃癌还是肠型胃癌，只要切除距离可触及的肿瘤边缘 5cm 以内的所有组织都可以达到手术要求[37]。而那些已经累及浆膜层的患者则要接受更为广泛的胃癌切除术，目前推荐的切除范围是切除距肿瘤边缘 6cm 以内的所有组织[38]。浆膜层未受累的胃癌患者，特别是肠型胃癌患者，以及患者年龄较大且有很多的危险因素存在而无法接受胃癌根治术的患者，可以适当缩小手术切除范围。局限性胃切除术我们将在以后加以讨论。

胃切除术的类型（图 7.1）

　　胃切除术的类型主要根据胃癌的发病部位决定（图 7.1）。

下 1/3 胃癌（A 和 AM）

　　此种类型的胃癌患者推荐接受占胃总体积 80%

的胃次全切除术，同时还要切除十二指肠的一部分。只有当肿瘤体积过大或肿瘤已经侵及胃食管交界下 7～8cm 以内的胃黏膜时才选择全胃切除术。

中 1/3 胃癌（M 和 MA）

　　发生在这个部位的胃癌大多数应接受全胃切除术，但也可根据切除后残胃的长度来决定手术的方式：切除术后胃食管交界下至少应留有 2cm 的残胃，即浆膜层未受累的胃癌患者瘤缘距胃食管交界处的长度至少为 7cm，浆膜层受累的患者这一距离至少应为 8cm，当满足这一条件时则可以行胃次全切除术。对于老年患者，特别是肠型胃癌的老年患者，允许切缘留有少量的肿瘤残余。

近 1/3 胃癌（C，CM 和 MC）

　　对于这类患者标准的手术方式是全胃切除术，对于肿瘤位于胃中上 1/3 交界处的胃癌患者，全胃切除术尤为适用。全胃切除术会造成术后患者的营养问题，使患者的生活方式和生活质量发生改变。近年来正在努力寻找一种近端胃癌局限性切除的方

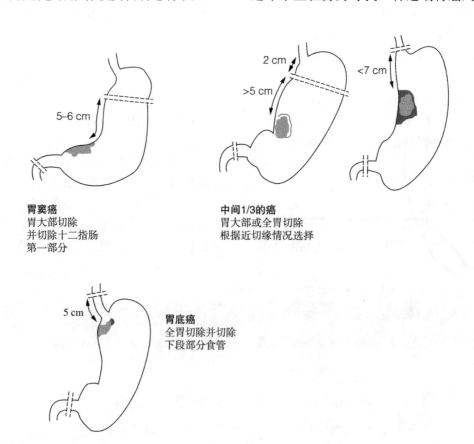

图 7.1 ● 胃切除的范围。

法。有人提出了用远端的残胃与食管吻合来实现近端胃癌局限性切除的手术方式，但是许多外科医生不愿意实施这一手术，因为这种手术不能给患者带来获益，而且术后碱性肠液反流将变得难以控制，这会给患者带来更大的痛苦。这种手术方式并未被胃癌治疗中心所广泛接受，而实施这种手术的中心经过研究发现其并不能增加患者的生存率，但也不会造成严重不良反应的增加[39]。

在日本已经有越来越多的早期近端胃癌患者接受了胃局限切除术，研究表明胃局限切除术与全胃切除术相比，可以使患者术后获得更好的饮食及营养状况，有些患者甚至可以正常进食[40]。近端胃切除术后胃肠道重建可以采用空肠插入术、空场憩室术或残胃成形术（图7.2）。一项非随机的临床对照研究表明，残胃成形术较空肠插入术更有优势，其术后不良反应的发生率较低[41]。而空肠插入术较全胃切除术可以使患者获得更好的胃肠道功能，同时在患者术后体重的保持上也更具优势[42]。

除了胃近端切除术后产生的胆汁反流的问题以外，我们最应该关心的是胃局部切除术后是否能取得与全胃切除术同样的手术效果。近1/3胃癌与远端胃癌相比无论是在 T 分期还是在 N 分期中近端胃癌的分期都要晚于远端胃癌[43]。大规模的临床调查显示：近端胃癌较远端胃癌的侵袭性更强[44]。在切除胃部肿瘤的同时还应该同时切除肿瘤可能侵犯的淋巴结。有证据表明切除肿瘤以外没有受累的胃组织对胃癌的治疗是没有必要的。甚至在那些淋巴受累的患者中，扩大切除胃床，也无法使患者获益[45]。关于这个问题将在淋巴清扫术一章中加以详细阐述。

贲门癌在手术方法、切除范围、淋巴结清扫方面都较为独特[46]。如果能获得足够的近端切缘长度，则应行全胃切除术，同时切除食管裂孔周边的肌肉，并通过食管裂孔向上切除下纵隔的淋巴结[47]。对于弥漫型、低分化型或直径较大（> 5cm）的贲门癌，应采用胸部入路或胸腹联合技术，扩大切除下段食管。其他关于胃食管连接处肿瘤的治疗方法可参见第6章。

 认为全胃切除术是近端胃癌最适宜的手术治疗方法只是理论上推测的结果，而无临床随机对照实验的支持。最近日本以及西方的一些研究表明，这种理论上的最佳方法实际上存在很大的缺陷：全胃切除术会对患者胃肠道功能产生严重影响以及会给患者带来长期的营养问题，这些不良反应的危害程度远远大于局限性胃切除术所引起的胆汁反流的危害。对晚期近端胃癌（2 类或局限性 3 类连接处癌）手术方式的临床随机对照实验有待进行。

浸润型胃癌（CMA）

浸润型胃癌最多表现为"皮革胃"，这类患者腹腔种植且腹腔灌洗液细胞学阴性时，可以考虑全胃切除术（见第3章）。对于那些未发现远处转移的患者，手术切除范围应包括原发灶以及受累的邻近组织。有人指出对这一期的患者实施手术是没有价值的，因为患者接受手术后症状减轻并不明显。在其他治疗手段无效的情况下，在那些病变局限在胃部及其周围组织的年轻患者，在手术中或手术后配合以辅助治疗（见第8章）是有意义的。随着弥漫型胃癌发病率的提高，现在迫切需要找到一种有效的治疗弥漫型胃癌的方法。

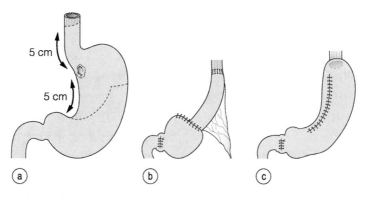

图 7.2 ● 近端部分胃切除术和重建技术。

远端胃癌接受全胃切除术的必要性

前面已经阐述了全胃切除术的适应证。而在欧洲的一些外科医生则主张所有的胃癌患者，包括远端胃癌患者都应该接受全胃切除术——这就是所谓的"全胃切除"原则。因此有必要对这一原则产生的原因及其诘难加以阐述。

近端切缘肿瘤浸润的风险很低

严格按照胃癌的手术原则进行手术，近端切缘残留肿瘤的概率很低。如果严格按照胃癌手术原则进行手术，切缘依然存在肿瘤细胞浸润则证明肿瘤的侵袭性很强，术后单独发生吻合口复发的概率很小。

多发性胃癌和胃黏膜的癌前病变

多发性胃癌是很罕见的，即使在胃癌术后长期存活的患者中也十分罕见。然而在胃次全切除术之前最重要的检查就是对近端胃部进行仔细的内镜检查以及必要的黏膜活检。如果检查发现患者存在黏膜的癌前病变、胃多发息肉以及患者存在恶性贫血，则患者应接受全胃切除术[48]。

足够的淋巴清扫

支持"全胃切除"原则的医生认为其更符合 D2 淋巴清扫术的要求。在胃次全切除术中贲门周围淋巴结很难被切除。但并不是完全无法切除的，而且这组淋巴结受累的概率小于 5%，因此对于所有的胃癌患者都清扫这组淋巴结意义不大。另外，存在贲门周围淋巴结受累的胃癌患者术后生存率较低，因此常规清除这组淋巴结对患者的意义也不大。

目前一项临床随机实验已经证实，对所有胃癌患者都实施全胃切除术不能提高患者的生存率[49]。大多数的临床研究表明：全胃切除术的死亡率是胃次全切除术的 2 倍。即使是对全胃切除术最为熟练的外科医生，死亡率也高于 5%。全胃切除术，即使是与空肠储袋重建术联用，患者出现营养问题的风险都会增加，特别是老年患者更为明显[50]。在对长期存活的患者生活质量的评估中，接受胃次全切除术的患者明显优于全胃切除术的患者[51]。

 　　没有证据表明，下 1/2 胃癌患者接受全胃切除能够获益，因此胃次全切除术是远端胃癌患者最适合的手术治疗方式。

框 7.1 • 胃周围淋巴结的分组与命名

1	贲门右淋巴结
2	贲门左淋巴结
3	小弯淋巴结
4	大弯淋巴结
4sa	胃短动脉旁淋巴结
4sd	胃网膜左动脉旁淋巴结
4d	胃网膜右动脉旁淋巴结
5	幽门上淋巴结
6	幽门下淋巴结
7	胃左动脉干淋巴结
8	肝总动脉干淋巴结
9	腹腔动脉周围淋巴结
10	脾门淋巴结
11	脾动脉干淋巴结
12	肝十二指肠韧带内淋巴结
13	胰头后淋巴结
14	肠系膜根部淋巴结
15	中结肠动脉周围淋巴结
16	腹主动脉周围淋巴结
110	胸下部食管旁淋巴结
111	膈肌上淋巴结

淋巴清扫术

胃癌主要通过淋巴途径进行转移。近期研究表明淋巴转移早于血液转移，甚至当胃癌还处于局限状态时就已经发生淋巴转移。这就是为什么在胃癌外科治疗中在切除胃癌原发灶之外还要进行淋巴清扫术的原因。

理论上说，胃癌的淋巴转移途径可以根据胃部的血供情况划分为 4 个区。而病理学研究发现，胃癌的淋巴转移途径并不是按照理论上预测的那样，而是主要与胃部的血流量和胃黏膜下淋巴丛的分布有关。

日本在胃的淋巴分布方面已经进行了大量的研究，并且取得了巨大的进展。这在第 3 章中有详细描述。日本研究将胃部的淋巴划分为 16 组（图 3.2），栏 7.1 中列出了 16 组淋巴的名称。东京 NCCH 的研究表明：不同部位的胃癌其淋巴转移的部位不同，即不同部位胃癌侵犯不同部位的淋巴[52]（表 7.2）。在确定淋巴清扫的范围时，要考虑以下 3 方面的因素：

1．可能受累的淋巴有哪些？
2．全部切除所有可能受累的淋巴结，患者的获益如何？
3．切除这些淋巴对死亡率和术后并发症的发病率的影响如何？

JRSGC 研究表明：切除 1 ~ 12 组淋巴结患者有明显的受益，患者术后的生存率有很大的提高，而如果切除范围扩大到 13 ~ 16 组淋巴时患者的获益没有明显的提高，而且扩大手术切除范围可以使死亡率和术后并发症的发病率提高。第 12 组淋巴——肝十二指肠韧带淋巴结——是所有胃癌淋巴转移的第 3 站淋巴结，在下 1/3 胃癌中有 9% 会累及该组淋巴结，在中 1/3 胃癌中为 4%。日本报告切除第 12 组淋巴结患者术后 5 年生存率可以提高 25%，这些结果表明对于 N2 受累的远端胃癌患者实施包括第 1 ~ 12 组淋巴清扫术的胃癌根治术可以使患者获益。有些外科医生已经将切除第 12 组淋巴结作为 D2 淋巴清扫术的一部分。

淋巴清扫术的切除范围

日本提出胃癌的淋巴转移是按站进行的同时将淋巴转移分为了 3 站，用 N 表示：

● N1——靠近肿瘤原发灶的胃周围淋巴结。
● N2——胃部主要供血动脉周围的胃周淋巴结。
● N3——淋巴引流通路以外的淋巴结，包括因正常淋巴引流通路受阻而出现的淋巴逆向转移所受累的淋巴结。

不同部位的胃癌淋巴转移的分站亦不同。

由于在一些文献中关于淋巴清扫术的命名经常出现错误，因此有必要在此介绍一下淋巴清扫术的命名：

● D1——局限的淋巴清扫术，清除范围包括胃周的全部第 1 站淋巴结。
● D2——系统淋巴清扫术，清除范围包括所有的 N1 和 N2 淋巴结。如果只有大部分的第 2 站淋巴结被切除（有文献称之为 D1/D2 淋巴清除术），则只能称之为 D1 淋巴清除术。
● D3——扩大的淋巴清除术，切除范围扩大到第 3 站淋巴结的淋巴清扫术。如果仅切除了第

表 7.2 ● 不同部位胃癌周围淋巴结受累情况

淋巴结分组	晚期胃癌淋巴转移情况		
	下 (A)	中 (M)	上 (C)
1	7	16	31
2	0	1	13
3	38	40	39
4	35	31	11
5	12	3	2
6	49	15	3
7	23	22	19
8	25	11	7
9	13	8	13
10	0	2	10
11	4	4	12
12	8	2	1
13 ~ 16	0 ~ 5%	0 ~ 5%	0 ~ 5%

表 7.3 • 根据 JRSGC 规则的胃癌淋巴转移顺序

位置	AMC，MAC，MCA，CMA	A，A M	MA，M，MC	C，CM
第 1 站（N1）	1	3	3	1
	2	4	4	2
	3	5	5	3
	4	6	6	4s
	5		1	
	6			
第 2 站（N2）	7	7	2	4d
	8	8	7	7
	9	9	8	8
	10	1	9	9
	11	11	10	10
			11	
			5	
			6	
第 3 站（N3）	12	2	12	12
	13	10	13	13
	14	11	14	14
	110	12		110
	111	13		111
		14		

在 MC 胃癌中 D2 淋巴清扫术要求切除第 2 组和第 10 组淋巴结，其他的胃癌则可以选择切除该两组淋巴结。

在 C 和 CM 胃癌中可以选择切除第 5 组和第 6 组淋巴结，如果不切除，也可以叫做 D2 淋巴清扫术。

3 站淋巴结中的部分淋巴结，则不能称之为 D3 淋巴清扫术。如患者接受了 D2 淋巴清扫术，同时也切除了第 3 站淋巴结中的第 12 组淋巴结，则应描述为 D2 淋巴清扫术 + 第 12 组淋巴切除术。

在日本临床实践中对于胃癌的治疗原则是实施有效的胃癌根治术的同时至少做到系统的 D2 淋巴清扫术。

淋巴清扫术与胃癌的治愈

根据日本制订的原则，胃癌根治术可以被分为两个部分：

● 完全治愈性切除术——切除的淋巴范围大于肿瘤转移的淋巴结范围，例如：N0 和 N1 受累的胃癌患者接受 D2 淋巴清扫术就可以被称为完全治愈性切除术。

● 相对治愈性切除术——切除的淋巴范围与肿瘤转移的淋巴范围相等。

TNM 分期系统对淋巴清扫术切除范围的影响

正如第 3 章所讨论的那样，1997 年 UICC 制订的胃癌 TNM 分期系统，可以为不同治疗方法的比较提供了一个统一的标准。但是不幸的是，胃癌的 TNM 分期系统还存在很多的混乱和不足，特别是在确定 D2 淋巴清扫术的切除范围时，TNM 分期系统无法给出准确的切除方案。统一的分期系统是根据胃癌的病理学分期制订的。现在淋巴结清扫术范围的确定推荐使用日本的分期系统。而欧洲外科医生则根据德国胃癌研究小组的研究结果，对 D2 淋巴清扫术的提出新的定义，使得问题进一步复杂化。新的定义指出 D2 淋巴清扫术是指切除胃癌淋巴引流途径上的 15 个淋巴结，这一定义里没有考虑切除淋巴结的分组问题。新的 D2 淋巴清扫术使得各国胃癌手术治疗的结果可以更好地进行比较，而且新的 D2 淋巴清扫术所取得的效果与 JRSGC 定义的 D2 淋巴清扫术非常接近。

由于新定义的广泛接受，使得 D2 淋巴清扫术成为胃癌根治术的最低要求。

D2 淋巴清扫术的应用

现在还没有哪一种手术方式在胃癌治疗过程中能够取得与 D2 淋巴清扫术同样的治疗效果，因此日本极力主张将 D2 淋巴清扫术作为胃癌根治术的标准手术方式。而其他国家的外科医生也逐渐接受了这一观点。但是在英国、欧洲以及一部分美国的胃癌治疗中心，外科医生更倾向实施更为广泛的淋巴结清扫术来达到根治性切除的目的。

证据基础

证据主要来源于两个方面：一方面是日本提供的数据，另一方面是近 15 年来其他国家提供的数据。日本的数据来源于多个胃癌治疗中心，单东京 NCCH 的数据量就比所有西方国家数据总和还要大。日本虽然从未进行过临床随机对照研究，但是已经完成数以千计的病例的回顾性研究。虽然随机对照研究与回顾性研究的相关性很小，但是要评估证据的准确性就必须将欧洲进行的临床随机对照研究与日本的回顾性研究进行对比研究。目前越来越多的日本以外的国家的回顾性研究取得了与日本同样的结果。还有很多其他因素影响胃癌的淋巴转移，在日本的分期系统中也存在类似的因素。

在病理学方面，日本规则要求对每一组淋巴结以及每组淋巴结内的多处组织进行病理学检查。这种检查方式较西方常规的病理学检查能发现更多的淋巴结微小转移。如果将这一原则应用于西方的胃癌患者，其分期将随着淋巴转移的增加而上调（见第 3 章）。现在看来，西方在胃癌分期中表现得过于乐观，这也是造成在同一分期中西方胃癌患者接受手术治疗的效果较日本患者差的原因。许多胃癌治疗中心已经认识到这一问题，并且已经开始进行更

为准确的淋巴结分期。

分期转移因素，正确的分期是确定淋巴切除范围的关键，根据不同的分期特点确定不同的手术切除范围可以使患者获得明显的受益。手术技术在胃癌的外科治疗中所起的作用小于分期对患者预后的影响——这就是所谓的"分期转移因素"。如果胃癌患者接受的是第 1 站淋巴结清扫术，则患者淋巴转移不应超过 N1 淋巴结。在日本许多的胃癌治疗中心，常规切除第 2 站淋巴结甚至切除部分第 3 站淋巴结以防止那些发生微小转移的 N2 期和 N3 期的胃癌。日本关于根治性淋巴清扫术 5 年生存率的研究成果如下[53]：

T2N1M0	71%
T2N2M0	52%
T3N1M0	46%
T3N2M0	23%

对淋巴结转移阳性的胃癌进行正确的分期可以使患者的 5 年生存率下降 20%。对于胃癌根治术究竟能给患者带来多大的受益现在还不完全清楚。也许这取决于正确的病理分期。现在正在试图找到影响胃癌术后生存率的各种因素。确定这些因素十分重要，其关系到日本与西方之间胃癌治疗为何会出现疗效上的差异，同时还与 D1 淋巴清扫术和 D2 淋巴清扫术临床随机对照实验的设计有关。在新的 TNM 分期中，受累淋巴结的数量较受累淋巴结的站别更加重要。因此，淋巴结的分期转移因素的影响有所减弱。而使用受累淋巴结与未受累淋巴结的比值进行评估则使得上述影响进一步削弱[54]。然而，对第 2 站及以上组的淋巴结进行清扫仍然可以提高分期特异的生存率，其是否能提高胃癌总生存率仍有待试验证实[55]。

日本证据

日本研究显示，扩大的淋巴清扫术可以取得很好的术后生存率。多因素分析显示它是提高患者术后生存率的独立影响因素[53]。日本还有一些研究显示 D2 淋巴清扫术术后生存率高于局限性胃癌切除术[31]。表 7.4 提供了所有胃癌分期的 5 年生存率[56]。系统的淋巴清扫术在日本被广泛应用的原因是大规模的回顾性研究证实 D2/D3 淋巴清扫术可以使患者的术后生存率提高，正如前面所提出的这种手术并没有考虑到胃癌的病理分期，因此很可能使得过多

表 7.4 ● 统一的 TNM 分期下各期胃癌的 5 年生存率

分期	TNM	5 年生存率
Ⅰa	pT1pN0M0	99
Ⅰb	pT1pN1M0	90
	pT2pN0M0	88
Ⅱ	pT1pN2M0	79
	pT2pN1M0	71
	pT3pN0M0	69
Ⅲa	pT2pN2M0	52
	pT3pN1M0	46
	pT4pN0M0	52
Ⅲb	pT3pN2M0	23
	pT4pN1M0	26
	pT4pN2M0	16
Ⅳ	M1	10

的没有必要的淋巴结被切除。不过到现在为止还没有一个确切的方法可以证明日本的治疗方式切除了过多的没有必要的淋巴结。

虽然日本的研究并不可靠，但是通过研究扩大的淋巴清扫术后患者的转归可以对其带来的患者的获益进行评价。

N2 受累的胃癌患者

从表 7.4 中可以看到，N2 受累的不同 T 分期的胃癌患者都有一部分可以获得长期生存。可以设想接受胃局限性切除术的胃癌患者，如果在胃床左侧留有受累的淋巴结，患者的生存期将很短。T1 期胃癌患者很少有 N2 淋巴转移，T2 期胃癌患者中大约有 31% 出现 N2 淋巴受累，而 T3 期患者中大约有 40% 存在第 2 站淋巴受累[31]。可以设想如果所有 T2 期胃癌患者都接受 D2 淋巴清扫术，T2N2 患者的 5 年生存率将再提高 15% 左右。同样的，对 T3N2M0 患者的 5 年生存率可提高 10% 左右。日本研究表明 D2 淋巴清扫术可以使浆膜层有小范围受累的患者受益，但是对于 Borrmann Ⅳ 型的患者是无效的[57]。在一些非日本研究中，N2 淋巴结受累的患者也存在上述趋势[32]。虽然淋巴清扫术对浆膜层受累的患者是无效的[58]。

N1 受累的胃癌患者

系统淋巴清扫术与其他手术的优劣性，可通过

其在 N1 患者身上所取得的疗效得以体现。N1 受累患者接受不完全的 D1 淋巴清扫术后 5 年生存率为 4%，而接受完全的 D1 清扫术后 5 年生存率可以达到 46%，而 D2 淋巴清扫术可以将其 5 年生存率再提高 10%[59]。其最主要的影响因素是第 1 站淋巴结是否被完全切除。在仅有第 1 站淋巴结受累的患者中实施 D2 淋巴清扫术，患者依然可以有明显的获益。比较那些接受 D2 淋巴清扫术的 N1 期胃癌患者与只接受 D1 淋巴清扫术的 N1 期胃癌患者的术后生存率可以看出，一部分初诊为 N1 期胃癌的患者可能存在分期的错误，事实上其中一部分已经存在了 N2 淋巴结的转移。这些结果可以对分期因素或分期转移因素做一些粗略的修正。

N0 期胃癌患者

对 N0 期胃癌患者手术治疗效果的研究表明，患者接受 D2 淋巴清扫术较接受 D1 淋巴清扫术能取得更大的获益[60]。由于淋巴组织染色很难发现微小淋巴转移灶[61]，因此在诊断为 N0 期胃癌的患者中存在一定比例的第 1 站淋巴受累的胃癌患者，西方研究中也发现了同样的结果[62]。同样我们可以推测在 N1 期胃癌患者中也存在一定比例的存在 N2 转移的胃癌患者，这也许就是 D2 淋巴清扫术优于 D1 淋巴清扫术的原因。

非日本证据

许多西方外科医生在实施根治性淋巴清扫术时不能取得良好的效果。他们在实施与日本相同的手术时死亡率和术后并发症的发病率都很高。近年来，对不同手术方案之间进行比较的前瞻性研究陆续开展，研究结果显示胃癌患者在接受了根治性淋巴清扫术后都取得了明显的获益。

德国的胃癌研究[35]

在 1986—1989 年，德国对 D1（n=558）和 D2（n=1096）淋巴清扫术进行了非随机的临床对照研究。结果显示，不同水平的淋巴清扫术取决于切除样本的淋巴数目而不是取决于外科医生所描述的淋巴结所处的位置。这样的结果使德国的研究很难与日本的研究加以比较。具体的生存率见表 7.5。多因素分析显示 D2 淋巴清扫术是提高患者生存率的独立因素。进一步的分析揭示 D2 淋巴清扫术只能提高 N0 和 N1 期胃癌患者的生存率而对 N2 期患者无效。这一结果也揭示了 D2 淋巴清扫术仅能使 Ⅱ 期和 Ⅲ A 期

患者受益的原因。有趣的是对日本数据的分析得出了相同的结论[52]。对 10 年生存率的研究发现 D2 淋巴清扫术仅对 II 期胃癌患者有效。以上研究表明 D2 淋巴清扫术是一个独立的分期转移因素[63]。

荷兰胃癌研究[64]

荷兰对 D1 淋巴清扫术和 D2 淋巴清扫术进行了多中心的临床随机对照研究。研究包括 33 个中心，研究由莱顿（Leiden）大学医学院领导，包括了 380 个接受 D1 淋巴清扫术的胃癌患者和 331 个接受 D2 淋巴清扫术的胃癌患者。因为荷兰医生对 D2 淋巴清扫术不是很熟悉，因此请了一个日本东京 NCCH 的外科医生对参加该项研究的荷兰外科医生进行了培训，同时还与荷兰的外科医生共同完成了 8 例手术，而其他手术则是在这个日本医生的监督下完成的。结果见表 7.5。

术后病理显示切除的淋巴结并不完全符合 JRSGC 的要求。令人失望的是接受 D2 淋巴清扫术的胃癌患者中有 81% 未完全切除本应切除的淋巴结，有 48% 接受 D1 淋巴清扫术的患者标本中出现了不应该切除的淋巴结[65]。这些技术上的失误可能对结果产生重要的影响。结果显示两种手术在患者生存率上没有明显的差异。值得注意的是参加研究的外科医生每人只实施了很少的 D2 淋巴清扫术，而在手术时这个医生也许还处于对 D2 淋巴清扫术的学习阶段。这些因素都会对淋巴切除的彻底性产生影响，同时也会使死亡率和术后并发症的发生率增加。

对于分期为 II 期和 III A 期的胃癌患者，D2 淋巴清扫术是最适合的手术。结果还显示了合并脾切除术的 D2 淋巴清扫术的死亡率和术后并发症的发病率是 D1 淋巴清扫术的 3 倍，如果合并切除胰尾则为 D1 淋巴清扫术的 10 倍。对危险因素的分析显示：脾切除术是引起术后并发症的重要因素，而胰腺切除术和胃切除术的方式（全胃和胃次全切除术）是引起术后复发和严重并发症的独立因素[66]。

英国医学研究理事会（MRC）对胃癌外科治疗的研究（ST01）[67]

MRC 对 D1 淋巴清扫术和 D2 淋巴清扫术进行了多中心的临床随机对照研究。研究包括 200 例接受 D1 淋巴清扫术的胃癌患者和 200 例接受 D2 淋巴清扫术的胃癌患者。研究中采用统一的分期标准，对每一次手术都进行了摄像，同时还使用了统一的报告方式，这么做的目的都是为了保证研究的质量。这些质控措施并不如荷兰研究严格。

实验结果显示，在死亡率和术后并发症的发病率上该研究与荷兰研究取得了相似的结果，均显示了在联合切除脾和胰腺时死亡率和术后并发症的发病率有明显的提高（表 7.6）。同样参与 MRC 研究的医生中也有许多正处在 D2 淋巴清扫术的学习阶段。合并切除脾和胰腺的患者的死亡率和没有上述脏器切除者相比有明显提高——样本中有一些病例超出了实验设计的要求，其中包括了一些需要接受

表 7.5 • 丹麦胃癌试验中 D1 和 D2 淋巴结清扫术的比较

	D1	D2	意义
围术期死亡率（%）	4	10	$P = 0.004$
严重并发症（%）	25	43	$P < 0.001$
中位住院时间（天）	18	25	$P < 0.001$
5 年生存率（%）	45	47	NS

表 7.6 • MRC 关于 D1 和 D2 淋巴清扫术的对照研究[67]

	D1	D2	意义
围术期死亡率（%）	6.5	13	$P = 0.004$
明显并发症的发病率（%）	28	46	$P < 0.001$
平均住院时间（天）	14（6 ~ 101）	14（10 ~ 147）	NS
5 年生存率（%）	35	33	NS

脾切除和胰腺切除的中 1/3 和近 1/3 的胃癌患者。这种危险比例的增高只有当脾切除失败时才会出现，而且这种比例是微不足道的[68]。在随后的分析中发现，接受不切除脾和胰腺的 D2 淋巴清扫术的胃癌患者中有很好的长期生存率，特别是在远端胃癌患者中效果更为明显。

荷兰以及 MRC 研究以后的胃癌研究

虽然西方通过上述的研究已经建立了胃癌外科治疗的标准方式，但是值得注意的是上述研究主要是在 20 世纪 90 年代中期完成的，而且有很多数据现在已经过时了。在意大利进行的一项针对 D1 淋巴清扫术和 D2 淋巴清扫术的临床随机对照实验已经完成了。其最初的结果分析显示，没有 D2 淋巴清扫术的手术死亡病例，同时 D2 手术的术后并发症的发病率也大大低于荷兰和 MRC 研究。仅在没有切除胰腺的 D2 手术中观察到了患者生存的获益[69]。最近欧洲的一个研究显示 D2 淋巴清扫术的手术死亡率小于 5%，一些胃癌治疗中心 D2 淋巴清扫术手术死亡率则达到了 2% 甚至更低[19,20,32,70]。最近发表的研究强调，如果没有明确的指征，不应在胃癌根治术中切除脾和胰腺。外科医生的手术技巧和经验是影响胃癌根治术的手术死亡率的重要因素之一。Sasako 也强调外科医生的经验与术后并发症之间存在明显的对应关系。因此要想降低胃癌根治术的手术死亡率，提高外科医生的手术技巧和增加他们的手术经验是非常重要的[71]。

越来越多的来自日本和其他国家的回顾性研究指出，与局限的胃癌切除术相比，D2 淋巴清扫术可以使患者有更明显的获益。研究 N2 受累的胃癌患者的转归是一个很吸引人的课题。荷兰研究中，N2 受累胃癌患者接受 D2 淋巴清扫术后有 11% 生存期超过 11 年[72]。其他研究中有 30% 的患者生存期超过 5 年[20,73]。虽然这些证据的可靠性都不是很高，但是不可否认的是接受 D2 淋巴清扫术的西方胃癌患者中有 1/4 的人存在第 2 站淋巴结受累。

总结

有大量的证据都表明，D2 淋巴清扫术可以使胃癌患者获益[74]。以下是目前对这一问题的总结：

1. 到目前为止还没有临床随机对照试验的证据表明 D2 淋巴清扫术比 D1 淋巴清扫术更具有优势。日本还没有进行关于 D2 淋巴清扫术与 D1 淋巴清扫术的临床随机对照试验，而其他国家的临床随机对照试验中都存在很多的不足，如参与研究的外科医生对 D2 淋巴清扫术不是很熟悉而且经验不足，很多医生只做过很少的 D2 淋巴清扫术，这些都会造成术后并发症发病率的提高、手术死亡率的提高以及试验质量的下降。因此可以这样认为，胃癌根治术需要很长的学习周期。还有两个对照试验由于样本数过少而无法准确地反映出 D2 淋巴清扫术与 D1 淋巴清扫术手术生存率的差别，而两组规模较大的临床随机对照试验，则由于试验在实施过程中的种种问题使我们对两者得出的结论产生了很大的质疑，而且在两者均没有得出 D2 淋巴清扫术可以改善胃癌患者生存率的结论。但是，上述两个研究均表明西方胃癌患者接受切除脾和胰腺的胃癌根治术不仅不能从中获益，反而会带来很高的死亡率和术后并发症的发病率。日本研究也得出了相同的结果，因此近几年的临床实践中已经不在 D2 淋巴清扫术中常规切除脾和胰腺。

2. 日本和其他国家，如德国的大规模的回顾性研究显示，D2 淋巴清扫术可以使胃癌患者获益——提高生存率。分析指出 D2 淋巴清扫术对 N0 和 N1 期胃癌患者更为有效，对于 N2 期胃癌患者理论上也是有效的。Ⅱ 期和Ⅲ A 期胃癌患者接受 D2 淋巴清扫术可以明显提高其生存率。

3. TNM 分期系统与扩大的淋巴清扫术在病理学上并未找到对应关系。相关外科实践和病理分期的研究正处在理论模型的建立阶段。这意味着胃癌外科治疗领域的进步一半取决于胃癌分期和分期转移因素方面的突破。

4. 淋巴受累的胃癌患者接受第 2 站淋巴结切除术可以减少肿瘤在胃床的复发。对于未累及浆膜层的胃癌患者，D2 淋巴清扫术能够明显改善预后。日本和西方的研究都显示，存在 N2 受累的胃癌患者接受 D2 淋巴清扫术后，有很大一部分患者能够生存 5 年以上，而局限胃癌切除术后较 D2 淋巴清扫术疗效较差。

5. D2 淋巴清扫术的手术死亡率和术后并发症的发病率高于 D1 淋巴清扫术。在所有的研究中都显示这与脾和胰腺的切除有关。在西方患者中，还要考虑患者的年龄因素和患者的健康状况对手术的影响。在日本以外的胃癌治疗中心中，有经验的外科医生在实施根治性淋巴清扫术时手术死亡率已经降到 5% 以下，这与局限性切除术的手术死亡率已相差无几。

6. 除非有可靠的证据表明 D2 淋巴清扫术可以给患者带来获益，否则外科医生只有在确保实施 D2 淋巴清扫术时不会增加手术的死亡率和术后并发症发病率的前提下才可以实施这一手术。

结论

1. 在西方胃癌患者中不应将 D2 淋巴清扫术作为胃癌治疗的常规手术。

2. 只有那些对 D2 淋巴清扫术有充足经验的外科医生才可以实施这一手术。

3. 对于远端胃癌来说 D2 淋巴清扫术与局限性胃癌切除术一样都具有较小的手术死亡率和术后并发症发病率。日本和西方大量的非随机实验以及 MRC 的临床随机对照试验均指出，对于有明确证据表明存在远处转移的胃癌患者（包括第 3 站淋巴转移）都应该接受 D2 淋巴清扫术。

近端胃癌的情况更为复杂。有一些证据表明 Ⅱ 期和 Ⅲ a 期近端胃癌患者应该接受 D2 淋巴清扫术或者扩大的 D2 淋巴清扫术，但这只限于浆膜层未受累的患者。对于浆膜层受累或者 N2 受累的胃癌患者应该接受辅助治疗或者新辅助治疗，同时在保证不增加患者死亡率和术后并发症发病率的前提下接受淋巴切除术[1]。

展望

未来的发展趋势应该更加趋向于基于术前和术中准确的分期情况下的，因人而异的根治性淋巴清扫术[19,36]。分期诊断技术的提高会使胃癌的淋巴切除更加特异化。手术应该根据准确的分期在充分考虑患者的年龄和健康状况的前提下，制订最有可能使患者获得最大获益的淋巴结整块切除方式[76]。很多胃癌治疗中心就是按照这一原则在为患者进行治疗。是否在根治性淋巴清扫术中切除脾和胰腺存在很大的争议，我们将在下面的两节中对这一问题加以讨论。

脾切除术

脾切除术的不良反应主要是增加了胃切除术后脓肿的发生率以及术后血栓栓塞的发生率[77]。脾切除术同时降低了免疫系统对细菌甚至对肿瘤细胞的反应能力[78]。但是，对这一观点还存在着争议。最近的一项研究表明脾切除并不是术后脓肿发生的独立致病因素[79]。脾切除术后所继发的对免疫系统的影响只是理论上的推测，而在临床上并没有找到确凿的证据。单因素和多因素的分析指出，除了 Ⅳ 期胃癌以外，脾切除术不能使任何分期的胃癌患者受益，相反它会对患者的预后造成负面的影响[80]。然而，所有的研究都未找到脾切除术是影响胃癌生存率的独立因素。但这与切除第 10 组淋巴结可以提高患者生存率的证据是相矛盾的[81,82]。鉴于以上结果，除非有明确的脾切除指征，在胃癌根治术中不主张同时行脾切除术。

脾切除术指征

胃癌直接侵及脾和胰尾

如果所有肉眼可见的肿瘤都可以被切除，而且存在潜在的治愈可能，则脾切除术或胰脾联合切除术对患者是有价值的。如果手术目的只是为了缓解症状，那么脾切除术应在权衡其所带来的好处与死亡率和术后并发症的发生率增加后实施。

脾门淋巴结（第 10 组淋巴结）切除

有以下两个因素要加以考虑：

1. 第 10 组淋巴结是否存在肿瘤转移

日本的一些研究报告指出晚期胃癌是否侵犯脾门淋巴结主要取决于胃癌发生的部位：

下 1/3 胃癌（A）：< 1%

中 1/3 胃癌（M）：10%

上 1/3 胃癌（C）：15% ～ 20%

全胃受累的胃癌：25%

对近端胃癌进一步分析显示，位于胃大弯侧的胃癌，其脾门淋巴结受累的可能性更大[52,83]。直径小于 4cm 的胃癌很少累及脾门淋巴结[81]。脾门淋巴结受累还与肿瘤的浸润深度有关，T1

和 T2 期的胃癌很少累及脾门淋巴结。在西方国家中上 1/3 胃癌累及脾门淋巴结的尤为多见，原因可能为西方国家中晚期胃癌的发生率更高——MRC 研究表明有 25% 的 C 和 CM 胃癌患者存在第 10 组淋巴结的转移[67]。

2. 切除第 10 组淋巴结可能患者的受益情况

即使全部切除脾周围淋巴结，远端胃癌患者的术后生存率也没有明显的提高。东京 NCCH 研究表明，近端胃癌伴有第 10 组淋巴结转移的患者 5 年生存率为 25%[52]。在第 10 组淋巴结受累的患者中有很大比例同时存在主动脉旁淋巴结的转移，而对于这类患者，如果要接受合并切除脾的胃癌根治术，则推荐实施 D3 或 D4 淋巴结清除术[84]。

如果西方所有近端胃癌患者都接受合并脾切除的胃癌根治术，在没有亚群研究的情况下，按照日本经验，可以预测其生存率仅为 6%。

近年来为了完全切除第 10 组淋巴结而实施脾切除术的指征越来越严格。只有当肿瘤发生在胃上部并且特别限定胃癌发生在胃大弯及基底部时，才考虑施行合并脾切除的胃癌根治术。上述脾切除术的指征还需要进一步的随机对照试验的验证[67]。考虑到脾切除术可能对免疫系统造成的影响，对于 T1 和 T2 期的早期胃癌患者不应接受脾切除术。但是脾切除术是否会对免疫系统造成影响还需要进一步的验证。

局限在胃下 1/2 的胃癌患者不应该接受脾切除术。

近端胃癌患者实施 D2 淋巴结清扫术时是否要同时行脾切除术需要进一步的研究。

保存脾的第 10 组淋巴结清扫术

以前这只是一个设想并未在临床中实施。日本已经报道了一种分离脾门淋巴结的手术方法，这就使在保留脾的情况下全部清除第 10 组淋巴结成为了可能[85]。这项技术在日本还存在很大的争议，在西方是否能实施这一手术也存在很大的疑虑。

目前西方患者不推荐实施脾门部位的分离手术。

胰尾切除术

西方和日本的研究一致认为在胃切除术的同时切除胰腺组织或胃切除术合并胰腺和脾会大大提高手术死亡率以及术后并发症的发病率[86]。胰切除术的术后并发症包括：胰瘘、脓肿形成、瘘管形成以及急性胰腺炎。胰尾切除术术后很少发生继发性糖尿病。而脾切除术能够使上述并发症的发生率增加，同时也会使其更加严重。

胰尾部切除术的指征

考虑到胰腺切除术术后可能出现严重的并发症，因此胰腺切除术的选择要非常谨慎。

肿瘤对胰腺的直接侵犯

如前所述，如果在实施胃癌切除术时所有的肉眼可见的肿瘤都可以被切除，则可以同时实施胰尾切除术。有证据表明对一些有指征的患者实施胃癌根治术的同时切除患者胰尾可以使患者受益[87,88]。

切除脾动脉淋巴结（第 11 组淋巴结）

实施手术时有两个因素要考虑：

1. 第 11 组淋巴结是否存在肿瘤转移

10% 的近端胃癌患者中存在脾动脉淋巴结转移。与第 10 组淋巴结受侵的情况相同，胃大弯处发生的胃癌以及晚期胃癌时第 11 组淋巴结受累比例增高。在一些胃癌患者中只有腹腔干周围淋巴结被侵犯，这可能是因为胃左淋巴结正常淋巴引流通路受阻而沿肝动脉淋巴结逆向引流所致。这种淋巴转移方式可以出现在任何部位的晚期胃癌中。这种转移类型的患者在接受主动脉周围淋巴结切除术后，肿瘤的局部复发减少，患者的无瘤生存时间延长，但是没有证据显示这种手术可以增加患者的治愈率。

2. 切除第 11 组淋巴结患者的受益情况

日本报道的脾动脉淋巴结受累的患者切除脾动脉淋巴结后 5 年生存率可以达到 15% ~ 20%[52]。

西方胃癌治疗经验显示，切除第 10 组和第 11 组淋巴结，以及实施必要的胰尾切除术和脾切除术，患者只能获得有限的获益。在胃近端癌中其获益率仅为 2%，而其所带来的死亡率的增高却大于获益率的增加。日本研究也表明实施第 10 组和第 11 组淋巴结切除术以及必要的胰尾切除术和脾切除术不能使胃近端癌患者获益[89]。虽然切除邻近脾动脉的淋巴结作为 D2 手术中切除腹腔干淋巴结的一部分，但是对于远端胃癌患者这一手术是没有必要的[89]。胰腺切除术只适用于那些一般条件较好且有可能达到根治手术目的的年轻患者。

　　　　在胃癌的外科治疗中，胰尾切除术不能作为常规手术。

保留胰腺的胃切除术

日本有保留胰腺而切除第 11 组淋巴结的报道[90]。这种手术要求在脾切除时脾动脉以及其周围淋巴结能够从胰腺上完整地剥除，而且结扎脾动脉时要远离发出胰背侧动脉的脾动脉分叉处。淋巴管造影显示，脾动脉淋巴结位于胰腺上级及背侧的浆膜层下而非胰腺实质以内。而在结扎胰背侧动脉后胰尾可以得到充足的血供。保留胰腺可以使术后并发症的发生率大大降低。这种手术在日本被越来越多地开展，手术经验也不断积累。当胰腺有肿瘤直接浸润时这种手术方式是不适用的。一项在日本进行的随机实验表明，保留胰腺的手术与胰腺脾联合切除术相比，其在术中出血和胰漏的发生率方面有很明显的优势，同时对术后生存率也没有负面的影响[91]。意大利的研究表明这种手术可以在西方开展，可以作为合并 D2 淋巴结清扫术的全胃切除术的一部分，其死亡率仅为 3.9%[92]。现在这种手术的地位还没有最终确立，但是当怀疑有第 11 组淋巴结受累时，有经验的医生可以选择这种手术方式。

扩大切除术

前文已介绍了胃癌可以表现为合并病程相对较晚的远处播散，但原发灶仍局限。因此，部分局限性进展期胃癌患者接受根治手术仍可能延长生存期甚至获得治愈[93]。扩大切除术是指切除范围大于 D2

手术或者切除范围大于全胃切除术的手术方式。而日本学者推荐对于没有合并远处播散的进展期胃癌患者可实施这一手术。

扩大切除术一般包括两个层面，一方面是联合脏器切除术，另一方面是广泛的淋巴清扫术。

肿瘤周围受累组织整块切除术

肿瘤可以通过两种途径侵及周围组织

1. 壁内转移——肿瘤可以通过直接侵犯或通过淋巴转移到邻近的食管或十二指肠。因此通过扩大近端或者远端的切除范围可以使患者获益甚至可以达到治愈的目的。
2. 透壁转移——肿瘤可以横向侵透胃壁累及邻近器官，如：胰腺、脾、肝左叶以及横结肠系膜。然而通过对肉眼可见侵及病灶的病理检查发现约 1/3 的肿瘤与周围脏器的粘连组织为炎性反应。最近的一项研究表明在肉眼可见周围器官受累的患者中只有 14% 病理检查发现肿瘤播散[94]。然而，诊断性切除以及术中的活检术有造成肿瘤播散的可能，因此如果患者的条件允许建议对此类患者实施扩大切除术。如果患者的条件不好或年龄太大而不能实施扩大切除术，单纯全胃切除术也可能使患者获益，并且有可能取得阴性的横向切缘。

对扩大切除术的研究结果应该加以重视并作细致分析。壁内转移的预后远远好于透壁转移，然而不同的研究资料里患者的构成比是不同的。[95] 因此确定研究样本的组成很重要，关键是要确定样本中是仅包含病理证实的存在横向转移的患者还是包含所有与周围组织有粘连的患者。了解样本组成的不同就不难看出为什么对扩大切除术的研究会出现相互矛盾的结果。总体的研究结果显示扩大切除术可以使患者得的微小的获益，然而最后的结果还要考虑扩大切除术是否具有较小的手术相关死亡率。两份来自美国的研究报告表明，虽然扩大切除术有很高的死亡率，但是在只有一个器官受累的患者接受扩大切除术后其 5 年生存率可以达到 25%[94,96]。两个邻近器官受累的患者后 5 年生存率只有 4% 左右，而其手术相关死亡率却明显增高，并且增高比例远远大于患者的获益率。扩大切除术仅适用于术后没有肉眼肿瘤残留的患者。对于老年患者以及有其他合并症的患者，实施这一手术所能给患者带来的收益需要认真评价。值得注意的是这类进展期更晚的胃癌患者通常合并淋巴结转移，对于此类患者至少应实施 D2 淋巴清扫的手术 [35]。

扩大淋巴清扫术

只有日本的研究结果表明清扫第 13 ～ 16 组淋巴结会使此类患者获益 [31]。切除第 3 站、第 4 站以及腹主动脉周围淋巴结可以减少肿瘤局部复发，延长患者的无症状生存时间。由于此类根治性手术增加手术风险，因此西方国家的患者是否可以通过这一手术获益仍存在争议。日本两项多中心随机对照研究，比较了 D2 手术和 D4 手术对于进展期患者的预后结果 [97,98]。两项研究均显示 D4 手术不能延长生存期，并且手术相关风险明显增多。

> 对于进展期胃癌患者，扩大的 D4 淋巴结清扫术与 D2 淋巴结清扫术比较，无法表现出任何生存期获益的结果。

波兰最近的一项随机对照研究显示，超过 D2 的淋巴结清扫术无法获得任何生存期获益，并且手术风险增高 [99]。台湾一项比较 D1 和 D3 淋巴结清扫术的研究明确显示扩大的淋巴结清扫可以改善预后 [100]。

对于西方国家的患者而言，扩大切除术的适应证有限。局限性进展期癌症患者接受根治性手术与姑息性手术的区别往往容易混淆。尽管可能无法达到治愈，但扩大切除术确实可以改善部分患者的无症状生存期 [101]。然而，该项手术应当尽量在手术死亡率和并发症较低的情况下实施，从而达到获益的效果。

> 对于适合接受多模式治疗的进展期胃癌患者，行扩大切除术前应接受新辅助化疗，而对于条件不允许的患者可能无法行术前化疗（见第 9 章）。

肝转移灶的切除

结肠癌肝转移手术治疗的成功使得胃癌肝转移的手术治疗成为关注的热点。一系列回顾性研究的循证资料显示尽管有个别单一肝转移灶患者取得长期存活的报道 [102]，但是大多数数据表明同时性肝转移患者预后较差。一些大规模的研究表明孤立的异时性肝转移患者 5 年生存率可达 30% 以上 [103,104]。直径小于 5cm 的肝内转移灶，切除肿瘤周围 10mm 组织，可以达到最佳预后效果 [105]。肝内多发转移的患者手术效果极差，应当接受非手术治疗。肝转移病灶切除后复发多发生在肝内。

局限性胃切除术

局限性胃切除术主要应用于年老或者全身状况不适合做胃癌根治术的患者，这种手术方式的目的在于减少手术的死亡率和术后严重并发症的发生率，当然也会降低手术的治愈率。日本和一些其他国家的研究表明对一些术前评估筛选后的老年患者实施胃癌根治术不会增加手术的死亡率 [106-108]。

毋庸置疑的是局限性胃切术后患者生活质量较根治术有一定优势，特别是在餐后不适症状和术后营养平衡的保持方面。需要特别注意的是对于老年人和青年人，治疗的成本效益是明显不同的，东京国立癌症中心医院研究显示年龄超过 80 岁的早期胃癌患者术后 5 年生存率只为 53.8%，并且绝大多数患者死于非肿瘤疾病而不是肿瘤的复发 [109]。最新的调查显示日本主要的癌症中心对于年老的患者和身体条件不好的患者，采取局限性胃切除术。由于西方早期胃癌发现率较低，并且多伴有周围淋巴结转移，使得局限胃切除术在西方的应用率较低。对于西方老年胃癌患者而言，无论早期和进展期，超声内镜的应用推广使得局限性胃切除术均可以作为治疗的选择之一。

D2 淋巴结清扫术的手术技巧

这一节的目的并不是要详细地介绍手术操作步骤，其目的在于归纳 D2 淋巴结清扫术的基本操作程序。更详细的操作步骤见 McCulloch 的著作 [110]。这一著作很大程度上借鉴了东京国立癌症中心医院工作的 Keiichi Maruyama 的经验。

切口

发生在贲门以下的胃癌可以采用上腹正中切口。对于肥胖和体重过高的患者切口需要达到脐下以便能够更好地显露术野同时为手术创造足够的手术空间。有些外科医生采用左侧胸腹联合切口（LTA）来实施近端胃的根治性切除术，然而这种切口破坏了左侧了肋骨和膈肌，同时进入了胸腔，因此会带来很高的死亡率和术后并发症发生率。但是贲门癌仍需要采有胸腹联合切口，从而至少切除 5cm 下端食管组织，以达到足够近端切缘的目的。目前越来越多的学者推荐贲门癌的患者可采取经腹食管裂孔进行根治手术[47]。这种手术需要将膈脚、膈食管韧带和贲门一同切除。另外膈肌向前打开至食管裂孔，也为下纵隔的探查提供了足够的空间。通过向下牵拉食管使得切除 6～8cm 的下段食管及其周围淋巴组织成为可能。日本一项最新的随机对照研究显示，比较经腹食管裂孔切口和 LTA 切口手术的不同效果，两者生存期无差异，但 LTA 切口更易发生术后并发症[111]。双侧肋弓下切口或剑突下切口也能很好地暴露近端胃及食管裂孔。

术中分期

第 3 章已经对这一问题有了详细的阐述。分期决定了手术的类型以及淋巴清扫的范围，因此对于胃癌的分期一定要细致。应该仔细寻找是否存在浆膜受累、周围器官的转移、腹膜种植和肝转移，同时也要评估是否存在第 2 站以外的淋巴结转移。如果发现上述状况，单独根治切除无法治愈患者，需要考虑是否继续原计划的手术，或者转而侧重于辅助治疗，或者采取损伤较小的姑息切除手术。

分期确定后胃癌的手术策略

有 3 种切除方式可供选择：

1. D2 胃大部切除术。
2. 不合并脾切除和胰尾切除的 D1/D2 全胃切除术。
3. 合并脾切除和胰尾切除的 D2 全胃切除术。

手术方式的选择主要依据患者情况而定。通过这 3 种手术方式的正确选择可以达到绝大多数患者根治的要求，同时这 3 种手术方式也是最基本的胃癌外科治疗手段。这 3 种手术的初始步骤是相同的。

初始分离

1. 游离结肠肝曲，Kocher 切口向上翻开十二指肠和胰头，从而完整暴露胰后及腹主动脉旁淋巴结。
2. 游离结肠脾曲，仔细分离网膜与脾之间的粘连，以防止撕裂脾被膜。
3. 距肠管 1cm 处沿血管走行方向从横结肠上分离大网膜。切除横结肠系膜前叶。横结肠系膜前叶可以完全与后叶分离，从而可以保持小网膜完整。西方国家患者通常不易进行分离，因此需要术者有充分的耐心。这一步对于胃后壁浆膜层受累的胃癌患者尤为重要。分离范围应当包括胰腺被膜，切除时注意不要损伤胰腺实质。
4. 右侧分离范围应达胃网膜右动脉根部和幽门下淋巴结，幽门下淋巴结沿动脉周围分布，裸化血管并根部结扎切断胃网膜右动脉。
5. 沿肝被膜翻折线分离小网膜，通常可见左侧副肝动脉，贴近肝结扎、切断。向上分离越过食管胃交界，同时切断膈食管韧带，贲门癌患者还应切除部分膈肌。沿肝十二指肠韧带向下分离腹膜达到十二指肠上缘。
6. 应选择性清扫肝十二指肠韧带淋巴结（第 12 组）。只有在远端 1/2 胃癌特别是有幽门上淋巴结及肝固有淋巴结受累时才需要行第 12 组淋巴结清扫。清扫范围应自肝门腹膜翻折处开始，清扫组织包括胆管前后、肝固有动脉、左右肝动脉、门静脉，向下直至胰腺颈部周围的所有腹膜和淋巴组织，同时胆囊也应一并切除。
7. 无论肝十二指肠韧带是否被分离，均应分离肝固有动脉，在肝固有动脉发出胃右动脉处结扎、切断胃右动脉。切断胃右动脉时一定要注意不要损伤及夹闭肝动脉。
8. 经过以上几步十二指肠的第一部已经完全从胰头上游离下来。源自胃十二指肠动脉以及胰十二指肠上动脉的十二指肠滋养小血管，应该单独结扎、切断，注意避免使用电刀，以免伤及十二指肠和胰腺从而造成十二指肠瘘和胰瘘。至少应切除距幽门 2cm 以远处的十二指肠组织，对于远端胃癌这一距离更应该更长。

9. 向上方提拉远端胃，翻向左侧，向左分离胃小弯后壁的淋巴组织和腹膜。分离范围包括胰体上缘、肝固有动脉，直至门静脉左侧周围组织。在处理胰腺周围组织时常发生棘手的出血问题，这是由于部分患者胃左静脉可以从胰腺上缘后侧汇入脾静脉。因此在处理这一区域时要格外小心，应该贴近胰腺实质结扎或夹闭血管，避免使用电刀电凝。下腔静脉左侧的后腹膜淋巴结通常血供丰富，因此只有在近端1/3胃癌时才考虑清扫这一区域淋巴结，位于其他部位的胃癌则需要向上连续分离腹膜至胃小弯近端后方，从而暴露右膈脚。切除小弯侧至右的后腹膜。向下分离应达到胰腺上缘的肝固有动脉和脾动脉的汇合处。

10. 对于远端胃癌，或者不切除脾和胰腺的胃癌根治术，应将脾动脉周围淋巴结清扫至胃左动脉周围。在清扫腹腔干周围淋巴结时应格外小心，避免切断分离腹腔干在腹主动脉起源处周围的结缔组织和神经纤维。所有这些组织都应分离到胃左动脉为止。在胃左动脉起源处结扎、切断胃左动脉，并将腹腔干远端和肝固有动脉、脾动脉起源处组织骨骼化。胃左静脉的变异很多，可能不止一条，应将找到的胃左静脉全部分离结扎切断。

手术方案的确定关键要依据手术切除范围的大小。

胃大部切除术

胃大部切除术要求将所有近小弯侧的食管胃结合部以下组织连同左侧胃蒂一并切除，同时结扎切断由食管裂孔上行的动脉和静脉，对于供应胃壁的小血管也要分别结扎切断。如果在切除组织中发现受累淋巴结则应行全胃切除术。

胃大部切除术的最后部分包括从结肠脾曲分离左侧大网膜，向上至脾下极。在结肠中血管和结肠脾曲之间完成横结肠系膜前叶的切除。需连续切除从胰尾到脾门的横结肠系膜。在切除横结肠系膜前叶时要仔细分离左侧的胃网膜血管，胃网膜左动脉是脾动脉在脾门部位分出的第一根动脉，这可以成为寻找血管的标志。下方2～3根的胃短动脉也应分别贴近胃壁分离结扎切断使胃大弯完全游离。胃大部切除术后胃部血供主要来自近端胃短动脉（图7.3）。

不切除脾和胰腺的全胃切除术

不切除脾和胰腺的全胃切除术的手术步骤与胃次全切除术基本相似。要在保证安全的前提下尽量在靠近脾门处结扎切断胃短动脉。为了达到这一目的，最佳的处理措施是分离出脾肾韧带并横向切断之，游离脾和胰尾。如果术中发现脾门淋巴结受累，则应将脾动脉与胰尾分离并结扎固定切断脾动脉，从而将脾与胃一同切除。

淋巴切除范围包括从食管裂孔到腹腔干所有的淋巴组织，助手将胃提起可以更好地显露这一区域。在大块切除这一区域内的淋巴组织时有两条重要的血管要加以注意。一条是由脾动脉分出的从胃后部进入胃壁的胃后动脉。另一条是左膈动脉，术中要将其与肾上腺上极分离，这样有利于彻底从左膈脚清除贲门左淋巴结。为了清除食管胃左侧的淋巴应该在入膈肌之前分离出左膈动脉。贲门在这一区域位于腹膜后方，因此手术的切除范围要包括胰腺上缘到左膈脚和脾上极之间的所有淋巴组织。食管下段周围的神经及血管都要从食管上分离出来，其目的是达到食管下段的骨骼化，即只有食管与胃相连而其他组织全部被剥离的状态。食管下段游离长度取决有病变的部位以及手术设计的要求。经食管裂孔的贲门癌切除术在前文已经讨论过了（图7.3）。

切除胰尾和脾的全胃切除术

通过腹部切口完成切除胰尾和脾的全胃切除术有一定的难度，因为可供操作的空间是有限的。一种手术方式是横向切断脾外侧腹膜然后将胰尾和脾向右翻转。在脾动脉进入胰腺处移动胰腺以便分离胰腺、动脉和静脉。然后继续向左后方分离直到分离出脾肾韧带，切断脾肾动脉使脾充分游离。然后继续向上游离后腹膜至胰尾。与受腹部切口限制而造成的胰腺和脾不能充分游离的手术相比，当要同时实施D2淋巴清扫术时，这种分离方法更加容易而且出血也较少。胰尾切除过程中最重要的步骤是对胰管的处理。

D2胃大部切除术

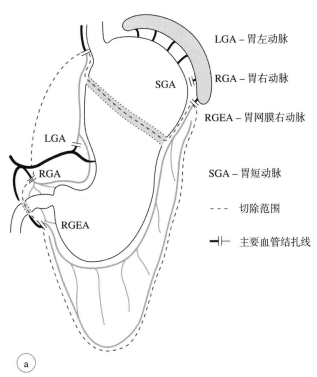

LGA – 胃左动脉

RGA – 胃右动脉

RGEA – 胃网膜右动脉

SGA – 胃短动脉

- - - 切除范围

⊣⊢ 主要血管结扎线

保留脾、胰腺的D2全胃切除术

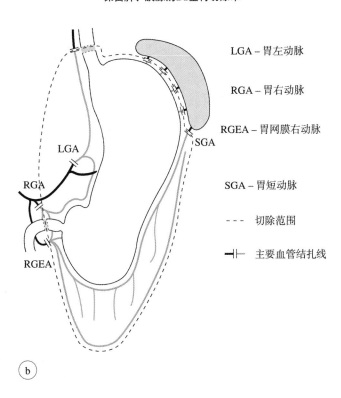

LGA – 胃左动脉

RGA – 胃右动脉

RGEA – 胃网膜右动脉

SGA – 胃短动脉

- - - 切除范围

⊣⊢ 主要血管结扎线

图 7.3 ●（a）D2 胃大部切除术；（b）保留脾和胰腺的 D2 全胃切除术。

腹腔镜胃切除术

这种技术将在第 8 章中详细介绍。近年来，全腹腔镜下或更为常见的腹腔镜辅助下的胃癌切除术引起了人们广泛的兴趣。目前有研究表明腹腔镜手术的安全性和 D2 淋巴结清扫术与标准开腹手术没有差异[112,113]。这方面的研究主要来自亚洲，以 T1 期、T2 期胃癌为主，对于更晚期胃癌还没有确切的数据支持。一项关于腹腔镜辅助胃切除术（LADG）的 meta 分析结果指出，除了手术时间更长、清除淋巴结的数目更少以外，LADG 与标准开腹胃切除术没有差异[114]。但是该研究样本量较小，包含随机对照试验量较少且随访期限较短。

 腹腔镜胃切除术将得到进一步的发展，但我们在应用这项新技术时，必须充分汲取开腹胃癌手术发展过程中所获得的教训。在西方患者的随机对照研究中，应当包括晚期胃癌并延长随访的时间。

胃切除术后消化道重建术

胃大部切除后患者面临的两大主要问题是：胃癌术后复发和术后营养问题。现阶段研究的重点都集中在对于前者的控制上，而胃癌术后患者体重减轻以及由于吸收障碍引起的生活质量严重下降则常常被忽视。应该强调的是，许多胃癌患者是无法通过外科根治性手术治愈的，这就使如何最大程度地提高患者术后无症状期的生活质量成为一个很重要的问题。这一节的目的在于介绍胃癌术后常用的重建技术以及重建术后对患者营养状况的影响。

重建术的目标

现将重建术的目标列举如下：

1. 胃癌术后消化道重建的目的在于恢复消化道的完整性以及保证足够的营养物质的摄入。
2. 重建术应该在不增加患者死亡率以及术后并发症发病率的前提下进行。
3. 选择对上消化道生理功能影响最小的手术方式。
4. 手术不能增加术后长期并发症的发生率，如胃肠道细菌的过度繁殖等。

5. 减少术后胆汁反流和碱性十二指肠液反流的发生。
6. 如果发生胃床复发，重建术应保证复发早期不能出现肠道梗阻。

重建术可以根据十二指肠处理方式的不同大体分为十二指肠旷置手术和保持十二指肠连续性的手术两类。

十二指肠旷置手术

十二指肠旷置手术要求闭合十二指肠残端，用近段空肠与胃癌术后残端或食管吻合以重建消化道的连续性。这种手术方式的不足在于，减少了食物与胆汁和胰液的混合，同时也增加了十二指肠的负反馈作用。而后者在胃窦和幽门切除时的表现并不明显，其仅是理论中的概念，临床中较为少见。对十二指肠旷置术效果的分析资料主要来源于两吻合口之间近段空肠长度为 40 ～ 60cm 的 Roux-en-Y 手术。虽然 Roux-en-Y 手术存在很多不同的类型，但是所有不同类型的 Roux-en-Y 手术都存在不同程度的十二指肠液反流。Roux 手术的缺点在于吻合口之间的空肠是食物的消化和吸收过程中重要的部位，而通过这一段的食物在 Roux-en-Y 手术中并没有与胆汁和胰液混合从而使这段空肠的消化吸收功能无法充分发挥。间置的空肠越多对空肠的"浪费"就越多，而且也会使胆汁反流的发生率增加。

保持十二指肠连续性的手术

保持十二指肠连续性的手术包括十二指肠残端与胃癌术后胃残端或食管的直接吻合术和近段空肠间置术（指在十二指肠残端与胃残端或食管之间间置一段近段空肠的手术方式）。这种手术方式能够保证食物与胆汁和胰液的充分混合，但是由于食物通过十二指肠的速度过快因此这种混合并没有太大的意义。这种手术方式的不足主要表现在患者术后并发症的增加以及胆汁、胰液反流的增加，而且间置的近段空肠越多这种缺点表现得就越明显。这种手术方式在局部晚期胃癌患者中是不适用的，因为这种手术方式在局部肿瘤复发时很快即发生吻合口或上提的空肠的梗阻。

没有证据表明保持十二指肠完整性的重建术会改善患者术后的营养状况，增加患者的体重以及提高患者的生活质量[115]。近年来，日本的研究结果显示，Roux 吻合较 Billroth Ⅰ吻合在术后功能和症状的恢复上都更加具有优势[116,117]。

胃次全切除术和全胃切除术术后胃肠道重建方式示意图见图 7.4。

空肠储袋重建术

早饱是全胃切除术后最常见的并发症。这种症状的出现使患者进食减少，从而使患者无法摄取足够的热量以维持日常生活的需要。为解决这一问题，有多种增加近段空肠储存能力的手术方式被设计出来。这种手术最初只用于那些胃癌术后严重不能进食和餐后消化不良综合征（disabling postprandial syndrome）的患者。通过的临床随机研究，已经作为一种常规的手术方式被应用于临床，基于这一手术方式，又派生出改良的 Roux 手术和常规的空肠储袋重建术[118,119]。然而，虽然有许多临床随机试验证明该手术方式有效，但是每一个临床试验所包含的样本数都很小。一篇最新的综述显示只有 19 个随机临床对照试验对比了单纯 Roux-en-Y 手术与空肠储袋重建术的手术效果，而这 19 个试验总共所包含的样本数为 866 个，但是只有其中的两个试验样本数超过 30 个[120]。这篇综述得出的结论是，胃肠道重建时使用空肠储袋重建术会使手术时间相对延长，但是不会增加手术的死亡率和术后并发症的发病率，

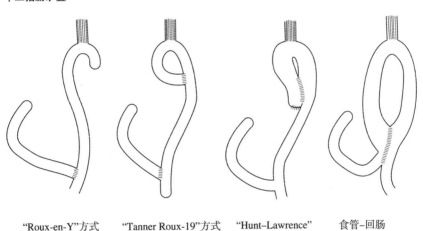

十二指肠旷置

"Roux-en-Y"方式　　"Tanner Roux-19"方式　　"Hunt–Lawrence"储袋方式　　食管–回肠袢吻合方式

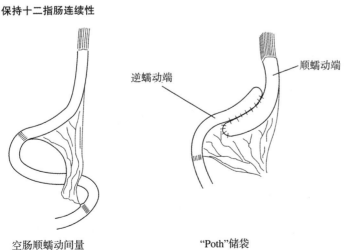

保持十二指肠连续性

逆蠕动端　　顺蠕动端

空肠顺蠕动间量　　"Poth"储袋

图 7.4 ● 胃切除术后的重建方式。

并且在术后早期的饮食能力和术后体重的控制方面空肠储袋重建术具有明显的优势。长期观察显示患者的生活质量较 Roux-en-Y 手术有明显的提高。由此可以看出，严格的饮食控制较胃切除术后给予其最佳的营养可能更为重要[50,121]。

　　　　虽然证据还不够充分，但是就现有的资料来看，重建时使用空肠储袋重建术对于能够熟练掌握这一技术的医生来说其安全性与单纯的重建术相当。有证据表明息室术后早期患者的食欲及体重控制好于单纯的重建术。长期的观察显示息室重建术可以使患者获得更好的生活质量。

胃切除术后早期并发症

胃切除术和重建术与其他的腹部手术一样，术后并发症包括一般和特殊的并发症。胃大部切除术后的一般并发症已经在第 4 章里讨论过了，这里就不再赘述。在全胃切除术特别是同时切除脾和胰腺时术后并发症的发病率很高。虽然东京 NCCH 的外科医生总结的胃癌术后并发症的处理原则被广泛使用，但是很少有研究涉及胃癌术后并发症的处理[29]。

治疗胃癌根治术后并发症的基本原则是早期发现、早期治疗。特别是对术后数天腹腔内的并发症更应加强警惕。最重要的原则是积极发现和处理，而不是等并发症出现后再处理。怀疑胃切除术后患者有腹腔内并发症时，在患者状态平稳时行二次开腹探查术较患者症状明显或者脓肿已经形成时再二次开腹更加安全。现在越来越多的外科医师提出应该采用介入治疗的方法来治疗感染性并发症。由于术后 2 ~ 3 天再次进行开腹手术是很危险的，因此介入治疗就成为术后感染性并发症的首选治疗方式。下面列举了胃癌术后最常见的并发症。

出血

胃切除术后出血可能发生在术后数小时内也可以继发于腹腔内脓肿治疗不充分或治疗过程中。胃癌术后出血二次开腹的指征是不可控制的严重的腹腔内出血。值得注意的是，引流管可能会被血块堵塞，因此如果患者出现循环状态不稳定时应该立即开腹探查。即使出血可以自行停止，也应该手术清除腹腔内血块，以免在手术区域出现继发脓肿。

胃切除术后继发出血是严重威胁患者生命的并发症，古谚说"预防胜于治疗"在这里可能是不适用的。任何腹腔内的脓肿都应该被积极的治疗，特别是那些位于腹腔干和腹腔内大血管周围的脓肿，这些脓肿可腐蚀周围血管从而出现致命的大出血。如果医生能够熟练掌握介入治疗技术，那么对于有腹腔内大血管出血的患者使用栓塞的方法将是很好的选择。就作者的经验，在腹腔内大量出血时用于诊断的时间很少，此时立即行开腹探查术是最为稳妥的处理方式。虽然紧急开腹探查未必可以止住所有的出血，但其提供了挽救患者生命的可能，若经过妥善的术前准备再开腹探查，这一可能将微乎其微。腹腔干破裂出血可能需要钳夹腹主动脉止血。由于胃癌手术后腹腔内脏器位置发生改变，因此使用左胸切口或者胸腹联合切口钳夹膈肌上主动脉止血更为合适，这样处理可以避免损伤胃癌手术的各个吻合口。继发性出血通常发生在胃切除术后两周以上，此时伤口已经愈合，但是在腹腔内出血量较大时腹腔内压力突然升高，手术伤口也会裂开。在感染的情况下缝合破裂的大血管是很困难的，这时候应该应用不可吸收的丝线作为缝合材料。在缝合之前先清除周围感染组织并且疏通先前阻塞的引流管是非常重要的。尽快确定引起感染的病原微生物并积极应用针对这一病原微生物的抗生素也是很重要的治疗措施。

十二指肠残端瘘

造成十二指肠残端瘘的原因为：操作失误、输入段梗阻以及十二指肠残端缝合处缺血。腹部手术后是否需要放置引流管存在很大的争议，但是在十二指肠残端放置硅胶管引流是被大家公认所必需的。早期十二指肠残端瘘引流液中出现胆汁染色的引流物是进行二次开腹探查的指征，这时十二指肠残端瘘是可以完全修复的。早期十二指肠残端瘘采用保守治疗效果较差，手术干预是稳妥的治疗方式。

晚期的十二指肠残端瘘如果引流液中有十二指肠内容物且患者没有明显的脓肿表现，则保守治疗可以取得很好的疗效。在十二指肠残端瘘发生的最初几天内进行持续的负压引流以确保漏出的部位受到局限非常重要，同时一定要保持引流管的通畅。给这类患者应用肠外营养是没有必要的。如果十二指肠瘘已经被控制，那么可以给予患者肠内要素饮食，同时皮下注射生长抑素类似物来抑制胰液的分泌。对于这样的患者引流至少要保留 14 天，然后应该将引流管逐步从十二指肠部位抽出。此时窦道已经形成，如果肠道保持通畅，十二指肠液从肠道引流的阻力远远小于从窦道流出的阻力，此时窦道将逐渐关闭。如果引流管在没有负压吸引的情况下引流超过 200ml/24h 则应该保持引流更长的时间，同时应该考虑在胃肠道重建过程中是否存在操作上的失误。对于出现晚期十二指肠瘘而腹腔引流未见引流物流出的患者，通常是出现了肝下脓肿。在这种情况下采用放射学引导的经皮穿刺引流，可以使患者的症状明显好转。此时腹腔引流应持续到窦道干涸为止，虽然这可能要持续几个星期，但是这种等待是值得的。如果患者全身状况良好，则可以出院回家等待。同时要持续给予这些患者肠内营养，给予或不给予其生长抑素类似物。如果经过上述治疗措施，患者脓肿没有消退，引流没有改善，则应行开腹探查术。同时应切除囊腔并且在瘘口部位放置引流管。如果瘘口的缺损直径大于 Foley 管的直径，可以设计一个可控窦道来引流。对于晚发的十二指肠瘘，手术缝合瘘口是不明智的，因为这时候脓肿的发生使周围组织肿胀明显，从而不适于对其进行缝合。

吻合口瘘

造成吻合口瘘的原因有，操作失误、吻合口缺血以及吻合线张力过高。事实上这些原因都可以归结为操作的失误。吻合口瘘有很高的死亡率。有意思的是，荷兰对 D1 和 D2 手术进行的临床研究表明，吻合口瘘的发生率为 43.1%，这一比例是东京 NCCH 的 3 倍。要想在西方患者中降低胃癌术后的死亡率，就必须使术后吻合口瘘的发生率下降到与日本同一水平上[19]。也许两者吻合口瘘发生率的差异与两地患者状况有关，但外科医生的经验更为重要[29]。如果吻合口瘘发生在术后 72 小时以内，则应立即实施开腹探查术。最坏的结果是需要在右上方相对瘘口的位置放置引流管，并且要切除更多的远端空肠。最好的情况是吻合口可以在形成周围脓肿前被修补。各个吻合口早期都有发生瘘的可能，其主要原因是吻合口的缺血。这种情况应该在吻合口破裂之前及时进行纠正，如果吻合口完全破裂，患者的死亡率将大大增加。

对于晚期吻合口瘘的处理存在争议。如果晚期吻合口瘘只在进食前后的对比观察中被发现，那么应该给予患者流食并且持续观察，每 7 天重复进行一次对比研究以确定进一步的治疗方案。冒着引流不充分的风险施行放射介导的穿刺引流或冒着很大的手术风险施行手术探查，对于外科医生来说是一个艰难的选择。手术探查可以建立起一个具有消化吸收功能的空肠通路同时还可以对脓肿进行清创处理，但是在上腹部存在广泛粘连的情况下，实施手术是很危险的，只能由有经验的外科医生完成。

毋庸置疑的是随着手术技术的进步，抗生素的不断改进，介入技术的发展以及肠内营养的发展，吻合口瘘已经不是外科的灾难。但是，它依然是造成手术死亡的最常见原因，而吻合口瘘可以通过扎实的专业训练而避免。

腹腔内脓肿

腹腔内脓肿通常在胃切除术后最初的两周之内发生。造成腹腔内脓肿的原因可以是吻合口瘘或者十二指肠瘘以及胰腺坏死。胰腺坏死的原因主要有，手术中胰腺实质的损伤以及胰管瘘。腹腔内脓肿在切除脾时更为常见，其原因是由于脾切除后免疫功能减弱，还是单纯的感染，或是由于脾切除同时切除了一部分胰腺，现在还不是很清楚。

血管内注入造影剂的增强 CT 和管腔内放入造影剂的 CT 可以对脓肿发生的部位和可能的原因做出重要的判断。至于治疗中是采用介入的方法引流还是手术的方式引流已经在前文中讨论过了。引流不全会使患者的病情持续恶化同时也增加了继发性出血的概率。

CT 扫描中发现有组织坏死的则不能应用介入引流的方法。经皮穿刺引流只是姑息的治疗方式，当患者的情况改善后应该积极采取外科手术对脓肿部位进行清创，而不应选择介入的方式引流。

胰瘘

只要胰尾被切除就应该在切除部位放置引流管。小的瘘很常见并且可以通过引流而被控制。无法控制的胰瘘经常在左上腹形成脓肿。造成胰瘘的原因可能是由于脾切除术的过程中伤及胰尾或者是胰尾切除术后发生。胰瘘经常伴发胰腺及其周围组织的坏死。对于胰瘘的处理原则已经在上文讨论过了，那就是手术清除坏死组织并且在瘘口处放置硅胶引流管。因为近段胰管并未发生梗阻，因此通过持续的引流可以使胰管自行关闭。皮下注射生长抑素类似物可以很快地减少胰液的漏出量。

脾切除术后感染

脾切除术后左膈下脓肿在前文中已经讨论过了。越来越多的证据显示脾切除后发生感染率增大，在脾切除术后的早期或两年以后均可出现。为了预防脾切除后的感染，现在推荐使用每天口服两次青霉素类抗生素的方法，这一方案适用于所有年龄段的人。同时患者还应注射疫苗以预防肺炎双球菌、脑膜炎球菌和流感嗜血杆菌的感染。如果术前手术方案的设计中有脾切除术，则为患者注射上述疫苗效果更好。患者每年都要接种流感疫苗而且每3年要接种一次肺炎球菌疫苗。

胃癌切除术后晚期并发症

对于胃癌术后临床随访的作用一直存在广泛的争议。通过这一节的介绍我们会清楚地意识到，即使被访者在胃癌术后仅能获得有限的生命，也可以通过系统的术后随访获得高质量的生活。虽然现在有很多的方法来评价手术后的生活质量，但是这些方法大多只用于科研中。外科医生或受过训练的专业人员进行的胃癌术后随访，是发现和解决胃癌术后患者生理及心理上问题的最好的方法。

胃癌术后的长期并发症可以分为3组，它们是：

- 手术的不良反应以及餐后的并发症
- 营养问题
- 胃癌的复发

手术的不良反应以及餐后的并发症

早饱

胃癌术后胃的储存功能的丧失在患者中表现为早饱，一些患者中也可以表现为上腹痛。虽然胃切除术后近段空肠会有一定程度的代偿性扩张，但是这种扩张无法代偿胃的储备功能，因此所有的胃癌切除术后的患者都要在一定程度上限制饮食的量，以适应这种变化。对这些患者做出良好的饮食安排，可以使他们获得维持生理活动所必需的热量。饮食调节应以少食多餐为主。空肠储袋重建术已经在前文讨论过了，这种手术方式可以显著地减少胃癌术后早饱的发生。早期倾倒综合征是患者早饱的常见原因，需要尽快处理。Roux-en-Y手术后出现早饱不常见，这是由于Roux-en-Y术后肠管蠕动减弱所造成的。肠管蠕动力的减弱使其对食物的推动力下降，引起食物的存留，这使得早饱的发生率降低，但是会出现进餐后腹痛以及不自主或自主的食物反流，其中以前者为主。

早期倾倒综合征

高张力的食物快速进入近段小肠会导致细胞外液快速进入肠管。这种变化同时可以触发神经内分泌反射，从而在部分患者中产生胃肠道及心血管系统的症状。早期倾倒综合征导致的最重要的后果就是导致患者因为早饱或者是由于进餐后的各种不适反应而拒绝进食。严重的早期倾倒综合征可以使患者进餐后无法对食物进行消化或者进餐后出现大量腹泻而影响了胃肠道正常功能的发挥。在这种情况下患者的生活质量将受到很大的影响，患者会很快出现营养不良。

对于接受全胃或胃次全切除的患者，术后胃容量减少使他们无法进食大量高张力的食物，这也许是幸运的。幽门被切除或者被旷置而胃保存完整的患者，以及实施部分胃切除术的患者是早期倾倒综合征的好发人群。大多数接受胃切除术的患者在术后的几周内都会出现不同程度的倾倒综合征，但是其中绝大多数患者都会通过调整饮食使倾倒综合征的症状逐渐减轻。在早期的随访中最重要的就是要鉴别出早期倾倒综合征。应该详细询问患者的病史，必要的时候还应该要求患者记录所吃食物与症状之间的关系。发生餐后并发症的患者可以通过适当的饮食调整而取得很好的疗效。在倾倒综合征的治疗过程中有一个营养学专家参与是很重要的。

发作性反应性低血糖

反应性低血糖经常被错误的看作"晚期倾倒综合征",但是很多发生反应性低血糖的患者并没有患过早期倾倒综合征。低血糖的症状大多发生在进食两小时以后,主要表现为晕厥和抽搐。患者在发作之前最常见的前驱症状是觅食甜味食物。

对于这类患者饮食调整是治疗的第一步。应该减少这类患者正餐中碳水化合物的摄入,并且在正餐之间要进食少量的碳水化合物。对于发作性反应性低血糖,应该仔细地加以鉴别以区分患者是否患有其他更为严重的疾病。对于发作较为频繁的患者应该在前驱症状出现时服用右旋葡萄糖片。

腹泻

接受胃癌切除术的患者,术后多种原因都可以造成患者腹泻。现列举如下:

迷走神经干切除术

这已经在第 18 章讨论。

早期倾倒综合征

在早期倾倒综合征的发作后或者一次发作的后期,腹泻并不经常发生,腹泻只是早期倾倒综合征的多种症状之一。与迷走神经干切除后引起的腹泻不同,早期倾倒综合征引起的腹泻在发作之前曾进食大量高张食物并且还伴有其他的症状。

细菌的过度增殖

胃切除术后接受复杂的重建术或空肠储袋重建术的患者很容易形成盲腔,而肠道内的盲腔是细菌过度增殖较为常见的促进因素。细菌增殖也发生在 Roux-en-Y 手术后的近段空肠中。术后胃酸分泌的减少使其对咽下的病原菌的杀伤作用减弱,再加上术中盲腔的形成,为细菌的增殖提供了有利条件。增殖的细菌包括需氧菌和一般生存在结肠中的厌氧菌。这些厌氧菌可以产生大量的毒素,这些毒素破坏了存在于肠道刷状缘处的消化酶,从而使肠道的消化吸收功能受到破坏。同时细菌的过度增殖也使 B 族维生素的吸收发生障碍。厌氧性病原菌还会破

坏胆酸的聚集和羟化,从而影响了近段空肠对脂肪的消化和吸收。细菌过度增殖发生时粪便中脂肪含量会增加,严重时会出现脂肪泻和体重的迅速下降。

脂肪泻

脂肪泻通常发生在肠道菌群增殖或重建术后由于十二指肠被旷置,十二指肠内容物与食物混合减少而造成胰液分泌相对减少的患者中。存在脂肪吸收障碍的患者,其主要的症状包括腹部的饱胀不适感、肠绞痛和便后便池中有油珠漂浮以及便后冲洗困难。详细的病史对诊断非常重要。如果排除了肠道细菌过度增殖或治疗后脂肪吸收障碍依然存在,则应该考虑胰液分泌相对不足的可能,对于这种情况下发生的脂肪泻可以采用进食前口服胰酶或将胰酶与食物按比例混合后进食的方式加以治疗。

胆汁反流

胆汁或者碱性肠液反流入残胃或者食管后会引起上腹部不适、胃灼热和呕吐等症状,也可以表现为直接呕吐胆汁。严重的患者为了不加重症状会拒绝进食。持续的食管反流还会形成食管狭窄。

胆汁反流主要依靠临床症状加以诊断。可以通过锝 99 标记的 HIDA 扫描得到诊断的客观依据。胃镜在确定是否存在黏膜损伤以及排除其他引起胆汁反流的疾病上有重要作用。

现在还没有令人满意的方法治疗胆汁反流,因此预防其发生尤为重要。预防方法是在实施重建术时改变胆道与肠道的汇合位置。胆汁反流症状的持续出现是进行手术干预的指征。手术方式包括改变胆道汇入肠管的位置和增长 Roux-en-Y 手术中两吻合口之间空肠的长度。

营养问题

胃癌术后的营养问题可以分为两部分。一部分是表现为体重减轻上的一般营养问题;另一部分为特殊的营养问题。

一般营养问题和体重减轻

在没有肠道细菌增殖的情况下,全胃切除术以及胃次全切除术后出现的吸收障碍很少引起营养不良[122]。只有少数患者会出现摄取热量不足引起的体

重减轻或体重无法恢复术前水平的情况。早饱和倾倒综合征是造成术后体重下降的最主要原因，当这两个原因被消除时患者的营养不良状况将得到纠正。

接受胃次全切除术的患者很少出现严重的体重减轻。虽然接受全胃切除术的患者术后很难恢复其术前的体重，但是得出在全胃切除术后几个月内患者都会出现体重下降的结论是荒谬的[123]。女性，特别是年龄超过70岁的女性较男性在接受全胃切除术后更难达到术前的体重。医院内患者在饮食控制的情况下可以摄入足够的热量，而在回家最初的一段时间内摄入的热量一般都有所减少[124]。有人建议在手术后的12个月内患者的饮食都应该受到严格的控制。

即使在全胃切除术后肠道对碳水化合物的吸收也是完全的，但是吸收的模式与手术前是不同的。蛋白质的吸收是下降的，主要表现在粪便中氮质物质的含量增加，但是这种变化没有明显的临床意义。脂类物质的吸收障碍是造成热量摄入不足的主要原因。胃切除术后患者对食入的脂类物质的吸收平均在80%左右。这样的摄取率很容易满足日常生活的需要。肠道细菌过度增殖以及重建术后食入的食物不能与胆汁和十二指肠液充分混合而造成的胰液分泌的相对不足都会造成脂类物质的摄入不足。

特殊的营养问题

维生素 B₁₂ 缺乏

胃酸可以使食物中的维生素 B_{12} 释放出来，更为重要的是胃中的壁细胞可以释放内因子，内因子在维生素 B_{12} 吸收过程中有重要的作用，维生素 B_{12} 主要在回肠末端被吸收。全胃切除术后患者无法从外界摄取维生素 B_{12}，而患者体内储存的维生素 B_{12} 只能满足患者24个月的生理需要，24个月后患者将出现维生素 B_{12} 缺乏的临床症状。因此患者需要每3个月肌注1mg羟钴胺素（维生素 B_{12b}）来维持生理需要。

其他 B 族维生素缺乏

只有当肠道细菌增殖时 B 族维生素的缺乏才会产生明显的临床症状。对于这样的患者首先要治疗肠道细菌增殖，同时在治疗过程中要口服复合 B 族维生素，并且应持续至治愈后的几个星期。

脂溶性维生素缺乏

脂溶性维生素缺乏与患者脂类物质吸收障碍有关。虽然患者维生素 A 的缺乏非常明显，但是只有在术后数年才能产生亚临床症状。有证据比表明全胃切除术后可以出现维生素 E 的缺乏，少数患者可能会引起神经系统的症状，这在术后长期生存患者的随访中是值得注意的[125]。

在绝经后的女性患者和术后长期存活者中维生素 D 的缺乏更应该引起重视。有证据表明，术后2年患者代谢性骨病的发生率增加[126]。维生素 D 和体内钙的缺乏在全胃切除术后的患者中很常见，通过适量的补充两者可以预防年龄相关的骨量丢失[127]。所有接受胃切除术的患者5年左右都会发生不同程度的代谢性骨病。接受全胃切除术后的绝经期的女性以及所有年龄大于70岁的老人都应该每天服用两次钙剂。

铁缺乏

全胃切除术后，甚至十二指肠短路手术后，都不会对铁元素的吸收造成影响。由此推测，空肠对铁元素的吸收有很好的适应性，这可能是由于空肠内存在天然的螯合剂可以螯合食物中的铁元素。在胃切除术后患者在摄入足够的含铁食物的情况下，对铁的吸收能力是逐渐改善的，一般在12个月内可以恢复正常。因此在胃癌术后的第一年里应该给予患者每天1~2次的口服铁剂，同时还要给予维生素 C 口服。只有当患者出现明显的对于含铁食物的吸收困难时才给予长期补铁治疗。

肿瘤的复发

胃癌术后复发的诊断和治疗是一个受多种因素影响的复杂问题。我们可以根据原发肿瘤的位置和分期来预测肿瘤复发的方式[128]。没有侵犯浆膜层的肿瘤复发较晚而且复发主要以肝转移和远处转移为主，而又浆膜层受累的患者复发的时间较早，复发的部位主要是靠近腹膜表面的胃床上。

到目前为止还没有关于胃癌术后复发的临床随机对照研究。现在的情况是很多晚期胃癌患者在接受治愈性手术之后都会存在一些轻微的不适，而这些不适经常被当作是胃癌复发的表现。随访过程中是把考察随访对象无症状复发对其生存率的影响还是把考察患者的生活质量作为考察重点，到现在为止还存在很大的争议。近期的研究表明即使早期发现复发的胃癌并且接受早期治疗也不能提高患者的生存率[129,130]。进一步的研究应放在发现早期胃癌复发的手段和评价在胃癌复发出现明显的临床症状之前进行早期干预所取得效果上[131]。

现在已经认识到胃癌术后随访不仅可以考察患者术后的状况，还可以在多个方面对患者造成影响，最为常见的影响是在心理上给患者本人和 / 或其家属带来安慰。在对患者进行肿瘤治疗过程中护士的作用也是不能被忽视的[132]。

虽然在胃癌的治疗中有时可以采用放射治疗或化疗，但是对于绝大多数有胃癌复发的患者只应给予简单的对症治疗。对于出现梗阻症状的患者接受进一步的手术治疗是有益的，这不仅是因为有一些患者的梗阻症状不是肿瘤复发引起的，而且是因为对于有梗阻的患者手术本身就是一种治疗方式。对于梗阻症状是因为肿瘤复发造成的患者，应该对患者实施旷置梗阻肠段的短路手术，但是出现肿瘤复发梗阻的患者经常出现肿瘤侵犯多处肠管的现象，这类患者的预后非常不好。胃癌复发患者的临终关怀问题是一个独立的学科不在本章介绍的范围之内。

● 关键点

- 浆膜层受累和浆膜层未受累的患者胃癌术后复发的类型不同。浆膜层受累者复发较早（2 年以内），以腹腔内特别是胃床处复发为主。浆膜层未受累者如果局部肿瘤被完全切除其复发较晚，而且以血行转移多见，相反，局部复发少见。
- 西方患者浆膜层受累的胃癌多见，因此西方胃癌患者在胃切除术后患者的预后相对较差。
- 手术的治疗原则是在不增加因手术造成肿瘤扩散和减少术后肿瘤局部复发率的前提下，尽量减少切除的范围。
- 对于术前浆膜层已经受累的患者实施术前的游离肿瘤细胞减灭术是对胃癌手术治疗有益的补充。现在西方越来越多地采用腹腔内化疗的方式来达到上述目的。

- 胃癌根治术可以提高部分患者的生存率，但是其疗效与肿瘤的分期有很大关系。如果胃癌根治术为西方的胃癌患者带来的获益较小，其增加的死亡率和术后并发症的发病率抵偿获益的作用。
- 大量可靠证据表明胃下 1/2 的胃癌患者没有必要接受全胃切除术。远端胃癌最适合的手术方式为胃次全切除术。
- 在缺乏足够可靠证据的情况下，西方近端胃癌的患者建议接受全胃切除术。现在对于晚期近端胃癌患者（2 型或局限 3 型胃食管连接处癌）选择近端胃切除术还是选择全胃切除术还没有定论，这一问题有待于随机临床试验来解决。
- 可靠的证据表明 D2 淋巴清扫术不能在西方患者身上常规使用。只有一些筛选出的患者可以从中受益。远端胃癌行 D2 淋巴结清扫术的风险较 D1 清扫术风险更小。因此，对于病灶较局限且没有明显的浆膜层浸润的患者，推荐行 D2 淋巴清扫术。
- 只有具有足够经验的外科医生才能实施胃切除术合并 D2 淋巴清扫术。
- 胃 1/2 以下的胃癌患者不应该在胃癌手术的同时合并切除脾。脾切除术作为其一部分的 D2 淋巴清除术的临床效果还需要进一步的研究加以说明。
- 对于远端下 1/2 处的胃癌患者，胰尾切除术不应作为其常规手术。对于胃癌发生在胃后壁有胰腺侵袭而没有其他部位转移的患者应该接受合并切除胰尾的胃癌切除术。
- 随机对照研究表明，高于 D2 组的扩大淋巴清扫术并不能为晚期胃癌患者带来生存获益。
- 没有可靠的证据表明保持十二指肠连续性的手术可以改善患者的营养、体重或生存质量。日本近期研究表明，Roux 式吻合较 Billroth I 式吻合在患者术后的功能和症状恢复上具有更大的优势。
- 证据虽然不是很充足，但是笔者可以得出这样的结论，在操作熟练的外科医生手中空肠储袋重建术与简单重建术具有同样的安全性。有证据表明息室术在患者术后饮食能力以及体重保持方面具有优势。对于长期生存者的观察可以看出接受息室术的患者拥有更好的生活质量。

（王　杉　高志冬　译）

参考文献

1. Averbach AM, Jacquet P. Strategies to decrease the incidence of intra-abdominal recurrence in resectable gastric cancer. Br J Surg 1996; 83:726–33.

2. Marrelli D, Roviello F, de Manzoni G et al. Different patterns of recurrence in gastric cancer depending on Lauren's histological type: longitudinal study. World J Surg 2002; 26:1160–5.

3. Cunliffe WJ, Sugarbaker PH. Gastrointestinal malignancy: rationale for adjuvant therapy using early postoperative intraperitoneal chemotherapy. Br J Surg 1989; 76:1082–90.

4. Yu W, Whang I, Suh I et al. Prospective randomized trial of early postoperative intraperitoneal chemotherapy as an adjuvant to resectable gastric cancer. Ann Surg 1998; 228:347–54.

5. Yonemura Y, Ninomiya I, Kaji M et al. Prophylaxis with intraoperative chemohyperthermia against peritoneal recurrence of serosal invasion-positive gastric cancer. World J Surg 1995; 19:450–4.

6. Sautner T, Hofbauer F, Depisch D et al. Adjuvant intraperitoneal cisplatin chemotherapy does not improve long-term survival after surgery for advanced gastric cancer. J Clin Oncol 1994; 12:970–4.

7. Hanazaki K, Sodeyama H, Mochizuki Y et al. Efficacy of extended lymphadenectomy in the non-curative gastrectomy for advanced gastric cancer. Hepatogastroenterology 1999; 46:2677–82.

8. Dickens BJ, Bigam DL, Cass C et al. Gastric adenocarcinoma: review and considerations for future directions. Ann Surg 2005; 241:27–39.

9. Nakajima T. Gastric cancer treatment guidelines in Japan. Gastric Cancer 2002; 5:1–5.

10. Schwarz RE, Karpeh MS, Brennan MF. Surgical management of gastric cancer: the Western experience. In: Daly JM, Hennessey TPJ, Reynolds JV (eds) Management of upper gastrointestinal cancer. London: WB Saunders, 1999; pp. 83–106.

11. Hallissey MT, Allum WH, Jewkes AJ et al. Early detection of gastric cancer. Br Med J 1990; 301:513–15.

12. Hisamichi S. Screening for gastric cancer. World J Surg 1989; 13:31–7.

13. Hundahl SA, Stemmermann GN, Oishi A. Racial factors cannot explain superior Japanese outcomes in stomach cancer. Arch Surg 1996; 131:170–5.

14. Theuer CP, Kurosaki T, Ziogas A et al. Asian patients with gastric carcinoma in the United States exhibit unique clinical features and superior overall and cancer specific survival rates. Cancer 2000; 89:1883–92.

15. Roder JD, Bonenkamp JJ, Craven J et al. Lymphadenectomy for gastric cancer in clinical trials: update. World J Surg 1995; 19:546–53.

16. Kunisaki K, Shimada H, Ono H et al. Comparison of results of surgery in the upper third and more distal stomach. J Gastrointest Surg 1996; 10:718–26.

17. Allum WH, Powell DJ, McConkey CC et al. Gastric cancer: a 25-year review. Br J Surg 1989; 76:535–40.

18. Macintyre IM, Akoh JA. Improving survival in gastric cancer: review of operative mortality in English language publications from 1970. Br J Surg 1991; 78:771–6.

19. Lamb P, Sivashanmugam T, White M et al. Gastric cancer surgery – a balance of risk and radicality. Ann R Coll Surg Engl 2008; 90:235–42.

20. Roviello F, Marrelli D, Morgagni P et al. Survival benefit of extended D2 lymphadenectomy in gastric cancer with involvement of second level lymph nodes: a longitudinal multicenter study. Ann Surg Oncol 2002; 9:894–900.

21. McCulloch P, Ward J, Tekkis PP. Mortality and morbidity in gastro-oesophageal cancer surgery: initial results of ASCOT multicentre prospective cohort study. Br Med J 2003; 327:1192–7.

22. Pye JK, Crumplin MK, Charles J et al. One-year survey of carcinoma of the oesophagus and stomach in Wales. Br J Surg 2001; 88:278–85.

23. Bachmann MO, Alderson D, Edwards D et al. Cohort study in South and West England of the influence of specialization on the management and outcome of patients with oesophageal and gastric cancers. Br J Surg 2002; 89:914–22.

24. Kodera Y, Sasako M, Yanamoto S et al. Identification of risk factors for the development of complications following extended and superextended lymphadenectomies for gastric cancer. Br J Surg 2005; 92:1103–9.

25. Park DJ, Lee HJ, Kim HH et al. Predictors of operative morbidity and mortality in gastric cancer surgery. Br J Surg 2005; 92:1099–102.

26. Tsukada K, Miyazaki T, Kato H et al. Body fat accumulation and postoperative complications after abdominal surgery. Am Surg 2004; 70:347–51.

27. Tsujinaka T, Sasako M, Yamamoto S et al. Influence of overweight on surgical complications for gastric cancer: results from a randomized control trial comparing D2 and extended para-aortic lymphadenectomy. Ann Surg Oncol 2007; 14:355–61.

28. Lee JH, Paik YH, Lee LS et al. Abdominal shape of gastric cancer patients influences short-term surgical outcomes. Ann Surg Oncol 2007; 14:288–94.

29. Sasako M, Katai H, Sano T et al. Management of complications after gastrectomy with extended lymphadenectomy. Surg Oncol 2000; 9:31–4.

   An important paper regarded as the 'gold standard' for management of gastrectomy complications.

30. Sue-Ling HM, Johnston D, Martin IG et al. Gastric cancer: a curable disease in Britain. Br Med J 1993; 307:591–6.

   The first UK paper to show results of gastric cancer surgery nearer to Japanese results.

31. Maruyama K, Okabayashi K, Kinoshita T. Progress in gastric cancer surgery in Japan and its limits of radicality. World J Surg 1987; 11:418–25.

32. Roukos DH, Lorenz M, Encke A. Evidence of survival benefit of extended (D2) lymphadenectomy in western patients with gastric cancer based on a new concept: a prospective long-term follow-up study. Surgery 1998; 123:573–8.

33. Marubini E, Bozzetti F, Miceli R et al. Lymphadenectomy in gastric cancer: prognostic role and therapeutic implications. Eur J Surg Oncol 2002; 28:406–12.

34. Volpe CM, Koo J, Miloro SM et al. The effect of extended lymphadenectomy on survival in patients with gastric adenocarcinoma. J Am Coll Surg 1995; 181:56–64.

35. Siewert JR, Bottcher K, Roder JD et al. Prognostic relevance of systematic lymph node dissection in gastric carcinoma. German Gastric Carcinoma Study Group. Br J Surg 1993; 80:1015–18.

   An important study of German gastric cancer surgery – not randomised.

36. Sano T. Tailoring treatments for curable gastric cancer. Br J Surg 2007; 94:263–4.

37. Hornig D, Hermanek P, Gall FP. The significance of the extent of proximal margins on clearance in gastric cancer surgery. Scand J Gastroenterol 1977; 22(Suppl 133):69–71.

38. Bozzetti F, Bonfanti G, Bufalino R et al. Adequacy of margins of resection in gastrectomy for cancer. Ann Surg 1982; 196:685–90.

39. Harrison LE, Karpeh MS, Brennan MF. Total gastrectomy is not necessary for proximal gastric cancer. Surgery 1998; 123:127–30.

40. Hinoshita E, Takahashi I, Onohara T et al. The nutritional advantages of proximal gastrectomy for early gastric cancer. Hepatogastroenterology 2001; 48:1513–16.

41. Shiraishi N, Adachi Y, Kitano S et al. Clinical outcome of proximal versus total gastrectomy for proximal gastric cancer. World J Surg 2002; 26:1150–4.

42. Katai H, Sano T, Fukagawa T et al. Prospective study of proximal gastrectomy for early gastric cancer in the upper third of the stomach. Br J Surg 2003; 90:850–3.

43. Siewert JR, Bottcher K, Stein HJ et al. Problem of proximal third gastric carcinoma. World J Surg 1995; 19:523–31.

44. Harrison LE, Karpeh MS, Brennan MF. Proximal gastric cancers resected via a transabdominal-only approach. Results and comparisons to distal adenocarcinoma of the stomach. Ann Surg 1997; 225:678–83.

45. Kobayashi T, Sugimura H, Kimura T. Total gastrectomy is not always necessary for advanced gastric cancer of the cardia. Dig Surg 2002; 19:15–21.

46. Siewert JR, Stein HJ, Sendler A et al. Surgical resection for cancer of the cardia. Semin Surg Oncol 1999; 17:125–31.

47. Wayman J, Dresner SM, Raimes SA et al. Transhiatal approach to total gastrectomy for adenocarcinoma of the gastric cardia. Br J Surg 1999; 86:536–40.

48. Bozzetti F. Total versus subtotal gastrectomy in cancer of the distal stomach: facts and fantasy. Eur J Surg Oncol 1992; 18:572–9.

49. Bozzetti F, Marubini E, Bonfanti G et al. Subtotal versus total gastrectomy for gastric cancer: five-year survival rates in a multicenter randomized Italian trial. Italian Gastrointestinal Tumor Study Group. Ann Surg 1999; 230:170–8.

   A prospective randomised trial regarded as the definitive study on the type of gastrectomy necessary for distal gastric cancer.

50. Svedlund J, Sullivan M, Liedman B et al. Quality of life after gastrectomy for gastric carcinoma: Controlled study of reconstructive procedures. World J Surg 1997; 21:422–33.

51. Davies J, Johnston D, Sue-Ling H et al. Total or subtotal gastrectomy for gastric carcinoma? A study of quality of life. World J Surg 1998; 22:1048–55.

52. Maruyama K, Gunven P, Okabayashi K et al. Lymph node metastases of gastric cancer. General pattern in 1931 patients. Ann Surg 1989; 210:596–602.

   This is the largest and most detailed study of lymph node involvement in gastric cancer and is regarded as a seminal work.

53. Maruyama K, Sasako M, Kinoshita T et al. Effectiveness of systematic lymph node dissection

in gastric cancer surgery. In: Nishi M, Ichikawa H, Nakajima T et al (eds) Gastric cancer. Tokyo: Springer Verlag, 1993; pp. 293–305.

54. Marchet A, Mocellin S, Ambrosi A et al. The ratio between metastatic and examined lymph nodes (N ratio) is an independent prognostic factor in gastric cancer regardless of the type of lymphadenectomy: results from an Italian multicentric study. Ann Surg 2007; 245:543–52.

55. Yoshikawa T, Sasako M, Sano T et al. Stage migration caused by D2 dissection with para-aortic lymphadenectomy for gastric cancer from the results of a prospective randomized controlled trial. Br J Surg 2006; 93:1526–9.

56. Maruyama K. Results of surgery correlated with staging. In: Preece PE, Cuschieri A, Wellwood JM (eds) Cancer of the stomach. London: Grune & Stratton, 1986; pp. 145–63.

57. Seto Y, Nagawa H, Muto T. Results of extended lymph node dissection for gastric cancer cases with N2 lymph node metastasis. Int Surg 1997; 82:257–61.

58. Hayes N, Ng EK, Raimes SA et al. Total gastrectomy with extended lymphadenectomy for 'curable' stomach cancer: experience in a non-Japanese Asian center. J Am Coll Surg 1999; 188:27–32.

59. Nakajima T, Nishi M. Surgery and adjuvant chemotherapy for gastric cancer. Hepatogastroenterology 1989; 36:79–85.

60. Maehara Y, Tomoda M, Tomisaki S et al. Surgical treatment and outcome for node-negative gastric cancer. Surgery 1997; 121:633–9.

61. Siewert JR, Kestlmeier R, Busch R et al. Benefits of D2 lymph node dissection for patients with gastric cancer and pN0 and pN1 lymph node metastases. Br J Surg 1996; 83:1144–7.

62. Harrison LE, Karpeh MS, Brennan MF. Extended lymphadenectomy is associated with a survival benefit for node-negative gastric cancer. J Gastrointest Surg 1998; 2:126–31.

63. Siewert JR, Bottcher K, Stein HJ et al. Relevant prognostic factors in gastric cancer: ten-year results of the German Gastric Cancer Study. Ann Surg 1998; 228:449–61.

64. Bonenkamp JJ, Hermans J, Sasako M et al. Extended lymph-node dissection for gastric cancer. Dutch Gastric Cancer Group. N Engl J Med 1999; 340:908–14.

A multicentre RCT of D1 vs. D2 lymphadenectomy in Dutch patients.

65. Bunt AM, Hermans J, Boon MC et al. Evaluation of the extent of lymphadenectomy in a randomized trial of Western–Japanese-type surgery in gastric cancer. J Clin Oncol 1994; 12:417–22.

66. Sasako M. Risk factors for surgical treatment in the Dutch Gastric Cancer Trial. Br J Surg 1997; 84:1567–71.

67. Cuschieri A, Fayers P, Fielding J et al. Postoperative morbidity and mortality after D1 and D2 resections for gastric cancer: preliminary results of the MRC randomised controlled surgical trial. The Surgical Cooperative Group. Lancet 1996; 347:995–9.

A multicentre RCT of D1 vs. D2 lymphadenectomy in Western patients.

68. Cuschieri A, Weeden S, Fielding J et al. Patient survival after D1 and D2 resections for gastric cancer: long-term results of the MRC randomized surgical trial. Surgical Co-operative Group. Br J Cancer 1999; 79:1522–30.

69. Degiuli M, Sasako M, Ponti A et al. Survival results of a multicentre phase II study to evaluate D2 gastrectomy for gastric cancer. Br J Cancer 2004; 90:1727–32.

A multicentre RCT of D1 vs. D2 lymphadenectomy in Italian patients.

70. Yildirim E, Celen O, Berberoglu U. The Turkish experience with curative gastrectomies for gastric carcinoma: is D2 dissection worthwhile. J Am Coll Surg 2001; 192:25–37.

71. Sasako M. Principles of surgical treatment for curable gastric cancer. J Clin Oncol 2003; 21:274s–5s.

72. Peeters KC, van de Velde CJ. Improving treatment outcome for gastric cancer: the role of surgery and adjuvant therapy. J Clin Oncol 2003; 21: 272s–3s.

73. Wu CW, Hsieh MC, Lo SS et al. Results of curative gastrectomy for carcinoma of the distal third of the stomach. J Am Coll Surg 1996; 183:201–7.

74. McCulloch P, Nita ME, Kazi H et al. Gastrectomy with extended lymphadenectomy for primary treatment of gastric cancer. Br J Surg 2005; 92:5–13.

A comprehensive meta-analysis of available data on the merits of D2 lymphadenectomy.

75. Parikh D, Johnson M, Chagla L et al. D2 gastrectomy: lessons from a prospective audit of the learning curve. Br J Surg 1996; 83:1595–9.

76. Kampschoer GH, Maruyama K, van de Velde CJ et al. Computer analysis in making preoperative decisions: a rational approach to lymph node dissection in gastric cancer patients. Br J Surg 1989; 76:905–8.

77. Otsuji E, Yamaguchi T, Sawai K et al. Total gastrectomy with simultaneous pancreaticosplenectomy or splenectomy in patients with advanced gastric carcinoma. Br J Cancer 1999; 79:1789–93.

78. Griffith JP, Sue-Ling HM, Martin I et al. Preservation of the spleen improves survival after radical surgery for gastric cancer. Gut 1995; 36:684–90.

79. Fujita T, Matai K, Kohno S et al. Impact of splenectomy on circulating immunoglobulin levels and the development of postoperative infection following total gastrectomy for gastric cancer. Br J Surg 1996; 83:1776–8.

80. Wanebo HJ, Kennedy BJ, Winchester DP et al. Role of splenectomy in gastric cancer surgery: adverse effect of elective splenectomy on long-term survival. J Am Coll Surg 1997; 185:177–84.

81. Kikuchi S, Nemoto Y, Natsuya K et al. Which patients with advanced, proximal gastric cancer benefit from complete clearance of spleno-pancreatic lymph nodes. Anticancer Res 2002; 22:3513–17.

82. Schmid A, Thybusch A, Kremer B et al. Differential effects of radical D2-lymphadenectomy and splenectomy in surgically treated gastric cancer patients. Hepatogastroenterology 2000; 47:579–85.

83. Monig SP, Collet PH, Baldus SE et al. Splenectomy in proximal gastric cancer: frequency of lymph node metastasis to the splenic hilus. J Surg Oncol 2001; 76:89–92.

84. Chikara K, Hiroshi S, Masato N et al. Indications for pancreaticosplenectomy in advanced gastric cancer. Hepatogastroenterology 2001; 48:908–12.

85. Sugimachi K, Kodama Y, Kumashiro R et al. Critical evaluation of prophylactic splenectomy in total gastrectomy for the stomach cancer. Gann 1980; 71:704–9.

86. Kitamura K, Nishida S, Ichikawa D et al. No survival benefit from combined pancreaticosplenectomy and total gastrectomy for gastric cancer. Br J Surg 1999; 86:119–22.

87. Piso P, Bellin T, Aselmann H et al. Results of combined gastrectomy and pancreatic resection in patients with advanced primary gastric carcinoma. Dig Surg 2002; 19:281–5.

88. Maehara Y, Oiwa H, Tomisaki S et al. Prognosis and surgical treatment of gastric cancer invading the pancreas. Oncology 2000; 59:1–6.

89. Kodera Y, Yamamura Y, Sasako M et al. Lack of benefit of combined pancreaticosplenectomy in D2 resection for proximal-third gastric carcinoma. World J Surg 1997; 21:622–7.

90. Maruyama K, Sasako M, Kinoshita T et al. Pancreas-preserving total gastrectomy for proximal gastric cancer. World J Surg 1995; 19:532–6.

91. Furukawa H, Hiratsuka M, Ishikawa O et al. Total gastrectomy with dissection of lymph nodes along the splenic artery: a pancreas-preserving method. Ann Surg Oncol 2000; 7:669–73.

92. Doglietto GB, Pacelli F, Caprino P et al. Pancreas-preserving total gastrectomy for gastric cancer. Arch Surg 2000; 135:89–94.

93. Kodama I, Takamiya H, Mizutani K et al. Gastrectomy with combined resection of other organs for carcinoma of the stomach with invasion to adjacent organs: clinical efficacy in a retrospective study. J Am Coll Surg 1997; 184:16–22.

94. Martin RC, Jaques DP, Brennan MF et al. Extended local resection for advanced gastric cancer: increased survival versus increased morbidity. Ann Surg 2002; 236:159–65.

95. Kockerling F, Reck T, Gall FP. Extended gastrectomy: who benefits. World J Surg 1995; 19:541–5.

96. Shchepotin IB, Chorny VA, Nauta RJ et al. Extended surgical resection in T4 gastric cancer. Am J Surg 1998; 175:123–6.

97. Sasako M, Sano T, Yamamoto S et al. D2 lymphadenectomy alone or with para-aortic nodal dissection for gastric cancer. N Engl J Med 2008; 139:453–62.

   A multicentre RCT of D2 vs. D4 lymphadenectomy.

98. Yonemura Y, Wu CC, Fukushima N et al. Randomized clinical trial of D2 and extended paraaortic lymphadenectomy in patients with gastric cancer. Int J Clin Oncol 2008; 13:132–7.

   A multicentre RCT of D2 vs. D4 lymphadenectomy.

99. Kulig J, Popiela T, Kolodziejczyk P et al. Standard D2 versus extended D2 (D2+) lymphadenectomy for gastric cancer: an interim safety analysis of a multicenter, randomized, clinical trial. Am J Surg 2007; 193:10–15.

   A multicentre RCT of D2 vs. D3 lymphadenectomy in Polish patients.

100. Wu CW, Hsiung CA, Lo SS et al. Nodal dissection for patients with gastric cancer: a randomized controlled trial. Lancet Oncol 2006; 7:309–15.

101. Doglietto GB, Pacelli F, Caprino P et al. Palliative surgery for far-advanced gastric cancer: a retrospective study on 305 consecutive patients. Am Surg 1999; 65:352–5.

102. Koga R, Yanamoto J, Ohyama S et al. Liver resection for metastatic gastric cancer: experience with 42 patients including eight long-term survivors. Jpn J Clin Oncol 2007; 37:836–42.

103. Okano K, Maeba T, Ishimura K et al. Hepatic resection for metastatic tumors from gastric cancer. Ann Surg 2002; 235:86–91.

104. Sakamoto Y, Ohyama S, Yamamoto J et al. Surgical resection of liver metastases of gastric cancer: an analysis of a 17–year experience with 22 patients. Surgery 2003; 133:507–11.

105. Ambiru S, Miyazaki N, Ito H et al. Benefits and limits of hepatic resection for gastric metastases. Am J Surg 2001; 181:279–83.

106. Kunisaki C, Akiyama H, Nomura M et al.

Comparison of surgical outcomes of gastric cancer in elderly and middle-aged patients. Am J Surg 2006; 191:216–24.

107. Tsujitani S, Katano K, Oka A et al. Limited operation for gastric cancer in the elderly. Br J Surg 1996; 83:836–9.

108. Bittner R, Butters M, Ulrich M et al. Total gastrectomy. Updated operative mortality and long-term survival with particular reference to patients older than 70 years of age. Ann Surg 1996; 224: 37–42.

109. Sasako M, Kinoshita T, Maruyama K. Prognosis of early gastric cancer. Stomach Intestine 1993; 28:139–46.

110. McCulloch P. Description of the Japanese method of radical gastrectomy. Ann R Coll Surg Engl 1994; 76:110–14.

111. Sasako M, Sano T, Yamamoto Y et al. Left thoracoabdominal versus abdominal-transhiatal approach for gastric cancer of the cardia or subcardia: a randomized trial. Lancet Oncol 2006; 8: 644–51.

A multicentre Japanese RCT that ceased at interim analysis.

112. Tanimura S, Higashino M, Fukunaga Y et al. Laparoscopic gastrectomy with regional lymph node dissection for upper gastric cancer. Br J Surg 2007; 94:204–7.

113. Huscher CG, Mingoli A, Sgarzini G et al. Laparoscopic versus open subtotal gastrectomy for distal gastric cancer: five-year results of a randomized prospective trial. Ann Surg 2005; 241:232–7.

An RCT with adequate follow-up but numbers too small to reach a statistically sound conclusion.

114. Memon MA, Khan S, Yunus RM et al. Meta-analysis of laparoscopic and open distal gastrectomy for gastric carcinoma. Surg Endosc 2008; 22:1781–9.

115. Yu W, Seo BY, Chung HY. Postoperative body-weight loss and survival after curative resection for gastric cancer. Br J Surg 2002; 89:467–70.

116. Nunobe S, Okaro A, Sasako M et al. Billroth 1 versus Roux-en-Y reconstruction: a quality-of-life survey at 5 years. Int J Clin Oncol 2007; 12:433–9.

117. Kojima K, Yamada H, Inokuchi M et al. A comparison of Roux-en-Y and Billroth-1 reconstruction after laparoscopic-assisted distal gastrectomy. Ann Surg 2008; 247:962–7.

118. Buhl K, Lehnert T, Schlag P et al. Reconstruction after gastrectomy and quality of life. World J Surg 1995; 19:558–64.

119. Nakane Y, Okumura S, Akehira K et al. Jejunal pouch reconstruction after total gastrectomy for cancer. A randomized controlled trial. Ann Surg 1995; 222:27–35.

120. Lehnert T, Buhl K. Techniques of reconstruction after total gastrectomy for cancer. Br J Surg 2004; 91:528–39.

A comprehensive review of all the studies of pouch reconstruction.

121. Liedman B et al. Food intake after gastrectomy for gastric carcinoma: the role of a gastric reservoir. Br J Surg 1996; 83:1138–43.

122. Liedman B, Andersson H, Bosaeus I et al. Changes in body composition after gastrectomy: results of a controlled, prospective clinical trial. World J Surg 1997; 21:416–20.

123. Bradley ELIII, Isaacs J, Hersh T et al. Nutritional consequences of total gastrectomy. Ann Surg 1975; 182:415–29.

124. Braga M, Zuliani W, Foppa L et al. Food intake and nutritional status after total gastrectomy: results of a nutritional follow-up. Br J Surg 1988; 75:477–80.

125. Rino Y, Susuki Y, Kuroiwa Y et al. Vitamin E malabsorption and neurological consequences after gastrectomy for gastric cancer. Hepatogastroenterology 2007; 54:1858–61.

126. Rino Y, Takanashi Y, Yamamoto Y et al. Bone disorder and vitamin D after gastric cancer surgery. Hepatogastroenterology 2007; 54:1596–600.

127. Glatzle J, Piert M, Meile T et al. Prevalence of vertebral alterations and the effects of calcium and vitamin D supplementation on calcium metabolism and bone mineral density after gastrectomy. Br J Surg 2005; 92:579–85.

128. Maehara Y, Emi Y, Baba H et al. Recurrences and related characteristics of gastric cancer. Br J Cancer 1996; 74:975–9.

129. Kodera Y, Ito S, Yamamura Y et al. Follow-up surveillance for recurrence after curative gastric cancer surgery lacks survival benefit. Ann Surg Oncol 2003; 10:898–902.

130. Bohner H, Zimmer T, Hopfenmuller W et al. Detection and prognosis of recurrent gastric cancer – is routine follow-up after gastrectomy worthwhile? Hepatogastroenterology 2000; 47:1489–94.

131. Whiting J, Sano T, Saka M et al. Follow-up of gastric cancer: a review. Gastric Cancer 2006; 9:74–81.

132. Allum WH, Griffin SM, Watson A et al. Guidelines for the management of oesophageal and gastric cancer. Gut 2002; 50(Suppl 5):v1–23.

第8章

早期胃癌的内镜和外科治疗

Geoffrey W.B. Clark

早期胃癌

定义

早期胃癌（early gastric cancer, EGC）指癌组织仅局限于胃黏膜或黏膜下层者，而不论有无淋巴结的转移[1]。早期胃癌可以治愈，治疗后5年生存率在90%以上。50年前，在日本东京国家肿瘤中心，不到20%的胃癌患者为此种早期病变。然而，随着早期胃癌筛查方法的大规模应用，如今早期胃癌已占日本胃癌的60%以上[2]。这也是日本胃癌患者5年生存率超过70%的原因。在欧美地区，早期胃癌仅占10%（5%～20%），5年生存率也不到亚洲的一半。日本早期胃癌平均发病年龄为58岁，西方国家为60岁。男女发病率为2：1[3]。

早期胃癌的症状

在日本，一半以上的早期胃癌无症状，而在体检时发现。其余的患者仅表现为上腹部隐约不适，而出现典型的类似胃溃疡上腹部疼痛者小于20%，体重下降者也不到5%。相反，欧洲60%～90%的早期胃癌患者表现为上腹痛和消化不良，近40%的患者有体重下降。

危险因素

早期胃癌的危险因素与进展期胃癌相似。幽门螺杆菌是公认的主要危险因素，已被世界卫生组织列为头号致癌物质[4]。虽然全世界超过50%的人感染幽门螺杆菌，但最终发展为胃癌的不到2%。幽门螺杆菌可导致两种类型的胃炎。一是胃窦非萎缩性胃炎，胃酸分泌正常或增高，常伴有十二指肠溃疡，

但极少发展为胃癌；二是萎缩性全胃炎，胃酸分泌减少，常发展为胃癌[5]。萎缩性全胃炎患者胃蛋白酶原Ⅰ和胃蛋白酶原Ⅰ：Ⅱ比值下降，可以此来鉴别萎缩性全胃炎。Watabe等为6983位患者做了幽门螺杆菌血清学检测和胃蛋白酶检验并进行了随访[6]。其中，未患萎缩性胃炎的患者发展为胃癌的概率较小，幽门螺杆菌阴性者每年胃癌发病率约为0.04%，幽门螺杆菌阳性者约为0.06%；患有萎缩性胃炎的患者则有较大的概率发展为胃癌，幽门螺杆菌阴性者每年胃癌发病率约为0.35%，幽门螺杆菌阳性者每年约为0.6%。

伴有恶性贫血的自身免疫性胃炎患者发生肠型早期胃癌的危险增加。曾行胃部分切除的患者发展为残胃癌的危险性增加，5年后约2.4%的患者受累，10年后约6.1%的患者受累[7]。西方学者认为随诊复查胃镜并不能降低此类患者的癌症相关死亡率。[8]Ohashi等对日本108位残胃癌患者进行了回顾，这些患者平均在胃大部切除术后7.5年发展为残胃癌。[9]Ohashi等强调有必要行胃镜检查对这类患者进行随诊，因为有67/108（62%）的患者通过胃镜诊断为早期胃癌，治疗后其5年生存率为76%。另外，晚期残胃癌患者即使进行手术切除预后也较差（5年生存率为10%）。

近年来有关胃癌的研究主要集中在识别胃癌患者的遗传倾向。CDH1基因突变与弥漫性胃癌有关，为常染色体显性遗传。Huntsmand等第一次报告了对携带CDH1变异基因的患者进行预防性全胃切除术的治疗效果[10]，在5例无症状的年轻患者的全胃切除标本中，有4例发现了多处的低分化的早期胃癌。其他研究小组也有类似的发现，在所有11例预防性全胃切除的标本中发现了黏膜内腺癌病灶[11,12]。Newman和Mullholland[13]在2例CDH1突变并行预

防性全胃切除术的患者中未发现任何癌，但Lewis[14]等说他们需要先在进行预防性胃切除术的患者的样本中取150～250个组织块研究，才能识别侵袭性黏膜内癌。

肉眼表现

50%的早期胃癌位于胃窦部，40%发生于胃体，10%位于近端胃。5%～10%的人是多病灶起病。早期胃癌的诊断与病灶大小无关。大部分早期胃癌直径1～3cm，但直径10cm或更大的巨大早期胃癌也有报道。内镜检测早期胃癌需要充分利用空气扩张胃，使胃黏膜平坦，从而仔细检查整个胃黏膜。静脉注射丁溴东莨菪碱（解痉灵）或胰高血糖素可以中断胃肠蠕动。早期胃癌与正常胃黏膜相比稍有不同，包括色泽改变、出血倾向、脆性增加以及血管减少。用10ml的靛胭脂染料与20ml生理盐水和10ml的空气混合，喷涂在可疑病灶处有利于提高早期胃癌的检出率。这种方法可将早期胃癌与正常黏膜区别开，在内镜下更容易识别出异常病变并能更加准确地定位病灶的边缘。

Murakami根据早期胃癌的内镜下表现分为三类（图8.1）[1]。Ⅰ型较周围黏膜升高。Ⅱ型均较平坦且又可分为：Ⅱa轻度升高；Ⅱb绝对平坦；Ⅱc略微下陷。Ⅲ型为溃疡型或凹陷型。Ⅲ型占全部早期胃癌的65%～75%，Ⅰ型占20%，Ⅱ型占5%～10%。从形态上看，许多病变是以上各种类型的组合，描述时将其主要表现放在前面，比如Ⅱa型和Ⅲ型。

镜下表现

Lauren将早期胃癌分为肠型或弥漫型[15]。早期胃癌均为T1期，但根据肿瘤是否已经侵入黏膜肌层又可分为黏膜内癌和黏膜下癌。这种组织学差别意义重大，因为一旦超过黏膜肌层，早期胃癌的淋巴转移比例将提高5～6倍。

关于黏膜型早期胃癌的诊断日本和西方病理学家之间存有很大争议[16,17]。一些西方病理学家认为日本早期胃癌发病率之所以较高是因为日本病理学家将一些异常增生性病变误诊为侵袭性癌。西方病理学家认为必须有恶性细胞入侵黏膜固有层才考虑基底膜遭到破坏，这时才可以诊断为癌。如果没有这方面证据，该病变就被称为重度非典型性增生。在日本，出现细胞核异常（增大、多形性、核仁突出、极性消失）和腺样结构异常（复杂出芽、分支以及背靠背腺体）已足够确诊癌症。以下两种证据表明西方的诊断标准过于保守。首先，侵袭性肿瘤可以产生自己的基底膜；其次，在西方国家，按其标准诊断为重度不典型增生的患者在切除受累器官后仍发现有侵袭性癌。为了解决这些问题，经过一系列会议讨论，目前有两种胃肠道上皮肿瘤的分类系统：Padova分类法[18]和Vienna分类法[19]。后者应用更为广泛（表8.1）。这种新的分类系统更容易让西方与日本的病理学家达成一致。

早期胃癌生长模式

早期胃癌从两个方向生长，黏膜表面的水平生长和侵入胃壁的垂直生长。表面上浸润称为SUPER（浅表型），垂直方向浸润称为PEN（穿透型）。Kodama等[20]根据早期胃癌的肉眼形态和组织学特征的生长模式将早期胃癌分为三类：

1. SUPER型＞4cm。包括黏膜内胃癌和仅侵犯黏膜肌层的胃癌。
2. 小黏膜内胃癌＜4cm或者小黏膜下胃癌＜4cm，仅侵犯黏膜肌层。
3. PEN型＜4cm已经深入黏膜下层。PEN A型

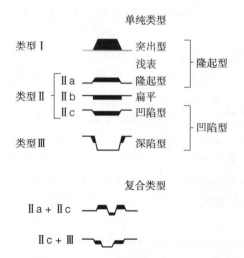

图8.1 • 早期胃癌的 Murakami 大体分型。显示的是存在多种类型的典型例子。

框 8.1 ● 胃肠道上皮肿瘤的 Vienna 分类

第 1 类
无肿瘤形成或异常增生
第 2 类
未确定的肿瘤形成或异常增生
第 3 类
非侵袭性肿瘤，低度（低度腺瘤或异常增生）
第 4 类
非侵袭性肿瘤，高度
4.1 高度腺瘤或异常增生
4.2 非侵袭性癌（原位癌）
4.3 可疑侵袭性肿瘤
第 5 类
侵袭性肿瘤
5.1 黏膜内癌
5.2 黏膜下癌

完全破坏了黏膜下层，而 PEN B 型多处穿透黏膜肌层而浸润黏膜下层。

这种分类方法有助于预测胃癌的自然进程，其中 PEN A 亚型预后最差。

淋巴转移

黏膜内癌淋巴结转移发生率为 3%（0.7% ～ 21%），黏膜下癌为 20%（10.6% ～ 64%）。可将黏膜下浸润深度分为 SM1、SM2 和 SM3，分别代表肿瘤浸润黏膜层的上、中、下 1/3[21-27]。淋巴结转移发生率在 SM1 为 10%，SM2 为 19%，SM3 为

33%[28]。SM1 肿瘤又可分为 SM1a（黏膜肌层内深度 < 200μm，有 5% 淋巴结转移的风险）和 SM1b（黏膜肌层内深度 > 200μm，有 15% 淋巴结转移的风险）。

早期胃癌有很多肉眼和镜下特征可以用来预测是否存在淋巴结转移，如表 8.1[21-26,29,30]。肿瘤的大小可以预测是否存在淋巴结转移。肿瘤大小 < 2 cm，淋巴结转移率低，仅为 1% ～ 3%。与隆起型或扁平型肿瘤（Ⅰ、Ⅱa 和 Ⅱb 型）相比，凹陷或溃疡型肿瘤（Ⅱc 和 Ⅲ型）的淋巴结转移率高 2 ～ 3 倍。在组织学上，黏膜或黏膜下层癌出现溃疡或淋巴管受侵犯是淋巴结转移的重要危险因素。结合已知的危险因素，已经证明小于 3cm 的黏膜型胃癌，如果无溃疡和淋巴组织受侵，淋巴结转移率仅为 0.36%[29]。

早期胃癌淋巴结转移首先最常转移到胃周第一站淋巴结。黏膜型早期胃癌转移到第二站淋巴结者很少，不足所有患者的 1%。Yamao 等报道对 1196 例日本早期胃癌患者（病变都局限于黏膜内）进行了 D2 胃切除术[29]，发现只有 7/1196（0.6%）在二级淋巴结有转移。早期胃癌伴黏膜下浸润有 2.3% ～ 8.9% 第二站淋巴结转移，手术可切除该站淋巴结。此外，已经证实，如果仅采取 D1 切除术，跳跃性转移将被忽视。Arai 等[31] 报道在 1381 位采取 D2 胃切除术的患者中有 138 位（10%）存在淋巴结转移，54 位患者（4%）为孤立淋巴结转移，其中有 9 位（0.65%）的转移位于二级淋巴结。

早期胃癌的自然病史

有人提出早期胃癌是一种假肿瘤，因为其恶性

表 8.1 ● 早期胃癌淋巴结转移相关风险因子的多因素分析

肉眼特点			镜下特点
肿瘤大小：[26]			
	< 2.5cm：	2.5%	黏膜下侵犯[21-26]
	2 ～ 4.9cm：	9.7%	
	> 5cm：	21.7%	
多灶病变[22]			
Murakami Ⅱc 及 Ⅲ型[22-25]			淋巴管浸润[29]
Kodama Pen A 型[24]			未分化 / 印戒细胞癌[22*]
			E-cadherin 及 β-catenin 异常染色[30]

* 这存在争议，因为有报道称分化好的类型淋巴结转移发生率高。

侵袭的潜能较低。Tsukuma 等证明未治疗的早期胃癌患者 5 年生存率是 63%[32]。大部分早期胃癌患者（36/56, 70%）经过中位 44 个月的病程发展为进展期胃癌。病情一旦发展为进展期胃癌将是致命的。手术治疗较晚的早期胃癌患者的 5 年生存率是 78%，仍比未治疗患者要高。虽然早期胃癌自然病史很长，但随着时间推移最终将发展为进展期胃癌，如不治疗最终结局将是死亡。Bando 等已经报道年龄和性别是影响早期胃癌预后的重要指标[33]。80 岁以上的早期胃癌患者 10 年生存率只有 30%，大部分患者死亡的原因与癌症无关。这种趋势最突出的表现是在日本男性，他们的预期寿命比女性短 5 年。

疑似早期胃癌患者分期

腹部 CT 增强扫描可以排除肝转移，但对发现原发病灶并无助益。超声内镜（endoscopic ultrasound, EUS）运用 7.5MHz 频率的标准径向扫描明确胃癌 T 分期的准确率为 90%，更高的扫描频率（12MHz 或 20MHz）被用来鉴别黏膜和黏膜下层的病变。

 超声内镜在鉴别 T1 期病变准确率为 70%。由于黏膜下层存在纤维化和溃疡，超声内镜可能将黏膜的病变看成黏膜下层的病变[34]。

我们不可能依靠超声内镜去预测 N0 期肿瘤，因为早期胃癌超过 50% 的转移淋巴结小于 5 mm[31]。相反，超声内镜诊断大于 1 cm 圆形低回声淋巴结准确性的阳性预测值大于 85%，可以据此排除局部治疗。当腹部 CT 正常，超声内镜也证明是 T1 期病变，就没必要行腹腔镜检查。

早期胃癌的治疗

在日本，早期胃癌治疗金标准一直是 D2 胃切除术。这种方法治愈率超过 90%，死亡率较低，但复发率较高。然而，根据从日本各治疗中心得到的大量经验，大部分的早期胃癌没有淋巴结转移。因此，现在早期胃癌的治疗已从统一的根治性手术转变为根据胃癌期别灵活调整的个体化治疗。治疗方案包括内镜下黏膜切除术（endoscopic mucosal resection，EMR）、内镜黏膜下剥离术（endoscopic submucosal dissection, ESD）、光疗或氩气束消融疗法等破坏性治疗，或开放性手术治疗，但现在越来越多地采用腹腔镜手术。内镜下治疗早期胃癌逐渐兴起，因为它创伤小、住院时间短而且比外科手术更经济。

局部治疗仅适用于黏膜型胃癌。问题是如何在制订治疗方案之前准确诊断肿瘤的浸润深度。标准的内镜检查运用活检技术测量肿瘤的尺寸，并能准确地描述它们的形态学特征（Murakami 分类法）。直径小于 2 cm 的隆起型无溃疡胃癌通常是黏膜性的，而溃疡型胃癌经常侵犯黏膜下层；然而这些特征在各型间有很大程度的重叠，使得临床决策很不可靠[35]。对非溃疡型黏膜下早期胃癌诊断，内镜的准确率是 55%，钡餐的准确率是 58%，超声内镜的准确率是 85%[36]。因此，整个肿瘤组织学检查是鉴别黏膜型早期胃癌与黏膜下型早期胃癌唯一可靠的方法。

内镜下黏膜切除术

EMR 由 Tada 等[37] 提出，如图 8.2。该切除术需要在静脉注射镇静剂，同时注射 20mg 丁溴东莨菪碱（解痉灵）也有助于操作。运用双通道内镜，用 0.1% 靛蓝胭脂红染料确定肿瘤边缘并用电刀将边缘标记。用内镜针将 3～5 ml 生理盐水注射到黏膜下层，使得病变部位隆起，为切除提供一个清晰的平面。病变隆起的困难可能提示黏膜下浸润。溃疡型胃癌由于存在黏膜下纤维化，隆起并不明显，因而不适合用 EMR。内镜绞断器的环可以通过抓取钳。抓钳用于收缩隆起性病变，绞断器环套于病变底部，电凝之后将它切除。通过内镜将病变标本取出，并将其固定在软木板上做组织学分析。EMR 在技术上对于近端和后壁高位的肿瘤切除存在困难，尤其是必须反折镜头才能暴露的肿瘤。

内镜黏膜下剥离术

许多日本的医疗中心常规地用绝缘电刀切除早期胃癌。在电刀顶端是一个聚四氟乙烯涂层球，帮助限制切割的深度在黏膜下层底部，避免深部的肌层受损。最初，切缘由电刀标记。黏膜下注射

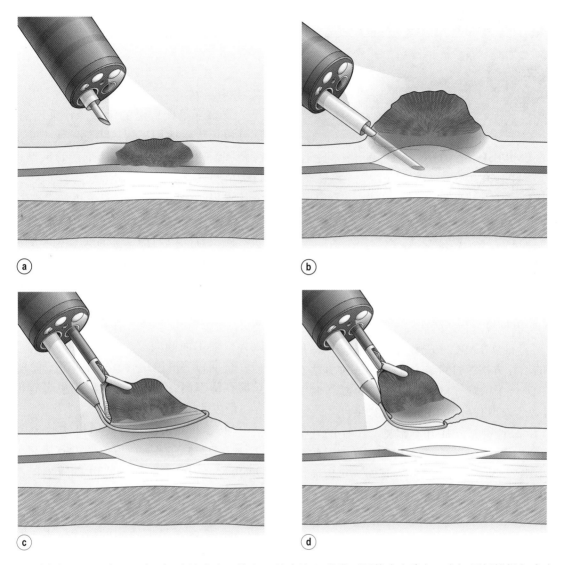

图 8.2 ● EMR 剥离方法的示意图。（a,b）确认病变，将生理盐水注入黏膜下层使病变隆起。（c）用抓钳提起病变，并以套圈器环绕病变。（d）将套圈器环绕于病变的基底并收紧，形成突起，并以电刀切除。

1 : 10 000 肾上腺素溶液，用来抬高病变。开始时用电刀切割，然后用紧握钳切割隆起的病变，接着用尖刀在直视下小心地切割。这项技术更适于直径 > 15 mm 的病变，因为在一整块上切割病变很容易，并使得病理评估和测定的肿瘤浸润深度更精确。图 8.2 为运用 EMR 和 ESD 切除病变病理报告的基本要求。

　　框 8.3 所示为 EMR 和 ESD 的绝对适应证。不适合手术治疗的更大的肿瘤也可以通过这些方法切除，为相对适应证。[38]Ono 等将这些绝对指征扩大到了 3 cm 的肿瘤。[39] 随着 EMR 和 ESD 指征的扩大以及更大的病变可以被切除，取得切缘阴性的概率降低，而并发症的风险增高[40]。通过 EMR 和 ESD 切除后，15% 的肿瘤经过组织学分析后发现存在黏膜下浸润[39]。这些肿瘤淋巴结转移的概率较大，需要经过后续手术治疗。EMR 对于肿瘤直径小于 2cm 的黏膜内癌切缘阴性率为 84%，直径小于 3cm 者为 69%[39,41]。切除后假如组织学上未发现淋巴结转移，可以认为治愈，仅需要内镜复查即可。内镜下黏膜切除局部复发率为 2%。内镜下黏膜切除后 30% 的黏膜内癌为阳性切缘，其治疗目前多选择再次行内镜下激光或液氮消融治疗。在这种情况下，消融治疗可取得长期较理想的效果，但局部复发率将提高，约 10%；另外，无论对于医生或患者，手术治疗或

框 8.2 • EMR/ESD 标本的基本病理报告要求

浸润的深度

分化程度

有无淋巴结侵犯

有无血管侵犯

切缘是否干净

框 8.3 • 适合 EMR/ESD 治疗的肿瘤显微镜和组织学特征

小于 2cm 的隆起型或平坦型病变

小于 1cm 且不伴有溃疡的凹陷型病变

黏膜侵犯

分化好

无淋巴管侵犯

再次行 EMR 也是较为合适的选择。东京国家肿瘤中心的 Ono 等[39]证实 EMR 对黏膜内早期胃癌是一种较为理想的治疗方法，11 年来他们采用该种方法对 445 位患者进行了治疗和随访，其中中位随访时间为 38 个月，未发现有与癌症相关的死亡事件。

EMR 和 ESD 的并发症并不常见。出血的发生率为 5%，经内镜止血可以控制。胃穿孔是严重的并发症，发生率为 5%。有专业人员在场时，可以通过内镜夹处理胃穿孔，否则就需要紧急手术治疗。

黏膜型早期胃癌的消融技术

 由于病理是检测早期胃癌浸润深度唯一可靠的方法，因此选择这种破坏性消融方法治疗原发癌症时需要慎重。

这些技术已经被一些医学中心采用，并取得很好的效果，但是因为消融治疗可能会遗漏本来可以治愈的伴有淋巴结转移的黏膜下肿瘤，这些技术很难被广泛接受。消融治疗适用于那些既不便于采用 EMR 也不适于采取手术切除肿瘤的治疗。消融治疗对 EMR 后阳性切缘有应用价值。

Sagawa 等报道了 27 例用氩凝固治疗黏膜内型早期胃癌的患者。[42]96% 的患者在中位随访时间为 30 个月时未发现肿瘤，也无相关并发症，但长期随访资料阙如。与氩气束治疗，Nd：YAG 激光治疗[43]

和光敏疗法[44]费用高昂，并且后者对光敏性要求较高，优势并不明显。

传统手术治疗

胃窦部早期胃癌的手术治疗采用部分胃切除。部分胃切除术适用于胃体中部的肠型早期胃癌，切缘距肿瘤边缘 2cm。胃体中部的弥散型早期胃癌和近端早期胃癌采用全胃切除术。

淋巴结清除中，第一站淋巴结全部清除者称 D1 术，第二站淋巴结完全清除者则称为 D2 术。尽管当时尚没有随机对照实验证据，但从 20 世纪 60 年代开始，D2 型胃癌根治术就成为日本早期胃癌治疗的标准术式。根治性手术治疗早期胃癌效果很好，报道的 5 年存活率高达 90% ~ 95%[45,46]。对于 D2 术淋巴结清扫的优势尚存在很大争议，日本大多已经放弃根治术而倾向于个体化手术方法。其原因为：（1）早期胃癌淋巴结转移发生率低；（2）EMR 后的长期存活率高；（3）根治术后的患者有可能长期生存，但生活质量较差。

MRC 和 Dutch 大规模随机实验表明，相对于 D1 术，D2 术治疗早期胃癌并没有提高生存率[47,48]。Dutch 试验中，D2 术治疗 T1 期胃癌的 5 年生存率是 77%，对于无淋巴结转移的早期胃癌患者，D1 术后及 D2 术后生存率相同，均为 81%。这些结果无法证明 D2 术对早期胃癌的治疗效果，并且在无淋巴结转移的早期胃癌的治疗中并无任何优势。

 这两项实验都是大规模随机对照前瞻性研究比较 D1 术和 D2 术。两项实验结果相似，与 D1 术相比，D2 术并不能提高生存率。D2 术的发病率和死亡率明显较高，原因主要是实施了脾切除术和胰远端切除术。早期胃癌不是此种扩大手术的适应证[47,48]。

Baba 等曾报道早期胃癌患者行 D2 术比 D1 术生存期延长 5 ~ 10 年[49]，D2 术 5 年生存率为 95.4%，D1 术为 81.1%，并且 D1 术复发率较高。生存率的提高在黏膜癌和黏膜下癌都较显著。相反，Tsujitani 等则认为胃癌 D2 术治疗黏膜型胃癌并不能提高生存率[50]，他们指出 D2 术治疗黏膜下癌的 10 年生存率是 78.3% 而 D1 术为 56.8%，这种生存率的提高与肿瘤的复发无关，而是因为接受胃癌 D1 术的患者大多高龄或死于其他原因。Otsuji 等则认为 D2 术在治疗早期胃窦癌时可明显延长生存期[51]，而在治疗近端胃和中部 1/3 胃早期胃癌时，D1 术和 D2 术的治疗效果近似。

 鉴于以上研究未得出一致结论，我们应采用灵活实际的治疗方法。对于分化较好、直径小于 2cm、无溃疡、经内镜或超声内镜发现位于黏膜内的早期胃癌，可以行 EMR。胃切除术适用于未达到 EMR 标准和 EMR 后黏膜下层浸润者（图 8.3）。其中，身体状况良好者，D2 术较可行。如果未行脾切除术、胰末端切除术和网膜囊切除术，发病率和死亡则较低。因为向第二站淋巴结转移的概率相对较低，D1 型根治术适用于合并心血管和呼吸系统疾病的患者。

目前，很多非根治性手术也用于治疗早期胃癌，包括部分胃切除术（近端胃切除术、节段性胃切除术和保留幽门部的胃远端切除术）和腹腔镜切除术（局部病灶切除术、腹腔镜下胃远端切除术和腹腔镜淋巴结清扫术）。日本许多中心开始使用前哨淋巴结示踪技术指导外科手术，并取得不同程度的成功。

近端胃切除间置空肠术

近端胃癌的标准化治疗是全胃切除术加 D2 淋巴结清扫术。不适合采用 EMR 的胃近端早期胃癌，采用此术式通常可治愈，但术后并发症较多，如体重下降（下降通常超过原体重的 20%）、反流性食管炎、腹泻以及营养不良。通常认为胃近端的早期胃癌，远处淋巴结（第 5、6 群）很少有转移，这点可为术中保留远端胃提供证据。然而，由于会导致一些难治性并发症，例如，反流性食管炎、胆汁性呕吐等，近端胃切除、食管远端胃吻合术已不再采用。Katai 等报道采用近端胃切除术加胃空肠重建也取得了良好的治疗效果[52]。手术切除上半部胃，并清扫 1、2、3、4s、7、8a、9 和 11p 组淋巴结，同时保留脾，并且经验性地保留迷走神经的肝支及幽门支，将 10 ~ 20 cm 的近端空肠分别吻合在食管和远端胃上[52,53]。Katai 等对 45 位患者施行该手术，未有死亡且并发症极少。患者长期生存不受损害且很少有胃切除后不良症状[52]。

胃部分切除

对于发生在胃中段或者胃食管交界处远端大于 2 cm 的早期胃癌，有报道可采用局段切除、淋巴结清扫、断端吻合的方法[54,55]。该方法切除范围包括肿瘤以及距食管胃交界处至少 2 cm 的中段胃。淋巴结清除术包括清除第 1、2、3 和 4s 组，以及胰腺上方的第 7、8a、9 和 11p 组。将胃左动脉从起始段分离至少大于 1 cm，可以保留迷走神经的肝支、幽门支以及迷走神经后干发出的腹腔支。这个手术操作简

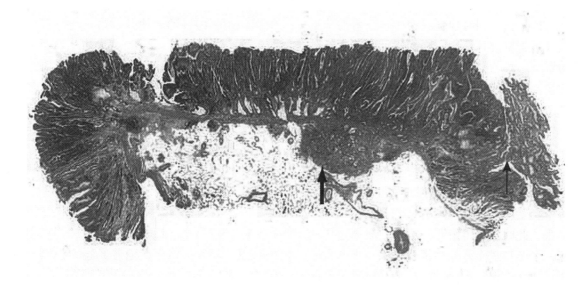

图 8.3 ● 早期胃癌内镜黏膜切除的组织学切片。切缘无肿瘤（小箭头），但有黏膜下侵犯（大箭头）。

单且耗时比近端胃切除术加空肠吻合术更短。据报道，该术式淋巴结清除得比较多，远远超过 30 个淋巴结，胃切除术后并发症也比较低[55]。

保留幽门的胃部分切除术

保留幽门的部分胃切除术（pylorus-preserving gastrectomy, PPG）与标准化的远端胃切除术相似，不同点在于 PPG 的远端切面距幽门近端 1.5cm，而标准远端胃切除术距离幽门远端 1.0cm。同时保留了迷走神经的肝支、幽门支及幽门上淋巴结（第 5 组）。PPG 适于胃体部以及肿瘤远端边缘距幽门 >4cm 胃窦部早期胃癌。保留幽门括约肌可以减少术后倾倒综合征的发生率，并可以防止胆汁反流造成的胃黏膜损害。Nishikawa 等指出 PPG 术保留幽门，与标准的 D2 式远端胃大部切除术相比可以更好地支配胃排空，长期效果也较好[56]。

腹腔镜下局部切除

腹腔镜下局部胃切除是代替 EMR 治疗黏膜型早期胃癌的一种方法，因为该技术也不清扫淋巴结，其选择标准理论上与 EMR 相同，以下为现有的两种技术：

1. 该技术经腹腔途径要求肿瘤位于胃前壁或者要求曲率尽可能大或小。内镜下定位肿瘤并且注射含碳物质做标记，从而在胃外部即可看见。胃被气体扩张，同时建立三个端口。胃的前壁被提升至腹壁并且使用一根套管针刺入邻近肿瘤的胃壁，小的金属杆通过套管针进入胃内提起肿物。此时通过加热的切割器可切除胃前壁肿物。

2. 经胃切除适用于位于胃后壁的肿瘤。通过脐下的通道将腹腔镜镜头置入，同时 3 个含气囊套管置于上腹部。使用内镜将胃充气而膨胀，从而使每一个套管穿过胃的前壁。一旦进入胃内，每一个套管上的气囊便可充气膨胀从而维持胃的扩张，此时气腹可解除。镜头此时通过胃的任何一个端口进入，像内镜下切除一样通过注射 3 ～ 5ml 生理盐水使肿瘤抬高，通过另外两个通道使用电凝切除肿物，肿物通过胃镜移除。

气囊放气后移除套管。胃前壁的穿刺切口通过腹腔镜体内缝合关闭。

与内镜下切除术相比，这两种方法的优势在于大部分都可以获得阴性切缘。Ohgami 等报道该方法可使所有黏膜型早期胃癌患者获得阴性切缘[57]。经胃切除尚可用作贲门部以及胃后壁高位肿瘤，而这些位置对于内镜是比较困难的。

腹腔镜下远端胃切除术（毕 I 式）

在日本，对于 EMR 不能切除的胃远端早期胃癌，腹腔镜下远端胃切除（laparoscopic-assisted distal gastrectomy，LADG）并毕 I 式吻合术已成为首选治疗方法。Kitano 等报道，1994—2003 年，日本 16 家医学机构中 1185 例行 LADG 术的早期远端胃癌患者，长期及短期预后均较好，且较开放式手术更易为患者接受[58]。

简言之，手术需要放置 4 ～ 5 个腹腔镜穿刺器。利用超声刀将胃结肠韧带从尾端分离至胃网膜。分离的范围自胃网膜左动脉起始处至胰腺表面走行的胃网膜右血管处，两处血管均需分离夹闭。分离肝胃系膜并分离夹闭胃右动脉。应用 45° 成角腹腔镜将十二指肠旋转复位。将胃抬高，分离夹闭胃左动脉。应用血管内吻合术分离胃左动脉或在分离前用缝线结扎。由此完成胃部的松解。做上腹部 4 ～ 8cm 横切口显露胃部，将自动缩紧设备在分离前横置于十二指肠，将一个 CEEA31 号吻合器的铁砧置于十二指肠内，随之使其缩紧，选择需要处理的部位，用一个胃肠吻合器 80 离断胃小弯至胃大弯中点连线的 1/2 胃体，胃自然翻转，CEEA 吻合器穿过远端开口，通过胃后壁进行胃十二指肠吻合。胃肠吻合器 80 继续离断胃大弯的剩余 1/2 胃体，完成远端胃部分切除及重建。

腹腔镜下远端胃切除清扫第 3、4、5、6、7 组淋巴结，许多术者也清扫第 8 及第 9 组淋巴结，这种较充分的 D2 式胃切除术将尽可能清扫 11p、12a 及 14v 组淋巴结[59-62]，早先大部分报道显示平均清扫 15 个淋巴结，少于开放性 D2 式胃切除术清扫的数量[59,60,63,64]，然而，随着经验的积累，现多报道 LADG 术后清扫 30 个淋巴结[61,62,65]。

腹腔镜术后疼痛发生率低，呼吸功能有所提高，胃肠功能恢复早，住院时间缩短。虽然手术时间延长，但是出血减少。与开放性手术相比，腹腔镜手术术后体重增加明显。

 这两项随机对照试验均显示腹腔镜毕 I 式胃切除术比起开放性手术优势明显，表现为术后疼痛轻，恢复快[60,64]。

据 Kitano 等报道，与开放性 D2 式远端胃切除术相比， I A 期 LADG 术后的 5 年无病生存率为99.8%， IB 期为98.7%。Mochiki 等报道的早期远端胃癌 LADG 术后 5 年生存率为98%[66]。

腹腔镜下淋巴结切除术

很多需要外科手术的早期胃癌患者曾接受过各种形式的内镜下治疗，如 EMR 或 ESD。这种情况下，原发灶被完全切除，但是若黏膜下组织受累，淋巴结转移概率仍较大，原则上还需要外科手术。因此，Abe 等认为这些患者可不需要进一步行胃切除术，仅仅需要行淋巴结切除即可[67]。他们对5 位曾行 ESD 的患者单独进行了腹腔镜下淋巴结切除术，从原发肿瘤部位附近平均切除 15 个淋巴结。淋巴结以及相关伴行动脉一并去除。整个过程需要 240 分钟，出血量极少并且无缺血并发症。对于淋巴结活检阴性的患者，可不需要进一步治疗，并且能完整保留胃。作者建议如果患者淋巴结活检阳性则推荐行胃癌根治术。但在西方，对于体重指数偏大的患者是否可行腹腔镜下淋巴结切除术尚存有争议。

前哨淋巴结示踪技术在早期胃癌手术中的应用

前哨淋巴结被认为是最先接受原发肿瘤淋巴引流的淋巴结，并且如果前哨淋巴结活检是阴性，那么其远处引流区域淋巴结不存在转移。Ichikura 等手术前一天在早期胃癌的肿瘤边缘注射 ^{99m}Tc 标记的胶体[68]，使用伽马照相机探测放射活性增高的区域，检测到淋巴结的位置。在此研究中，吲哚菁绿同时也被注射到肿瘤附近，可协助肉眼确定淋巴结的部位。平均每个患者可确定 5 个淋巴结送冰冻病理检

查。这样如果发现有远处淋巴结的转移，可施行 D2术。然而，73 位患者中有 61 位淋巴结是阴性的。对于这些淋巴结阴性的患者，一般采用局限性的胃切除术（局段或者保留幽门的胃大部切除术），从而可保留迷走神经，不用施行标准淋巴结清扫。在 61例冰冻病理阴性的患者中，最终病理有 58 例仍然是阴性，但有 3 例是阳性的。Otani 等报道对早期胃癌的患者可使用前哨淋巴结活检加腹腔镜下保留迷走神经的局段性胃切除术[69]。他们将标本切除后使用伽马相机检测，将阳性的淋巴结送冰冻病理检查。如果淋巴结病理阴性，可不需要进一步手术。目前，仍需要长期随访研究来确定前哨淋巴结检查在早期胃癌治疗中的价值。

总结

在日本，由于内镜检测胃癌的成功实施，早期胃癌的诊断较为普遍。正因为有如此多的病例，在过去的 20 年中，早期胃癌的治疗已经逐步形成了规范化的方法。由于 EMR 和 ESD 治疗黏膜内癌取得了长期的生存率，胃癌根治术治疗早期胃癌已经在很大程度上被内镜治疗所代替。黏膜下早期胃癌存在淋巴转移的风险，除 EMR/ESD 外，尚需要其他方法治疗。早期胃癌的治疗标准已经演变为腹腔镜下的远端胃切除术，而开放手术则更多地用于近段胃癌的治疗。随着腹腔镜技术的发展，将来人们会越来越多地使用这种创伤小的手术，包括前哨淋巴结示踪技术及腹腔镜下淋巴结切除。由于西方国家早期胃癌发病率较低以及肥胖人口的增加，早期胃癌研究的众多进展必然主要来自日本的研究中心，而西方国家的外科医生应择优采用这些新观点来治疗早期胃癌。

● 关键点

- 由于定期内镜检查，超过 60% 的日本人可发现早期胃癌。
- 早期胃癌自然史较长，但随着时间的推移最终将发展为进展期胃癌，如果不治疗，最终将死亡。

- 在早期胃癌患者中，黏膜内癌有3%（0.7%～21%）会发生淋巴结转移，而黏膜下肿瘤淋巴结转移的发生率则为20%（10.6%～64%）。
- 大部分早期胃癌淋巴结转移至胃周，多在第一站淋巴结。不到1%的黏膜内早期胃癌转移到第二站淋巴结，但2%～9%的黏膜下早期胃癌可转移到第一站以外的淋巴结。
- EMR更适用于小于15mm的黏膜内早期胃癌，对于超过15mm、无溃疡病变的早期胃癌，ESD可完整切除。
- 病理学检查是区分黏膜内以及黏膜下型早期胃癌的唯一可靠的方法。
- 开腹行胃大部或全胃切除术治疗早期胃癌可获得90%～95%的生存率，但是因为其并发症较多，已经大部分被个体化的保守的外科治疗方法替代。
- 对于胃上1/3的早期胃癌可施行近端胃切除间置空肠术，对于中段早期胃癌可施行胃中段区域切除术，对于下1/3距离幽门大于4cm的早期胃癌可施行保留幽门的胃切除术。
- 在日本，腹腔镜下远端胃切除术已经成为远端早期胃癌的标准术式，近1200例手术中，对于ⅠA期的患者5年生存率为98%。
- 腹腔镜下远端胃切除术可获得足够的淋巴结数（>30个），与D2式胃大部切除术相近。
- 对于接受过黏膜下肿瘤剥脱术的患者，腹腔镜下单纯淋巴结期切除术将是一个合适的选择。
- 前哨淋巴结示踪手术前景广阔，但是在早期胃癌治疗中的长期效果仍需要评估。

（叶颖江　郭　鹏译）

参考文献

1. Murakami T. Pathomorphological diagnosis, definition, and gross classification of early gastric cancer. Gann Monogr Cancer Res 1971; 11:53–5.
2. Hisamichi S. Screening for gastric cancer. World J Surg 1989; 13:31–7.
3. Everett SM, Axon ATR. Early gastric cancer in Europe. Gut 1997; 41:142–50.
4. Asaka M, Takeda H, Sugiyama T et al. What role does *Helicobacter pylori* play in gastric cancer? Gastroenterology 1997; 113:S56–60.
5. Uemura N, Okamoto S, Yamamoto S et al. *Helicobacter pylori* infection and the development of gastric cancer. N Engl J Med 2001; 345:784–9.
6. Watabe H, Mitsushima T, Yamaji Y et al. Predicting the development of gastric cancer from combining *Helicobacter pylori* antibodies and serum pepsinogen status: a prospective endoscopic cohort study. Gut 2005; 54:764–8.
7. Hosokawa O, Kaizaki Y, Watanabe K et al. Endoscopic surveillance for gastric remnant cancer after early gastric cancer surgery. Endoscopy 2002; 34:469–73.
8. Stael von Holstein C, Ericksson S, Huldt B et al. Endoscopic screening during 17 years for gastric stump carcinoma. A prospective clinical trial. Scand J Gastroenterol 1991; 26(10):1020–6.
9. Ohashi M, Katai H, Fukagawa T et al. Cancer of the gastric stump following distal gastrectomy for cancer. Br J Surg 2007; 94:92–5.
10. Huntsmand DG, Carneiro F, Lewis FR et al. EGC in young asymptomatic carriers of the germ-line mutation E-cadherin mutations. N Engl J Med 2001; 344:1904–9.
11. Chun YS, Lindar NM, Smyrk TC et al. Germline E-cadherin gene mutations: is prophylactic total gastrectomy indicated? Cancer 2001; 92: 181–187.
12. Norton JA, Ham CM, Van Dam J et al. CDH1 truncating mutations in the E-cadherin gene; an indication for total gastrectomy to treat hereditary diffuse gastric cancer. Ann Surg 2007; 245:873–9.
13. Newman EA, Mulholland MW. Prophylactic gastrectomy for hereditary diffuse gastric cancer syndrome. J Am Coll Surg 2006; 202:612–17.
14. Lewis FR, Mellinger JD, Hayashi A et al. Prophylactic total gastrectomy for familial gastric cancer. Surgery 2001; 130:612–17.
15. Lauren P. The two histological main types of gastric carcinoma: diffuse and so called intestinal-type carcinoma. Acta Pathol Microbiol Scand 1965; 64:31–49.
16. Schlemper RJ, Itabashi M, Kato J et al. Differences in diagnostic criteria for gastric carcinoma between Japanese and Western pathologists. Lancet 1997; 349:1725–9.

17. Lauwers GY, Riddell RH, Kato Y et al. Evaluation of gastric biopsies for neoplasia: differences between Japanese and Western pathologists. Am J Surg Pathol 1999; 23:511–18.

18. Rugge MC, Dixon P, Hattori MF et al. Gastric dysplasia; the Padova International Classification. Am J Surg Pathol 1999; 24:167–76.

19. Schlemper RJ, Riddell RH, Kato Y et al. The Vienna classification of gastrointestinal epithelial neoplasia. Gut 2000; 47:251–5.

20. Kodama Y, Inokuchi K, Soejima K et al. Growth patterns and prognosis in early gastric carcinoma. Superficially spreading and pentrating growth types. Cancer 1983; 51:320–6.

21. Sano T, Kobori O, Muto T. Lymph node metastasis from early gastric cancer: endoscopic resection of tumour. Br J Surg 1992; 79:241–4.

22. Popiela T, Kulig J, Kolodziejczyk P et al. Long-term results of surgery for early gastric cancer. Br J Surg 2002; 89:1035–42.

23. Hioki K, Nakane Y, Yamamoto M. Surgical strategy for early gastric cancer. Br J Surg 1990; 77: 1330–4.

24. Folli S, Dente M, Dell'Amore D et al. Early gastric cancer: prognostic factors in 233 patients. Br J Surg 1995; 82:952–6.

25. Ichikura T, Uefuji K, Tomimatsu S et al. Surgical strategy for patients with gastric carcinoma with submucosa invasion. Cancer 1995; 76:935–40.

26. Hayes N, Karat D, Scott DJ et al. Radical lymphadenectomy in the management of early gastric cancer. Br J Surg 1996; 83:1421–1423.

27. An Y, Baik YH, Choi MG et al. Predictive factors for lymph node metastasis in early gastric cancer with submucosal invasion: analysis of a single institutional experience. Ann Surg 2007; 246:749–53.

28. Shimada S, Yagi Y, Shiomori K et al. Characterization of early gastric cancer and proposal of the optimal therapeutic strategy. Surgery 2001; 129:714–19.

29. Yamao T, Shirao K, Ono H et al. Risk factors for lymph node metastases from intramucosa gastric carcinoma. Cancer 1996; 77:602–6.

30. Tanaka M, Kitajima Y, Edakuni G et al. Abnormal expression of E-cadherin and β-catenin may be a molecular marker of submucosal lymph node metastasis in early gastric cancer. Br J Surg 2002; 89:236–44.

31. Arai K, Iwasaki Y, Takahashi T. Clinopathological analysis of early gastric cancer with solitary lymph node metastases. Br J Surg 2002; 89:1435–7.

32. Tsukuma H, Oshima A, Narahara H et al. Natural history of early gastric cancer: a non-concurrent, long term, follow up study. Gut 2000; 41:618–21.

33. Bando E, Kojima N, Kawamura T et al. Prognostic value of age and sex in early gastric cancer. Br J Surg 2004; 91:1197–201.

34. Yanai H, Noguchi T, Mizumachi S et al. A blind comparison of the effectiveness of endoscopic ultrasonography and endoscopy in the staging of early gastric cancer. Gut 1999; 44:361–5.

35. Sano T, Okuyama Y, Kobori O et al. Early gastric cancer. Endoscopic diagnosis of depth of invasion. Dig Dis Sci 1990; 35:1340–44.

36. Nakamura T, Suzuki T, Matsura A et al. Assessment of the depth of invasion of gastric carcinoma by endoscopic ultrasonography (EUS) focussed upon peptic ulceration within the cancerous area. Stom Intest 1999; 24:1105–17.

37. Tada M, Murakami A, Yania H et al. Endoscopic resection of early gastric cancer. Endoscopy 1993; 25:445–450.

38. Hiki Y, Shimao H, Mieno H et al. Modified treatment of early gastric cancer: evaluation of endoscopic treatment of early gastric cancers with respect to treatment indication groups. World J Surg 1995; 19:517–522.

39. Ono H, Gotoda T, Shirao K et al. Endoscopic mucosal resection for treatment of early gastric cancer. Gut 2001; 48:225–9.

40. Miyata M, Yokoyama Y, Okoyama N et al. What are the appropriate indications for endoscopic mucosal resection of early gastric cancer? Endoscopy 2000; 32:773–8.

41. Takekoshi T, Baba Y, Ohta H et al. Endoscopic resection of early gastric carcinoma: results of a retrospective analysis of 308 cases. Endoscopy 1994; 26:352–358.

42. Sagawa T, Takayama T, Oku T et al. Argon plasma coagulation for successful treatment of early gastric cancer with intramucosa invasion. Gut 2003; 52:334–9.

43. Sibille A, Descamps C, Jonard P et al. Endoscopic Nd:YAG treatment of superficial gastric carcinoma: experience of 18 Western inoperable patients. Gastrointest Endosc 1995; 42:340–345.

44. Ell C, Gossner L, May A et al. Photodynamic ablation of early cancers of the stomach by means of mTHPC and laser irradiation: preliminary clinical experience. Gut 1998; 43:345–9.

45. Nishi M, Ishihara S, Nakajima T et al. Chronological changes of characteristics of early gastric cancer and therapy: experience in the Cancer Institute Hospital of Tokyo 1950–1994. J Cancer Res Clin Oncol 1995; 121:535–41.

46. Endo M, Habu H. Clinical studies of early gastric cancer. Hepatogastroenterology 1990; 37:408–10.

47. Cuschieri A, Wedden S, Fielding J et al. Patient survival after D1 and D2 resections for gastric cancer: long-term results of the MRC randomised surgical trial. Br J Cancer 1999; 79:1522–30.

48. Bonenkamp JJ, Hermans J, Sasako M et al. Extended lymph-node dissection for gastric cancer. N Engl J Med 1999; 340:908–14.

49. Baba H, Maehara Y, Takeuchi H et al. Effect of lymph node dissection on the prognosis in patients with node-negative early gastric cancer. Surgery 1994; 117:165–9.

50. Tsujitani S, Oka S, Saito H et al. Less invasive surgery for early gastric cancer based on the low probability of lymph node metastasis. Surgery 1999; 125:148–54.

51. Otsuji E, Toma A, Kobayashi S et al. Long-term benefit of extended lymphadenectomy with gastrectomy in distally located early gastric carcinoma. Am J Surg 2000; 180:127–32.

52. Katai H, Sano T, Fukagawa T et al. Prospective study of proximal gastrectomy for early gastric cancer in the upper third of the stomach. Br J Surg 2003; 90:850–3.

53. Takeshita K, Saito N, Saeki I et al. Proximal gastrectomy and jejunal pouch interposition for the treatment of early cancer in the upper third of the stomach: surgical techniques and evaluation of post operative function. Surgery 1997; 121:278–86.

54. Ohwada S, Nakamura S, Ogawa T et al. Segmental gastrectomy for early gastric cancer in the mid-stomach. Hepatogastroenterology 1999; 46:1229–33.

55. Shinohara T, Ohyama S, Muto T et al. Clinical outcome of high segmental gastrectomy for early gastric cancer in the upper third of the stomach. Br J Surg 2006; 93:975–80.

56. Nishikawa K, Kawahara H, Yumiba T et al. Functional characteristics of the pylorus in patients undergoing pylorus-preserving gastrectomy for early gastric cancer. Surgery 2002; 131:613–624.

57. Ohgami M, Otani Y, Kumai K et al. Curative laparoscopic surgery for early gastric cancer. Five years experience. World J Surg 1999; 23:187–193.

58. Kitano S, Shiraishi N, Uyama I et al. and the Japanese Laparoscopic Surgery Study Group. A multicenter study on oncological outcome of laparoscopic gastrectomy for early gastric cancer. Ann Surg 2007; 245:68–72.

59. Nagai Y, Tanimura H, Takifuji K et al. Laparoscopic-assisted Billroth I gastrectomy. Surg Laparosc Endosc 1995; 5:281–7.

60. Kitano S, Shiraishi N, Fujii K et al. A randomised controlled trial comparing open vs laparoscopy-assisted distal gastrectomy for the treatment of early gastric cancer: an interim report. Surgery 2002; 131:S306–11.

61. Lee SI, Choi YS, Park DJ et al. Comparative study of laparoscopic-assisted distal gastrectomy and open distal gastrectomy. J Am Coll Surg 2006; 202:874–80.

62. Huscher CGS, Mingoli A, Sgarzini G et al. Totally laparoscopic total and subtotal gastrectomy with extended lymph node dissection for early and advanced gastric cancer: early and long-term results of a 100-patient series. Am J Surg 2007; 194:839–44.

63. Shimizu S, Uchiyama A, Mizumoto T et al. Laparoscopically assisted distal gastrectomy for early gastric cancer. Surg Endosc 2000; 14:27–31.

64. Mochiki E, Nakabayashi T, Kamimur H et al. Gastrointestinal recovery and outcome after laparoscopy-assisted versus conventional open distal gastrectomy for early gastric cancer. World J Surg 2002; 26:1145–9.

65. Shimizu S, Noshiro H, Nagai E et al. Laparoscopic gastric surgery in a Japanese institution: analysis of the initial 100 procedures. J Am Coll Surg 2003; 197:372–8.

66. Mochiki E, Kamiyama Y, Aihara R et al. Laparoscopic assisted distal gastrectomy for early gastric cancer: five years' experience. Surgery 2005; 137:317–22.

67. Abe N, Mori T, Takeuchi H et al. Laparoscopic lymph node dissection after endoscopic submucosal dissection: a novel and minimally invasive approach to treating early-stage gastric cancer. Am J Surg 2005; 190:496–503.

68. Ichikura T, Chochi K, Sugasawa H et al. Individualized surgery for early gastric cancer guided by sentinel node biopsy. Surgery 2006; 139:501–7.

69. Otani Y, Furukawa T, Kitagawa Y. New method of laparoscopic-assisted function preserving surgery for early gastric cancer: vagus-sparing segmental gastrectomy under sentinel node navigation. J Am Coll Surg 2004; 198:1026–31.

第 9 章

食管癌和胃癌的放化疗

Adrian Crellin

前言

随着多学科治疗不断显示出的益处，胃食管肿瘤的治疗方法也越发复杂。单一治疗方法在长期生存率方面具有局限性，这已导致食管癌和胃癌治疗模式的改变。早期疾病的治疗效果令人满意。但是，肿瘤分期、影像学及病理学的进展表明大多数患者已伴有局部进展及远处转移。这就更容易理解，过去被认为可接受治疗并可能被治愈的患者却存在局部高复发率及远处转移治疗失败的情况。

食管下端及胃食管结合部腺癌发病率不断上升，而胃体及胃窦部肿瘤发病率下降，这种疾病模式的变化也要求治疗手段的改变。

随着应用螺旋 CT、磁共振（MRI）、超声内镜（EUS）和正电子发射计算机断层扫描（PET）技术进行分期的不断发展，目前已能够有选择地进行治疗。早期诊断转移灶可决定随后的姑息性治疗，避免手术带来的潜在死亡率和病死率，明显改善生活质量。同样，若诊断为早期疾病即可选择进行单一模式的治疗。毫无疑问，影像学在判断疗效方面有局限性，特别是应用于非手术的单一方法、化疗及放化疗方面，但增加新技术如 PET，以及对分子标志物更好地应用和理解，为今后判断疗效提供了保证。

老年患者数量增加，他们合并症较多，因此在治疗上提出了特别的挑战。通过适当地选择患者可能减少术后的死亡率[1]。在这些患者中，有的虽不适合做经胸手术切除，但可能适合进行非手术治疗，如放化疗，仍有机会获得合理的长期疾病控制。

在食管癌中，鳞状细胞癌和腺癌治疗模式的改变意味着不同的情况和结果。文献报道难以解释化疗及放疗在低位食管癌、胃食管结合部癌和胃腺癌治疗中的作用。

同时放化疗治疗肛管癌取得很好疗效，已成为首选治疗手段，现在手术则被认为是挽救措施[2,3]。证据表明食管癌最初行放化疗也有很好的疗效。

采用多学科治疗和评估，选择性地进行多种模式治疗，已显示出越来越多的有证据的优势，外科医生及肿瘤学家更好地认识各种治疗方式的优缺点非常重要。只有治疗手段真正地整合，预后才能改善，死亡率才能降到最低。

食管癌和胃癌对化疗均有很好的敏感性。化疗在晚期及转移性肿瘤姑息治疗上有明显疗效。但是，其在新辅助化疗和辅助治疗上的作用需要更长时间的验证。

辅助治疗和潜在治愈性治疗的概念仍值得强调。辅助治疗通常意味着在潜在治愈性治疗之后所附加的治疗，以期改善长期的效果。新辅助治疗是指在手术前给予化疗和 / 或放疗。化疗或放疗的作用应视其如何联合手术治疗，是改善复发、提高生存率或还是以期进行手术。在这种情况下，如果是无肉眼残余病灶、组织学边缘无受侵（R0）且无远处转移的肿瘤切除，外科手术可被认为是潜在治愈性治疗。

接下来的章节将介绍化疗和放疗的作用，并评估证据的强度。介绍潜在治愈性治疗的章节将更为详细。目前和今后多数治疗手段将与外科治疗整合。

食管癌

潜在治愈性治疗

术前放疗
理论上术前放疗的优势包括：

- 更容易确定靶区；
- 在治疗的同时提高肿瘤的氧合；
- 可提高切除率并减少外科手术中肿瘤细胞的溢出；
- 使镜下残留的影响最小化及减少局部复发。

这一方法已在直肠癌显示了其价值[4]。

已经开展了 6 项术前放疗的随机试验。3 项试验入组为鳞癌患者。其中，Gignoux 等报道局部 / 区域复发率得到改善（46% 对比 67%）[5]。Nygaard 等报道生存率提高[6]，但是由于包括了一些同时接受化疗的患者，这一结果相对复杂。还有 1 项试验入组了鳞癌和腺癌患者[7]，2 项试验未说明组织分型。总之，很难从这些试验中得出可信的结论。

 一项分析了更新数据的随机试验中 1147 例的 meta 分析表明，危险比 0.89（95% CI 0.78 ~ 1.01），5 年生存率绝对获益 4%[8]。这一结果并没有达到常规的统计学意义。获益看上去似乎很小，即使存在，并无证据证实可改善切除率。

术后放疗

术后放疗最为吸引人的是其可限制地被选择用于术后具有高复发风险、尤其是局部 / 区域手术失败的患者。目前文献有 4 项随机试验。病例数较少（总共辅助治疗患者为 843 人），并且其中 3 项研究为鳞癌。Teniere 等[9]研究表明，在 221 例患者中未显示生存率优势。手术失败率只有很小的改善，但却以严重的副作用为代价。获益仅限于淋巴结阴性的患者。Fok 等[10]入组了腺癌及鳞癌患者。虽然包括了治愈性和姑息性切除，但患者接受了不同剂量放疗并分别分析。结果显示与胸腔胃内出血相关的明确高发生率（37%）及相关的死亡率。应重视的是，单个部位放疗剂量过高（3.5 Gy）尤为显著。胸腔内复发率较低，尤其是与气管、支气管相关的情况。

来自中国的一个更大型的随机研究[11]入组了 495 例分期较好的鳞癌患者，随机分为单独手术组（S）和手术 + 术后放疗组（S+R）。虽然该研究存在

明显的伦理问题（患者并未告知他们被列入试验也没有给予适当的知情同意），但由于得出明确的研究结果仍然被发表。手术的标准较高，包括淋巴结清扫。放疗范围一般较广，包括双侧锁骨上窝、纵隔和吻合口，起始剂量为 40 Gy。额外 10 Gy 照射锁骨上窝，20Gy 通过不同的技术照射纵隔，胃的最大放射量为 50Gy。与英国的研究比较，该研究入组早期 ⅡA 期患者的例数相对较多。研究表明Ⅲ期患者 1 年、3 年和 5 年生存率在手术组和手术 + 术后放疗组间存在显著差异（分别为 67.5%、23.3% 和 13.1% 对比 75.5%、43.2% 和 35.1%）。两组复发形式不同，颈部、锁骨上和纵隔的复发明显减少。不同于其他研究的是，对胃的毒性很小。

 有证据表明术后放疗可能适用于病理分期为Ⅲ期的食管鳞癌。在英国，大部分患者接受了术前化疗，将术后放疗的试验结果转化为临床实践，仍需进行许多工作，但鉴于术后放疗对复发形式的影响，术后放疗也许是合理的。对腺癌行术后放疗除一项临床试验外，合理性更不明了。已知切缘阳性预后差，而低淋巴负荷者可能适合进行进一步研究。

术前化疗

术前化疗的基本原理是尽可能早地通过缩小瘤体及降期改善切除率、治疗隐匿性转移灶，从而尽量减少患者出现晚期转移。额外的益处是一些患者可在术前阶段改善吞咽功能、增加体重及保持良好的营养状态。但是，对化疗不敏感的患者，将承受延期手术和可能的化疗副作用。鳞癌和腺癌患者术前化疗似乎达到一致良好的临床缓解率，从 47% 到 61%[13] 不等。

早期研究治疗主要针对鳞癌，方案为联合顺铂、长春地辛和博来霉素。最近顺铂联合 5-FU 方案被应用于重要的随机试验中。新 5- 羟色胺 -3（5-HT_3）拮抗剂很明显地减少了化疗的副作用，使得顺铂在临床得以应用。持续静脉输注 5-FU 联合顺铂、表柔比星（ECF 方案）在非随机临床试验中的缓解率提高。当前的顺铂 -5-FU 联合方案对鳞癌[14]和腺癌效果较好[13]。

术前化疗随机试验

有 3 篇较早的随机试验文献报道。Roth[15] 等报道 39 例患者接受顺铂、长春地辛和博来霉素化疗。结果未显示显著的生存优势，但有效者似乎中位生存期更长（> 20 个月对比整体 9 个月对比无效者 6.2 个月）。Schlag[12] 随机分组 75 例患者接受顺铂和 5-FU 治疗。因为接受化疗后增加了术后发病率和死亡率，该试验在早期被迫中止。Nygaard[6] 等进行的试验未提示 3 年生存率的优势。这些试验都是小样本的，在结局上有很大不同。1996 年 [16] 发表的 meta 分析并未表明术前化疗带来生存获益。

然而由 3 个较大规模的试验结果来看，术前化疗仍然有很重要的作用。鹿特丹食管癌研究组[17] 进行了 160 例鳞癌患者随机研究，患者分别接受两周期的顺铂、依托泊苷联合化疗或仅接受手术切除（经食管裂孔切除）。结果表明患者有很好的临床缓解率（69/74）并将继续接受 2 个疗程的治疗。148 例中位随访 15 个月的患者数据可供分析。在化疗 + 手术和单纯手术两组比较，中位生存期的差异有显著性（18.5 个月对比 11 个月，$P = 0.002$），其结论是新辅助化疗可提高生存率。

美国组间试验（INT0113）[18] 分析了中位随访时间为 46.5 个月的 440 例患者。组织学分型主要为腺癌（54%）。术前给予 3 个周期化疗（顺铂和 5 天滴注 5-FU），病情稳定或化疗有效的患者术后给予 2 个周期化疗。总体分析，83% 的患者接受了 2 个周期的术前化疗。但是，只有 32% 的患者也接受了术后化疗。两组 [6% 手术组（S）对比 7% 化疗（C）+ 手术组（S），$P = 0.33$] 治疗相关的死亡率无明显区别。以意向性治疗为基础，中位生存时间（16.1 个月 C+S 对比 14.9 个月 S），1 年、2 年和 3 年生存率（23% C+S 对比 26% S）亦无明显区别。令人失望的是，两组间发生转移的形式没有明显区别。然而，单纯外手术组切除 R1 切除率明显较高。

 医学研究理事会 OEO2 研究是这一领域最大型且可以说是最有影响的一项研究[19]。总共有 802 例患者随机分为两组：接受 2 个周期的顺铂联合 4 天滴注 5-FU 的化疗、3 ~ 5 周后手术组（CS）；立即手术组（S）。结果显示术前接受化疗的患者有明显的生存优势。

大多数患者（66%）组织学分型是腺癌。两组入组相对均衡，但以目前的标准分期都较差，且缺乏胸片和腹部 B 超检查，使该研究的规模收到影响。大多数 CS 组（90%）患者接受 2 个周期化疗，而 6% 的患者仅接受 1 个周期化疗。两组总手术率相近（94%），但镜下完全切除率有明显差异（60% CS 对比 53% S；$P < 0.0001$）。证据显示了在原发肿瘤大小及受累淋巴结范围方面的肿瘤降期效果。术后死亡率两组均为 10%。

术前化疗组总生存率明显提高（$P = 0.004$；危险比 0.79，CI 0.67 ~ 0.93），并且估计死亡风险减少 21%、2 年生存率为 43% CS 对比 34% S。没有证据显示化疗效果因组织学分型不同而不同。中位随访时间为 6 年的长期随访已证实了上述观点，5 年生存率分别为 23% CS 对比 17% S[20]。

美国和欧洲 2 个不同的试验结果很难解释。引起关注的是，组间试验化疗组 80% 的低手术率可能反映了延长化疗带来更多的副作用。在医学研究理事会的试验中，两组肿瘤相关的死亡率没有真正的区别，可以假设是否完成潜在可治愈的 R0 切除是生存率的主要决定因素，化疗通过局部降期可提高生存率。任何影响手术的因素，化疗的结果，例如严重的化疗毒副作用以及对无缓解的患者延期手术，都可能影响缓解患者的结果。

最新的 Cochrane 综述了包括 2051 个患者的 11 个随机对照研究结果，表明术前化疗 3 年生存率提高 21%，但是 5 年生存率无明显统计学意义[21]。由于化疗毒副作用和化疗相关死亡率的增加，完全病理缓解率（pCR）令人失望，只有 3%。虽然放化疗已经在美国广泛应用，术前化疗目前已被英国视为治疗标准。

目前英国医学研究理事会（MRC）/ 国家癌症研究所（NCRI）进行的试验（OEO5）与 OEO2 比较，对腺癌给予 4 个周期 ECX 方案（比柔比星 - 顺铂 - 卡培他滨）化疗。MRC MAGIC（ST02）[22] 研究中，胃癌及胃食管癌术前化疗的完成率和阳性结果较高，使应用修正的 ECF 方案成为战略导向，而该方案在英国已被认为是最好的晚期胃食管癌化疗标准方案，将它应用于新辅助化疗以试图改善 OEO2 的结果。III 期姑息化疗的 REAL2 研究[23] 结果表明，口服氟尿嘧啶类药物（卡培他滨）可以安全有效地替代 5-FU 持续滴注化疗。早期化疗的益处未由 Hickman 线得出，与其相关的死亡率需进一步研究。由于着重强调高质量的分期、手术、化疗和病理，这项研究有重要的意义。毫无疑问，导致整个胃食管癌领域试验结果不同的一个重要原因就是分期方式和手术质量都在变化。这项实验设定了高的标准，可带来患者选择及结局的改善，甚至包括对照组也如此。招募顺利，最初的试验目标是入组 1300 例可随机分组的患者。

术后化疗

尚无有用的试验可阐明术后辅助化疗的问题。Roth 等[15] 和 Kelsen 等[18] 进行的试验报道了关于辅助化疗的内容，与术前治疗相结合。事实上在组间试验[18]中只有 32% 完成了术后阶段治疗，强调了这种治疗的问题。患者在接受食管癌大型手术后常经历较长的术后期。由于功能状态的原因，化疗常被推迟。患者也可能选择不继续治疗。完全依靠术后治疗的战略可能存在很大问题。改善患者的选择和术后支持治疗可能使该治疗更切合实际。近来的 MAGIC 胃癌试验包括胃食管结合部癌和低位食管癌，对已进行 3 个周期术前化疗的患者计划进行 3 个周期的 ECF 术后化疗。同样，只有 40% 完成术后化疗。试验显示，总生存期有所改善，如在胃癌章节所述[22]，更支持了新辅助化疗应用于食管癌和胃食管结合部癌治疗中的理念。我们中心保留的术后化疗治疗策略是，在手术切除时为 T2N0 或更低的分期，未进行术前化疗，但难以预料地证实为更高的病理分期者。因此，在经验治疗基础上给予术后 2 个周期的 OEO2 化疗。

术前放化疗

化疗和放疗联合治疗的理论基础是增强杀伤肿瘤细胞效果改善治疗效果。化疗可以降低肿瘤细胞修复辐射诱发 DNA 损伤的能力。许多经常用于食管癌和胃癌化疗的药物（5-FU、顺铂、丝裂霉素 C 和紫杉烷类）可增加肿瘤放疗敏感性。有证据表明，放化疗的病理完全缓解率比单纯放疗或化疗明显增高。与单独术前化疗相比，增强局部治疗与系统性收益的联合效果更具有吸引力。当与外科治疗联合时，尚不清楚病理完全缓解率作为唯一有用的终点是否必要。另外，术前放化疗的优势为发展和优化放化疗的结合提供了直接的证据，引导其发展的历程并最终被应用为治疗方案。

放疗和化疗的成功取决于两方面的平衡，即肿瘤组织的敏感性和正常组织对治疗的耐受性。多数化疗副作用发生相对较早，如脱发、呕吐和骨髓抑制，而放疗的副作用相对出现较晚，从治疗后 6 个月到数年不等。如果根治性手术联合多种治疗方式，则更容易发生有高度潜在危险的副作用。

关于放化疗非随机对照研究的最早文献始见于 20 世纪 80 年代后期。Geh 等[24] 综述总结了 46 个试验，每个试验至少入组 20 例患者。总体上，汇总数据显示 2704 例患者（68% 鳞癌和 32% 腺癌）中，79% 的患者接受手术，术后病理完全缓解率经治疗组为 24%，而直接手术切除组为 32%。这种治疗方式逐渐成熟并被学习。大剂量的放疗可导致无法接受的副作用发生率，特别是大分割放射治疗[25,26]。非随机研究报道放化疗相关死亡率的范围为 0% ~ 15%（平均 3%）。术后死亡率范围为 1% ~ 29%（平均 9%）。成人呼吸窘迫综合征、吻合口漏和穿孔、肺炎和脓毒血症是食管切除术后死亡的最常见原因。在所有接受治疗的患者中与治疗相关死亡率为 3% ~ 25%（平均 9%）。显而易见，化疗相关毒性反应，特别是骨髓抑制，随着放化疗期间药物种类和使用强度的增加而增加[27,28]。气管支气管瘘的风险增加已有报道[29]。然而，大多数报道并未涉及最新的复杂放疗技术，技术的改进可使放疗更加精确，并控制在器官和组织正常的耐受范围内。

与病理报告一致很重要，Mandard 等[30] 描述了对放化疗反应的分级。5 级范围从无明确肿瘤到完全无退化，从而提供了一个更客观的标准。这篇文章认为，经多变量分析无瘤生存期很重要的预后因子是肿瘤退化分级。事实表明，病理完全缓解的生存获益优于未达到病理完全缓解者[31-36]。图 9.1 显示了不同比较结果，如中位生存期、总体或无瘤生存期，综合在一起描述并单独标出。重要的是，各研究结果不同而本质相一致。显而易见，无论通过分子标志物还是 PET 检查，在仅行诱导化疗后、治疗前预估治疗反应性，可引入不同的治疗模式。

表 9.1 总结了 8 个术前放化疗和单独手术随

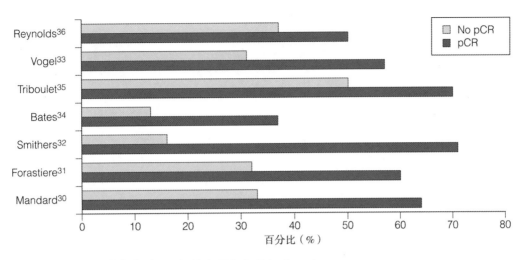

图 9.1 ● 相对生存率结果——对放化疗（CRT）的病理完全反应（pCR）。

机对照研究。其中 3 个试验的化疗序贯于放疗，4 个试验为同步的放化疗。2 个试验应用序贯治疗鳞癌[6,37]，放疗剂量相对较低，结果未证实联合治疗可改善生存。在一个较大规模的欧洲癌症治疗研究组织（European Organisation for Research and Treatment of Cancer，EORTC）进行的试验[26]入组 282 例患者，放疗后很快以顺铂行序贯化疗。在 1 个分隔的周期内分次相对高剂量地给予放疗（分隔的 2 个周期每 5 天分割剂量 18.5 Gy）。放化疗患者更可能接受根治性切除。无瘤生存期明显延长（3 年，放化疗 + 手术 40% 对比手术 28%）。总生存期无明显差异，很大程度上由于放化疗组术后死亡率较高（12% 对比 4%）。Apinop[38] 等报道 69 例鳞癌患者同步放化疗的总生存期无改善。

有 3 个大宗术前同步放化疗的研究。

Walsh[39] 的研究已经对于临床实践的改变有了影响，特别是在美国。113 例腺癌患者，顺铂联合 5-FU 同时给予 3 周 40Gy 放疗。总生存期放化疗组占有优势（中位时间 16 个月对比 11 个月；3 年生存率 32% 对比 6%）。发病率不可小视。放疗技术和分割可以解释这些。然而，最值得商榷的是单纯手术对照组生存率明显低。分期的基本标准在治疗组可能潜在影响真实分期的失衡。

密西根大学进行了一项 100 名鳞癌和腺癌患者的随机研究[40]。外科手术需经膈切除病灶。放化疗

组患者接受 30 次分割 45Gy 放疗的同时给予顺铂、5-FU 和长春碱化疗。在最初的分析中，各组中并没有明显差异，但在 3 年后的统计中，联合治疗组显现出明显的生存获益，总生存率 32% 对比 15%。最终的分析表明，并没有足够证据表明生存获益，而早期公布不明确的试验相关的结果存在风险。

澳大利亚胃肠试验研究组[41]批评使用过低剂量的放疗及仅仅进行一周期的顺铂和 5-FU 化疗。虽然总的试验结果是阴性的，但是为今后的研究方向提供了线索。鳞癌患者（36%）接受放疗可获得明显的生存获益和显著升高的完全病理缓解率。

不仅试验需要扩大规模，而且需注意所有与治疗和分期相关的质量保证，以确认过去不同的试验结果不可复制。这样一个试验在美国 NCCTG-C9781（CALGB 9781）不幸被终止。组间试验结果 INT-0116（SWOG 9008）[42] 在 2000 年美国临床肿瘤学会（American Society of Clinical Oncologists，ASCO）会议上公布。虽然这项试验主要研究胃癌术后放疗，但也包括胃食管结合部癌。仅设单纯手术对照组，SWOG 9008 试验的阳性结果可能排除了进一步随机化。另外，由于在美国术前放化疗被认为是标准治疗，患者招募很困难。但是，由 CALGB 9781[43] 得到的比较成熟的结果虽然样本少，但显示术前放化疗与单纯手术比较总生存率明显提高（5 年生存率 39% 对比 16%）。术前放化疗组手术切除率高（87%）并且没有增加手术死亡率。该试验的分期和手术质量较高。

一项关于术前放化疗的系统性回顾研[44]分析了

表 9.1 ● 术前放化疗的随机试验

引用	连续性 / 同时性	鳞癌 / 腺癌	患者例数	化疗方案	放疗剂量（Gy）	切除率（%）	CRT 死亡率（%）	结果
Nygaard 等	连续性	鳞癌	88	顺铂 - 博来霉素	35	66	24	否定的
Le Prise 等	连续性	鳞癌	86	顺铂 -5-FU	20	85	8	否定的
Bosset 等	连续性	鳞癌	282	顺铂	37	78	12	无病生存率提高
Apinop 等	同时性	鳞癌	69	顺铂 -5-FU	40	74	12	否定的
Walsh 等	同时性	腺癌	113	顺铂 -5-FU	40	90	10	整体生存率提高
Urba 等	同时性	腺癌 / 鳞癌	100	顺铂 -5-FU- 长春新碱	45	无报道	无报道	否定的
Burmeister 等	同时性	腺癌 / 鳞癌	256	顺铂 -5-FU	35	85	4.6	否定的
Tepper 等	同时性	腺癌 / 鳞癌	56	顺铂 -5-FU	50.4	87	0	整体生存率提高

病理完全缓解率的影响因素。证据显示，增加放射剂量、顺铂和 5-FU 的剂量与高病理完全缓解率相关。然而，由于对标准的联合化疗进行了优化，放化疗之前进行诱导化疗、放疗剂量和技术的改进，可能使得病理完全缓解率达到较高水平，下一步将是加入生物制剂。

新辅助放化疗或化疗？

目前仍然有许多问题需要解答，但是单纯外科手术治疗Ⅲ期疾病并不被英国和美国所接受。单纯手术治疗Ⅰ、Ⅱ期肿瘤结果较好，这使得新辅助化疗治疗难以评价。

在英国，有关新辅助放化疗在手术风险和毒性反应方面的影响的早期经验并不一致。OEO2 的结果意味着英国将继续应用化疗在目前的 OEO5 试验中。

最近的一项 meta 分析[45] 提出了一些关于化疗和放化疗的有趣问题。研究纳入 10 个随机新辅助放化疗与单纯手术治疗的试验，8 个新辅助化疗与单纯手术的试验。它的结论是，放化疗的风险比为 0.81（与 2 年生存率的绝对差 13% 对应），鳞癌和腺癌的数据相近。化疗的风险比为 0.90（与 2 年生存率的绝对差 7% 对应），腺癌明显获益而鳞癌无获益。

在今后的试验中需将腺癌和鳞癌明确地区分。随着鳞癌早期放化疗治疗趋势的发展，术前放化疗将可能重新应用于可能存在不良预后因素（如切缘阳性）的腺癌患者，用以改善预后，类似于直肠癌的治疗理念。这组患者毫无疑问层发生额外的毒性反应，因而更倾向于选择术后治疗。新的放疗技术可确保更精确的治疗和更少的并发症，结合高质量的手术及围术期管理，CALGB 9781 的总体结果将再现。无论提出何种改良的局部治疗，针对Ⅲ期腺癌的新试验都将面对最终全面复发的高风险。借鉴在晚期和转移性肿瘤中应用的经验，将新的生物制剂联合标准化疗或选择性放化疗，很可能是下一步的发展前景。

目前术前放化疗仅仅被认为是临床试验的内容。

根治性放疗和放化疗

手术作为局部治疗联合新辅助化疗或放化疗对Ⅲ期患者仍然是金标准，新的潜在可治愈方法需与其进行比较。但是，很显然有未经外科治疗的长期生存的患者。随着人口的老龄化，必须强调的是，对于由于局部疾病的特征或合并症以及功能状态而无法手术者，其他治疗并不意味着就是姑息治疗。

根治性放疗

 　　随着老龄人口的不断增多，经常遇到的情况是分期上局限的患者，特别是鳞癌，但很明显其不适合手术或由于合并症无法耐受放化疗。仅行根治性放疗仍有很大作用。

　　被经典引用的关于根治性放疗的生存数据来自 Earlam 和 Cunha-Melo[46] 的论文。该文指出 8489 例患者 1、2 和 5 年生存率分别为 18%、8% 和 6%。接近 50% 的患者接受以治愈为目标的治疗。年龄较大的鳞癌患者接受单独放疗。现代放疗技术可使得大多数被选择患者达到令人印象深刻的生存率。曼彻斯特克里斯汀医院 1985—1994 年收治的 101 例患者，3 年和 5 年生存率分别为 27% 和 21%[47]。大多数肿瘤（96/101）长径不超过 5cm。重要的是，只有一个有意义的预后因素是使用 CT 诊断，并仅在后期的研究中使用，用以制订放疗计划并增加照射野。文章的结论是，放疗的效果可以代替手术，现代放疗技术可以提高治疗效果。

　　现代放疗技术在采用高剂量的同时保持低死亡率，因此没有理由在分期以及治疗标准上妥协。日本进行的研究入组了 51 例 80 岁及以上的鳞癌患者，接受 66Gy 的照射剂量，中位生存期为 30 个月，3 年生存率为 39%。

根治性放化疗

　　应用放化疗源于其产生高缓解率，特别是在随后进行手术切除者可见高病理完全缓解率。有 4 个随机试验比较了单独放疗和放化疗。其中 3 个用低剂量或低强度化疗。巴西[49] 一项 59 例患者小规模研究并没有显示其明显的生存获益。放化疗组的缓解率和 5 年生存率（6% 对比 16%）较好，但代价是急性毒性反应增加。Coia 等[50] 报告的一项重要的非随机研究，静脉滴注 5-FU、丝裂霉素 C 并予 60Gy 放疗。早期患者单独分析。临床 I、II 期的 5 年生存率和局部治疗失败率分别为 30% 和 25%。没有治疗相关的死亡，但是急性毒性反应增加（III 级 22% 和 IV 级 6%）。

 　　RTOG 85-01、Herskovic[51] 试验是规模最大且对治疗模式有很大影响的研究。总例数为 123 例，患者随机分为单纯予 64Gy 放疗组、2 个周期的顺铂和静脉滴注 5-FU 同时予 50Gy 放疗组。放疗完成后给予 2 个周期的化疗。随机患者结果汇总见表 9.2。

　　验证性分析中，69 例非随机患者接受放化疗并获得了相似中位生存期结果，3 年生存率为 26%。急性毒性反应在联合治疗组中明显高，尤其是血液和肾病理及黏膜炎为主要问题。晚期并发症没有明显差异。在所有病例中，联合治疗组 80% 的患者按计划完成治疗。单纯放疗对照组总生存率低仍然是问题。

　　Herskovic 研究中局部失败率高达 45%，导致了组间研究 0122[52] 的进行。入组 45 例患者进行毒性反应和生存率的 II 期研究，将照射剂量增加至 64.8Gy 并增加化疗强度。结果显示，毒性反应增加，治疗相关死亡发生率 11%，而 Herskovic 研究为 2%。该试验方案并未纳入 III 期研究。另一项提高局部控制率的方法是采用近距离强放疗。RTOG 92-07[53] 研究采用 50Gy 的外照射和 Herskovic 研究的化疗方案，并增加了高剂量率或低剂量率腔内近距离照射。35 例患者中有 6 例患者发生食管瘘。这被认为是不可接受的毒性反应。

　　成功放化疗和单纯放疗后良性管腔狭窄发生率显著增高。在近期的研究中其发生率为 12%[54] ～ 25%[50]。但是，大多数患者仍具有良好的吞咽功能。甚至这些良性狭窄患者（71%）[55] 可以通过扩张进全食或软食。作者并没有放化疗后良性狭窄留置支架的成功经验，且留置支架常引发纵隔痛。

表 9.2 ● Al-Sarraf 等有关 RTOG 85-01 研究的总结（1997）

	放疗	放疗 + 化疗	P
中位生存期（月）	9.3	14.1	
整体生存率（%）	34	52	
两年生存率	10	36	
五年生存率	0	30	0.0001
远处转移率（%）	37	21	0.0017
两年局部复发率（%）	59	45	0.0125
整体无病生存率（%）	11	36	< 0.001

放化疗后病理完全缓解率提高、局部控制率改善以及治疗失败模式的改变，使得放化疗已被广泛地应用为标准治疗。放化疗患者的管理较为复杂，需要良好的专科护理、营养师的支持以及高水平的放疗技术。出现并发症的风险存在但完全可以克服。应将治疗视作一个综合模式治疗，而不是在同一时间碰巧进行的两种不同治疗。

根治性放化疗的未来方向

对化疗或放化疗反应程度的预测将增强最初行非手术治疗的确定性。以分子标志物预测化疗反应带来了希望[56-58]。通过内镜[35]及CT检查[59]阴性常规评价治疗效果并不可靠。但是，已有报道[60]通过内镜活检监测直接手术挽救一些放化疗后鳞癌患者。一些报告认为，内镜超声的价值不稳定，有些与最终病理分期相关，有的则不可靠[62]。一些报道推荐完全病理缓解若不可靠则必须手术治疗[34]。

越来越多的证据表明PET扫描对于预测患者化疗或放化疗反应非常有价值[63]。PET扫描中代谢活动在开始治疗14天后的变化与肿瘤治疗反应和患者生存期明显相关。以这种方式预测化疗反应可能是一种有力的工具，用以决定是否继续根治性放化疗还是改变方案进行手术切除。这将避免手术延误、减少不可能受益于化疗或放化疗患者的并发症。这样的方案显然需要在试验中验证。

放化疗效果的提高可能源于化疗和放疗技术的改进。术前Ⅱ期研究结果表明，病理完全缓解率稳定改善而同时毒副作用更可耐受。病理完全缓解率从1993年的24%[31]提高到1998年的56%[64]。必须注意到，病理完全缓解率的解释不同，这依赖于是否彻底手术切除。仔细分期能够确保有转移的患者得到合理的治疗。目前在非手术治疗患者中存在分期标准降低的趋势。重要的是，应对所有被认为潜在可治愈的患者进行可比较的分期，包括超声内镜。在Ⅲ期随机研究采用方案之前，需在术前评估治疗方案的毒副作用及化疗反应[65]。

提高治疗效果重要是认识治疗失败的方式。已发表的澳大利亚跨塔斯曼放射肿瘤临床试验组[66]的研究对放化疗进行了详细分析。274例患者接受根治性放化疗，92例患者接受术前放化疗。生存率和复发方式的总结见表9.3。根治性放化疗组局部总控制率大约为55%，在高位的鳞癌患者上升到70%。高位肿瘤预后显著不同的是明显的低位远隔转移率和总生存率的提高。这可能是由于肿瘤本质的差异，且其反应性更类似于头颈部鳞癌。放化疗和手术治疗腺癌存在持续高位远隔转移率，从而突出了早期诊断治疗或提高系统治疗的重要性。毫无疑问，将放化疗作为根治性治疗是否成功的决定因素与手术的近似，即分期、功能状态和肿瘤长径。

近年来放疗技术发生巨大变化。不断发展的放疗三维成像技术和螺旋CT治疗计划系统可针对不规则形状的靶区进行个体化的设计。然而，要达到成功，需依赖于可靠的影像学技术，包括超声内镜[67]和

表 9.3 ● Denham 等有关 5 年生存率和累计的复发率的研究（2003）

治疗方案	位置	组织学分型	病例数量	生存率（%）	局部复发率（%）	远处复发率（%）
放化疗	全部	全部	274	28.8	42.4	33.5
放化疗	高	鳞癌	54	49.2	29.9	26.0
放化疗	中	鳞癌	81	24.7	41.8	37.3
放化疗	低	鳞癌	68	22.0	44.4	29.2
放化疗	低	腺癌	54	18.2	50.7	31.9
放化疗 + 手术	全部	全部	92	22.5	28.4	43.2
放化疗 + 手术	中	鳞癌	31	26.7	30.3	36.4
放化疗 + 手术	低	鳞癌	18	23.7	16.7	44.4
放化疗 + 手术	低	腺癌	26	3.8	38.5	57.7

PET[68] 来帮助描绘肿瘤靶区。减少正常组织的损伤和联合治疗潜在的毒副作用将成为可能。确定同一放射野中不同的剂量强度（调强放射治疗）治疗，将有助于对原发部位和相关淋巴引流区域进行剂量分级。毋庸置疑，即使通过质子治疗达到更好的剂量分布，其可用性和成本使其被广泛应用仍尚需时日。放化疗不断改进同样需要很好地认识放化疗对邻近靶区的正常组织的影响，如心和肺。

新的放疗增敏的化疗药物与放疗结合可能小规模增加缓解率（奥沙利铂 / 紫杉醇类 / 卡培他滨）和提高局部控制率。最近更关注于选择性淋巴结照射治疗、低剂量进行大范围照射，这些方法可能将减少局部区域治疗失败率。

目前进行的关于根治性放化疗（SCOPE 1）NCRI 研究比较了对照组（给予顺铂联合卡培他滨同时 50Gy 放疗）和试验组 [增加加表皮生长因子受体（EGRF）单克隆抗体西妥昔单抗]。证据显示，放疗抵抗的一个机制是通过激活 EFGR 通路，头颈部鳞癌临床随机试验的临床证据表明局部控制和总生存率有所提高[69]。这项研究的重要性在于在英国定义了很高的放射治疗技术标准，从而保证靶区的精准确定和正常组织的最小损伤。通过多学科讨论选择的腺癌和鳞癌患者都是适合治疗的。

根治性放化疗与手术

根治性放化疗现在得到良好的生存数据[51,59]可与外科治疗相媲美[70,71]。

不断有证据表明，在鳞癌治疗方面，首选放化疗联合手术挽救治疗将是未来治疗的方向[72]。

许多鳞癌位于中段或上段食管，淋巴结的转移很难预测。熟练掌握放疗技术，即可安全治疗这些区域。对于腺癌，首选非手术治疗非常困难。胃、小肠可发生更明显的剂量限制性毒性，扩大放射野以覆盖膈下更广泛的区域和潜在淋巴结转移区，似乎增加了并发症，而扩大的外科手术可安全地将其切除。低位食管癌和局限性胃食管结合部癌可能适合放化疗，但靶区很难确定，放化疗更适用于因年龄、功能状态以及合并症等问题无法手术的患者。肿瘤明显侵犯贲门或主要位于胃的患者仍需手术治疗。

很少有试验直接比较首选放化疗和手术治疗，事实上放化疗研究可能存在选择性偏倚。单独放化疗的 5 年生存率比较见表 9.2 和 9.3，总体 30% 的结果接近于外科手术的数据。鳞癌特别是在中段和上段的结果较好。放化疗被认为是除化疗和手术外治疗腺癌的可选方案，是治疗鳞癌的首选方案。

有两个放化疗后进行手术的试验研究，阐述了手术的额外价值，可能为其应用（特别是在鳞癌治疗方面）提供依据。

在一个法国研究中，患者接受 5-FU 和顺铂诱导放化疗后[73]进行评估。如果达到客观缓解，则随机分组（295/455）为继续放化疗或手术。接受手术的患者和仅行放化疗的患者 2 年生存率无明显差异，分别为 33.6% 和 39.8%。手术组早期死亡率高，而放化疗组需要扩张治疗和支架置入治疗。

在德国[74]进行的临床试验中，177 例 T3 或 T4 期鳞癌患者随机分为放化疗 + 手术组和单纯放化疗组。最初的放化疗缓解率两组相同。外科手术组局部肿瘤控制情况有明显改善的趋势。在有反应的患者中，两组 3 年生存率相当（45% 和 44%），而在无反应的患者中则分别为 18% 和 11%。无反应患者经手术治疗后 3 年生存率提高到 35%，暗示在无反应组中一部分患者受益于手术治疗，其可作为挽救措施。长期结果证实，手术和放化疗之间没有明显生存区别。这表明，诱导化疗的临床反应情况可能对于预测预后有重要价值。

收集文献资料[75]的证据表明，在放化疗失败后接受手术治疗作为挽救措施，手术死亡率为 11.4%，5 年生存率为 25% ~ 35%。显然，如此高风险的方案需经过 CT-PET 重新分期后进行。

对鳞癌患者仅有经过选择的人群可能受益于外科治疗。

小细胞食管癌

小细胞食管癌（small-cell oesophageal cancer, SCOC）是一个罕见（在原发食管癌中占 2.5%）、转移率高而预后差的疾病。需要接受类似于原发小细

表 9.4 ● 小细胞食管癌的研究成果

日期	研究	患者数量	局限性病变的中位生存期	广泛病变的中位生存期	整体中位生存期
2007	Hudson 等	16	24.4	9.1	13.2
2008	Ku 等	25	22.5	8.5	19.8

胞肺癌（small-cell lung cancer，SCLC）的治疗，且组织学特征与之相近。

　　文献数据主要来自于大型研究机构进行的小型回顾性分析。好发于男性，多位于中段及下段食管。每组数据不同但是大多数患者就诊时已发生转移，即使在分期被视为并非最佳选择的今天。未经治疗的转移患者中位生存期不足 3 个月。

　　小细胞食管癌的治疗依赖于区别局限性与非局限性疾病。表 9.4 显示两个较大规模且最近报告的[76,77]研究结果。二者均有很好的参考文献和讨论。

 　　非局限性患者的治疗为依托泊苷和含铂类方案为基础的姑息性化疗，需在患者身体功能状态允许时进行。治疗缓解率高并且可以确切提高总生存期，但是预后较差，中位生存期为 8 ～ 11 个月。

　　由于全身复发率高，局限性疾病需要首选化疗，仍以依托泊苷和含铂类方案为基础。巩固治疗在增强局部控制及防止局部症状恶化方面发挥作用。手术患者局部控制率较好，但是大多数试验组关注于放疗（最大剂量到 50Gy）或放化疗，类似于对小细胞肺癌的治疗，因而避免了手术的死亡风险和合并症。

　　手术局部控制率高但是总体预后较差，如转移性疾病中描述，中位生存期在 15 ～ 24 个月。目前没有预防性头颅照射方面的文献，在小细胞肺癌成功地接受了系统及局部治疗后的处理中其已显现出优势。

胃癌

潜在治愈性治疗

围术期辅助化疗

　　胃癌系统治疗的目的是减少手术成功之后的晚期复发。转移的方式主要有淋巴结转移和肝转移。

多数治疗失败的患者存在腹腔内、腹膜或网膜转移。目前已提倡扩大淋巴结清扫以提高局部/区域控制率。无论是系统化疗或腹腔内化疗，已被用以尽量减少广泛转移复发。尽管化疗在晚期患者中取得令人鼓舞的结果，但是术后辅助化疗有益的证据仍难以确定。标准方案是进行术后化疗，但是很多近期研究已经关注术前和术后联合治疗。

　　目前随机辅助化疗试验已经有很多。自从 20 世纪 80 年代，已应用在针对晚期疾病明显有效的方案中进行研究。不同的外科治疗、化疗和毒性开始的时间，都使得试验结果的解释和比较变得困难。

　　早期试验用 5-FU 和亚硝基化合物甲基氯乙环己亚硝基脲（methyl-CCNU）显示了一定效果。在胃肠肿瘤试验组[78]研究中，142 例随机分组患者在术后 2 年表现出明显获益。5 年生存率为 50%，而化疗组为 31%。然而，这项结果未被接着进行的两个同一方案的试验所证实，试验共入组 314 例患者[79,80]。5-FU、阿霉素和丝裂霉素 C（FAM）联合方案在晚期肿瘤中有效，缓解率（35%）较高，包括 5% 的完全缓解率。当其被用做辅助治疗时，并未发现生存率有所获益[82,83]。

　　1986 年 Hattori 等报道的一个大型随机试验入组了 2873 例患者，比较 5-FU 联合丝裂霉素 C 与单独丝裂霉素 C 治疗[84]。同样，二者总生存率没有区别。新的口服 5-FU 前体药物目前已应用于临床，并在胃肠肿瘤治疗方面发挥了积极作用。由于患者接受性高和治疗作用持久，这种化疗的形式进行辅助治疗明显具有吸引力。替加氟口服吸收并在肝中转化为 5-FU。一种含尿嘧啶的复合制剂，被称作优福定，可转变为 5-FU 发挥作用。近期试验正在尝试应用这些药物。Nakajima[85]等报告 579 例接受根治性手术切除且浆膜层未受侵犯的胃癌患者，随机分为未进行术后进一步治疗或术后 3 周开始 5-FU 联合丝裂霉素化疗。口服优福定治疗 18 个月。两组总生存率没有差异。T1 期患者两组生存率 92% ～ 95%。其中一个结论是，这些患者预后较好，将来可不纳入临床试验。在 AJCCC 分期为Ⅲ期的西方患者中进行同种治疗的试验，Circera 等[86] 应用大剂量单剂量丝裂霉素和口服替加氟 3 个月。5 年总生存率对照组为 46%，治疗组为 56%（P = 0.04），但问题是，并没有应用分层密封的随机化信封，且淋巴结阴性患者分组不均衡。

目前有 3 个 meta 分析结果。1993 年[87] 第一个 meta 分析不纳入早于 1980 年的试验，并且只分析单纯手术组作为对照组的试验。结果辅助化疗有小的获益，比值比 0.77（95% CI 0.65 ~ 0.88）。1999 年[87] 发表的第二个 meta 分析入选了 13 个临床试验。治疗组死亡的比值比 0.80（95% CI 0.66 ~ 0.97）。总生存获益较小，显著性数值在边界，多于 2/3 的患者淋巴结阳性的试验则更为明显。第三个研究[89]，3658 例患者的汇集数据得出同样结论，即存在较小的生存优势，但是考虑到文献为基础的 meta 分析的有限性，辅助化疗的理由仍被认为需要探索。因此有部分患者可能从辅助化疗中获益。

但是，许多既往研究中的方案在晚期疾病中缓解率低（10% ~ 30%），而目前的化疗方案预期缓解率高，如 ECF。

在 1994 年公开的 MRC STO2（MAGIC）试验[22]，计划招募 500 例患者，目的是评估胃癌术前和术后应用 3 个周期 ECF 化疗的作用。结果表明化疗可以明显降期。

MRC OEO2 食管癌新辅助化疗试验完成时，1999 年纳入标准被放宽到包括低位食管癌。切除的方式由外科医生决定，分期按现代标准相对宽松。试验入组均衡，74% 为胃癌，14% 为食管癌，12% 为胃食管结合部癌。化疗毒性可接受，但只有 40% 的患者接受了术后 2 个周期的治疗。事实上，大多数手术至少为 D1，40% 为 D2。化疗组潜在治愈性切除的比率高出 10%（79% 对比 69%）。肿瘤的大小、肿瘤分期和淋巴结情况对于治疗效果有明显影响。最近中位随访超过 3 年的结果显示，总生存率有提高（危害比 0.75，P = 0.009），5 年生存率化疗联合手术组为 36%，单纯手术组为 23%。无进展生存期也明显延长。

除早期胃癌外，有理由将化疗纳入肿瘤标准化治疗方案。

目前 NCRI 研究 ST03 或 "MAGIC 2" 比较了术前术后 3 个周期 ECX 联合贝伐单抗、3 个周期贝伐单抗维持治疗，贝伐单抗是一个人源化单克隆血管内皮生长因子（vascular endothelial growth factor, VEGF）抗体。胃腺癌中 VEGF 高表达，与 5 年生存率低、淋巴结转移和血管侵犯相关。

腹腔内化疗

胃癌的腹腔转移和肝转移使得早期腹腔内化疗令人关注。阳性率最高的试验结果来自日本[90]，应用吸附于活性炭的丝裂霉素 C，其可作为一种缓释试剂。50 例浆膜受累的患者随机分为治疗组或观察组。2 年生存率差异明显（68.6% 对比 26.9%），治疗组的优势在 3 年仍可保持。报道指出患者可很好地耐受该治疗。但是，在奥地利进行的多中心研究[91] 试图重复该结果时，严重的毒性反应使得试验被迫中止。在治疗组中存在明显增高的术后并发症（35% 对比 16%）和 60 天死亡率（11% 对比 2%）。总或无复发生存率无获益。

术后放化疗

放疗还没有常规用于胃癌治疗。但是，局部复发是一个重要问题。胃及淋巴结区域邻近许多重要的、具有剂量限制性毒性易感性的正常脏器，如肾、脊髓和小肠。

英国胃癌治疗协作组进行的试验[83] 中设立术后放疗组。其他组有 FAM 方案化疗组和单纯手术对照组。各组生存率无明显区别，但是局部复发放疗组明显优于手术组（手术组 54% 对比放疗组 32%，P < 0.01）。

美国组间 INT 0116（SWOG 9008）研究（通常指麦克唐纳研究）得出重要结果。胃癌术后放化疗可使生存率明显获益[42]。

治疗为先予 5-FU 和甲酰四氢叶酸（亚叶酸）方案化疗，后进行持续数周的 45Gy 放疗和 2 个周期每个月 5 天的 5-FU 和甲酰四氢叶酸化疗。随访中位时间为 3.3 年，放化疗组无瘤生存期（49% 对比 32%）和总生存期（52% 对比 41%）均有提高。但是，治疗相关死亡率只有 1%。对于放疗技术质量和配置需要极大的关注。而且，相当比例的患者（54%）仅接受 D0 切除，单纯手术组生存率相对很低（3 年生存率 41%）。放化疗可能弥补了手术的不足，对于扩大切除手术还不能成为常规治疗。对于该试验大多还是持批评态度。但是多元分析并没有发现"D 水平"是重要的预后因子。然而，在接下来的文献中[92]，用不同手术质量保证措施评估不可切除疾病的可能性（Maruyama 指数），认为外科治疗不完善会明显降低生存期。目前关注的毒副作用、化疗方案以及落后的放疗技术正在逐步改进，这些将明显减少长期发病的可能性，并将充分利用成熟的调强放射技术和放疗计划技术。尽管对术后放化疗的评论全世界接受的情况并不一致。

 因此有 2 个主要试验显示胃癌围术期的治疗可提高生存期。一个试验（MAGIC）[22] 包括术前和术后化疗，另一个（INT 0116）[42] 则进行术后放化疗。虽然对每种治疗方法的相对优势有所争论，但一个确切的结论是：除非早期肿瘤，单纯手术已不是标准治疗。

姑息性化疗

食管鳞癌

含顺铂的联合化疗是治疗晚期和复发鳞癌的标准方案。应用的指征限于相对较少见的疾病，特别是由于年龄和身体状况要求姑息治疗的患者。改善患者症状和生活质量的作用常常很局限，需予以支架和放疗等局部治疗。但是，在顺铂联合 4 ~ 5 天 5-FU 滴注后可达到 35% 的良好反应性[93]。反应响应期在 3 ~ 6 个月不等。可以考虑成功的化疗后予以巩固姑息放疗，以提高局部控制从而减少复发症状、改善身体状况及预后。有一些证据表明，在鳞癌持续静脉滴注 5-FU 改善的缓解率可达到在腺癌治疗中的效果[14]。新的药物，如紫杉醇类，很明确可以作为单药应用，但还未在联合用药中显示优越性。一些结果令人鼓舞，缓解率接近 50%[94]。

胃与食管腺癌

虽然早期的文献多关注于单纯胃癌，而疾病模式的改变意味着最近的报道则较多关注胃食管癌。最常用于治疗晚期胃食管癌的单药包括：5-FU、甲氨蝶呤、丝裂霉素 C、蒽环类药物（阿霉素、表柔比星）、顺铂和依托泊苷等。最近，口服的 5-FU 前体药物 [如尿优福定（尿嘧啶替加氟片）、卡培他滨]、紫杉类药物、伊立替康和吉西他滨正在进行 II 期临床研究。生物制剂，如 EGFR 单抗，则代表了可以改善预后的潜在新手段。

 早期随机对照试验表明，姑息性化疗与最佳支持治疗相比，可显著延长生存期（8 ~ 12 个月对比 3 ~ 5 个月）[95-97]。

FAM 方案（5-FU、阿霉素和丝裂霉素）最初可有 40% 的缓解率[98]，然而，在北部中心癌症治疗组的随机试验中，它并不优于 5-FU 单药化疗[99]。为了增强 FAM 方案中 5-FU 的活性，又在使用 5-FU 1 小时之前使用大剂量甲氨蝶呤，这就是 FAMTX 方案（氟尿嘧啶、阿霉素和甲氨蝶呤）。Klein 通过 100 个病例的研究取得重大成果[100]。缓解率达 58%，完全缓解率为 12%。治疗相关死亡率仅为 3%，而长期生存率为 6%。在随后的研究中，缓解率略有降低，但毒性仍可以接受。这一方案已经与其他方案做过比较。EORTC 试验[101] 是一项基于 208 例可评估患者的随机研究，表明相对于 FAM 方案，FAMTX 方案更有优势。中位生存期较长（42 周对比 29 周，P = 0.004），FAMTX 的 1 年、2 年生存率分别为 41% 和 9%，而 FAM 则分别为 22% 与 0。应用 EAP 方案（依托泊甙、阿霉素和顺铂）时，生存率与总缓解率与 FAMTX 方案相似，但完全缓解率较低且毒性较大[102]。EORTC 在最近一项 399 例患者的随机研究中，对比了三种化疗方案：FAMTX、ELF（依托泊苷，亚叶酸钙和 5-FU）和 FUP（静脉滴注 5-FU 和顺铂）。这些方案之间，中位生存期没有显著差异，缓解率较之前的研究有所降低（ELF 9%、FUP 20%、FAMTX 12%），但是此研究客观缓解的标准较严格并要求为可测量的病例。结论是，这几种方案缓解率适度、生存率与毒性相似。

　　皇家马斯登医院开发的 ECF 方案对晚期胃食管癌的有效性较高[13]。该方案在英国已经广泛应用，并且耐受性良好。在一项多中心随机对照研究中对比了 ECF 与 FAMTX 两种化疗方案，确认了 ECF 方案为目前的金标准。该研究纳入了 274 名患者，包括食管、胃或胃食管结合部的腺癌或未分化癌。

　　患者机体的功能状态较好，中位年龄为 60 岁。ECF 方案的整体缓解率为 45%，而 FAMTX 方案为 21%（$P = 0.0002$）。早前就已证明，局部晚期患者对 ECF 方案的反应性高于有转移的患者[13]。这在试验中已被证实（56% ECF 对比 23% FAMTX）。接受 ECF 方案的 121 例患者中，10 例因状况改善而得到手术切除的机会，6 例获得无瘤生存。其中 3 例是病理完全缓解。只有 5% 的患者肿瘤进展。

　　ECF 方案的 2 年生存率为 14%，中位生存时间为 8.7 个月，而 FAMTX 方案分别为 5% 及 6.1 个月（$P = 0.03$）。

　　ECF 方案的结果为局部晚期胃癌和胃食管结合部癌的治疗开辟了边缘地带。虽然患者不能手术，或者由于疾病的范围而被视为不宜手术的时候，但可以考虑在化疗后进行治愈性切除手术。因此治疗的目的可能需要在化疗结束后重新密切评估。这强调了在多学科环境下外科医生和肿瘤专家之间合作的必要性。

　　在利兹大学进行的一项关于晚期上消化道癌症患者的研究中[105]，使用口服的优福定和亚叶酸钙替代 ECF 方案里的持续滴注的 5-FU，试图创建一个不需要中心静脉置管和静脉泵的更实用、更易接受并且更便宜的方案（ECU 方案）。这项剂量递增试验研究了 30 例患者。毒性可以接受。在 20 例可评估的患者中，15 例胃食管结合部癌患者中有 9 例获得客观缓解，其中的 2 例是完全影像学缓解。

　　NCRI REAL2 试验[23]的目的是解决作为金标准的 ECF 方案存在的一些实际问题。静脉滴注 5-FU 会引起 Hickman 线相关的问题，特别是血栓形成和感染。顺铂存在肾毒性，使用时需要进行水化，大剂量时需要患者住院治疗。在一项基于统计学基础的随机 2×2 研究中，检测了奥沙利铂和卡培他滨（一种口服氟尿嘧啶类药物）分别替代顺铂和静脉滴注 5-FU 的毒性和缓解率，显示非劣效于 ECF 方案。

　　REAL2 的结果表明奥沙利铂可以代替顺铂，其肾毒性和中性粒细胞减少的危害较小，卡培他滨是 5-FU 的一种有效替代药物。虽然是次要研究终点，但和 ECF 方案相比，EOX 方案（表柔比星 - 奥沙利铂 - 卡培他滨）在中位生存期上有了显著的进步（11.2 个月对比 9.9 个月）。各个方案的缓解率之间没有显著的差别，ECF 方案的缓解率为 40.7%。

　　在接下来的 REAL3 研究中已经决定采取 EOX 方案作为对照组，并在试验组中加入帕尼单抗（一种 EGFR 抗体）。其他试图改善治疗效果的尝试，如在顺铂和 5-FU 基础上加入多西紫杉醇，已发现增加了中性粒细胞减少的潜在毒性发生率，因 3 级和 4 级毒性反应而停药的比例几乎达到了 50%，并且在缓解率和生存方面没有改善，从而提出了一个问题：传统的化疗方法是否已经达到了一个稳定平台[106]。新的生物制剂可能引起带来不同药物之间的区别（即使抗体作用于同一受体），也可能引起胃癌、胃食管结合部癌 / 食管癌之间不同的缓解率[107]。这强调了在进行临床研究的同时注意组织标本收集和分析的必要性。

　　预后评分方法的发展对于选择可能获益于姑息性化疗的患者可能有所帮助。一项研究[108]表明，机体功能状态、肝转移、腹膜转移和碱性磷酸酶水平可以用来区分不同的风险群体。使用生长因子可减少中性粒细胞减少性脓毒血症的发生率，从而避免文献中提出的骨髓抑制的问题，特别是毒性死亡。5-HT₃ 受体拮抗剂类止吐药物的应用已经改善了严重呕吐造成的许多问题。

　　使用紫杉类药物和伊立替康作为二线化疗已有报道，也有了一些有价值的证据。然而在实践中，我们要非常谨慎地选择适合的患者，而且这种治疗应该只在实验的范围内进行。

　　姑息性化疗的成功也带来了复发的问题，这在以前并不常见。脑转移和骨转移也越来越多见。姑息性放疗对控制症状会有所帮助。

姑息性放疗

外照射放疗

有关姑息性放疗的文献很少。尽管如此，放疗的作用还是很重要的。有许多转移性疾病患者存在局部症状。由于分期为 T3N1 的患者比例较高，即使进行更复杂和更积极的治疗仍然可能会失败，这不足为奇。转移的模式似乎已经有所改变，除了经常发生的淋巴结转移外，还可出现脑转移、骨转移和皮肤转移。这些临床问题适合进行短期分割放疗，它可以很好地缓解症状。

外照射放疗改善吞咽困难的作用已经随着食管支架的使用而发生了变化。放射治疗可以有效地缓解吞咽困难，但这可能需要几周的时间，甚至可能由于放射性食管炎而暂时加重症状。成功放置支架后再进行放疗的作用还未经证实。英国的一项试验已被推荐，它主要是探讨生存期和无症状生存改善的可能性。在局部病变控制和纵隔疾病治疗上很有价值。此外，还有一部分具有良好体能状态而患相对局限疾病的中间组的患者，他们显然不适合潜在治愈性治疗。人们已经采用了一些短程的同步放化疗或者首选化疗巩固放疗，结果也有所改善。这组患者值得更深入的研究，以获得更好的缓解。

美国和英国使用的放疗分割方案有很大的区别。在 4～6 周的时间内采用 40～60Gy 的"姑息性"剂量在美国文献中得到引证。这些都是在根治性剂量范围内，并不适于英国的临床做法，英国更多的是在 1 周或 2 周时间内采用 20～30Gy 的剂量。这些都可以和近距离放疗结合起来。已有报道，大多数患者得到良好的肿瘤控制率和症状缓解率。然而，不论先采用哪种姑息性放疗技术，对有较长生存期的患者，其他疗法对维持吞咽功能有一定的作用。

近距离放疗

近距离放疗涉及高剂量率放射源的放置问题，通常使用铱 -192，沿食管向下留置在靠近肿瘤的部位。其目的是直接杀死肿瘤细胞，从而减轻吞咽困难，或在其发挥促外放射治疗作用时，实现提高肿瘤所受剂量的同时周围正常组织所受剂量最小。它不需要全身麻醉，可以作为日间治疗来进行。偶尔也需要在内镜下放置鼻胃管。Pagliero and Rowlands[110]

描述了使用 15Gy 的单剂量治疗，6 周后评估缓解率大约为 60%。在症状复发时可反复使用。

近距离放疗的最佳剂量已经在一项比较 3 个治疗计划的随机试验中报告[111]。在 172 例晚期食管癌患者中进行了 3 种剂量和时间安排的试验。分别是 12Gy/ 两次（A），16 Gy / 两次（B）和 18 Gy /3 次（C）。

根据吞咽困难缓解程度和生存期对患者进行评估。多因素分析表明，剂量和肿瘤长径对生存期具有重要意义。近距离放疗剂量对肿瘤控制有显著作用。所有组别 1 年总生存率为 19.4%。

虽然没有统计学意义，各组生存率的趋势却表明高剂量近距离放疗效果较好（12 个月：A=9.8%，B=22.5%，C=35.3%)[111]。

考虑到近距离放疗技术应用的潜力广泛，其使用指南已公布[112]。

一个包括 209 例患者的随机多中心试验[113]表明，单剂量近距离放疗要比同等成本的金属支架置入术能更长时间地缓解吞咽困难症状。但是，近距离放疗的症状缓解所需时间更长，但并发症较少。

未来的治疗策略

为了让患者得到最好的预后，我们应该在多学科协作的前提下密切地评估、分期和治疗。单一疗法效果欠佳和选择性应用多种治疗方式的价值不断提升，将有力推动更高质量和更集中的治疗服务。专科医生和支持服务只能满足所有可能治疗方式（在具有适当资源和基础设施的前提下）的质量保证的要求。包括超声内镜在内的高质量影像学和病理学专家的重要作用不可低估。PET 的常规使用，既可作为发现早期转移的诊断工具，也可预测对非手术治疗的反应性，它似乎有可能成为一个关键的决策工具。支持服务，例如专科护理和饮食服务，在疾病治疗的领域内尤其重要。

如果从过去的试验中吸取教训，即对照组中不良的和多变的结果，那么我们应该注意对每一个确定的治疗领域给予严格的质量保证。这将有助于推动进行旨在开发新的治疗策略的高质量研究试验。

　　放化疗可替代根治性手术，特别是在鳞癌中，精确前瞻性地预测和确定能够获益的患者非常重要，以判定有哪些患者需要挽救手术。新的分子标记物可能是未来的重要工具。

专家团队的快速评估，能够提供全方位的治疗，从复杂的综合治疗到快速有效的姑息性治疗，只可能通过团队合作和一定程度的重组来实现。最终，提高对这些疾病流行病学的认识对疾病的早期发现是必要的。目前对大部分淋巴转移和晚期疾病的认识可能会限制现有治疗方法的发展。

我们仍然有必要继续进行随机试验。拥有高质量保证和良好科研支持的大型研究中心，可以招募足够的患者来解决主要问题，这对于改善疾病的预后是很重要的。

● 关键点

- 与手术联合时，化疗和放疗在食管癌和胃癌的治疗方面有重要的作用。单一疗法效果欠佳，选择性应用多种治疗方式的价值不断提升，这将有力推动更高质量和更集中的治疗服务。
- 有效地分期是必要的，单纯手术仅适用于早期疾病。
- 食管癌术前放疗的作用似乎很小。
- 术前化疗能够提高生存率，在英国已成为食管癌的治疗标准。顺铂联合 5-FU 似乎对鳞癌和腺癌都有效。
- 术后放疗可能对某些食管癌有帮助（如病理分期为 Ⅲ 期的鳞癌）。临床试验之外，在腺癌治疗方面尚不明确。
- 一个基于 11 项随机试验的更新的 Cochrane 综述认为，在食管切除术之前使用新辅助化疗能将 3 年生存率提高 21%，但是其统计学意义直到 5 年后才能体现。
- 有证据表明，联合放化疗的病理完全缓解率明显高于单独放疗或化疗。联合放化疗可提高局部治疗率并改善全身情况。

- 在英国，目前对腺癌关注的是进行术前化疗，而非放疗。现在术前放化疗只考虑应用在临床试验中。
- 外科手术仍然是局部治疗的金标准，潜在治愈性治疗的新方法必须与其相比较。
- 对局限性食管癌，根治性放化疗是手术治疗的一种替代手段。
- 对鳞癌来说，证据显示首选放化疗是一种可持续的治疗措施（有或无手术挽救治疗），具有与手术治疗相同的结果。
- 在上 1/3 的鳞癌中，根治性放化疗整体的局部控制率是 70%，因此它是目前的治疗选择。
- 若可预测哪些患者会获益于化疗或放化疗，将更能确定是否首选非手术治疗。
- 除了早期疾病，在手术的基础上辅助化疗可使胃癌取得更好的结果（MAGIC）。
- 美国组间的术后放疗研究显示，胃切除术给患者带来更好的生存获益。但是，放化疗可能只是手术不完善时的一种弥补手段，对于已行适当的根治性手术的患者，它并不能成为常规的治疗措施。
- 化疗和放疗在食管癌和胃癌的姑息性治疗中都有重要的作用。
- 英国的 ECF 方案对晚期胃食管癌有疗效，但是新的衍生方案，如 EOX，给药更方便。
- 预后评分方法的发展可能会对选择可能受益于姑息性化疗的患者有所帮助。

（王　杉　周　静　译）

参考文献

1. Bartels HE, Stein HJ, Siewert JR. Preoperative risk analysis and postoperative mortality of oesophagectomy for resectable oesophageal cancer. Br J Surg 1998; 85:840–4.

2. Nigro ND, Seydel HG, Considine B et al. Combined preoperative radiation and chemotherapy for squamous cell carcinoma of the anal canal. Cancer 1983; 51:1826–9.

3. Northover JM. Epidermoid cancer of the anus – the surgeon retreats. J R Soc Med 1991; 84:389–90.

4. Swedish Rectal Cancer Trial. Improved survival with preoperative radiotherapy in resectable rectal cancer. N Engl J Med 1997; 336:980–7.

5. Gignoux M, Roussel A, Paillot B et al. The value of preoperative radiotherapy in esophageal cancer: results of the EORTC. World J Surg 1987; 11:426–32.

6. Nygaard K, Hagen S, Hansen HS et al. Pre-operative radiotherapy prolongs survival in operable esophageal carcinoma: a randomized, multicentre study of pre-operative radiotherapy and chemotherapy. The Second Scandinavian Trial in esophageal cancer. World J Surg 1992; 16:1104–10.

7. Arnott SJ, Duncan W, Kerr GR et al. Low-dose preoperative radiotherapy for carcinoma of the oesophagus: results of a randomized clinical trial. Radiother Oncol 1992; 24:108–13.

8. Arnott SJ, Duncan W, Gignoux M et al. Preoperative radiotherapy in esophageal carcinoma: A meta-analysis using individual patient data (Oesophageal Cancer Collaborative Group). Int J Radiat Oncol Biol Phys 1998; 41:579–83.

9. Teniere P, Hay J, Fingethut A et al. Postoperative radiation therapy does not increase survival after curative resection for squamous carcinoma of the middle and lower oesophagus as shown by a multicenter controlled trial. Surg Gynaecol Obstet 1991; 173:123–30.

10. Fok M, Sham JST, Choy D et al. Postoperative radiotherapy for carcinoma of the esophagus: a prospective randomized controlled trial. Surgery 1993; 113:138–47.

11. Xiao ZF, Yang ZY, Liang J et al. Value of radiotherapy after radical surgery for esophageal carcinoma: a report of 495 patients. Ann Thorac Surg 2003; 75:331–6.

12. Schlag PM. Randomized trial of preoperative chemotherapy of squamous cell cancer of the esophagus. Arch Surg 1992; 127:1446–50.

13. Bamias A, Hill ME, Cunningham D et al. Epirubicin, cisplatin and protracted venous infusion of 5-fluorouracil for esophagogastric adenocarcinoma. Cancer 1996; 77:1978–85.

14. Andreyev HJN, Norman AR, Cunningham D et al. Squamous oesophageal cancer can be downstaged using protracted venous infusion of 5-fluorouracil with epirubicin and cisplatin (ECF). Eur J Cancer 1995; 31A:2209–14.

15. Roth JA, Pass HI, Flanagan MM et al. Randomized clinical trial of preoperative and postoperative adjuvant chemotherapy with cisplatin, vindesine and bleomycin for carcinoma of the esophagus. J Thorac Cardiovasc Surg 1988; 96:242–8.

16. Bhansali MS, Vaidya JS, Bhatt RG et al. Chemotherapy for carcinoma of the oesophagus: a comparison of evidence from meta-analyses of randomized trials and of historical control studies. Ann Oncol 1996; 7:355–9.

17. Kok TC, Lanschot JV, Siersema PD et al. for the Rotterdam Esophageal Tumor Study Group. Neoadjuvant chemotherapy in operable esophageal squamous cell cancer: final report of a phase III multicenter randomized controlled trial. Proc Am Soc Clin Oncol 1997; 16:A277.

18. Kelsen DP, Ginsberg R, Pajak TF et al. Chemotherapy followed by surgery compared with surgery alone for localized esophageal cancer. N Engl J Med 1998; 339:1979–84.

19. Medical Research Council Oesophageal Cancer Working Party. Surgical resection with or without preoperative chemotherapy in oesophageal cancer: a randomised controlled trial. Lancet 2002; 359:1727–33.

20. Allum WH, Fogaty PJ, Stenning SP et al. Long term results of the MRC OEO2 randomized trial of surgery with or without preoperative chemotherapy in resectable esophageal cancer. Proc ASCO GI Cancer Symp 2008; Abstr. 9.

21. Malthaner R, Fenlon D. Preoperative chemotherapy for resectable thoracic esophageal cancer (Cochrane review). In: The Cochrane Library, Issue 2. Chichester: John Wiley, 2004.

22. Cunningham D, Allum WH, Stenning SP et al. Perioperative chemotherapy versus surgery alone for resectable gastroesophageal cancer. N Engl J Med 2006; 355:11–20.

23. Cunningham D, Starling N, Rao S et al. Capecitabine and oxaliplatin for advanced esophagogastric cancer. N Engl J Med 2008; 358:36–46.

24. Geh IJ, Crellin AM, Glynne-Jones R. A review of the role of preoperative (neoadjuvant) chemoradiotherapy in oesophageal carcinoma. Br J Surg 2001; 88:338–56.

25. Urba SG, Orringer MB, Perez-Tamayo C et al. Concurrent preoperative chemotherapy and radiation therapy in localized esophageal adenocarcinoma. Cancer 1992; 69:285–91.

26. Bosset JF, Gignoux M, Triboulet JP et al. Chemoradiotherapy followed by surgery compared with surgery alone in squamous-cell cancer of the esophagus. N Engl J Med 1997; 337:161–7.

27. MacKean J, Burmeister BH, Lamb DS et al. Concurrent chemoradiation for oesophageal cancer: factors influencing myelotoxicity. Aust Radio 1996; 40:424–9.

28. Minsky BD, Neuberg D, Kelsen DP et al. Final report of Intergroup trial 0122 (ECOG PE-289, RTOG 90-12): phase II trial of neoadjuvant chemotherapy plus concurrent chemotherapy and high-dose radiation for squamous cell carcinoma of the esophagus. Int J Radiat Oncol Biol Phys 1999; 43:517–23.

29. Bartels HE, Stein HJ, Siewert JR. Tracheobronchial lesions following oesophagectomy: prevalence, predisposing factors and outcome. Br J Surg 1998; 85:403–6.

30. Mandard AM, Dalibard F, Mandard JC et al. Pathologic assessment of tumor regression after preoperative chemoradiotherapy of esophageal carcinoma. Cancer 1994; 73:2680–6.

31. Forastiere AA, Orringer MB, Perez-Tamayo C et al. Preoperative chemoradiation followed by transhiatal esophagectomy for carcinoma of the esophagus: final report. J Clin Oncol 1993; 11:1118–23.

32. Smithers BM, Devitt P, Jamieson GG et al. A combined modality approach to the management of oesophageal cancer. Eur J Surg Oncol 1997; 23:219–23.

33. Vogel SB, Mendenhall WM, Sombeck MD et al. Downstaging of esophageal cancer after preoperative radiation and chemotherapy. Ann Surg 1995; 221:685–95.

34. Bates BA, Detterbeck FC, Bernard SA et al. Concurrent radiation therapy and chemotherapy followed by esophagectomy for localized esophageal carcinoma. J Clin Oncol 1996; 14:156–63.

35. Triboulet JP, Amrouni H, Guillem P et al. Long-term results of resected esophageal cancer with complete remission to pre-operative chemoradiation. Ann Chir 1998; 52:503–8.

36. Reynolds JV, Muldoon C, Hollywood D et al. Long-term outcomes following neoadjuvant chemoradiotherapy for oesophageal cancer. Ann Surg 2007; 245:707–16.

37. Le Prise E, Etienne PL, Meunier B et al. A randomized study of chemotherapy, radiation therapy, and surgery versus surgery for localized squamous cell carcinoma of the esophagus. Cancer 1994; 73:1779–84.

38. Apinop C, Puttisak P, Preecha N. A prospective study of combined therapy in esophageal cancer. Hepatogastroenterology 1994; 41:391–3.

39. Walsh TN, Noonan N, Hollywood D et al. A comparison of multimodal therapy and surgery for esophageal adenocarcinoma. N Engl J Med 1996; 335:462–7.

40. Urba S, Orringer M, Turrisi A et al. A randomized trial comparing surgery (S) to preoperative concomitant chemoradiation plus surgery in patients (pts) with resectable esophageal cancer (CA): updated analysis. Proc Am Soc Clin Oncol 1997; 16:277.

41. Burmeister BH, Smithers BM, Fitzgerald L et al. A randomised phase III trial of preoperative chemoradiation followed by surgery (CR-S) versus surgery alone (S) for localized resectable cancer of the esophagus. Proc Am Soc Clin Oncol 2002; 21:518.

42. Macdonald JS, Smalley S, Benedetti J et al. SWOG; ECOG; RTOG; CALGB; NCCTG. Postoperative combined radiation and chemotherapy improves disease-free survival (DFS) and overall survival (OS) in resected adenocarcinoma of the stomach and GE junction. Results of Intergroup Study INT-0116 (SWOG 9008). Proc Am Soc Clin Oncol 2000; 19:A1.

43. Tepper J, Krasna MJ, Niedzwiecki D et al. Phase III trial of trimodality therapy with cisplatin; fluorouracil, radiotherapy, and surgery compared with surgery alone for esophageal cancer: CALGB 9781. J Clin Oncol 2008; 26:1086–92.

44. Geh JI, Bond SJ, Bentzen SM et al. Stystematic overview of preoperative (neoadjuvant) chemoradiotherapy trials in oesophageal cancer: evidence of a radiation and chemotherapy dose response. Radiother Oncol 2006; 78:236–44.

45. Gebski V, Burmeister B, Foo K et al. Survival benefits from neoadjuvant chemoradiotherapy or chemotherapy in oesophageal carcinoma: a meta-analysis. Lancet Oncol 2007; 8:226–34.

46. Earlam R, Cunha-Melo JR. Oesophageal squamous cell carcinoma I. A critical review of radiotherapy. Br J Surg 1980; 67:457–61.

47. Sykes AJ, Burt PA, Slevin NJ et al. Radical radiotherapy for carcinoma of the oesophagus: an effective alternative to surgery. Radiother Oncol 1998; 48:15–21.

48. Kawashima M, Kagami Y, Toita T et al. Prospective trial of radiotherapy for patients 80 years of age or older with squamous cell carcinoma of the esophagus. Int J Radiat Oncol Biol Phys 2006; 64:1112–21.

49. Araujo CM, Souhami L, Gil RA et al. A randomized trial comparing radiation therapy versus concomitant radiation therapy and chemotherapy in carcinoma of the thoracic esophagus. Cancer 1991; 67(9):2258–61.

50. Coia LR, Engstrom PF, Paul AR et al. Long-term results of infusional 5-FU, mitomycin-C, and radiation as primary management of esophageal cancer. Int J Radiat Oncol Biol Phys 1991; 20:29–36.

51. Al-Sarraf M, Martz K, Herskovic A et al. Progress report of combined chemoradiotherapy versus radiotherapy alone in patients with esophageal cancer: an Intergroup study. J Clin Oncol 1997; 15:277–84.

52. Minsky BD, Neuberg D, Kelsen DP et al. Neoadjuvant chemotherapy plus high-dose radiation for squamous cell carcinoma of the esophagus: a preliminary analysis of the phase II Intergroup Trial 0122. J Clin Oncol 1996; 14(1):149–55.

53. Gaspar LE, Qian C, Kocha WI et al. A phase I/II study of external beam radiation, brachytherapy and concurrent chemotherapy in localized cancer of the esophagus (RTOG 92-07): preliminary toxicity report. Int J

Radiat Oncol Biol Phys 1997; 37(3):593–9.

54. Coia LR, Soffen EM, Schultheiss TE et al. Swallowing function in patients with esophageal cancer treated with concurrent radiation and chemotherapy. Cancer 1993; 71:281–6.

55. O'Rourke IC, Tiver K, Bull C et al. Swallowing performance after radiation therapy for carcinoma of the esophagus. Cancer 1988; 61:2022–6.

56. Ribiero U, Finklestein SD, Safatle-Ribiero A et al. P53 sequence predicts treatment response and outcome of patients with esophageal carcinoma. Cancer 1998; 83:7–18.

57. Yamamoto M, Tsujinaka T, Shiozaki H et al. Metallothionein expression correlates with the pathological response of patients with esophageal cancer undergoing preoperative chemoradiation therapy. Oncology 1999; 56:332–7.

58. Beardsmore DM, Verbeke CS, Davies CL et al. Apoptotic and proliferative indexes in esophageal cancer: predictors of response to neoadjuvant therapy apoptosis and proliferation in esophageal cancer. J Gastrointest Surg 2003; 7:77–87.

59. Jones DR, Parker LA, Detterbeck FC et al. Inadequacy of computed tomography in assessing patients with esophageal carcinoma after induction chemoradiotherapy. Cancer 1999; 85:1026–32.

60. Lim JTW, Truong PT, Berthelet E et al. Endoscopic response predicts for survival and organ preservation after primary chemoradiotherapy for esophageal cancer. Int J Radiat Oncol Biol Phys 2003; 57:1328–35.

61. Giovannini M, Seitz JF, Thomas P et al. Endoscopic ultrasonography for assessment of the response to combined radiation therapy and chemotherapy in patients with esophageal cancer. Endoscopy 1997; 29:4–9.

62. Mallery S, DeCamp M, Bueno R et al. Pretreatment staging by endoscopic ultrasonography does not predict complete response to neoadjuvant chemoradiation in patients with esophageal carcinoma. Cancer 1999; 86:764–9.

63. Wieder HA, Brucher B, Zimmermann F et al. Time course of tumour metabolic activity during chemoradiotherapy of esophageal squamous cell carcinoma and response to treatment. J Clin Oncol 2004; 22:900–8.

64. Raoul JL, Le Prise E, Meunier B et al. Neoadjuvant chemotherapy and hyperfractionated radiotherapy with concurrent low-dose chemotherapy for squamous cell esophageal carcinoma. Int J Radiat Biol Phys 1998; 42:29–34.

65. Crellin AM, Sebag-Montefiore D, Martin I et al. Preoperative chemotherapy and radiotherapy, plus excision (CARE): a phase II study in esoph-

ageal cancer. Proc Am Soc Clin Oncol 2000; 19:A1128.

66. Denham JW, Steigler A, Kilmurray J et al. Relapse patterns after chemo-radiation for carcinoma of the oesophagus. Clin Oncol 2003; 15:98–108.

67. Thomas E, Crellin A, Harris K et al. The role of endoscopic ultrasound (EUS) in planning radiotherapy target volumes for oesophageal cancer. Radiother Oncol 2004; 73:149–51.

68. Leong T, Everitt C, Yuen K et al. A prospective study to evaluate the impact of FDG-PET on CT-based radiotherapy treatment planning for oesophageal cancer. Radiother Oncol 2006; 78:254–61.

69. Bonner JA, Harari PM, Giralt JL et al. Radiotherapy plus cetuximab for squamous-cell carcinoma of the head and neck. N Engl J Med 2006; 354:567–78.

70. Chan A, Wong A. Is combined chemotherapy and radiation therapy equally effective as surgical resection in localized esophageal carcinoma? Int J Radiat Oncol Biol Phys 1999; 45(2):265–70.

71. Murakami M, Kuroda Y, Nakajima T et al. Comparison between chemoradiation protocol intended for organ preservation and conventional surgery for clinical T1–T2 esophageal carcinoma. Int J Radiat Oncol Biol Phys 1999; 45(2):277–84.

72. Wilson KS, Lim JT. Primary chemotherapy–radiotherapy and selective oesophagectomy for oesophageal cancer: goal of cure with organ preservation. Radiother Oncol 2000; 54:129–34.

73. Bedenne L, Michel P, Bouche O et al. Chemoradiation Followed by Surgery Compared with Chemoradiation Alone in Squamous Cancer of the Esophagus: FFCD 9102. J Clin Oncol 2007; 25:1160–8.

74. Stahl M, Wilke H, Lehmann N et al. Long-term results of a phase III study investigating chemoradiation with and without surgery in locally advanced squamous cell carcinoma (LA-SCC) of the esophagus. J Clin Oncol 2008; 26(Suppl):Abstr. 4530.

75. Gardner-Thorpe J, Hardwick R, Dwerryhouse SJ. Salvage oesophagectomy after local failure of definitive chemoradiotherapy. Br J Surg 2007; 94:1059–66.

76. Hudson E, Powell J, Mukherjee S et al. Small cell oesophageal carcinoma: an institutional experience and review of the literature. Br J Cancer 2007; 96:708–11.

77. Ku GY, Minsky BD, Rusch VW et al. Small-cell carcinoma of the esophagus and gastresophageal junction: review of the Memorial Sloan-Kettering experience. Ann Oncol 2008; 19:533–7.

78. Douglass HO, Stabelein DM, Bruckner HM et al. Controlled trial of adjuvant chemotherapy fol-

lowing curative resection for gastric cancer. The Gastrointestinal Tumour Study Group. Cancer 1982; 49:1116–22.

79. Engstrom PF, Laqvin PT, Douglass HO et al. Postoperative adjuvant 5-fluorouracil and methyl-CCNU therapy for gastric cancer patients. Eastern Cooperative Oncology Group study. Cancer 1985; 55:1868–73.

80. Higgins GA, Amadeo JH, Smith DE et al. Efficacy of prolonged intermittent therapy with combined 5-FU and methyl-CCNU following resection for gastric carcinoma. A Veterans Administration Surgical Oncology Group report. Cancer 1983; 52:1105–12.

81. Cunningham D, Soukop M, McArdle CS et al. Advanced gastric cancer: experience in Scotland using FAM. Br J Surg 1984; 71:673–6.

82. Coombes RC, Schein PS, Chilvers CE et al. A randomized trial comparing adjuvant 5-fluorouracil, doxorubicin and mitomycin C with no treatment in operable gastric cancer. International Collaborative Cancer Group. J Clin Oncol 1990; 8:1362–9.

83. Hallissey MT, Dunn JA, Ward LC et al. The second British Stomach Cancer Group trial of adjuvant radiotherapy or chemotherapy in resectable gastric cancer: five year follow-up. Lancet 1994; 343:1309–12.

84. Hattori T, Inokuchi K, Taguchi T et al. Postoperative adjuvant chemotherapy for gastric cancer: the second report. Analysis of data on 2873 patients followed for 5 years. Jpn J Surg 1986; 16:175–80.

85. Nakajima T, Nashimoto A, Kitamura M et al. Adjuvant mitomycin and fluorouracil followed by oral uracil plus tegafur in serosa-negative gastric cancer: a randomised trial. Gastric Cancer Surgical Study Group. Lancet 1999; 354(9175):273–7.

86. Circera L, Balil A, Batiste-Alentorn et al. Randomized clinical trial of adjuvant mitomycin plus tegafur in patients with resected stage III gastric cancer. J Clin Oncol 1999; 17:3810–15.

87. Hermans J, Bonenkamp JJ, Ban MC et al. Adjuvant therapy after curative resection for gastric cancer: a meta-analysis of randomized trials. J Clin Oncol 1993; 11:1441–7.

88. Earle CC, Maroun JA. Adjuvant chemotherapy after curative resection for gastric cancer in non-Asian patients: revisiting a meta-analysis of randomised trials. Eur J Cancer 1999; 35(7):1059–64.

89. Mari E, Floriani I, Tinazzi A et al. Efficacy of adjuvant chemotherapy after curative resection for gastric cancer: a meta-analysis of published randomised trials. A study of the GISCAD (Gruppo Italiano per lo Studio dei Carcinomi della Apparato Digerente). Ann Oncol 2000; 11(7):837–43.

90. Hagiwara A, Takahashi T, Kojima O et al. Prophylaxis with carbon-adsorbed mitomycin against peritoneal recurrence of gastric cancer. Lancet 1992; 339(8794): 629–31.

91. Rosen HR, Jatzko G, Repse S et al. Adjuvant intra-peritoneal chemotherapy with carbon-adsorbed mitomycin in patients with gastric cancer: results of a randomized multicenter trial of the Austrian Working Group for Surgical Oncology. J Clin Oncol 1998; 16(8):2733–8.

92. Hundahl SA, Macdonald JS, Benedetti J et al. for the Southwest Oncology Group and the Gastric Intergroup. Surgical treatment variation in a prospective randomized trial of chemoradiotherapy in gastric cancer: the effect of undertreatment. Ann Surg Oncol 2002; 9(3):278–86.

93. Bleiberg H, Jacob JH, Bedenne L et al. A randomized phase II trial of 5-fluorouracil (5FU) and cisplatin (DDP) versus DDP alone in advanced esophageal cancer. Proc Soc Clin Oncol 1991; 10:A447.

94. Zhang X Shen L, Li J et al. A phase II trial of paclitaxel and cisplatin in patients with advanced squamous-cell carcinoma of the esophagus. Am J Clin Oncol 2008; 31:29–33.

95. Murad A, Santiago F, Petroianu A et al. Modified therapy with 5-fluorouracil, doxorubicin, and methotrexate in advanced gastric cancer. Cancer 1993; 72:37–41.

96. Pyrhonen S, Kuitunen T, Nvandoto P et al. Randomised comparison of fluorouracil, epidoxorubicin and methotrexate (FEMTX) plus supportive care with supportive care alone in patients with non-resectable gastric cancer. Br J Cancer 1995; 71:587–91.

97. Glimelius B, Ekstrom K, Hoffman K et al. Randomized comparison between chemotherapy plus best supportive care with best supportive care in advanced gastric cancer. Ann Oncol 1997; 8:163–8.

98. Macdonald J, Schein P, Woolley P et al. 5-Fluorouracil, doxorubicin and mitomycin (FAM) combination chemotherapy for advanced gastric cancer. Ann Intern Med 1980; 93:533–6.

99. Cullinan S, Moertel C, Fleming T et al. A comparison of three chemotherapeutic regimens in the treatment of advanced pancreatic and gastric cancer. JAMA 1985; 253:2061–7.

100. Klein HO. Long term results with FAMTX (5-fluorouracil, Adriamycin, methotrexate) in advanced gastric cancer. Cancer Res 1989; 9:1025.

101. Wils JA, Klein HO, Wegener DJT et al. Sequential high-dose methotrexate and fluorouracil combined with doxorubicin: a step ahead in the treatment of advanced gastric cancer. A trial of the European Organisation for Research and Treatment of Cancer Gastrointestinal Tract Cooperative Group. J Clin Oncol 1991; 9:827.

102. Kelsen D, Atiq O, Saltz L et al. FAMTX versus etoposide doxorubicin and cisplatin: a random assignment in gastric cancer. J Clin Oncol 1992; 10:541–8.

103. Vanhoefer U, Rougier P, Wilke H et al. Final results of a randomized phase III trial of sequential high-dose methotrexate, fluorouracil, and doxorubicin versus etoposide, leucovorin, and fluorouracil versus infusional fluorouracil and cisplatin in advanced gastric cancer: a trial of the European Organization for Research and Treatment of Cancer Gastrointestinal Tract Cooperative Group. J Clin Oncol 2000; 18:2648–57.

104. Webb A, Cunningham D, Scarffe JH et al. Randomized trial comparing epirubicin, cisplatin and fluorouracil versus fluorouracil, doxorubicin, and methotrexate in advanced esophagogastric cancer. J Clin Oncol 1997; 15:261–7.

105. Seymour MT, Dent JT, Papamichael D et al. Epirubicin, cisplatin and oral UFT with leucovorin (ECU): a phase I–II study in patients with advanced upper gastrointestinal tract cancer. Ann Oncol 1999; 10(11):1329–33.

106. Van Cutsem E, Moiseyenko V, Tjulandin S et al. Phase III study of docetaxel and cisplatin plus fluorouracil compared with cisplatin and fluorouracil as first line therapy for advanced gastric cancer: a report of the V325 study group. J Clin Oncol 2006; 24:4991–7.

107. Dragovich T, McCoy S, Fenoglio-Preiser C et al. Phase II trial of erlotinib in gastroesophageal junction and gastric adenocarcinomas: SWOG 0127. J Clin Oncol 2006; 24:4922–7.

108. Chau I, Norman A, Cunningham D et al. Multivariate prognostic factor analysis in locally advanced and metastatic esophago-gastric cancer – pooled analysis from three multicenter, randomized, controlled trials using individual patient data. J Clin Oncol 2004; 22:2395–403.

109. Dawes PJDK, Clague MB, Dean EM. Combined external beam and intracavitary radiotherapy for carcinoma of the oesophagus. Brachytherapy 2. Proceedings of the 5th International Selectron User's Meeting 1988. Nucleotron International, 1989; pp. 442–4.

110. Pagliero KM, Rowlands CG. The place of brachytherapy in the treatment of carcinoma of the oesophagus. Brachytherapy HDR and LDR. Proceedings of a brachytherapy meeting: remote afterloading; state of the art. Nucleotron Corporation, 1990; pp. 44–51.

111. Sur RK, Donde B, Levin VC et al. Fractionated high dose rate brachytherapy in palliation of advanced esophageal cancer. Int J Radiat Oncol Biol Phys 1998; 40(2):447–53.

112. Gaspar LE, Nag S, Hersokic A et al. American Brachytherapy Society (ABS) consensus guidelines for brachytherapy of esophageal cancer. Int J Radiat Oncol Biol Phys 1997; 38(1):127–32.

113. Homs MY, Steyerberg EW, Eijkenboom WM et al. Single-dose brachytherapy verus metal stent placement for the palliation of dysphagia from oesophageal cancer: multicentre randomized trial. Lancet 2004; 364:1497–504.

第 10 章

食管癌和胃癌的姑息治疗

Jane M. Blazeby· Derek Alderson

尽管对食管癌和胃癌的检测有了进步，但是大多数的西方晚期胃癌患者仍是不可治愈的。对此类患者，医生在患者死亡前进行姑息治疗，旨在以最低的风险来减轻症状并延长生命。这一章主要讲解食管癌和胃癌的姑息性治疗。

流行病学和生存

我们很难得到准确的有关进行姑息性治疗的胃癌和食管癌患者的比例。这在很大程度上反映了在选择患者进行治愈或姑息性疗法时的标准不同。因此所报道的可能治愈的患者的比例就会由于分母中不确定的患者人数而有所不同。一系列东方和西方的食管切除术的报道中，切除率从 13% 到 92% 不等[1]。在西方国家，切除率大约为 25%，这是基于瑞典和英国的人口研究而得到的[2, 3]。被选择进行姑息性疗法的食管癌患者的中位生存期一般小于 8 个月，很少能超过 1 年。尽管人们逐渐发现有关姑息性化疗和放疗可能存在生存获益，很少有精心设计的随机对照试验来直接比较不同模式的姑息性疗法，并且也缺乏比较姑息性化疗和最好的支持治疗的证据[4]。治疗策略的制订还需要考虑患者的一般身体状况和肿瘤的类型[5]。

很少有证据表明任何一种或联合的姑息性治疗可以改善不能耐受治愈性治疗的食管癌患者的生存率。今后的比较姑息性治疗方法的实验应该用已验证的方法来评估生存率和与健康相关的生活质量。

胃癌患者的手术切除率要高于食管癌患者，因为无论是本着治愈性或是姑息性的意图，我们广泛采用远端胃大部切除术来解决晚期患者的贲门梗阻的问题[6]。现在仍不清楚远端胃大部切除术是否是远端胃癌最好的姑息性治疗，因为内镜下支架治疗的经验在逐步增加[7]。而且姑息性化疗在延长生存率、减轻症状方面起的作用也越来越大[8]。尽管这些进步对于晚期胃癌患者的作用很小，其中位生存期只有 6 ~ 8 个月。

有越来越多的证据表明，和最好的支持治疗相比，化疗能够提高晚期胃癌患者的生存率。解除幽门梗阻的姑息性手术可以减轻有着较好预后和良好体能状态患者的症状，但支架植入可能会缓解部分症状，而不需要对预期寿命较短的患者行大手术。

疾病分期、年龄和一般情况影响结果和生存状态，其中年龄的影响可能主要是由于老年患者合并症多[9,10]。另一种死亡率预测因素是食管肿瘤范围，主要是因为肿瘤越大，淋巴结转移的可能性越高[11]。当决定治疗方法时，所有的这些因素都需要考虑在内。

患者的选择和多学科小组

自从英国在 2000 年引入国家卫生服务癌症计划后，对癌症患者治疗的决定就要在一个多学科小组（multidisciplinary team，MDT）的范畴内作出[12]。上消化道肿瘤多学科小组工作流程的准则业已发布[12,13]。团队由核心成员、专科护士、胃肠病学家、肿瘤学家、病理学家、放射科医师、管理员、姑息医学专家和外科医师组成。其他成员可能包括细胞学家，营养师和来自临床试验单位的研究人员。该小组成立的目的是为每一个新的患者审查诊断依据并提供最佳的治疗方案。诊断依据包括有关的细胞类型、疾病分期、患者的合并症和选择以及专家讨论的现有的最佳治疗方法。虽然团队工作在英国已得到广泛实施，也被一些欧洲大陆中心所推荐，但是在北美有一个起着相似作用的"肿瘤协会"，它对癌症的治疗并不是强制性的[14]。现有的支持 MDT 的证据是很少的，主要是基于纵向或回顾性病理研究。多学科小组的结果依赖于如此多的变量，因此如何最好地评价它们的质量也是不确定的。有人建议，小组决定的执行情况可以进一步评估团队的工作。在一个中心，有15%（95% CI 10% ~ 40%）的团队决策会在会议后发生变化[15]。团队决策不断变化的最常见的原因是缺乏有关患者选择和合并症的可用信息。团队合作可能在未来10年发展，专业人士可能需要训练团队工作能力，另外，支持这些过程的基础设施也是必要的。

　　诊断成立后，我们需要对新的患者进行评估，以决定治疗的方向是试图治愈，还是缓解临床症状。仔细选择患者已被证实可以显著影响结果。需要考虑的主要因素包括肿瘤的类型和阶段、患者的身体和心理健康以及患者的喜好。我们在做决定的时候，需要考虑治疗的效果，包括对患者的健康相关生活质量的影响。图 10.1 和图 10.2 显示了可行姑息性疗法患者的选择方法。

　　在英国，多学科癌症小组是癌症治疗中的必备的部分。得到多学科专家的治疗决策可能对患者的治疗有帮助，但目前仍然缺乏支持这一假设的证据。在英国，对患者进行姑息性治疗还是潜在的治愈疗法是在一个多学科小组会议上决定的，专家需要考虑患者的肿瘤类型和分期，患者的合并症和意愿。

适合的治疗

　　由于老年患者的身体较虚弱或是存在多种并发症，对他们实行食管切除术时，切除的部位往往很容易确定。年龄本身并不妨碍对 80 岁以上的患者行手术治疗，但是对老年患者选择手术时都要慎重。

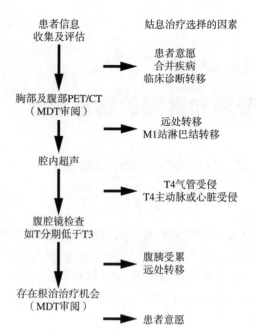

图中文字（从上到下，左列为流程，右列为选择因素）：

患者信息收集及评估

姑息治疗选择的因素

　　患者意愿
　　合并疾病
　　临床诊断转移

胸部及腹部PET/CT（MDT审阅）

　　远处转移
　　M1站淋巴结转移

腔内超声

　　T4气管受侵
　　T4主动脉或心脏受侵

腹腔镜检查如T分期低于T3

　　腹胰受累
　　远处转移

存在根治治疗机会（MDT审阅）

　　患者意愿

图 10.1 ● 食管或结合部肿瘤选择接受姑息或根治治疗的流程图。

一般情况下，不适合做食管切除术的患者也很难耐受化疗或是同步的放化疗。整体来说，老年人对胃癌手术的耐受性要比食管手术好，但是在进行重大手术前仍然需要仔细的术前评估。麻醉手术的评估会在第 4 章进行更详细的介绍。

确定分期

　　准确的肿瘤分期在决定任何一种治疗性方案中都起着重要的作用，利于患者来选择治愈性或是姑息性的疗法。如果有明确的血行转移或是不可治愈证据，那么食管癌患者就该选择姑息性疗法。尽管在分期方法上有了一定的进步，但是没有一个是完美的，仍然有一小部分人需要进行探查手术来决定其是否可治愈。即便存在血行转移，姑息性手术或是短路手术可以改善出血或梗阻，可能对某些胃癌患者有用。在决定进行姑息性手术时，需要考虑到很多患者的病情在这种情况下会迅速恶化。

患者的选择和信息提供

　　有关食管癌和胃癌的诊断和预后的信息应该提供给所有的患者，并且一个专科护师尽可能地参与

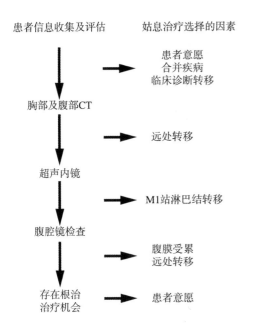

患者信息收集及评估　　姑息治疗选择的因素

患者意愿
合并疾病
临床诊断转移

胸部及腹部CT

远处转移

超声内镜

M1站淋巴结转移

腹腔镜检查

腹膜受累
远处转移

存在根治
治疗机会

患者意愿

图 10.2 ● 胃体胃窦癌选择接受姑息或根治治疗的流程图。

这一过程也是至关重要的。所需要信息的量和类型会因人而异，从对其他疾病的患者信息需求的研究中得到的证据表明，患者希望获得尽可能多的信息，并且比较喜欢由专业人士以及其他形式（比如一本小册子或是光盘）提供的信息[16]。必须告知患者相关治疗可能带来的益处和风险，从而使患者作出选择。所有的临床医师都会面临下面的情况：有的患者力争治愈而不顾风险；而有的患者希望接受最安全有效的干预治疗。交待预后，提供足够的信息并听取患者的观点十分重要，只有这样，患者及其家属才会满意地得到他们需要的信息和支持。

进展期食管癌、胃癌的症状和体征

食管和贲门部的肿瘤

进行性吞咽困难是大多数食管、胃食管交界处或者近端胃肿瘤的最主要的症状。这种恶性吞咽困难通常是显而易见的。最初吞咽固体食物困难可能会引起阻塞或是吞咽疼痛。固体食物的摄入量会逐渐减少，患者最终甚至无法吞咽唾液。完全吞咽困难可能会导致吸入性肺炎。不到 5% 的食管癌患者会有开放性的消化道瘘，但这通常和局部晚期疾病和较差的预后有关。食管肿瘤可能也存在呕吐、呕

血或是胃食管反流。许多患者现在有着晚期疾病的症状，包括乏力、厌食、由腹水或肝转移引起的上腹痛以及便秘。由于摄入量很少导致恶病质加重，患者的体重常常迅速下降。肿瘤浸润喉返神经引起的声音嘶哑可能是食管切除术后局部复发或纵隔复发的结果。

胃体和胃窦的肿瘤

胃癌通常有隐匿的临床表现，部分患者几乎没有症状。慢性失血最终可能导致贫血症状。呕血是罕见的首发表现。上消化道不适，如上腹不适、早饱和胃食管反流是很常见的。远端胃的肿瘤会导致梗阻，患者常描述上腹饱胀、反流和恶心，并最终导致呕吐。上腹肿块、锁骨上淋巴结肿大、黄疸、腹水或者胸膜积液都是晚期的表现。骨痛和颅内压增高症状较少见，通常和转移扩散有关。食管和胃的癌症症状见框 10.1

快速缓解晚期食管癌和胃癌患者的吞咽困难或胃梗阻是为有症状的患者提供姑息性治疗的首要考虑问题。当不适合治愈治疗的患者有与原发肿瘤相关的轻微症状时，姑息性治疗的主要目的就是延长生存，保持或改善健康相关生活质量。许多接受姑息性治疗的患者也需要饮食建议。适当的临终关怀也是需要考虑的。

食管和贲门癌的姑息性治疗

有很多方法对减轻晚期食管和贲门肿瘤患者的痛苦是有用的。在过去，手术被认为是缓解恶性吞咽困难最好的办法，现在仍有人支持这一主张。姑息性手术虽然可以缓解吞咽困难，但是有证据表明它同时影响了健康的其他方面。特别是做完食管切除术的患者，他们忍受着身体状况、功能和社会福利的恶化，以及逐渐增加的疼痛、乏力和呼吸困难[17]。一般情况下，接受姑息性手术的患者在出现转移症状之前，并没有足够的时间来恢复。从历史上看，姑息性切除术也与围术期的高死亡率和发病率有关。重要的是，不管姑息性切除术是否比非手术措施能更好地缓解症状，就目前来说仍然没有令人信服的证据表明姑息性手术可以延长

178

框 10.1 • 食管癌和胃癌的症状

| **食管癌** |
| 吞咽困难 |
| 吞咽痛 |
| 反流 |
| 胸痛 |
| 呕血 |
| 咳嗽 |
| 呼吸困难 |
| 声音嘶哑 |
| **胃癌** |
| 吞咽困难 |
| 上腹饱胀感 / 不适 |
| 容易呕吐 |
| 呕血 |
| 恶心 |
| 反流 |
| 贫血症状 |
| **转移性疾病** |
| 上腹疼痛 |
| 上腹饱胀感 / 不适 |
| 厌食 |
| 骨痛 |
| 便秘 |
| 呼吸困难 |
| 咳嗽 |
| 体重减轻 |
| 疲劳 |

生存期。这一领域仍然需要进一步的研究，有些人建议微创手术可能适于缓解食管癌患者的痛苦。接下来的部分主要讨论食管癌和胃食管交界癌的非姑息性切除的方法。它分为 5 类：

1. 内镜方法缓解腔内阻塞。
2. 化疗、放疗或同步放化疗。
3. 治疗消化道瘘。
4. 治疗喉返神经麻痹。
5. 治疗慢性出血。

内镜方法缓解腔内阻塞

恶性吞咽困难可以通过支架置入、用光热或光动力疗法进行肿瘤消融、注射细胞毒性药物来缓解。许多形式都是互补的。没有一个方法或联合疗法大大优于缓解吞咽困难的其他疗法，虽然现在有证据表明，和金属支架置入相比，单剂量的短程化疗可以长时间地缓解吞咽困难的症状[18]。曾经有人主张扩张食管并插入硬质塑料管来缓解吞咽困难。由于单独扩张的作用短暂并存在穿孔风险，目前仅在明确最终的治疗之前将它作为初步的治疗措施。可以通过放置自膨胀金属支架或临时扩张管来使食管小程度地扩张。临床实践使用指南建议，在扩张前要进行精心的准备，应用聚乙烯探针或是水囊[19]。严重的狭窄和狭窄的角度不理想时应当在 X 光检查下进行很好地调整。

 在对恶性狭窄进行扩张之前有必要进行病理检查，如果可能进行食管扩张术，必须签署知情同意书。如果有必要的话，应该由经验丰富的内镜医师通过放射学对比执行。

大部分的评估缓解吞咽困难疗法的随机试验都是小型的和单中心的，因此可能在发现不同疗法之间的差异方面缺乏有效的说服力。表 10.1 总结了 2007 年以前的评估缓解恶性吞咽困难的干预措施的随机对照试验。其中只包括超过 40 个患者的随机试验。

支架植入

支架植入可能是目前缓解恶性吞咽困难最广泛的应用形式，它可以快速地缓解吞咽困难，相关的并发症发生率也很低。我们可以在内镜下、X 线下或是剖腹手术时放入支架，尽管当一个肿瘤无法切除时，已经几乎没有地方可供支架放入，内镜插入比较安全，并发症也少。在过去的 20 年，自膨胀的金属支架（self-expanding metal stents，SEMS）已经取代了硬质塑料假体。这是基于减轻植入和自膨式金属内支架有较低的发病率的证据[20,21]。最大并且设计最好的研究之一并没有发现任何的成本差异，这些研究的目的在于评价在不能手术的食管癌患者中，与传统形式（用塑料支架进行插管）相比较的 SEMS 的成本效益和效率。但是硬质管会导致吞咽

表 10.1 ● 关于恶性吞咽困难内镜姑息治疗的前瞻性随机对照试验研究（病例数大于 40）

作者	病例数	组 1	组 2	吞咽困难程度	临床疗效	健康相关生活质量*
Knyrim 等，1993[20]	42	Cook 塑料支架	SEMS：未覆盖 Wallstents	无差异	组 1 并发症发生率及住院时间升高	未评估
Lightdale 等，1995[27]	218	Nd：YAG 激光	光动力疗法 + 染料介质氩离子泵激光	无差异	组 1 症状发生率更高	未评估
Heier 等，1995[28]	42	Nd：YAG 激光	光动力疗法	无差异	观察组 2 疗效更好	未评估
Adam 等，1997[47]	60	SEMS：覆盖 Wallstents 或未覆盖 Ultraflex	Nd：YAG 激光	组 2 更严重	组 1 覆盖 Wallstents 的病例支架移位发生率更高	未评估
Sargeant 等，1997[48]	67	Nd：YAG 激光	Nd：YAG 激光 + 体外放疗	组 2 治疗周期更长	无差异	未评估
Siersema 等，1998[21]	75	Medoc 塑料 Celestin 支架	SEMS：覆盖 Gianturco	无差异	组 1 并发症发生率及住院时间升高	未评估
Carazzone 等，1999[33]	47	Nd：YAG 激光	瘤内注射 98% 乙醇	无差异	组 2 疼痛程度更高	未评估
Dallal 等，2001[49]	65	Nd：YAG 激光	SEMS：未覆盖 Ultraflex	无差异	并发症发生率无明显差异异组 1 生存率更好	组 2 在 1 个月时生活质量评分较差
Siersema 等，2001[50]	100	SEMS：覆盖 Wallstent	SEMS：覆盖 Ultraflex 或 Gianturco Z 支架	无差异	无差异	未评估
Vakil 等，2001[51]	62	SEMS：覆盖	SMES：未覆盖	无差异	组 1 再次介入发生率较低	未评估
O'Donnell 等，2002[52]	50	Cook 塑料支架	SEMS：覆盖 Wallstent	无差异	无差异	无差异
Sabharwal 等，2003[53]	53	SEMS：覆盖 Wallstent	SEMS：覆盖 Ultraflex	无差异	无差异	未评估
Homs 等，2004[18,35]	209	SEMS：覆盖 Ultraflex	近距离放疗	SEMS 近期缓解率高近距离放疗远期缓解率高	SEMS 并发症发生率高	近距离放疗生活质量更好
Shenfine 等，2005[22]	217	SEMS（随机随机应用 18mm 或 24mm 直径支架）	标准治疗（随后随机用塑料支架或不用支架治疗）	塑料支架组吞咽功能更差	标准治疗未应用支架治疗组预后更好	18mm 支架疼痛程度较 24mm 支架组更好
Conio 等，2007[23]	101	自膨胀塑料支架	SEMS：覆盖 Ultraflex	无差异	塑料支架组并发症发生率更高	未评估
Power 等，2007 24	49	SEMS：覆盖 Ultraflex	SEMS：覆盖 Ultraflex 并有抗反流阀	标准 SEMS 组 2 个月软食进食情况更好	疗效相近有抗反流阀反流发生率减少	无差异

注意：以上试验的 30 天并发症发生率相似。

* 文章中健康相关生活质量结果来自于有效的多维问卷。

功能下降，并能提高晚期的并发症发生率[22]。

 　正是从大规模研究，无数小型试验和临床上 SEMS 有效的经验而得来的证据，使得支架植入治疗成为对恶性食管或胃食管肿瘤治疗的标准方法。

自膨式金属支架 (SEMS)

金属支架最初在 20 世纪 90 年代被用来缓解恶性吞咽困难，由于这一技术的发展，支架的设计各不相同，以此来抵消本身和放置位置的缺陷。支架是由一个可压缩的弹性的金属网制成，它在放置后 24 ～ 48 小时内会完全展开。支架可以迅速缓解吞咽困难，并获得较大的内部管腔直径（16 ～ 25mm）。肿瘤向内生长和支架移位的早期缺点已经被新的材料和设计所克服。支架的费用昂贵（每个大约 800 英镑）。当前设计的发展主要集中在使用可扩张的塑料制品而不是金属材料，以此来降低制造成本[23]。一些研究也发现，在支架远端增加阀门可以减少胃酸反流[24]。

植入方法

自膨式金属支架可以在胃镜或 X 线下植入。也有许多有着类似输送装置的设计方案。金属的食管支架是由钛镍合金组成，它有记忆性和良好的弹性。它被装在一个小口径的导管中，并被双层塑料膜所压缩。在压缩过程中，支架收缩了约 1/3。不管是未覆盖或部分覆盖，它都是可利用的。这一装置提供近端照明以利于安全放置，并减少了食物滞留的可能性。设计圆锥形 "Flamingo" 支架的目的是减少移位，并且支架近端和远端的 1.5cm 没有被覆盖。它可能在放置和定位过程中恢复，但是低于 50% 的内假体已被释放。Gianturco Z 支架也使用不锈钢，并且表面涂有聚乙烯薄膜。在它的中部有很长的线钩，以方便固定位置。与 Ultraflex 和 Wallstents 不同的是，它在释放过程中很少有缩短。一个 "风向袋" 的设计可以减少胃食管反流。其他的支架都是在这些基本设计上做了改动。比较研究表明，如果不使用覆膜支架，肿瘤浸润的再次介入率要高于使用覆膜支架。其他的关于 SEMS 的比较研究显示了矛盾的结果，尽管这些实验可能有设计缺陷，但是

目前还没有很好的证据来证明一种设计在发病率或缓解吞咽困难方面要优于另外一种。

金属支架置入术的禁忌证是食管上括约肌 2cm 内放入支架的肿瘤。因为我们要考虑邻近转移、喉压缩、顽固性疼痛和癔球症等问题。支架置入术的相对禁忌证更依赖于操作者的专业知识，但这些包括：完全性管腔阻塞，阻碍支架正确定位的非圆周肿瘤生长，几乎呈水平方向生长的恶性肿瘤，已行放化疗和多方位的病变，特别是位于胃食管交界处的肿瘤。所有的这些情况在内镜下放置支架都是有风险的。

准备工作

经内镜假体置入术通常在静脉镇静下即可进行，而一些内镜医师坚持使用全身麻醉。静脉镇静时需要进行常规监测，同时保证对气道的持续关注。应该持续地引流出唾液及反流液体，以预防在该过程中发生误吸。

采用荧光镜的经内镜置入术

在对肿瘤进行内镜下评估和测量之后，将导丝置入胃内（采用内镜或荧光镜操作成功通过肿瘤之后）。在通过导丝置入传送系统之前，有时需要扩张至少 10mm。肿瘤近端和远端需要采用不透射线的表面标记物进行标记，或对肿瘤边界注射造影剂。细长的传送装置通过导丝进行延伸，直到被压缩支架的不透射线标记物正确地对准了肿瘤。一旦对准位置，支架即刻释放。在一些支架部分释放后，仍可能对其进行重新定位。随后在荧光镜引导下小心移走导丝和传送装置。释放支架后，可重新插入内镜以确认最终部位。建议即刻进行球囊扩张，以改善膨胀情况，并预防早期移位，但也可以在支架置入数天之后再进行此操作。

射线下置入

在支架置入前需进行经口造影以显露恶性狭窄的形态学影像。此方法可评估肿瘤的长度及位置。一个易操纵的细小导管随后通过导丝穿过狭窄区域抵达胃及标注的表面标记物。肿瘤近端和远端已被标记（与内镜下定位相似）。如果间隙过于狭窄，则采用球囊扩张至 10 ～ 15mm。支架置入装置随后安全通过导丝并在射线下定位，并根据支架类型进行

释放。

术后管理

支架置入后，必须指示患者保持直立坐位。通常允许当日经口进流食，除非怀疑存在并发症或穿孔的症状及体征。在开始经口进流食前，可进行临床及放射线检查以除外穿孔。应该告知患者饮食规定的信息，建议在餐中仔细咀嚼食物，并规律地在餐后饮水。有时建议每日摄入 10ml（20 单位）过氧化氢。

并发症

即使操作者经验丰富，SEMS 插管仍具有 1%～2% 的操作相关死亡率，早期并发症发生率在 0～30%。并发症列在表 10.2 中。

1. 支架位置错误，可能需要置入第二个或第三个支架（如果肿瘤较长）。这样可以将位置错误的支架覆盖住，从而完全支撑肿瘤。
2. 支架展开不全及早期吞咽困难，如 48 小时内不能缓解则可能需要球囊扩张。
3. 早期支架移位。1% 的患者会出现，置于食管-

框 10.2 ● 支架置入的并发症

早期并发症
错位 / 移位
张开不全
食管穿孔
上消化道出血
吸入性肺炎
疼痛
晚期并发症
移位
肿瘤内向生长或过度生长
吸入性肺炎
疼痛
反流
晚期穿孔或形成瘘管
假体崩解
支架扭曲
出血

胃交界处比两端固定于食管内的支架更易发生。可以安全地进行经内镜支架回收，特别是采用较新的设备时。已移动至胃内的支架也能被安全取出，因为它们很少阻塞幽门管或导致肠穿孔。

4. 食管穿孔是最严重的并发症，如扩张过狭窄区域则更易发生。在支架置入前，如果肿瘤成角或广泛包裹食管，可预先使用放疗和 / 或化疗。如出现快速进展的皮下气肿、严重疼痛、影像学发现纵隔气肿、膈下气体和胸腔积液，应引起高度重视。破裂的范围可通过上消化道造影予以确认。最恰当的治疗方式则依据发现的时间和破裂的范围来确定。如由内镜确认，置入的假体本身可能会封闭住穿孔，预防纵隔炎。或者，可放弃该操作采取保守治疗。此方法包括使用广谱抗生素、禁食和胃肠外营养或经空肠造瘘营养。如果有胸膜污染的证据，可能需要插入胸腔引流管。该严重并发症的特殊管理措施在第 19 章有详细描述。
5. 有时会发生严重的上消化道出血。该并发症难以治疗，可仅需要一些支持措施。

晚期并发症

至少 20% 的患者会出现远期问题，通常与进食有关。这些问题通常需要住院治疗进行进一步内镜干预，有时需要更换假体。

1. 假体可能因肿瘤在支架两端过度生长而发生阻塞，如果支架为网格式设计，则肿瘤可能穿过金属支架的网眼向内生长造成阻塞。此情况会导致吞咽困难的复发，发生于 5%～30% 的患者中。肿瘤向内生长可由激光、氩光凝固和光动力治疗进行处理。向支架两端的过度生长可通过置入第二枚支架得到成功治疗。
2. 尽管金属支架直径较大，食物团块阻塞仍可发生。可自行缓解，也可能需要内镜将密实的食物团块推入胃内。
3. 每当有管道通过胃食管交界时，所有患者都会发生胃酸反流。这可引起食管炎，偶尔在管道上形成良性狭窄。这能通过保守措施、扩张和抑酸治疗进行控制。使用带抗反流活瓣的支架可以缓解反流症状。

4. 已有报道会出现压力性坏死及晚期食管穿孔导致的纵隔瘘。

5. 支架可能断裂或扭曲，导致严重并发症。由于大部分患者存活时间不长，这种情况较罕见。仅在少数情况下需要手术移除这些管路。

6. 吞咽困难缓解不完全，就会存在进食困难。一旦假体在位，所有食物必须通过固定直径的管路。所以患者需要恰当的营养支持及相关建议。

制造商仍不断开发出新设备以减少移位的风险，增加置入便捷度，使支架更易调整位置或回收。一种新型自扩张塑性支架（self-expanding plastic stent, SEPS）假体已经通过评估，但仍在支架移位方面存在特殊问题[23]。尽管如此，似乎未来的发展会克服这些问题。尽管存在与支架置入相关的并发症，单次内镜操作直接缓解吞咽困难可使插管成为引人注目的简单姑息治疗，特别是对于预期寿命短、一般状况差的患者。

激光治疗

作为恶性吞咽困难的姑息手段，激光治疗的应用已减少。这是由于操作费时，且需要反复住院。如患者能充分适应多次住院治疗，可提供患者姑息性化疗或短距离放射治疗。激光治疗用于手术或确定姑息治疗前吞咽困难的临时缓解，也用于食管支架患者肿瘤的过度生长或向内生长。激光治疗也可用于食管颈段肿瘤（此处禁忌使用支架）。肿瘤激光消融的原则与其他技术相似，例如氩气凝固法。可在平均两次治疗期间成功完成管道再通和吞咽困难的缓解，尽管大多数患者仍会持续使用半流食或流食。激光治疗后的平均吞咽困难缓解期在 4 ~ 16 周。如需要，可采用激光或氩气进行多次反复的管道再通。

英国最常见的激光类型是非接触式钕钇铝石榴石（Nd:YAG）激光。激光能量通过单纤维输送，该纤维由聚四氟乙烯鞘包裹。在 5 ~ 10mm 的照射距离内，予以持续 0.5 ~ 1.0 秒的多次脉冲。这导致组织坏死及最终的汽化，其效果取决于所使用的能量、操作持续时间、纤维端和目标之间的距离、操作目的和组织颜色。石英纤维周围充盈同轴气体（通常是 CO_2 或 NO_2），以冷却探针尖端并清理碎片。气体通过内镜吸引管路排出。采用与内镜相邻的鼻胃管对食管进行减压。低能量接触型 Nd:YAG 系统采用同轴液体冷却尖端，清理碎片并减少接触探针的附着。通常采用蓝宝石尖端作为热刀。更低能量装置理论上意味着大大减少了由过多激光能量所致的穿孔机会。组织损伤通常发生于操作位置之外 0.5mm 处。每次激光治疗操作可使狭窄完全或部分再通。有人建议 48 ~ 72 小时后当水肿消退时常规内镜复查，以准确评估整体治疗效果。破坏的肿瘤随后会用钳子、息肉圈套器、灌洗法或用内镜推至远端予以清除。有些人根据临床治疗效果再采用其他如前所述的治疗方法。

内镜技术

通常进行激光治疗时采用静脉镇静，尽管有些中心使用硬质内镜、全身麻醉和气管内插管。喜欢硬质内镜的操作者相信，其优点是能够更好地吸引液体、烟雾和残渣，对肿瘤有更好的视野。如果能够通过恶性狭窄区，激光首先使用于肿瘤远端。随后内镜以环形回退至肿瘤近端。如果遇到完全梗阻，可直接对肿瘤进行汽化，或先扩张以使内镜通过。顺行治疗可能更加危险，因为缺乏关于腔内轴向的信息，首先接受治疗的区域也很快水肿，这样会影响视野和深入操作。

早期并发症

激光治疗的主要并发症发生率和死亡率（1% ~ 5%）通常低于内镜插管（采用塑形支架）。很少有研究比较激光治疗和金属支架（表 10.1）。激光治疗的早期并发症列在框 10.3 内。

1. 胸痛可能由广泛黏膜烧伤引起。这很常见但不严重。

2. 激光管道再通后的食管穿孔比硬质内假体置入的更少见。其风险约为 5%，据说与预扩张的关系比激光治疗的直接并发症更密切。

3. 激光治疗后，有时经胸部 X 线检查会发现良性腹膜气肿或纵隔气肿。这可能与同轴气体喷射通过异常组织，通常是坏死肿瘤组织有关。患者很少出现症状。造影检查没有发现裂口，患者通常顺利恢复。

4. 胃胀由二氧化碳注入引起，及时充分减压也会觉非常不适。该疼痛本质为内脏性，可能会与瘤手术后进行腔内放疗在治疗黏膜侵犯时很有效。

广泛黏膜烧伤所致的胸痛混淆。

5．激光治疗后出血很少见，发生率约为 1%。

晚期并发症

晚期并发症通常在激光破坏之后发生，需要反复内镜治疗。

1．主要问题是肿瘤复发。患者需要每月治疗。通过医疗专业性可感受到，此方法烦琐且具破坏性，但已有少量研究客观评价了患者关于此事的观点。有人感觉反复住院会使其具有健康感。

2．迟发型激光相关良性狭窄发生率可达 20%。这需要反复扩张，有时需要支架置入。

3．对固体食物持续性吞咽困难。激光治疗可使 90% 的狭窄再通，但对于正常吞咽而言，宽大的管腔直径并非必需。远端肿瘤会导致"假性失弛缓"，影响吞咽。残余的黏膜内肿瘤可引起食管运动受损，与进行性恶病质一起会使一些患者无法吞咽固体食物。

联合激光治疗

鉴于单纯激光治疗反应多样，已在探索通过联合治疗改良激光治疗效果的方法，以延长激光治疗到症状复发的间隔期。激光治疗能与腔外型或腔内型放疗结合，延长治疗之间的间隔时间，然而患者必须接受放疗，而放疗则会延长住院时间。激光减

热能再通还是支架？

激光治疗快速、安全、有效，比硬质插管术更能有效缓解吞咽困难。这更适合于非圆周样、息肉样和外生型肿瘤，而支架可能更适于圆周样阻塞性肿瘤。激光姑息治疗的主要缺点是需要患者定期入院，设备资本成本也较高。激光治疗不会对患者造成外来损伤从而引起食管压迫，也不会造成瘘或弥漫性上皮下肿瘤。所以更多的人将其看做是补充治疗而非姑息治疗，以处理术后局部复发所致管腔过度生长或向内生长。

氩离子凝固术

高频透热电凝疗法已广泛应用于手术止血和肿瘤组织消融。氩气离子凝固术使用电离化氩气喷射，向肿瘤传导高频电能。这很容易通过内镜进行应用。一旦肿瘤表面凝固干燥，电流即通过相邻区域。不像激光，氩光束会与最近接触点形成电弧。扩张处于最低限度（2～3mm），且这减少了穿孔风险。气体流速很高，这意味着需要常规吸引以预防胃扩张。此方法并不昂贵，而且穿孔的风险很低，使操作者的信心十足。由于这些实用的特征，此方法已经大量替代了激光治疗，成为首选减瘤治疗[25]。而激光治疗则耗时甚多，且需要反复治疗。

光动力治疗

光动力治疗（Photodynamic therapy，PDT）是正处于研究中的治疗方法，改进了传统激光治疗。它使用选择性技术瞄准肿瘤组织，并限制邻近组织损伤。它由三部分组成：光源、感光剂（一种血卟啉衍生物）和氧气。感光剂在照射肿瘤前 3～4 天经静脉注射。激光（在内镜下使用）随后在组织内激活该药物。一旦受到刺激，感光剂与氧气相互作用生成大量具有细胞毒性的活性氧。感光剂在异常增生或显著新生物中的滞留时间比正常组织长，比例约为 2：1。正常组织的损伤通过再生进行修复[26]。

临床适应证

PDT 在姑息治疗中的作用仍待确定，且似乎较小。如小型黏膜肿瘤（uT1，N0）患者不适合或不愿意进行大手术时（见第 6 章），可将其用于治疗，

或将其用于其他治疗失败且无法进行手术的损伤。两个前瞻性随机研究比较了 PDT 和激光治疗[27,28]。单独激光治疗后穿孔更为常见，尽管吞咽困难的缓解率在两组相差无几。PDT 似乎比激光治疗具有更长的维持时间。

并发症

现已发现很多种相关并发症。活化感光剂引起医源性血卟啉病，可在药物注射后持续长达 6 周，并引起皮肤光过敏。建议患者免阳光照射。穿孔、瘘和食管炎均会出现，形成狭窄。PDT 尚有待进入广泛的临床应用，部分是由于其费用成本。作用时间更短的新型感光剂可能会使治疗更易接受。目前，尚无数据支持 PDT 成为一线姑息治疗，但可考虑用于高位食管肿瘤，如支架移位、肿瘤转移及向内生长时可作为补救治疗。

双极电凝术

双极电凝术（Bipolar electrocoagulation，BICAP）是另一种热能内镜治疗，用于缓解吞咽困难[29]。通常对肿瘤表面 2 ~ 4mm 范围进行凝固，需要一至两次操作以处理整个肿瘤。虽然吞咽困难可能部分缓解，但穿孔、瘘形成、狭窄和出血的问题仍会发生，该技术也从未被广泛应用。

化学方法导致肿瘤坏死

使用乙醇进行病变内注射以导致肿瘤坏死是一种简单可行的姑息治疗，适用于外生型肿瘤和近端食管肿瘤[30,31]。它也能用于控制肿瘤的出血。

内镜技术

患者需要静脉内镇静和可弯曲性内镜。硬化疗法针可将 0.5 ~ 1.0ml 的少量乙醇注射入肿瘤的壶腹部。内镜下观察到肿瘤发白肿胀，则可确认针尖在位。患者如具有较长肿瘤，则最好在开始时对远端先进行注射，这样所引起的水肿不会影响内镜通过。并未限制一次操作所注射的总量（1 ~ 36ml 均有报道）。如内镜无法通过狭窄，则需要予以扩张。可能需要数次治疗以改善吞咽，但吞咽改善通常会在 1 周内出现。

结局

已有报道，纯乙醇治疗后大多数患者的吞咽困难评分会得到改善，尽管可能因初期的肿瘤水肿和膨胀出现暂时加重。可出现胸骨后疼痛和低热。穿孔和瘘形成已有报道[32]。坏死的模式可能不可预知，其主要缺点是需要反复治疗。

 　注射化学药物以缓解恶性吞咽困难具有所有优秀技术的特质：安全、便宜和容易获得。由于很难确认酒精注射入组织后流向何处，故该技术不如激光治疗精确。一个前瞻性研究比较了激光治疗和乙醇注射[33]。乙醇治疗的患者经历了更为显著的疼痛，但吞咽困难和其他并发症在两组间相似。尽管有报道认为乙醇尚未广泛应用，其缓解吞咽困难的地位更趋向于更为传统的辅助治疗。与其他的热能再通方法相似，它不能用于气管食管瘘的患者。

外部光波或腔内放疗

外部光波放疗

姑息性放疗的目标是让食管再通，并抑制局部肿瘤进展。这可由外部光波或腔内放射源（近距放疗）完成。外部光波放疗应用广泛。该方法规划简洁，无需住院。该方案在 5 ~ 6 周时间内将 30 ~ 60Gy 分 10 次或更多次进行投照。由于放射引起的水肿和肿瘤肿胀，开始时吞咽困难会加重。对于营养状况较为危险的患者，在治疗前首先需要进行某种形式的营养支持（经内镜管道再通或经胃造瘘、空肠造瘘和鼻胃管行肠内营养）。

并发症

副作用常见，通常较严重，特别是如果起始治疗看起来成功时：肺纤维化、瘘和良性狭窄形成等都有报道。20 世纪 70 年代的数据显示，仅有不到 40% 的患者可接受采用外部光波放疗对吞咽困难进行姑息治疗。还会发生复发性吞咽困难的问题，这主要由食管瘢痕狭窄所致。作为一个单独的方法，它可能已被腔内照射或联合治疗方法所取代。

近距放疗（腔内放疗）

选数管（Nucleotron,，Zeersum，荷兰）远程控制后负荷仪器的开发，近年来已产生重要的影响，因为它使放射源距离肿瘤更近，并尽量增大了肿瘤放射剂量。这是一种简单而安全的操作，对工作人员无放射暴露。近距放疗上涂装置的直径仅 8mm，经内镜穿过导丝，并通过荧光镜置于肿瘤部位。其被固定于口腔或鼻腔。患者随后被转运至保护治疗室，并连接选数管仪器。一个微处理器控制气动传送器将铯[137]弹丸通过管路送入上涂装置。最佳剂量尚不明确，单次或多次操作的变化范围为 15～20Gy，深度为 1cm。可反复隔日进行治疗，鼻胃管可保持原位，或根据情况更换，尽管通常仅在 10～15Gy 的单剂量给药时放置。需要通过内镜、荧光镜和 CT 扫描仔细标记肿瘤，计划好目标范围，以将两端数厘米的正常食管包括在其中。近距放疗的巨大优点是放射剂量对肿瘤而言极高，同时邻近的正常组织相对受损较少。该方法可与其他治疗联合使用。

吞咽困难的缓解和患者报道的结局

已报道了一个设计良好大型随机试验，比较了近距放疗（12Gy）和 SEMS（金属支架）在无法行根治治疗的患者中的作用[18,35]。该试验的主要观察指标是吞咽困难。结果显示，SEMS 能更好地短期缓解吞咽困难，但会增加并发症发生率。近距放疗组则可达到吞咽困难的长期缓解。两组的生存期相似（近距放疗的中位生存期为 155 天（95%CI 127～183 天），支架置入的中位生存期 145 天（95%CI 103～187 天）），但支架置入比近距放疗显著具有更高的并发症发生率。主要并发症包括穿孔、出血和瘘形成。大出血更多发生于金属支架置入后。其他并发症包括出现放射后狭窄和气管-食管瘘。该实验还包括了健康相关性生活质量和花费的智能评估。治疗之间的健康相关性生活质量差别开始较小，但会随时间推移而增加。据实而言，在情感、认知和社会功能方面的作用差别会随时间推移逐渐显露其统计学显著性，该差别也体现在吞咽困难评分之中。两种治疗仅在费用方面具有较小差别。该实验的作者总结为，近距放疗应该是食管癌吞咽困难的姑息治疗中的首选。

单剂量的腔内放疗（近距放疗）似乎对恶性吞咽困难是一种较好的姑息治疗手段。包含患者结局评估的高质量随机证据支持该方法[18,34,36]。如果在英国该方式被广泛采用，尚需改变放疗设备的置入方法。近距离放射治疗时，选择患者很重要，有些虚弱的患者仍需要采用单次 SEMS 置入以直接缓解吞咽困难。否则，对需要姑息性缓解恶性吞咽困难的患者则建议使用近距放疗。

食管癌的姑息性化疗或放化疗联合治疗

食管癌姑息性化疗的地位仍然不甚清楚。该治疗的目标是控制局部和远端的肿瘤以改善生活质量并延长生存期。近期一份 Cochrane 系统性回顾发现，评价比较姑息性化疗和最佳支持疗法的证据尚有限[4]。事实上，只有两个总共 42 名患者的随机对照实验对转移性食管癌比较了化疗和最佳支持疗法。干预组的中位生存期为 6 个月。有 5 个随机试验比较了 1242 名参与者中不同的化疗方案，没有观察到某一特殊的化疗方案能够持续性获益，也不可能进行正式的汇总分析[4]。可能放化疗联合会提高反应率和生存期，尽管其证据仍然有限。还缺乏支持二线化疗在食管癌姑息治疗中的证据。适合姑息性化疗的患者常常需要注意其营养需求。如果能够耐受化疗的初始疗程且治疗有效，可能会缓解吞咽困难，并在进展之前维持数月时间。尚在准备中的一些研究将比较姑息性治疗的方式，进行生存期与健康相关性生活质量的评估。

气管 - 食管瘘

气管 - 食管瘘引起阵发性咳嗽、误吸，如不能及时治疗，反复的肺部感染最终会导致死亡。这发生于 5% 的食管癌患者，常由于肿瘤和 / 或局部淋巴结自行坏死使食管壁穿透入支气管树，或由治疗所导致。这些瘘很难治疗，生存预期会缩短。进行颈部食管造瘘术和胃造瘘术可缓解症状，但通常并不适合。胃或结肠的姑息性旁路手术具有高度侵袭性，由于在此情况下患者的整体情况和预后都较差，通常不建议进行。经内镜假体置入是治疗的一种选择，尽管置入硬质假体的结果并不令人鼓舞（即使使用的是改造后的带袖假体）。使用覆膜金属支架以封闭气管 - 食管瘘似乎是一个更有前途的发展方向，尽管尚未进行随机试验[37]。靠近环咽区域的瘘特别难处理。在此情形下，可进行气管食管同步支架置入。在肿瘤处于食管上半部分，特别是在确认或怀疑形成气管瘘的情况下，始终要考虑到食管假体可能引起气道压迫的可能性。早期支气管镜检查可予以明确诊断，并确认气管支架优于食管支架，或至少应在食管支架之前置入。在开始对 T4 期肿瘤进行放化疗前，即使并未侵犯气管，可能仍需要置入气管支架[38]。就这一点而言，目前化疗或放疗的地位仍需要深入评估。在无法置入支架的部位，可经内镜放入纤维组织凝胶。

喉返神经麻痹

肿瘤浸润导致的喉返神经麻痹会引起进食困难、声音减弱、咳嗽无力和吸入性肺炎所致的反复肺部感染。患者通常声音嘶哑，且主诉口咽时相的吞咽困难。典型表现为进食固体和液体食物时咳嗽和窒息感。喉镜检查可明确诊断。可能需要内镜以除外引起吞咽困难的其他问题。钡餐检查可明确吞咽过程中咽喉时相的误吸。左侧神经因其走行于胸内而更易受累。聚四氟乙烯注射能重建声门功能，可有助于解决吞咽、讲话和咳嗽的问题。在一个 15 人的序列研究中，所有患者均有所改善，除了一名患者出现喘鸣而需要紧急气管切开[39]。食管切除术后的喉返神经损伤通常导致暂时麻痹，一般在 6 周内恢复。

出血

无法手术的食管和贲门肿瘤的出血会导致难治性贫血等问题，偶尔会出现急性上消化道出血。由于肿瘤已进展，这通常很难处理，可能会导致患者死亡。可使用内镜下激光治疗、肾上腺素注射或电凝术控制症状。外部光源放疗也被认为会减少出血，并延长输血间隔，尽管对此项操作尚无证据。

胃体和胃窦肿瘤的姑息性治疗

可接受根治性手术的胃癌患者常常并不适合对

症的姑息治疗。很多进展期疾病可能无症状表现，但即使对存在梗阻症状或出血的患者，仍推荐姑息性化疗以缓解症状。对于胃部严重的流出道梗阻或出血问题，仍需要姑息性手术或内镜治疗。下面将分别讨论姑息性化疗或放疗的作用、控制胃部流出道梗阻和急慢性胃出血等问题。

进展期胃癌的化疗

系统性化疗是无法手术的胃癌患者的主要治疗选择。最近一份系统性综述和 meta 分析汇总了一线化疗治疗进展期胃癌的 Ⅱ 期和 Ⅲ 期临床试验，并已总结出最新的资料。姑息性化疗比最佳支持治疗更具有生存获益（风险比为 0.83，95%CI 为 0.74 ~ 0.93）。三药联合化疗也比伴或不伴蒽环霉素的 5- 氟尿嘧啶 / 顺铂方案更具有生存优势（风险比为 0.77，95%CI 为 0.62 ~ 0.95）。由此，推荐使用表柔比星、顺铂和 5- 氟尿嘧啶（持续性输注，而非弹丸式注射）以达到最佳生存结果，并使药毒性发生率最小化。最近的进展和口服 5- 氟尿嘧啶（卡培他滨）的批准上市可能会延长该药的持续应用实践，避免长期使用中心静脉管路的相关问题。不考虑目前使用的胃癌姑息性化疗所带来的正面影响，大多数大型临床试验中的中位生存期仅有 7 ~ 10 个月。因此，建议与患者就姑息性化疗进行全面、坦率、友好的讨论。化疗的主要缺陷是潜在的并发症。药毒性包括血液学的问题、静脉栓塞和感染并发症。在治疗期间，生活质量的一般方面会有所恶化（躯体及角色功能），但症状会有所缓解（吞咽困难、进食受限）。基线状况较好的患者通常能较好耐受临时性问题。患者需要相关资料以帮助他们应对治疗并满足信息需求，这包括治疗优势（生存期）和劣势（并发症发生率和对生活质量的负面影响）的数据。

推荐对进展期胃癌患者进行姑息性联合化疗（三药）。有证据显示这会比最佳支持治疗更能延长生存期，联合治疗比单药方案更好。中位生存预期为 7 ~ 10 个月。在接受此类治疗前，患者需要知道关于预期生存获益、药毒性和生活质量影响的真实数据，比较新疗法的深入研究应包括对患者体验的智能评估以及对健康相关性生活质量的详细评估。

胃流出道梗阻

胃体和胃窦部的癌症相关性梗阻很难处理。很多侵犯胃部的广大区域，最终影响储存和排空功能。切除原发肿瘤会使症状缓解，通常比旁路手术更能确保成功。但问题在于很多无法治愈的远端梗阻性胃癌患者具有很差的营养状况，身体虚弱。所以最好应该避免手术，因为患者在余下的生存期中（中位生存期 6 个月）绝不会从手术中彻底恢复而从中获益。在此情况下还有不同类型的选择，可进行姑息性胃切除术（次全切或全切）。在西方国家，全胃切除术相关的并发症发生率很高，通常并不推荐此治疗达到姑息性目的。对皮革胃进行胃切除术仍存在争议。患者如另外存在腹膜或肝转移，或邻近器官受累，生存预期则会非常短暂至仅有 4 个月左右，对此可能并无太多希望。尽管如此，皮革胃患者如病变局限于胃部或局部淋巴结，可能会存活超过 12 个月，这样适合于姑息性全胃切除术。作者的单位里很少进行全胃切除术。该治疗最好局限于一般情况良好的患者，但严重的出血会延长这些患者的住院时间。一旦条件允许，通常对这些患者进行经内镜姑息性治疗梗阻症状或姑息性化疗。

远端病变无法切除的患者可接受胃空肠吻合术。空肠肠袢与胃大弯相吻合。胃前壁或胃后壁肠袢的吻合尚无共识。后者理论上可能更易于发生反复梗阻，因为其更接近肿瘤。对无法手术的胃窦肿瘤进行 Devine 排除性旁路手术，被认为会通过预防胃空肠吻合口的反复梗阻而增加生存期[40]。也有一些证据表明，对无法治愈的胃流出道梗阻进行腹腔镜下姑息性胃空肠吻合术比标准开放性手术具有更低的并发症发生率。一份系统性综述比较了在对胃流出道梗阻进行姑息治疗中支架置入和胃空肠吻合术的作用，提示支架置入可能对生存预期相对较短的患者具有更好的疗效。该综述建议，推荐对预后较好的患者施行胃空肠吻合术。

食管 - 空肠吻合术后复发的肿瘤，或全胃切除术后腹膜广泛转移导致严重小肠梗阻时，置入金属支架会更为有效。激光凝固术已不能对胃流出道进行成功再通。置入鼻胃管、经皮内镜下置入营养管和空肠造瘘术将使无法手术的肿瘤患者获取营养。尽管如此，这些单独的措施并不能缓解患者的大多数症状。很多人相信，这样的姑息性治疗仅仅维持了患者的痛苦，除非它们被用于再通手术的辅助治疗。它们可用来对适于姑息性化疗的患者提供早期营养支持。

 十二指肠支架经常作为预后较差患者的一线治疗，以缓解胃流出道梗阻。生存预期较长、营养状况较好的患者更能从胃空肠吻合术中获益。还需要大规模临床试验提供的高质量证据，以比较这些治疗形式。

慢性出血

手术在缓解症状和解决胃癌慢性失血方面仍然是有用的治疗措施。激光治疗能够控制恶性胃出血，对氩气光凝术控制胃癌出血的报道也越来越多[41]。两种方法都需要反复住院。放疗也可以用于控制慢性胃癌出血，尽管还没有发表的数据支持此项治疗。

总结

在过去的 10 年里，食管癌和胃癌患者可获得的姑息治疗措施已有显著增加。没有任何一种治疗可以缓解全部症状而没有副作用，患者的中位生存预期仅徘徊在 6 ~ 12 个月。临床常见的情况包括控制瘘管、高位食管肿瘤和无法手术的胃癌出血，这些仍然是治疗难题。自扩张型金属支架、氩气光凝术、近距放疗、化疗和联合治疗等措施的应用带来了新的希望，尽管显著生存获益的证据和新治疗对生活质量的改进尚未得以明确。为提供高科技的专业化治疗，肿瘤治疗服务会越来越集中化，这会改善治疗效果并增加国立的姑息性治疗随机试验的入选人数。还有很多进展期患者极度衰弱，生存预期十分有限。这样的患者需要得到早期识别，避免长途跋涉到专业化内镜中心后发现必须进行多次治疗。必须做出切实的工作来判断是否能够识别出生存期极短的患者（4 周之内），可能会在姑息治疗中避免不必要的过度尝试。

仍然需要确认无法手术的上消化道恶性肿瘤患者的治疗效果。尽管标准化吞咽困难评分非常有用且能改善评价体系，姑息性措施中最重要的结果则来自于患者的治疗获益评估。可在临床实践中使用自我报告型生活质量问卷以提供这些数据，尽管目前它们仍然主要作为研究工具[42-44]。越来越多的上消化道护理专家支持患者进行姑息性治疗，并提供营养支持，还需要有效建立并应用姑息性治疗和上消化道肿瘤治疗组之间的联系[45,46]。

进展期患者姑息性治疗方案的选择比较困难。每个患者根据其肿瘤组织学、狭窄部位、临床分期、发病前状态和情感需要等方面都需要个体化。在充分考虑到治疗的有效性、应用的难易度、对其他治疗领域的适应性以及患者的接受程度时，必须有足够理由去选择某一种技术而非另一种，同时将并发症和费用降到最低。需要熟练的多学科团队全面了解所有可获得的姑息性治疗，姑息性治疗服务之间的紧密联系是使痛苦最小化的必备条件。

● **关键点**

- 接受姑息治疗的食管癌患者中位生存期少于8个月，少数可存活超过1年。尚无证据表明任何单独或联合的姑息治疗形式可改变难治性食管癌患者的生存时间。

- 接受姑息治疗的胃癌患者的中位生存期较差；50%的患者在诊断后6个月内死亡，其余患者在2年内死亡。三药联合姑息化疗比最好的支持治疗更能提高生存率，建议一般状况较好且具有相应意愿的患者接受此项干预。

- 决定进行姑息治疗应在多学科协作的情况下进行，随后告知患者。需要和蔼但真诚地告知患者相关信息，应包括可能的生存获益数据、治疗对症状的缓解以及生活质量的影响。

- 精确的肿瘤分期以及对患者并发症和选择的评估在任何治疗措施中都占举足轻重的地位，能够给予患者恰当的治愈或姑息的治疗方案。

- 在食管和胃癌的癌症姑息治疗中，手术的作用具有一定限制性。胃部分切除术可有助于缓解流出道梗阻，使患者有合理的预后，还需要他们接受姑息性化疗。姑息性全胃切除术对已引起难治性吞咽困难或出血的进展期患者非常有限。可能在手术获益表现之前，患者已死于疾病复发。

- 单剂量近距放疗提供了比自扩张金属支架（SEMS）更好的长期吞咽控制缓解方案。硬质可塑性假体置入术的地位不复存在，SEMS已成为恶性食管或食管-胃肿瘤插管术的标准方法。

- 激光治疗对于外生型食管肿瘤特别有效。氩气光凝术具有类似的姑息作用，且成本效益更好，更容易获得。

- 激光治疗可能更适用于非圆周性、息肉样或外生型肿瘤，而插管术则适用于硬化狭窄性肿瘤。

- 化学药物注射对缓解恶性吞咽困难具有所有优秀技术的特征：安全、便宜且容易获得。该技术不如激光治疗精确，因为很难确定酒精进入组织后向何处流动。

- 姑息性化疗在进展期食管癌和食管胃交界区肿瘤中，已具有愈发重要的地位，但目前尚缺乏常规支持其地位的证据。

- 胃癌姑息性化疗的主要缺点是潜在的并发症和生活质量的下降。尽管如此，基础情况较好的患者通常能较好地耐受一些暂时性问题。

- 选择进展期疾病的患者进行姑息性治疗非常困难，需要熟练、积极地从多学科团队中获取信息，对所有可能的姑息治疗有周密了解，并能意识到患者的个体需求。

（姜可伟　沈　凯译）

参考文献

1. Muller JM, Erasmi H, Stelzner M et al. Surgical therapy of oesophageal carcinoma. Br J Surg 1990; 77:845–57.

2. Rouvelas I, Zeng W, Lindblad M et al. Survival after surgery for oesophageal cancer: a population-based study. Lancet Oncol 2005; 6:864–70.

3. Al-Sarira AA, David G, Willmott S et al. Oesophagectomy practice and outcomes in England. Br J Surg 2007; 94:585–91.

4. Homs MY, Gaast A, Siersema PD et al. Chemotherapy for metastatic carcinoma of the esophagus and gastro-esophageal junction. Cochrane Database Syst Rev 2006; CD004063.

5. AllumWH, Griffin SM, Watson A et al. Guidelines for the management of oesophageal and gastric cancer. Gut 2002; 50(Suppl 5):v1–23.

6. McCulloch P, Ward J, Tekkis PP. Mortality and morbidity in gastro-oesophageal cancer surgery: initial results of ASCOT multicentre prospective cohort study. BMJ 2003; 327:756–61.

7. Jeurnink SM, van Eijck CH, Steyerberg EW et al. Stent versus gastrojejunostomy for the palliation of gastric outlet obstruction: a systematic review. BMC Gastroenterol 2007; 7:18.

8. Wagner AD, Grothe W, Haerting J et al. Chemotherapy in advanced gastric cancer: a systematic review and meta-analysis based on aggregate data. J Clin Oncol 2006; 24:2903–9.

9. Blazeby JM, Brookes ST, Alderson D. The prognostic value of quality of life scores during treatment for oesophageal cancer. Gut 2001; 49:227–30.

10. Bartels HE, Stein HJ, Siewert JR. Preoperative risk analysis and postoperative mortality of oesophagectomy for resectable oesophageal cancer. Br J Surg 1998; 85:840–4.

11. Eloubeidi MA, Desmond R, Arguedas MR et al. Prognostic factors for the survival of patients with esophageal carcinoma in the U.S.: the importance of tumor length and lymph node status. Cancer 2002; 95:1434–43.

12. The NHS cancer plan. London: Department of Health, 2000.

13. Executive NHS. Improving outcomes in upper gastro-intestinal cancers. The Manual, 2001.

14. Fleissig A, Jenkins V, Catt S et al. Multidisciplinary teams in cancer care: are they effective in the UK? Lancet Oncol 2006; 7:935–43.

15. Blazeby JM, Wilson L, Metcalfe C et al. Analysis of clinical decision-making in multi-disciplinary cancer teams. Ann Oncol 2006; 17:457–60.

16. Rutten LJ, Arora NK, Bakos AD et al. Information needs and sources of information among cancer patients: a systematic review of research (1980–2003). Patient Educ Couns 2005; 57:250–61.

17. Blazeby JM, Farndon JR, Donovan JL et al. A prospective longitudinal study examining the quality of life of patients with esophageal cancer. Cancer 2000; 88:1781–7.

18. Homs MY, Steyerberg EW, Eijkenboom WM et al. Single-dose brachytherapy versus metal stent placement for the palliation of dysphagia from oesophageal cancer: multicentre randomised trial. Lancet 2004; 364:1497–504 (Abstract).

19. Riley SA, Attwood SEA. Guidelines on the use of oesophageal dilation in clinical practice. Gut 2004; 53:i1–6.

20. Knyrim K, Wagner HJ, Bethge N et al. A controlled trial of an expansile metal stent for palliation of oesophageal obstruction due to inoperable cancer. N Engl J Med 1993; 329:1302–7.

21. Siersema PD, Hop WCJ, Dees J et al. Coated self-expanding metal stents versus latex prostheses for esophagogastric cancer with special reference to prior radiation and chemotherapy: a controlled, prospective study. Gastrointest Endosc 1998; 47:113–20.

22. Shenfine J, McNamee P, Steen N et al. A pragmatic randomised controlled trial of the cost-effectiveness of palliative therapies for patients with inoperable oesophageal cancer. Health Technol Assess 2005; 9:1–136 (Abstract).

23. Conio M, Repici A, Battaglia G et al. A randomized prospective comparison of self-expandable plastic stents and partially covered self-expandable metal stents in the palliation of malignant esophageal dysphagia. Am J Gastroenterol 2007; 102:2667–77.

24. Power C, Byrne PJ, Lim K et al. Superiority of anti-reflux stent compared with conventional stents in the palliative management of patients with cancer of the lower esophagus and esophago-gastric junction: results of a randomized clinical trial. Dis Esophagus 2007; 20:466–70.

25. Manner H, May A, Rabenstein T et al. Prospective evaluation of a new high-power argon plasma coagulation system (hp-APC) in therapeutic gastrointestinal endoscopy. Scand J Gastroenterol 2007; 42:397–405.

26. Barr H, Dix AJ, Kendall C et al. Review article: the potential role for photodynamic therapy in the management of upper gastrointestinal disease. Aliment Pharmacol Ther 2001; 15:311–21.

27. Lightdale CJ, Heier SK, Marcon NE et al. Photodynamic therapy with porfimer sodium versus thermal ablation therapy with Nd:YAG laser for palliation of esophageal cancer: a multicentre randomised trial. Gastrointest Endosc 1995; 42:507–12.

28. Heier SK, Rothman KA, Heier LM et al. Photodynamic therapy for obstructing esophageal cancer: light dosimetry and randomised comparison with Nd:YAG laser therapy. Gastroenterology 1995; 109:63–72.

29. Jensen DM, Machicado G, Randall G et al. Comparison of low power YAG laser and BICAP tumour probe for palliation of oesophageal cancer strictures. Gastroenterology 1988; 94:1263–70.

30. Nwokolo CU, Payne-James JJ, Silk DBA et al. Palliation of malignant dysphagia by ethanol induced tumour necrosis. Gut 1994; 35:299–303.

31. Payne-James JJ, Spiller RC, Misiewicz JJ et al. Use of ethanol-induced tumour necrosis to palliate dys-

phagia in patients with oesophagogastric cancer. Gastrointest Endosc 1990; 36:43–6.

32. Chung SCS, Leong HT, Choi CYC et al. Palliation of malignant oesophageal obstruction by endoscopic alcohol injection. Endoscopy 1994; 26:275–7.

33. Carazzone A, Bonavina L, Segalin A et al. Endoscopic palliation of oesophageal cancer: results of a prospective comparison of Nd:YAG laser and ethanol injection. Eur J Surg 1999; 165:351–6.

34. Earlam R, Cunha-Melo JR. Oesophageal squamous cell carcinoma: II. A critical view of radiotherapy. Br J Surg 1980; 67:457–61.

35. Homs MY, Essink-Bot ML, Borsboom GJ et al. Quality of life after palliative treatment for oesophageal carcinoma – a prospective comparison between stent placement and single dose brachytherapy. Eur J Cancer 2004; 40:1862–71.

36. Polinder S, Homs MYV, Siersema PD et al. for the Dutch SIREC Study Group. Cost study of metal stent placement vs. single-dose brachytherapy in the palliative treatment of oesophageal cancer. Br J Cancer 2004; 90:2067–72.

37. Cook TA, Dehn TCB. Use of covered expandable metal stents in the treatment of oesophageal carcinoma and tracheo-oesophageal fistula. Br J Surg 1996; 83:1417–18.

38. Ellul JPM, Morgan R, Gold D et al. Parallel self-expanding covered metal stents in the trachea and oesophagus for the palliation of complex high tracheo-oesophageal fistula. Br J Surg 1996; 83:1767–8.

39. Griffin SM, Chung SCS, van Hasselt CA et al. Late swallowing and aspiration problems after oesophagectomy for cancer: malignant infiltration of the recurrent laryngeal nerves and its management. Surgery 1992; 112:533–5.

40. Kwok SPY, Chung SCS, Griffin SM et al. Devine exclusion for unresectable carcinoma of the stomach. Br J Surg 1991; 78:684–5.

41. Heindorff H, Wojdemann M, Bisgaard T et al. Endoscopic palliation of inoperable cancer of the oesophagus or cardia by argon electrocoagulation. Scand J Gastroenterol 1998; 33:21–3.

42. Blazeby JM, Conroy T, Bottomley A et al. Clinical and psychometric validation of a questionnaire module, the EORTC QLQ-STO 22, to assess quality of life in patients with gastric cancer. Eur J Cancer 2004; 40:2260–8.

43. Lagergren P, Fayers P, Conroy T et al. Clinical and psychometric validation of a questionnaire mod-
ule, the EORTC QLQ-OG25, to assess health-related quality of life in patients with cancer of the oesophagus, the oesophago-gastric junction and the stomach. Eur J Cancer 2007; 43:2066–73.

44. Blazeby JM, Conroy T, Hammerlid E et al. Clinical and psychometric validation of an EORTC questionnaire module, the EORTC QLQ-OES18, to assess quality of life in patients with oesophageal cancer. Eur J Cancer 2003; 39:1384–94.

45. Nicklin J, Blazeby J. Anorexia in patients dying from oesophageal and gastric cancers. Gastrointest Nursing 2003; 1:35–9.

46. Irving M. Oesophageal cancer and the role of the nurse specialist. Nursing Times 2002; 98:38–40.

47. Adam A, Ellul J, Watkinson AF et al. Palliation of inoperable oesophageal carcinoma: a prospective randomised trial of laser therapy and stent placement. Radiology 1997; 202:344–8.

48. Sargeant IR, Tobias JS, Blackman G et al. Radiotherapy enhances laser palliation of malignant dysphagia: a randomised study. Gut 1997; 40:362–9.

49. Dallal HJ, Smith GD, Grieve DC et al. A randomized trial of thermal ablative therapy versus expandable metal stents in the palliative treatment of patients with esophageal carcinoma. Gastrointest Endosc 2001; 54:549–57.

50. Siersema PD, Hop WC, van Blankenstein M et al. A comparison of 3 types of covered metal stents for the palliation of patients with dysphagia caused by esophagogastric carcinoma: a prospective, randomized study. Gastrointest Endosc 2001; 54:145–53.

51. Vakil N, Morris AI, Marcon N et al. A prospective, randomized, controlled trial of covered expandable metal stents in the palliation of malignant esophageal obstruction at the gastroesophageal junction. Am J Gastroenterol 2001; 96:1791–6.

52. O'Donnell CA, Fullarton GM, Watt E et al. Randomized clinical trial comparing self-expanding metallic stents with plastic endoprostheses in the palliation of oesophageal cancer. Br J Surg 2002; 89:985–92.

53. Sabharwal T, Hamady MS, Chui S et al. A randomised prospective comparison of the flamingo wallstent and ultraflex stent for palliation of dysphagia associated with lower third oesophageal carcinoma. Gut 2003; 52:922–6.

第11章

食管和胃的其他肿瘤

Richard H. Hardwick

概述

本章要介绍一组相对罕见的上消化道肿瘤，在过去的 10 年中其治疗方法有极大地改变：有一些过去通常仅靠手术治疗，而另一些几乎单靠化疗处理。到目前为止，其中最大的一组即胃肠道间质瘤（gastrointestinal stromal tumours，GISTs），在引入有效的内科治疗药物伊马替尼（imatinib，Glivec®，Novartis Pharma AG，Basel，Switzerland）的同时，对这些有趣肿瘤的病理生理也有了更好的理解。因此，本章主要介绍 GISTs 的临床表现、诊断和处理。对胃部肿瘤的精确的组织学诊断的重要性不应被过分强调。胃淋巴瘤的治疗和预后区别于腺癌，这部分内容及胃类癌会有专门介绍。在本章最后的"其他少见肿瘤"部分，我们将简要介绍一下平滑肌瘤（leiomyoma，LM）、平滑肌肉瘤（leiomyosarcoma，LMS）和食管小细胞瘤（small-cell tumours of the oesophagus）。

胃肠道间质瘤（GISTs）

病理生理学

GISTs 是间质来源的软组织肉瘤，起源于胃肠道。GISTs 较罕见，占所有胃肠肿瘤的 0.1% ~ 3%，所有软组织肉瘤的 5%[1]。在过去，这些肿瘤被认为是平滑肌来源，通常被视为平滑肌瘤（良性）或是平滑肌肉瘤（恶性）。然而，电子显微镜和免疫组化研究显示，只有少数间质瘤有典型的平滑肌特征，有的更多呈神经细胞特征，其他的则显示分化不良[2]。考虑到这些肿瘤多变的组织学特点（平滑肌、神经、未分化）缺少临床关联，"GIST"作为一个更合适

的名词被引入。由于自主神经系统分化的超微结构证据，胃肠道自主神经瘤被引入来描述肉瘤[3]；这些肿瘤现在被认为是 GISTs 的变异[4]。很多 GISTs 发现有 CD34 表达，提示 GISTs 是特异的肿瘤[5]，区别于平滑肌瘤。GISTs 与 Cajal 间质细胞还表达受体酪氨酸激酶 KIT（CD117）[6]。使得胃肠道的间质肿瘤广为接受，被分类成 GISTs、真性平滑肌瘤、更少见的真性 Schwann 细胞瘤[7]。

发病率及恶性潜能（malignant potential）

利用包括 CD117 免疫反应性等诊断标记的研究显示很多 GISTs 实际上未被诊断[6]。GISTs 的形态范围也比之前认知的要广。估计的 GISTs 年发病率大概在 15/100 万[8]，相当于英国每年有近 900 个新发病例。真实测量发病率、患病率、良性与恶性 GISTs 的比率是不可能的，因为这些肿瘤显示出可变化的恶性潜能。肿瘤的大小、诊断的症状、起源的器官（小肠 GISTs 预后最差）以及有丝分裂计数似乎是预后评估时最重要的因素[9]。

 基于肿瘤大小和有丝分裂计数来定义 GIST 的攻击行为风险的方案被提出[10]（图 11.1）。大多数 < 2 cm 的 GISTs 的有丝分裂活性可忽略（通常每 50 个高倍视野 < 5 个），不管任何位置，当被完全移除时被认为是极低或低风险的。巨大肿瘤预后很差，即使在完全切除术后（图 11.2）[11]。

患者人口统计数据和解剖分布

GISTs 患者看上去无显著性别差异。然而两大

组恶性胃肠道肉瘤样本比较确实显示男性稍显突出 [11,12]。年龄分布呈单峰，年龄中位数为 58 岁（范围为 16 ~ 94 岁）。男性峰值发病率在 40 ~ 50 岁年龄段，比女性略提前，女性峰值发病率在 50 ~ 60 岁年龄段。年龄中位数在多组样本中恒定在 58 ~ 61 岁 [13]。只有 1% ~ 2% 的 GISTs 患者在 30 岁以前发病 [11]。

大多数 GISTs 发生于胃部或小肠，罕见于食管、肠系膜、网膜、结肠或直肠 [12,14]（表 11.1）。近 10% ~ 30% 的 GISTs 表现出明显的恶性 [15]；转移的主要部位是肝和腹膜腔，扩散到淋巴结是很少见的 [11]。

临床表现

GISTs 的症状没有特异性，且取决于病变部位和大小。小的 GISTS（2cm 或更小）通常是无症状的，是在检查时或是其他非相关疾病的外科手术时检测到的，且它们绝大多数的恶性风险较低 [16]。在很多案例中其黏膜层是正常的，故内镜活检是没有显著意义的。偶然发现在所有案例中占近 1/3 [17]。

最普遍的症状是胃肠道出血，近 50% 患者出现 [18]（表 11.2）。另外，全身系统性症状，如发热、盗汗、体重减轻在 GIST 是很常见的，而在其他肉瘤罕见。肿瘤较大的患者可能会感觉腹部不适或肿块可触及 [19]。GISTs 通常是无临床症状的，直到达到较大尺寸、出血或破裂才会被发现。出现症状的食管 GISTs 尽管少见，但会伴随吞咽困难的典型症状。而胃和小肠的 GISTs 通常伴随不明确的症状，致使其最终通过胃镜检查和放射学检出。大多数十二指肠 GISTs 发生在十二指肠的第二部进而挤压或浸润到胰腺 [20]。

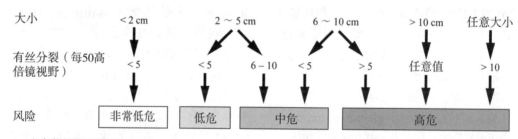

*一个高倍视野相当于 0.2mm²。

图 11.1 • 美国国家卫生研究院研讨会达成的基于一致的评估 GIST 恶性风险方法的公式 [10]。

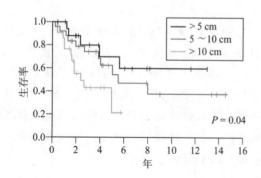

图 11.2 • 原发性 GIST 切除术后，疾病特异的存活取决于肿瘤的大小 [11]。80 个患者经历原发性 GIST 全切除术。肿瘤 > 10cm（n=27）的患者比肿瘤介于 6 ~ 10cm（n=30）或 ≤ 5cm（n=23）的患者生存明显较差。

表 11.1 • GISTs 的解剖学位点

位置	百分比
胃	60% ~ 70%
小肠	20% ~ 30%
食管、肠系膜、网膜、结肠或直肠	10%

检查手段

将近 60% 的 GISTs 位于黏膜下层并向腔内生长。如果是发生在近端胃肠道，可行内镜检查，镜下呈光滑的黏膜下层肿物。如果是内镜检查时偶然发现小的黏膜下肿块，超声内镜（endoscopic ultrasound，EUS）应作为首选检查手段，因为很大比例是由于邻近的正常结构形成的外在性压迹，如胃窦内胆囊、胃大弯内的脾以及胃体内的肝尾叶，如果是这些情况，就不需要进一步的检查。对于大的可触及的肿块或患者表现出血、腹痛、梗阻的地方，内镜检查后 CT 通常作为首选检查手段以评定原发灶及寻找转移灶[21]。

超声内镜（endoscopic ultrasound，EUS）

其典型征象为一个低回声肿块，邻近正常消化道的第四层（固有肌层）或第二层（黏膜肌层），这两层都是低回声区（图 11.3a，b）。EUS 对良性肿瘤

表 11.2 • GIST 的诊断症状[18]

症状	发生率（%）
腹痛	20 ～ 50
胃肠出血	50
胃肠梗阻	10 ～ 30
无症状	20

最有预测性的特征是边缘规整，肿瘤尺寸 ≤ 30mm，均一回声。更大的、腔外边缘不整、有囊腔的肿瘤更可能具侵略性行为[22,23]。

线阵 EUS 可以实现进一步提高诊断准确性，通过它可以在不影响手术切面的情况下进行针吸活组织检查和中心活组织检查。经验操作 EUS 引导的细针抽吸（fine-needle aspiration，FNA）对 GIST 病变诊断的准确性高达 97%[24]，且越来越广泛可行。如果其诊断结果会改变临床处理，对可能的 GIST 病变应考虑将其用于诊断检查。

CT 扫描

典型的 GIST 的 CT 影像结果显示为一个起于消化道壁的腔外肿瘤，且常伴有中央坏死[17]。小的肿瘤通常表现为边界清楚、光滑围绕、均质的软组织肿块，伴有中度强化[25]。大的肿瘤倾向于形成黏膜溃疡、中心性坏死和空洞及静脉注射对比剂后不均匀强化[25]。一个肿块的表征和本质，如果可能，加上其可能的起源器官都应该被定义，多维重建可以帮助实现这些，特别是对大的肿瘤。推荐使用阴性口服对比剂（如水）和静脉注射对比剂来评估胃GISTs，通过胸、腹、盆腔 CT 来给 GISTs 分期，但小的偶发肿瘤或患者需要紧急手术时除外。关于治疗反应的评估，传统的 CT 标准（RECIST criteria）被证明在测量 GIST 对伊马替尼的反应时是不准确

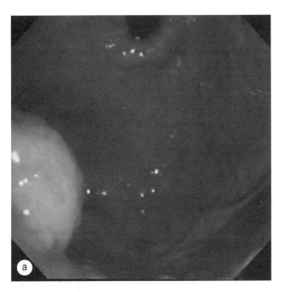
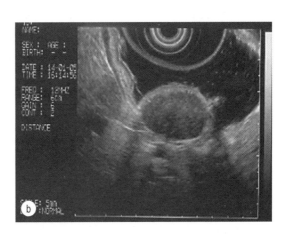

图 11.3 ●(a)一个小的偶然发现的胃部 GIST 的内镜视野。(b)在(a)中该偶然发现的胃部 GIST 的一个 12MHz 的 EUS 影像，显示病变起源于固有肌层。

的，推荐使用 Choi 标准（尺寸减小 10%，密度降低 15%）[26]。

磁共振成像（magnetic resonance imaging，MRI）

一般来说，MRI 不能对鉴定原发 GISts 的内部病变组织提供附加信息，但是 MRI 可以提供很好的软组织对比分辨率和直接的多维成像，这可以帮助描绘肿瘤和邻近器官的关系，在肛门直肠疾病的诊断中也很有用[25]。

正电子发射型计算机断层显像（positron emission tomography，PET）

酪氨酸激酶抑制剂伊马替尼（Glivec，Norvartis Pharma AG）现用于治疗不能切除和转移的恶性 GISTs，在预测其对肿瘤的治疗效应上，应用标准的氟脱氧葡萄糖（fluorodeoxyglucose，FDG）-PET 技术的 PET 扫描被证明非常有用[27]。FDG-PET 可以确证，在治疗最初的数小时至数天之内肿瘤的葡萄糖摄取量就减少[16]。PET 扫描可以用来辨别进展性肿瘤生长和瘤内出血引起的瘤体增大。还可以在 CT 或 MRI 明确结论前就预测出肿瘤体积随后会缩小[28]。

GIST 综合征

已发现 KIT 基因激酶结构域单个碱基发生"功能获得性"突变的家族，结果表现为多发性 GISTs 发展到小肠部。另外，未有 GIST 生成部位的肠肌间神经丛还有梭形细胞弥散增生[29,30]。三种少见肿瘤——胃 GIST、功能性肾上腺外副神经节瘤和肺软骨瘤之间的关联最早报告于 1977 年，并自此被认为"Carney 三联征"（图 11.4）[31]。其后一篇关于 79 个病例的综述表明，与独立散发的 GIST 不同，虽然没有显著的性别差异，但 85% 的患者是女性[32]。22% 的患者同时患有以上三种肿瘤，其余的患有其中两种，通常是胃部和肺部病变。肾上腺皮质腺瘤自此被鉴定为该综合征的一个新的组成部分。这三种主要的肿瘤中只要发现两种就足够确诊为该综合征。

治疗和预后（框 11.1）

所有的患者术前评估都要包括胸、腹、盆腔

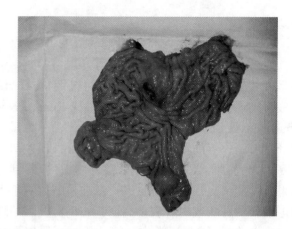

图 11.4 ● 一个 34 岁的 Carney 三联征女性患者由于出血性 GIST（溃疡清晰可见）行全胃切除术的标本。

CT。如果肿瘤定位在右上或左上 1/4，那么患者应该做一个内分泌评估以排除大的功能性肾上腺瘤的可能性。伴有大的中心定位的腹膜后肿瘤的男性患者（40 岁以下）应该做甲胎蛋白（α-fetoprotein）和 β- 人绒毛膜促性腺激素（β-human chorionic gonadotrophin）的水平测试以排除非精原细胞瘤型生殖细胞瘤。

由于有肿瘤破裂或散播种植的风险，可切除的病变不应使用经皮的（超声或 CT）或腹腔镜引导的活组织检查，除非需要依据其改变治疗策略[16]。大的病变可以考虑用腹腔镜检查来分期以排除腹膜转移，但剖腹探查术主要用来决定一个大的原发肿瘤是否是技术可切除的。

 GIST 处理的主要目标是彻底切除肉眼和镜下可见的肿瘤，即 R0 切除[33]。完全切除提供一个好的治愈机会而且无论多大可能性必须尝试完全切除；切缘阳性或肿瘤破裂会导致生存率明显降低[34]。在一个研究中，只有 11% 的患者死于 R0 切除后的再发性疾病，相比之下，R1 或 R2 切除后患者的复发率为 75%，中位随访时间为 2.2 年[13]。

因此所有切除范围内的位点都取决于肿瘤的大小和其与邻近结构的解剖或浸润关系（图 11.5）。食管切除术是针对食管 GISTs 的标准处理，但是食管 GISTs 非常罕见，而食管的黏膜下病变更可能是平滑肌瘤。所以这些病变推荐使用

框 **11.1** ● GIST 治疗原则

局部疾病

手术原则

推荐一个广泛的局部切除术来移除肉眼和镜下可见的整个肿瘤（R0）

在不损害 R0 切除的情况下，外科医生应以维持功能为目的

通常不需要扩大范围的淋巴结切除术

一些小的肿瘤可以腹腔镜切除

邻近器官受累的部位，尽可能使用整块切除术——开始切除术前应考虑其他专科医生的意见

不推荐内镜切除

不可切除的和 / 或转移性疾病

常规的细胞毒性化疗和放疗是不推荐的

不可切除的和 / 或转移性 GISTs 应使用伊马替尼治疗

推荐的伊马替尼起始剂量为 400mg/d

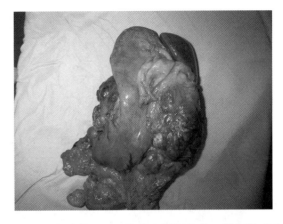

图 11.5 ● 局部晚期 GIST 整块全胃切除术、脾切除术和胰末端切除术手术标本。

EUS-FNA 的中心活组织检查来做术前诊断，这样手术计划才是适当的[24]。食管 GISTs 和平滑肌肉瘤要求做食管切除术，而平滑肌瘤可以不切除食管就安全摘除。

在胃部，R0 切除可以包括部分、次全或全胃切除，尽管也经常施行"楔形"切除术和"袖状"切除术来保留尽可能多的胃部。小的胃部病变适宜腹腔镜切除术（图 11.6a-c）。胃食管交接处的 GIST 肿瘤的切除术会产生特别的问题，比如说，单纯切除术后胃与食管的吻合可能导致一个差的生活质量。这些患者可以考虑用一小段空肠补植再造，即 Merendino 手术（图 11.7）[35]，与胃食管吻合术比后有更好的生活质量[36]。最重要的因素是肿瘤没有破裂且切缘阴性。单纯的肿瘤摘除术是不适当的，因为这些病变并没有真正的包膜。10% ~ 15% 的 GISTs 发生对邻近结构的直接浸润，这种情况需要对被浸润的邻近器官行全体切除[11,13]。淋巴结转移是极其罕见的，因此常规的扩大范围的淋巴结清扫术是没有道理的[37]。

由于很少有文献报道关于偶然发现的 GISTs 的问题，还没有明文支持一个确定的更好的治疗方案。Ludwig 和 Traverso 研究了 39 例 GISTs，其中包括 16 例为偶然发现。他们认为，鉴于有症状患者出现严重并发症的概率较高，无症状患者也应该行完全

切除术[38]。然而，英国指南对 GISTs 的推荐治疗为小的无症状偶然发现的病变可以保守治疗，尤其是连续超过 1 ~ 2 年检查肿瘤的大小都没有变化时[39]。然而，对这些病变的自然史没有更长期的研究，外科医生应该在术前向他们的患者解释这些不确定性并讨论切除术的利与弊。对于处于适合切除术临界边缘的患者或在表征初期就行减瘤手术的患者，只要监测结果会影响最终的治疗手段，用 EUS 和 / 或 CT 监测以获得病变增大的证据是可行的。

不能切除或转移性疾病（Unresectable or metastatic disease）

对不可切除或转移性 GISTs 患者的治疗最近已经转变了。在引入甲硫酸伊马替尼（imatinib mesylate）以前，GISTs 进展了的患者面临严重的发病率和短的预期寿命。未经治疗的、不能切除或转移性疾病患者的中位总生存数为 12 个月（范围 2 ~ 20 个月）[40]。传统的化疗和放疗对发生转移的 GISTs 的患者无效[41]。伊马替尼是一种受体酪氨酸激酶抑制剂，可以抑制 ABL（包括在慢性髓性白血病中可见的稳定转染产物融合激酶 BCR-ABL）、血小板源性生长因子受体（platelet-derived growth factor receptor，PDGFR）和 KIT 的酪氨酸激酶的组成性激活。它对正常细胞基本没有作用，因为正常细胞激酶没有活化。关于依赖 KIT 通路的人类肿瘤细胞系

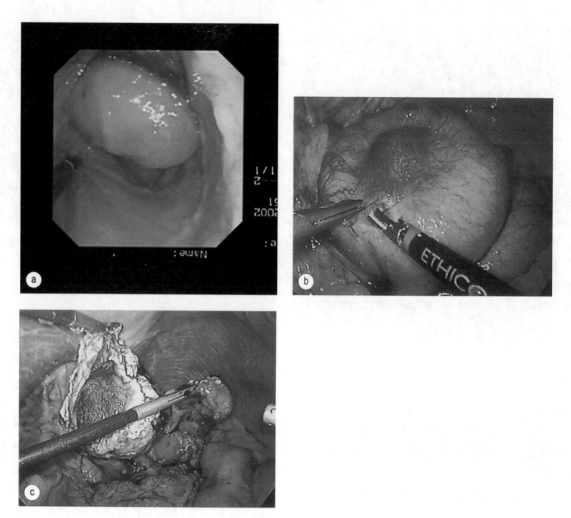

图 11.6 ● (a) 一个中等大小胃底 GIST 的内镜视野。(b) 在 (a) 中病变的腹腔镜视野。(c) 对 (a) 中病变行完全超声刀剥离后，用标本取出袋移除标本，并用直线型 EndoGIA 吻合器对缺损胃行闭合术。

的实验证明伊马替尼阻断 KIT 的激酶活性，抑制细胞增生，并导致细胞凋亡[42]。尽管大多数患者服用伊马替尼会经历一些轻度或中度的不良反应，但通常都可以很好耐受。大约 20% 的患者会出现严重的不良反应，最严重的是威胁生命的肿瘤出血，大约占 5%。

　　伊马替尼早期的 I 期临床试验（当时实验编码 ST1571）给肿瘤学界带来了一场风暴[43]。这之前转移性肉瘤治疗应答率从没有达到过 80% ～ 90%，一个"睿智"化合物的新时代来临了。伊马替尼治疗的转移性或不可切除性 GISTs 的患者超过 50% 可以存活超过 5 年。

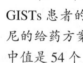
　　在一个有 147 例转移性或不可切除性 GISTs 患者的随机对照试验中，不考虑伊马替尼的给药方案是 400mg 或是 600mg，患者生存中值是 54 个月[44]。一个招募了 746 个患者的大型的 Ⅲ 期实验再次证明了 400mg 和 800mg 的伊马替尼的给药剂量对生存期没有影响，但是 33% 低剂量的患者转换到高剂量后病情趋于稳定[45]。一个更大的包括 946 例病患的随机试验得到了相似的结果，尽管在高剂量伊马替尼处理组观察到更长的无进展生存期[46]。

　　尽管 80%GISTs 对伊马替尼处理有应答，但 20% 的 GISTs 对此药表现出原发耐药（initial

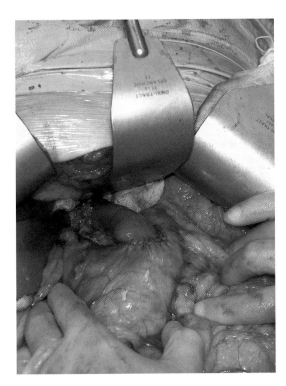

图 11.7 ● 完成的 Merendino 手术显示空肠与胃的末端吻合。

resistance，IR），并且那些最初有应答反应的有些也会发展为继发耐药（late resistance，LR）[47]。

　　表现为低容量肝转移的患者约有 1/3 可以通过肝切除术治愈，除此，在转移性疾病中手术作用有限[48]。在选定的有大的不可治愈的肿瘤的患者，手术对缓和症状作用有限，但是否手术最好由有治疗 GIST 经验的多学科综合小组决定[49]。伊马替尼治疗后不可切除的原发肿瘤和肝转移均缩小，致使病变可切除，但是长期的生存是罕见的，特别是发展到伊马替尼耐药后[50]。美国和欧洲正在进行针对不可切除的 GISTs 的伊马替尼新辅助疗法的随机化实验，这种疗法可能可以使病变可切除（或潜在治愈），并且可以辅助伊马替尼治疗有高复发风险的可切除 GISTs。

胃淋巴瘤

　　原发性胃淋巴瘤较为罕见，在胃部肿瘤中约占 5%，但它是"结节外"淋巴瘤最常见的位点[51]。男性比女性更常见，达两倍，诊断的年龄中位数为 60 ~ 65 岁[52,53]，不过人类免疫缺陷病毒（human immunodeficiency virus，HIV）感染的患者除外，他们的疾病发展更早[54]。与良性消化性溃疡和胃腺癌的非特异症状相同，胃淋巴瘤也表现为消化不良和不明确的上腹部不适。但是，它可能比上皮样癌生长时间长且会引起持续性疼痛和体重减轻。诊断是通过内镜检查和活组织检查完成的。实质上国家临床质量管理研究所（National Institute for Clinical Excellence，NICE）是参考紧急上消化道内镜检查的患者来制订标准的，内镜师会执行全面彻底的调查并采取充分的诊断性活组织检查[55]。如果活检不能确诊，他们需要立即重复；准确的组织学诊断是必要的，因为胃淋巴瘤的治疗和预后与腺癌有极大差异。

分 期

　　一旦患者被确诊为胃淋巴瘤，患者需要做一个胸、腹、盆腔的 CT 扫描和超声内镜，因为这是评估浸润深度和累及的区域淋巴结的最准确的方法[56,57]，还需要做骨髓穿刺以寻找疾病的远处散播。多年来采用过很多分期系统，但是临床应用最广的是改良的 Blackledge 系统[58]（表 11.3）。

分 类

　　低度黏膜相关淋巴样组织淋巴瘤（MALT lymphomas）起源于黏膜相关淋巴样组织，为惰性行为模式。WHO 把 MALT 归类为结节外边缘区 B 细胞淋巴瘤，且为非霍奇金淋巴瘤（non-Hodgkin's lymphoma）的一种形式[55,59,60]，占所有胃部肿瘤的 4%，胃部淋巴瘤的 50%，男性和女性的罹患率相同[61,62]。

　　低度胃 MALT 淋巴瘤与幽门螺旋杆菌（Helicobacter pylori，HP）感染有关，且早期肿瘤通常随着 HP 的根除治疗可以逆转[55,63]。而进展了的累及胃壁全厚并扩散到局部淋巴结的病变不太可能随着 HP 根除治疗而退行[64]。

表 11.3 ● 胃肠道淋巴瘤分期使用的改良的 Blackledge 系统[58]

Ⅰ 期	肿瘤被限制在胃肠道，没有浆膜浸润：单个原发性或多个非连续性病变
Ⅱ 期	肿瘤从原发部位延伸到腹部结节
	Ⅱ₁：局部结节（局部胃）
	Ⅱ₂：远端结节（腹主动脉旁或腔静脉间）
ⅡE 期	累及邻近结构的浆膜穿孔：
	如 ⅡE 期（胰）或 ⅡE 期（结肠）还包括表现为肿瘤穿孔和腹膜炎的患者
Ⅳ 期	弥漫性结节外疾病（肺、骨髓等）或膈上结节受累

从组织病理学讲，胃 MALT 淋巴瘤很难与慢性胃炎区分开，有经验的病理学家会寻找淋巴上皮病变，因为其具有诊断价值[65]。疾病 Ⅰ 期的治疗方案为 HP 根除治疗以及为期 2 年每 6 个月 1 次的内镜活检。那些 HP 根除治疗后仍持续存在的进展了的肿瘤，或那些经苯丁酸氮芥（chlorambucil）和利妥昔单抗（rituximab）治疗后复发的肿瘤，以及伴大细胞转化的肿瘤，都需采用 CHOP [环磷酰胺（cyclophosphamide），多柔比星（doxurubicin），长春新碱（vincristine），泼尼松龙（prednisolone）] 化疗和利妥昔单抗治疗[66,67]。手术很少为低级别 MALT 淋巴瘤的必要治疗。

高级别 MATL 淋巴瘤和弥漫性 B 细胞淋巴瘤行 HP 根除治疗后不会退行。从组织学上讲，它们都是由多层破坏性的原始细胞组成，不含淋巴上皮病变，出现频繁的有丝分裂和凋亡小体[68]。它们可能类似于弥漫性癌、肉瘤、T 细胞淋巴瘤、甚至转移性黑素瘤。

在一组随机对照试验中，单独使用 CHOP 与联合使用 CHOP 和利妥昔单抗相比，5 年生存率从 63% 改善到 76%[69]。一组包含 589 例弥漫性 B 细胞胃淋巴瘤患者的大型随机试验比较了四个治疗组，即：单独行手术治疗、手术联合放疗、手术联合 CHOP 化疗及单独行 CHOP 化疗四组。Aviles 等发现，单独行 CHOP 疗法组 10 年生存率最高而发病率最低[70]。

因此，在现代对胃淋巴瘤的治疗中，手术起着极其有限的角色[71]。当内科治疗失效或紧急处理出血或穿孔时，手术用来切除局部病变。

类癌

胃类癌很罕见，在所有胃部肿瘤中占不到 2%。有一些证据显示在过去的 20 ~ 30 年，胃类癌的发病率已经升高[72]。类癌最常见的发生位点是阑尾（48%），其次是直肠（17%）和回肠（12%），胃只占 9%[73,74]。类癌是神经内分泌肿瘤，有独特的组织学和超微结构特点，且含嗜铬粒蛋白 A（chromogranin A，CgA）[74]。最初由 Oberndorfer 于 1907 年发现，并将其命名为 karzinoide，意为"癌样的"，以它们比腺癌有更加良性的行为模式而识别[75]。胃腺癌发生于含组胺的肠嗜铬样（enterochromaffin-like，ECL）细胞，它们主要发现于胃底和胃体。当胃泌素（由胃窦 G 细胞分泌）直接刺激或由其刺激引起 ECL 细胞局部释放组胺时，壁细胞产生胃酸。D 细胞提供负反馈，当腔内 H^+ 浓度升高时，刺激其释放生长抑素（somatostatin，SST）；SST 与 G 细胞和 ECL 细胞结合，抑制胃泌素和组胺的分别产生，由此减少刺激壁细胞产生酸。在慢性萎缩性胃炎的患者中，壁细胞产酸缺乏，导致 SST 水平降低、胃泌素生成过量及 ECL 细胞过度刺激。由于胃泌素对 ECL 细胞有营养作用，就导致了 ECL 增生、发育异常，最终形成类癌。

临床表现，分类和治疗

胃类癌通常是在上消化道内镜检查时偶然发现的。有时可以伴随出血（缺铁性贫血或单纯的消化道出血）、腹痛或消化不良。极少数晚期才伴随转移性疾病和由于生物活性物质释放而引起的症状。不典型的腺癌症状由组胺释放引起，表现为斑块状皮肤潮红、水肿、眼睛流泪、支气管收缩和头痛。而经典的类癌表现为皮肤潮红、支气管痉挛和腹泻，且很有可能是由于血清素（serotonin）和速激肽类（tachykinins）循环引起[76]。确诊是通过内镜活检的组织学和出现 CgA mRNA 或蛋白的嗜银反应[77]。在有可疑症状的患者，升高的胞浆 CgA 对诊断转移性腺癌是非常敏感而特异的[74]。最初分期是通过 EUS 和 CT。胃类癌表达生长抑素 -2 受体，它们可以结合合成的辛肽、奥曲肽，药物 OctreoScan™ 中就是使用的放射标记的奥曲肽。

 在一个前瞻性研究中，Gibril[78] 等发现 Octreo Scan 对检出胃类癌的测试，阳性和阴性预测值分别为 63% 和 97%，推荐应在所有类癌患者中考虑使用 OctreoScan。

胃类癌依据其行为分类，且 50 岁以下少见[79]。Ⅰ型肿瘤最常见（75%），见于慢性萎缩性胃炎患者（通常是那些伴有恶性贫血的患者），女性比男性常见（3∶1）。它们通常为小的分化良好的息肉样病变，但是当较大时（1 ~ 2cm）有时会发生局部淋巴结转移。小的病变（< 1cm）通过内镜下黏膜切除术可以移除，但是此方法缺少长期的追踪随访。

 直径小于 2cm 的病变的金标准治疗方法是局部手术切除和胃窦切除术，因为这可以降低胃泌素水平[80]。背景有 ECL 增生的情况通常可以通过胃窦切除术复原。手术可以是开放式或腹腔镜式，取决于偏好和经验。术后应对患者行内镜监视，且预后很好，5 年生存率 > 90%。

Ⅱ型类癌罕见（8%），发生在常染色体显性疾病Ⅰ型多发性内分泌肿瘤综合征（MEN-1）患者中的胃泌素瘤患者。它们表现为介于Ⅰ型和Ⅲ型腺癌中间的行为，有 10% ~ 30% 的迁移风险。早期病变治疗手段与Ⅰ型肿瘤相同，尽管需要更加细心地去发现和尽可能移除胃泌素瘤。预后同样很好，5 年生存率约为 70%，但是与类癌相比，MEN-1 综合征对于结果的影响更多[81]。

Ⅲ型病变占胃类癌的 21%，且更具侵略性[82]。通常表现为一个巨大的溃疡性孤立性肿块，有时伴有肝转移，且与萎缩性胃炎、MEN-1、高胃泌素血症均不相关。治疗非转移性Ⅲ型肿瘤是通过胃切除术，通常是全部，包括清除局部淋巴结（D2 切除）[83]。这些肿瘤不推荐局部切除。5 年生存率在 50% 左右[84]。

对伴有转移症状的类癌患者，首选生长抑素类似剂进行治疗，如奥曲肽或兰瑞肽，作用时间更长[81]。单克隆抗体贝伐单抗的Ⅱ期实验显示出了疗效，等待进行Ⅲ期试验。

其他少见肿瘤

平滑肌瘤是上消化道的良性平滑肌肿瘤，通常位于食管，可能很大[86]。内镜检查表现为一个偶然发现的黏膜下肿物，或伴有吞咽困难，伴有消化道出血者罕见。胃部发现的相似病变通常是 GISTs。食管偶发的平滑肌瘤可以行保守治疗，尽管推荐使用 EUS 确诊，且 1 ~ 2 年后的 EUS 追踪检查可以提供病变没有生长的保证。有症状的平滑肌瘤可以通过离断固有肌层被切除，且剥离病变不会使黏膜层破裂。现在一般通过最低限度的侵入性技术（胸腔镜）来完成[87]。平滑肌瘤看起来与其良性相似物极其相像，但是行为不同。一个食管的大的黏膜下病变（> 2cm）或一个快速增大的病变应该按有潜在恶性治疗。对该病变行 EUS 引导的细针或中心或组织检查目前是可行的了，且怀疑为平滑肌肉瘤时应该施行[88]。如果活检后确证了或仍然怀疑，则推荐正式的食管切除术，因为长期存活依赖于实现 R0 切除[89]。

食管小细胞癌极其罕见。它的预后比鳞状或腺癌更糟。正如大多数食管肿瘤，它出现症状晚，诊断时已扩散到局部淋巴结并有血源性扩散[90]。甚至颈胸腹三野淋巴结切除的根治性手术 5 年生存率小于 10%。因此应采取化疗，因为化疗有时可能达到治愈，即使不能，亦可以提供适当的缓和，且比根治性手术发病率低。目前没有治疗效果的随机试验，但是从肺小细胞癌治疗中得到很多经验。

● **关键点**

- 完全的手术切除（R0）可治愈胃 GISTs，是尽可能选用的治疗方法。
- 对 GISTs 外科医生应以达到 R0 切除为目标，并对患者的生活质量产生尽可能少的负面影响。

- 高风险GISTs患者（伴高有丝分裂计数的大的病变）在将来可能受益于辅助治疗甚至新辅助疗法——伊马替尼（adjuvant or even neoadjuvant imatinib），但是随机对照试验的结果还在期待中。
- 转移的和不能切除的GISTs在最初情况下应每天使用400mg伊马替尼治疗，且他们的整体护理应由一个多学科综合小组管理。
- Ⅰ型胃腺癌用最小限度的手术（包括内镜切除）就可安全处理且有好的预后，而Ⅲ型腺癌须要行胃切除术和结节切除术且预后较差。
- 低级别B细胞胃MALT淋巴瘤是由幽门螺旋杆菌（HP）引起，在HP根除治疗后通常可以复原。
- 手术在治疗胃淋巴瘤中作用有限，一级处理通常采用化疗。
- 食管的黏膜下病变通常是平滑肌瘤，如果表现出症状，可以通过胸膜腔镜摘除。

（李 运 赵 博 译）

参考文献

1. Rossi CR, Mocellin S, Mencarelli R et al. Gastrointestinal stromal tumors: from a surgical to a molecular approach. Int J Cancer 2003; 107(2):171–6.

2. Mazur MT, Clark HB. Gastric stromal tumors. Reappraisal of histogenesis. Am J Surg Pathol 1983; 7(6):507–19.

3. Walker P, Dvorak AM. Gastrointestinal autonomic nerve (GAN) tumor. Ultrastructural evidence for a newly recognized entity. Arch Pathol Lab Med 1986; 110(4):309–16.

4. Lee JR, Joshi V, Griffin JW Jr. et al. Gastrointestinal autonomic nerve tumor: immunohistochemical and molecular identity with gastrointestinal stromal tumor. Am J Surg Pathol 2001; 25(8):979–87.

5. Romert P, Mikkelsen HB. c-kit immunoreactive interstitial cells of Cajal in the human small and large intestine. Histochem Cell Biol 1998; 109(3):195–202.

6. Kindblom LG, Remotti HE, Aldenborg F et al. Gastrointestinal pacemaker cell tumor (GIPACT): gastrointestinal stromal tumors show phenotypic characteristics of the interstitial cells of Cajal. Am J Pathol 1998; 152(5):1259–69.

7. Joensuu H, Kindblom LG. Gastrointestinal stromal tumors – a review. Acta Orthop Scand 2004; 75(311):62–71.

8. Nilsson B, Bumming P, Meis-Kindblom JM et al. Gastrointestinal stromal tumors: the incidence, prevalence, clinical course, and prognostication in the preimatinib mesylate era – a population-based study in western Sweden. Cancer 2005; 103(4):821–9.

9. Hassan I, You YN, Shyyan R et al. Surgically managed gastrointestinal stromal tumors: a comparative and prognostic analysis. Ann Surg Oncol 2008; 15(1):52–9.

10. Fletcher CD, Berman JJ, Corless C et al. Diagnosis of gastrointestinal stromal tumors: a consensus approach. Human Pathol 2002; 33(5):459–65.

11. DeMatteo RP, Lewis JJ, Leung D et al. Two hundred gastrointestinal stromal tumors: recurrence patterns and prognostic factors for survival. Ann Surg 2000; 231(1):51–8.

12. Emory TS, Sobin LH, Lukes L et al. Prognosis of gastrointestinal smooth-muscle (stromal) tumors: dependence on anatomic site. Am J Surg Pathol 1999; 23(1):82–7.

13. Langer C, Gunawan B, Schuler P et al. Prognostic factors influencing surgical management and outcome of gastrointestinal stromal tumours. Br J Surg 2003; 90(3):332–9.

14. Lee YT. Leiomyosarcoma of the gastro-intestinal tract: general pattern of metastasis and recurrence. Cancer Treat Rev 1983; 10(2):91–101.

15. Miettinen M, El-Rifai W, Sobin HL et al. Evaluation of malignancy and prognosis of gastrointestinal stromal tumors: a review. Human Pathol 2002; 33(5):478–83.

16. Connolly EM, Gaffney E, Reynolds JV. Gastrointestinal stromal tumours. Br J Surg 2003; 90(10):1178–86.

17. Bucher P, Villiger P, Egger JF et al. Management of gastrointestinal stromal tumors: from diagnosis to treatment. Swiss Med Wkly 2004; 134(11–12):145–53.

18. Lehnert T. Gastrointestinal sarcoma (GIST) – a review of surgical management. Ann Chir Gynaecol 1998; 87(4):297–305.

19. DeMatteo RP. The GIST of targeted cancer therapy: a tumor (gastrointestinal stromal tumor), a mutated gene (c-kit), and a molecular inhibitor (STI571). Ann Surg Oncol 2002; 9(9):831–9.

20. Berman J, O'Leary TJ. Gastrointestinal stromal tumor workshop. Human Pathol 2001; 32(6):578–82.

21. Joensuu H, Fletcher C, Dimitrijevic S et al. Management of malignant gastrointestinal stromal tumours. Lancet Oncol 2002; 3(11):655–64.

22. Palazzo L, Landi B, Cellier C et al. Endosonographic features predictive of benign and malignant

gastrointestinal stromal cell tumours. Gut 2000; 46(1):88–92.

23. Chak A, Canto MI, Rosch T et al. Endosonographic differentiation of benign and malignant stromal cell tumors. Gastrointest Endosc 1997; 45(6):468–73.

24. Akahoshi K, Sumida Y, Matsui N et al. Preoperative diagnosis of gastrointestinal stromal tumor by endoscopic ultrasound-guided fine needle aspiration. World J Gastroenterol 2007; 13(14):2077–82.

25. Lau S, Tam KF, Kam CK et al. Imaging of gastrointestinal stromal tumour (GIST). Clin Radiol 2004; 59(6):487–98.

26. Benjamin RS, Choi H, Macapinlac HA et al. We should desist using RECIST, at least in GIST. J Clin Oncol 2007; 25(13):1760–4.

27. Antoch G, Kanja J, Bauer S et al. Comparison of PET, CT, and dual-modality PET/CT imaging for monitoring of imatinib (STI571) therapy in patients with gastrointestinal stromal tumors. J Nucl Med 2004; 45(3):357–65.

28. Stroobants S, Goeminne J, Seegers M et al. 18FDG-Positron emission tomography for the early prediction of response in advanced soft tissue sarcoma treated with imatinib mesylate (Glivec). Eur J Cancer 2003; 39(14):2012–20.

29. Isozaki K, Terris B, Belghiti J et al. Germline-activating mutation in the kinase domain of KIT gene in familial gastrointestinal stromal tumors. Am J Pathol 2000; 157(5):1581–5.

30. O'Brien P, Kapusta L, Dardick I et al. Multiple familial gastrointestinal autonomic nerve tumors and small intestinal neuronal dysplasia. Am J Surg Pathol 1999; 23(2):198–204.

31. Carney JA, Sheps SG, Go VL et al. The triad of gastric leiomyosarcoma, functioning extra-adrenal paraganglioma and pulmonary chondroma. N Engl J Med 1977; 296(26):1517–18.

32. Carney JA. Gastric stromal sarcoma, pulmonary chondroma, and extra-adrenal paraganglioma (Carney Triad): natural history, adrenocortical component, and possible familial occurrence. Mayo Clin Proc 1999; 74(6):543–52.

33. Demetri GD, Benjamin RS, Blanke CD et al. NCCN Task Force report: management of patients with gastrointestinal stromal tumor (GIST) – update of the NCCN clinical practice guidelines. J Natl Compr Cancer Network 2007; 5(Suppl 2):S1–29; quiz S30.

34. Ng EH, Pollock RE, Romsdahl MM. Prognostic implications of patterns of failure for gastrointestinal leiomyosarcomas. Cancer 1992; 69(6):1334–41.

35. Merendino KA, Thomas GI. The jejunal interposition operation for substitution of the esophago-gastric sphincter; present status. Surgery 1958; 44(6):1112–15.

36. Stein HJ, Feith M, Mueller J et al. Limited resection for early adenocarcinoma in Barrett's esophagus. Ann Surg 2000; 232(6):733–42.

37. Dematteo RP, Heinrich MC, El-Rifai WM et al. Clinical management of gastrointestinal stromal tumors: before and after STI-571. Human Pathol 2002; 33(5):466–77.

38. Ludwig DJ, Traverso I.W. Gut stromal tumors and their clinical behavior. Am J Surg 1997; 173(5):390–4.

39. UK GIST Consensus Group. Guidelines for the management of gastrointestinal stromal tumours (GISTs), 2005. Available from www.augis.org

40. Katz SC, DeMatteo RP. Gastrointestinal stromal tumors and leiomyosarcomas. J Surg Oncol 2008; 97(4):350–9.

41. Van Glabbeke M, van Oosterom AT, Oosterhuis JW et al. Prognostic factors for the outcome of chemotherapy in advanced soft tissue sarcoma: an analysis of 2,185 patients treated with anthracycline-containing first-line regimens – a European Organization for Research and Treatment of Cancer Soft Tissue and Bone Sarcoma Group Study. J Clin Oncol 1999; 17(1):150–7.

42. Tuveson DA, Willis NA, Jacks T et al. STI571 inactivation of the gastrointestinal stromal tumor c-KIT oncoprotein: biological and clinical implications. Oncogene 2001; 20(36):5054–8.

43. Van Oosterom AT, Judson I, Verweij J et al. Safety and efficacy of imatinib (STI571) in metastatic gastrointestinal stromal tumours: a phase I study. Lancet 2001; 358(9291):1421–3.

44. Blanke CD, Demetri GD, von Mehren M et al. Long-term results from a randomized phase II trial of standard- versus higher-dose imatinib mesylate for patients with unresectable or metastatic gastrointestinal stromal tumors expressing KIT. J Clin Oncol 2008; 26(4):620–5.

A randomised study of 400 mg vs. 600 mg imatinib in unresectable or metastatic GIST. No difference was found in median survival between the two groups.

45. Blanke CD, Rankin C, Demetri GD et al. Phase III randomized, intergroup trial assessing imatinib mesylate at two dose levels in patients with unresectable or metastatic gastrointestinal stromal tumors expressing the kit receptor tyrosine kinase: S0033. J Clin Oncol 2008; 26(4):626–32.

A phase III randomised study involving 746 patients comparing imatinib dosage in advanced GISTs: 800 mg seemed no better than 400 mg but was useful in stabilising about a third of patients who progressed on the lower dose.

食管胃外科学

46. Verweij J, Casali PG, Zalcberg J et al. Progression-free survival in gastrointestinal stromal tumours with high-dose imatinib: randomised trial. Lancet 2004; 364(9440):1127–34.

    Another randomised study (946 patients) comparing 800 mg with 400 mg imatinib found some small improvement in progression-free survival for the higher dose.

47. Van Glabbeke M, Verweij J, Casali PG et al. Initial and late resistance to imatinib in advanced gastro-intestinal stromal tumors are predicted by different prognostic factors: a European Organisation for Research and Treatment of Cancer–Italian Sarcoma Group–Australasian Gastrointestinal Trials Group study. J Clin Oncol 2005; 23(24):5795–804.

48. DeMatteo RP, Shah A, Fong Y et al. Results of hepatic resection for sarcoma metastatic to liver. Ann Surg 2001; 234(4):540–7.

49. Barnes G, Bulusu VR, Hardwick RH et al. A review of the surgical management of metastatic gastrointes-tinal stromal tumours (GISTs) on imatinib mesylate (Glivec). Int J Surg (Lond, Engl) 2005; 3(3):206–12.

50. Sym SJ, Ryu MH, Lee JL et al. Surgical intervention following imatinib treatment in patients with advanced gastrointestinal stromal tumors (GISTs). J Surg Oncol 2008; 98(1):27–33.

51. Sandler RS. Has primary gastric lymphoma become more common? J Clin Gastroenterol 1984; 6(2):101–7.

52. Cogliatti SB, Schmid U, Schumacher U et al. Primary B-cell gastric lymphoma: a clinicopatho-logical study of 145 patients. Gastroenterology 1991; 101(5):1159–70.

53. Weingrad DN, Decosse JJ, Sherlock P et al. Primary gastrointestinal lymphoma: a 30-year review. Cancer 1982; 49(6):1258–65.

54. Imrie KR, Sawka CA, Kutas G et al. HIV-associated lymphoma of the gastrointestinal tract: the University of Toronto AIDS–Lymphoma Study Group experi-ence. Leuk Lymph 1995; 16(3–4):343–9.

55. Stolte M. *Helicobacter pylori* gastritis and gastric MALT-lymphoma. Lancet 1992; 339(8795):745–6.

56. Caletti G, Fusaroli P, Togliani T et al. Endosonography in gastric lymphoma and large gastric folds. Eur J Ultrasound 2000; 11(1):31–40.

57. Yucel C, Ozdemir H, Isik S. Role of endosonog-raphy in the evaluation of gastric malignancies. J Ultrasound Med 1999; 18(4):283–8.

58. Rohatiner A, d'Amore F, Coiffier B et al. Report on a workshop convened to discuss the pathological and staging classifications of gastrointestinal tract lymphoma. Ann Oncol 1994; 5(5):397–400.

59. Isaacson P, Wright DH. Extranodal malignant lym-phoma arising from mucosa-associated lymphoid tissue. Cancer 1984; 53(11):2515–24.

60. Parsonnet J, Hansen S, Rodriguez L et al. *Helicobacter pylori* infection and gastric lymphoma. N Engl J Med 1994; 330(18):1267–71.

61. Shimm DS, Dosoretz DE, Anderson T et al. Primary gastric lymphoma. An analysis with emphasis on prognostic factors and radiation therapy. Cancer 1983; 52(11):2044–8.

62. Sutherland AG, Kennedy M, Anderson DN et al. Gastric lymphoma in Grampian Region: presenta-tion, treatment and outcome. J R Coll Surg Edinb 1996; 41(3):143–7.

63. Pinotti G, Zucca E, Roggero E et al. Clinical fea-tures, treatment and outcome in a series of 93 patients with low-grade gastric MALT lymphoma. Leuk Lymph 1997; 26(5–6):527–37.

64. Montalban C, Manzanal A, Boixeda D et al. Treatment of low-grade gastric MALT lymphoma with *Helicobacter pylori* eradication. Lancet 1995; 345(8952):798–9.

65. Chan JK. Gastrointestinal lymphomas: an overview with emphasis on new findings and diagnostic prob-lems. Semin Diagnost Pathol 1996; 13(4):260–96.

66. Raderer M, Chott A, Drach J et al. Chemotherapy for management of localised high-grade gastric B-cell lymphoma: how much is necessary? Ann Oncol 2002; 13(7):1094–8.

67. Wohrer S, Puspok A, Drach J et al. Rituximab, cyclophosphamide, doxorubicin, vincristine and prednisone (R-CHOP) for treatment of early-stage gastric diffuse large B-cell lymphoma. Ann Oncol 2004; 15(7):1086–90.

68. Hiyama T, Haruma K, Kitadai Y et al. Clinicopathological features of gastric mucosa-asso-ciated lymphoid tissue lymphoma: a comparison with diffuse large B-cell lymphoma without a mucosa-associated lymphoid tissue lymphoma component. J Gastroenterol Hepatol 2001; 16(7):734–9.

69. Coiffier B, Lepage E, Briere J et al. CHOP che-motherapy plus rituximab compared with CHOP alone in elderly patients with diffuse large-B-cell lymphoma. N Engl J Med 2002; 346(4):235–42.

    A randomised study investigating the value of ritux-imab when added to standard chemotherapy for treat-ing gastric lymphoma.

70. Aviles A, Nambo MJ, Neri N et al. The role of sur-gery in primary gastric lymphoma: results of a con-trolled clinical trial. Ann Surg 2004; 240(1):44–50.

    A large and important study randomising 589 patients to four treatment arms. Surgery did not improve sur-vival and CHOP chemotherapy came out on top.

71. Popescu RA, Wotherspoon AC, Cunningham D et al. Surgery plus chemotherapy or chemotherapy alone for primary intermediate- and high-grade gastric non-Hodgkin's lymphoma: the Royal Marsden Hospital

experience. Eur J Cancer 1999; 35(6):928–34.

72. Hodgson N, Koniaris LG, Livingstone AS et al. Gastric carcinoids: a temporal increase with proton pump introduction. Surg Endosc 2005; 19(12):1610–12.

73. Berge T, Linell F. Carcinoid tumours. Frequency in a defined population during a 12-year period. Acta Pathol Microbiol Scand 1976; 84(4):322–30.

74. Kidd M, Modlin IM, Mane SM et al. RT–PCR detection of chromogranin A: a new standard in the identification of neuroendocrine tumor disease. Ann Surg 2006; 243(2):273–80.

75. Oberndorfer S. Karzinoid tumoren des dunndarms. Frankf Z Pathol 1907; 1:237–40.

76. Conlon JM, Deacon CF, Richter G et al. Circulating tachykinins (substance P, neurokinin A, neuropeptide K) and the carcinoid flush. Scand J Gastroenterol 1987; 22(1):97–105.

77. Nobels FR, Kwekkeboom DJ, Coopmans W et al. Chromogranin A as serum marker for neuroendocrine neoplasia: comparison with neuron-specific enolase and the alpha-subunit of glycoprotein hormones. J Clin Endocrinol Metab 1997; 82(8):2622–8.

78. Gibril F, Reynolds JC, Lubensky IA et al. Ability of somatostatin receptor scintigraphy to identify patients with gastric carcinoids: a prospective study. J Nucl Med 2000; 41(10):1646–56.

 A blinded prospective study of 162 patients with Zollinger–Ellison syndrome comparing the results of radionuclear studies with gastric biopsies looking for gastric carcinoid tumours.

79. Modlin IM, Kidd M, Latich I et al. Current status of gastrointestinal carcinoids. Gastroenterology 2005; 128(6):1717–51.

80. Dakin GF, Warner RR, Pomp A et al. Presentation, treatment, and outcome of type 1 gastric carcinoid tumors. J Surg Oncol 2006; 93(5):368–72.

81. Modlin IM, Latich I, Kidd M et al. Therapeutic options for gastrointestinal carcinoids. Clin Gastroenterol Hepatol 2006; 4(5):526–47.

82. Rindi G. Clinicopathologic aspects of gastric neuroendocrine tumors. Am J Surg Pathol 1995; 19(Suppl 1):S20–9.

83. Modlin IM, Kidd M, Lye KD. Biology and management of gastric carcinoid tumours: a review. Eur J Surg (Acta Chir) 2002; 168(12):669–83.

84. Modlin IM, Lye KD, Kidd M. A 50-year analysis of 562 gastric carcinoids: small tumor or larger problem? Am J Gastroenterol 2004; 99(1):23–32.

85. Yao JC, Phan A, Hoff PM et al. Targeting vascular endothelial growth factor in advanced carcinoid tumor: a random assignment phase II study of depot octreotide with bevacizumab and pegylated interferon alpha-2b. J Clin Oncol 2008; 26(8):1316–23.

86. Pompeo E, Francioni F, Pappalardo G et al. Giant leiomyoma of the oesophagus and cardia. Diagnostic and therapeutic considerations: case report and literature review. Scand Cardiovasc J 1997; 31(6):361–4.

87. Roviaro GC, Maciocco M, Varoli F et al. Videothoracoscopic treatment of oesophageal leiomyoma. Thorax 1998; 53(3):190–2.

88. Stelow EB, Jones DR, Shami VM. Esophageal leiomyosarcoma diagnosed by endoscopic ultrasound-guided fine-needle aspiration. Diagnost Cytopathol 2007; 35(3):167–70.

89. Rocco G, Trastek VF, Deschamps C et al. Leiomyosarcoma of the esophagus: results of surgical treatment. Ann Thorac Surg 1998; 66(3):894–6; discussion 897.

90. Yun JP, Zhang MF, Hou JH et al. Primary small cell carcinoma of the esophagus: clinicopathological and immunohistochemical features of 21 cases. BMC Cancer 2007; 7:38.

第 12 章

胃食管反流病的病理生理学改变及相关检查方法

Rami R. Sweis· Abraham J. Botha

概述

当胃内容物反流进入食管，产生临床症状或引起食管黏膜损伤称为胃食管反流病（gastroesophageal reflux disease，GORD）[1]，是现代西方社会最常见疾病之一。GORD 的药物治疗费用在英国国家健康服务中心（UK's National Health Service）排名第一。食管腺癌起源于重度反流病导致的食管黏膜的柱状化生，因而 GORD 发病率的升高也导致了食管腺癌发病率的不断增高。食管运动功能障碍相对来说比较少发，但同样可以导致类似的胃食管反流症状（参见第 16 章）。了解 GORD 的病理生理学改变以及相关的检查方法变得日益重要。

临床问题

人体在生理性打嗝的过程中会出现胃食管反流的现象。长期监测无症状受试者 pH 的结果显示短时发作的餐后 GOR，这个现象是正常的[3,4]。有些过度的反流甚至是呕吐都是食管的正常保护机制。病理性的 GOR 或者 GORD 是指慢性酸和 / 或胆汁反流引起的明显的或严重的病理症状。很多人认为胃灼热和消化不良等症状是正常的，而且没有经过就医便自己服用抗酸药，这为确诊胃食管反流带来了很大的阻力。此外，并不是所有的有典型的胃灼热和反酸症状的患者都有反流性食管炎。

 两个针对反流症状患者的研究显示，通过内镜检查，32% 和 38% 的受试者显示为正常的食管[6,7]。

现今在上消化道内镜检查中最常见的疾病是食管炎[8]，但是有研究表明，患有食管炎或者 Barrett 食管的患者中，有高达 20% 的人未出现过胃灼热[9]。

如果患者有胃灼热感，对质子泵药物有效，而且内镜检查提示食管炎或 Barrett 食管、便可临床诊断为 GORD。 典型胃食管反流患者其他的常见症状有反流和间歇性吞咽困难。

非典型胃食管反流更难以诊断。胃食管反流与上呼吸消化道疾病的发生有密切关系，如语音改变、多痰、口腔溃疡、龋齿、咽炎、扁桃体炎、鼻窦炎。同时，GORD 也是下呼吸道系统疾病的致病因素，如慢性咳嗽和哮喘。近端食管的 GOR 的诊断很困难，即使对一些出现不典型症状的患者诊断了 GORD，可能也无法证明胃食管反流与这些症状和 / 或病理学上的因果关系[1]。

部分患者有典型或不典型胃食管反流症状的同时，还伴有功能性消化不良或腹胀和 / 或肠易激综合征相关的排便习惯改变等其他消化系统症状。这部分患者的诊断很困难。

鉴于胃食管反流诊断的难度，可借助一些其他的辅助诊断的手段。（框 12.1）

 食管下段 24 小时动态 pH 监测通常被看作是诊断的金标准[10]。

对有症状的患者行 24 小时动态 pH 监测，部分患者的结果有可能是正常的，但其中有 25% 的研究对象在内镜检查中显示出食管炎。同时，人体对导管的耐受问题也是急需解决的[13]。

胃食管反流的病因很多，了解该病的病理生理学对它的诊断和治疗都是很重要的。

框 12.1 • GORD 的诊断手段

- 内镜
- 组织学
- 钡餐检查
- 24h pH 监测 /Bravo
- 测压（标准，高分辨率）
- 胆汁探针（胆汁反流）
- 多通道腔内阻抗
  - MⅡ–pH（阻抗 + pH 感应器）
  - MⅡ–EM（阻抗 + 压力感应器）
  - MⅡ–EM–pH

正常成人食管解剖学

食管是一个长约 25cm 的肌性管道，连接颈部的咽和腹部的胃。根据所处的位置，食管往往又被分成颈段、胸段和腹段三个节段。颈段食管位于环咽肌（食管上括约肌）下，是咽部的直接延续，长约 5cm。胸段食管长约 18cm，起于胸廓入口（T1 水平），止于膈肌食管裂孔（T10 水平）。腹段食管的长度会受食管裂孔疝影响，但通常仅有 1 ~ 2cm。

食管壁由外纵、内环两层肌肉构成，外层的纵行肌沿食管壁呈轻度的螺旋状下行。食管肌层是一个功能整体，但它的特殊之处在于其由横纹肌和平滑肌共同构成。食管近端肌层（包括环咽肌在内）几乎全部由横纹肌构成；在其下的 4 ~ 5cm 范围内，则由两种肌肉混合构成；越往食管远端，平滑肌所占比重不断增加。食管中、下段的肌层几乎全部由平滑肌构成。食管黏膜自食管入口至胃 - 食管交界处均由非角化的复层鳞状上皮覆盖，而在胃 - 食管交界处以下，复层鳞状上皮突然变成单层柱状上皮，两者之间的分界即为内镜检查下所见之 "Z" 线。黏膜、黏膜肌层和环行肌间为黏膜下层，由结缔组织、血管、神经和腺体构成。

食管的神经支配主要是副交感神经系统，在上段主要由喉返神经支配，而食管体的大部则主要由迷走神经支配。上段食管的交感神经支配主要来源于颈中神经结内的细胞体；其余部分则来源于胸交感神经链的 T1 ~ T4 节段。

食管上括约肌是由咽下括约肌下半部分、环咽肌的食管上括约肌和食管环状括约肌上半部分构成。静息时，关闭，并在前后方向上保持 100mmHg 的静息压力（侧方压力小），防止胃内容物反流进入气道。

食管的运动和 GORD

吞咽时，上食管括约肌松弛。唾液、液体以及被推入上食管。5 ~ 10 秒内被食物从咽被输送到胃。正常食管运输是通过两种机制。原发性蠕动（或由吞咽动作诱发之蠕动）是最主要的转运机制，该蠕动起源于咽并向下传递直达胃部（图 12.1）。如果食物团块继续残留在食管腔内，导致食管腔的扩张，则局部的神经反射将诱发继发性食管蠕动（非吞咽动作诱发）以将残留食物清除[14]。第三相收缩（非蠕动性）在正常人体很难通过短时性的影像学检查或压力测定发现，但是在 24 小时食管压力监测中则往往能看到。

食管蠕动的调控主要依赖于肌源性、固有和外源性神经因素的相互作用。与食管纵行肌在受到刺激后表现的去极化运动不同，食管环行肌首先表现为一个超极化的过程[15]。这一现象导致的结果是在受到刺激后食管纵行肌将先于环行肌收缩，这有利于在食团运输过程中保持食管一定的形状和张力。内在的肌源性特性是肌肉收缩所必需的，但是食管肌层的协调蠕动也需要中枢和外周神经的调控。食管的外周神经支配主要是迷走神经，其与内、外层肌肉间肠肌丛内的神经元相接。由食管至中枢神经系统的神经传导机制也已明确。在人类，食管体内存在感受系统（sensitive system）用于感知食管腔容积的变化。同时有证据表明食管内存在酸度感受器，可以感知食管腔内酸度的变化而诱发中枢性的蠕动清除波（peristaltic clearance wave）[16]。由于迷走神经主要由感觉纤维所构成，故而虽然由食管发出的传入纤维的功能不清，但是它们对于食管的正常蠕动功能可能具有重要的调控作用，如进食固态食物（"干咽"）常不能诱发食管蠕动，而饮水（"湿咽"）却常常可以诱发食管肌层长时间、大幅度的收缩[17]。咽下的食团的温度也可以影响食管的蠕动，温热食物较温度较低食物更能诱发食管强有力的蠕动；而快速进食冰激凌等冷饮将完全抑制远端食管

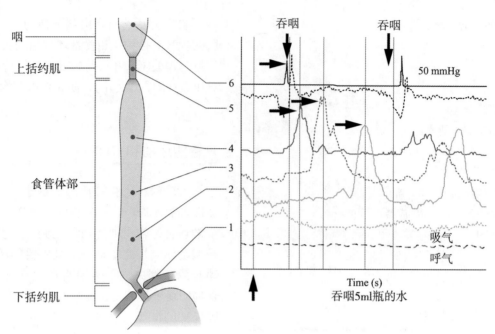

图 12.1 ● 标准的 6 个压力感应器监测食管蠕动波。（Reproduced from Anggiansah A, Marshal R. Use of the oesophageal laboratory, 1st edn. Oxford: Isis Medical Media, 2000. With permission from Isis Medical Media.）

的活动[18]。

许多食管运动异常与胃食管反流有很大关系，最常见的是无效的蠕动和运动减弱。尚且不明确的是 GORD 引起了动力异常，还是动力异常引起了 GORD 或者动力异常引起 GORD 的临床症状和病理学改变。

Olsen 和 Schlegel 对 50 例食管炎患者进行了食管动力的研究。其中，28% 患者食管蠕动正常，32% 有运动不协调，37% 有低幅蠕动和 8% 有完全的运动功能障碍。食管运动异常发生率随着食管炎的严重程度增加而增加。[19]同时，Kahrilas 等研究发现，GOR（胃食管反流）患者通常有蠕动障碍（无原发性蠕动或低压力蠕动），而且有食管炎的患者更容易出现功能异常。

25% 的轻度食管炎患者伴有蠕动功能障碍，而且这一比率在患有严重食管炎的患者中高达 48%[20]。

在由 GOR 导致的食管狭窄患者中，蠕动停止和非特异性运动异常的比例多达 64%，而在单纯 GOR 患者中此比例仅为 32%[21]。

Barrett 症患者与其他反流疾病患者或者健康受试者对比，存在有更严重的食管运动功能障碍。

此外，食管对酸的敏感性有所降低[1]。这种运动和感觉功能障碍与酸暴露程度增加相关[13]，特别是反流时间延长使黏膜更容易受损[23]。此外，Barrett 段长度（患并发症的风险）与食管运动功能障碍和食管酸暴露的严重程度相关[22]。

研究者发现抗反流手术能改善食管的蠕动能力，因此作者认为酸诱导肠道黏膜损伤会继发食管运动功能障碍[24]。体外试验中证实，在反流食管炎中出现的细胞因子［如白细胞介素（IL）-1β 和 IL– 6、IL-8（Th1 细胞）］会抑制食管肌肉收缩[25]。还有研究人员发现，食管炎术后并未发现食管排空时间的缩短以及食管蠕动能力改善[26,27]。这可能意味着反流引起的食管神经肌肉损伤是不可逆转的。另一种论点，即原发性食管运动功能障碍与胃食管反流有关，是由 Eriksen 等发表的。他使用 24 小时 pH 监测和固体鸡蛋的传输时间作为检验标准，并没有发现传输时间延迟（胃食管反流患者中有延迟）和食管炎的严重程度有关[28]，这个论点在早些时候也被 Maddern 和 Jamieson 发表过[29]。

在胃灼热、吞咽困难等症状和食管运动障碍之间未发现有因果关系。酸对食管疼痛受体的刺激会产生胃灼热感[30]。

众所周知，虽然胃食管反流病的患者无食管梗阻的表现，也会出现间歇性吞咽困难。食管运动异常影响食物运输造成吞咽困难似乎合乎情理。然而，对于用液压标准确诊反流性疾病中的食管运动异常的权威性的怀疑声愈演愈烈。几项研究显示，抗反流手术[31]后运动能力和吞咽困难之间不存在明显的相关性，虽然 GORD 患者出现吞咽困难和反流性运动异常疾病的比例相似，但两组之间没有相关性[32]，有吞咽困难的患者的食管蠕动能力可以正常也可以异常。

食管的蠕动除了运送食物以外，对于帮助清除反流的胃内容物也很重要。这种清理机制由原发性蠕动和继发行蠕动同时作用。Kahrilas 等利用荧光摄影和测压在非梗阻性吞咽困难或胃灼热患者中进行记录，结果证明了食管有序蠕动对清除胃酸的重要性。大于 20mmHg 的蠕动幅度才可以清除远端食管内钡剂，而近段食管清除的压力要稍小一些[33]。

Booth 等引入了标准的酸清除实验[34]。他们发现，比起无症状患者，清除酸内容物时，胃食管反流患者需要更多次的吞咽。然而，这项测试的特异性和敏感度都不高，47% 的患者呈现正常的检测结果，而患有食管运动障碍但没有胃酸反流的患者的检测结果却是异常的[35]。

Barham 等建议反流发作平均持续时间反映了食管的清除能力[36]。DeMeester 等在 GORD 患者和正常受试者中发现了不同模式的酸反流现象。食管炎患者主要表现为夜间反流时间延长（仰卧位反流），而白天反流时间相对较短（直立反流）。他们认为，在睡眠时如食管清除能力差会对食管产生更大的伤害[4]。在接下来的工作更加证实了加强患者在睡卧状态下食管炎防治的重要性[37]。仰卧位在病程的发展中很重要，有两个原因：重力的影响以及食管在夜间蠕动减少。在一个标准的酸清除试验中，仰卧位比坐位清除时间更长（如果头部倾斜下来清除时间就更长）[38]。睡觉时床头升高有利于夜间酸清除[39]和微食管炎的治愈[35]，也说明在食管清除酸的过程中，重力起了重要作用。蠕动频率（原发和继发）在睡眠时大大减小，这也就导致了在食管炎患者和正常受试者的酸清除时间都延长[41]。

因此，食管炎患者面临双重风险：夜间食管蠕动减慢引起反酸时间延长；酸的清除能力下降[42]。

抗反流屏障

在静息状态，大部分食管处于胸部轻微负压的环境中（-5mmHg）。而食管下部，透过横膈裂孔后 1 ~ 2cm 处，为稍正压，处于腹腔稍高压力（+5mmHg）的环境中。因此，食管和胃是连续的胃肠道中唯一压力相反的一段。膈两侧如果没有压力梯度，就会导致胃内容物的自由进入食管（在胸部有相对真空的环境）。阻碍这一现象的发生要归功于胃食管交界处的抗反流屏障的存在（框 12.2）。

这种抗反流屏障有四个组成部分，即胃贲门的食管钩状纤维和套索纤维、膈肌脚、腹内食管压迫、食管下括约肌。

食管套索纤维和钩状纤维

食管 - 贲门之间的锐角被认为是通过胃表面肌层内的斜行套索纤维的收缩而形成的，尸检时通常可以发现该锐角消失。[43] 食管进入胃时的倾斜角形成了一个"瓣膜样"结构，可以防止胃食管反流。但是，该机制并不是抗反流的必需条件，在滑动型食管裂孔疝的时候该锐角消失，但是裂孔疝患者并不都伴有胃酸的反流。此外在贲门切迹形成锥状收

框 12.2 ● 抗胃食反流的天然屏障

食管下括约肌
- 基础张力
- 适应性压力改变
- 短暂性食管下括约肌松弛

外部机械因素
- 瓣 - 阀机制：
- 贲门 - 食管角
- 膈肌夹角
- 黏膜环形皱褶
- 远端食管压迫：
- 膈 - 食管韧带
- 腹压的传输作用

缩的套索纤维位于屏障的下方，该屏障可以在放射学检查中看到，并防止钡剂流入[44]。

膈肌脚

右侧膈肌脚在没有滑动裂孔疝的情况下可能有助于增加食管下括约肌（LOS）的压力，可以部分解释 LOS 纵向和径向压力明显不对称性[45]。在 LOS 压力监测中可明显发现呼吸引起的压力振荡，而且随着呼吸深度的变化压力振幅也在变化[47]。膈肌收缩在人类已被证明可以增加 LOS 张力，该增强作用在持续深吸气时达到最大，此时胃食管交界处的压力梯度也最大。在胃食管压力梯度最大的时候（深吸气、咳嗽、拉紧、直腿抬高等）膈肌脚夹紧收缩，增加 LOS 的压力。

远端食管压缩

膈食管韧带是膈肌下腹横筋膜的延伸。在裂孔下缘它被分为上叶和下叶。下叶是松散的纤维组织，在很多人中是缺失的，上叶是一个强有力的完整的膜，并且插入到食管。这样的解剖学结构使得胃食管交界部位于腹部，防止发生裂孔疝，从而保持部分食管位于腹部的正压环境中。

膈食管韧带插入食管的高度决定了腹部的正压环境内食管的长度。也正是这个原因，尽管食管裂孔滑疝患者的部分胃已进入胸腔，但仍有部分食管被腹横筋膜包裹。当腹部压力上升时，虽然会被传输到食管下段，但压力差不会跨过胃食管交界部，防止胃酸反流[50]。

研究者认为，LOS 的长度和腹腔内括约肌长度对防止因胃内压力升高而导致的胃食管反流起到了很重要的作用。DeMeester 等发现，临床中，在 LOS 的基础压力偏低（< 5mmHg）和 / 或腹腔内括约肌长度较短（< 1cm）的患者中，有 90% 的 GOR 发病率。随着年龄的增长或者在仰卧位时，短 LOS 与 GORD 的严重程度增加有密切的联系[13]。

食管下括约肌

虽然难以从解剖学角度证实食管下括约肌（lower oesophageal sphincter，LOS）的存在。然而，食管压力测定已经证实了食管下段高压区（high-pressure zone，HPZ）的存在，像一个生理性的括约肌，比如，它有基础张力，而它在吞咽、嗳气、呕吐的时候会松弛。生理 LOS 位于食管末端 1 ~ 4cm，它在轴向和径向上的压力明显不同，后方和右后方的压力最高，LOS 对防止酸反流有重要作用[45,52]。

一个人的 LOS 压力在不同的场合会有所变化，LOS 的基础压力还与姿势、进食及移行性复合运动有关[53-56]。膈肌两端的压力梯度在活动时明显增加，比如挤压腹部、弯曲、使劲和咳嗽，使腹内压上升；抽鼻子、打嗝和深吸气等使胸腔内压力下降。一些研究表明这些活动会使 LOS 压力升高。这种压力的上升可能是由于括约肌放松反射性的张力升高，或外源性机械因素，或只是简单的腹压传至括约肌而造成。

LOS 的调节主要靠肌肉、神经和体液因素的相互作用。人体中，阿托品和切断迷走神经会使 LOS 静息压力降低，表明神经调控的重要性[57]。LOS 的支配来源于自主神经兴奋和抑制，而抑制神经的细胞体位于肠道神经系统内。迷走神经节前纤维起源于迷走神经运动背核。这些迷走神经纤维突触支配肌间神经节细胞体[58]，介质是乙酰胆碱。乙酰胆碱通过烟碱和毒蕈碱受体对节后神经元产生作用，但最近的证据表明，一氧化氮可能成为非肾上腺素能非胆碱能神经系统中调节 LOS 的神经肌肉的主要介质。

一过性食管下括约肌松弛（transient lower oesophageal sphincter Relaxation，TLOSR）的概念是由 Dent 在 1976 年开发套筒测压设备后提出的[59]。原发或继发性蠕动的吞咽动作或者胃扩张或者打嗝会产生生理性 TLOSRs（图 12.2）。这些静息松弛状态通常发生在 5 秒内（从静止到最大压力）并且持续 5 ~ 40 秒[60]。在无症状受试者的研究中 TLOSR 可造成反流。进食后 TLOSRs 频率增加[55,61]，相比于卧姿，在坐姿时更高。这些研究中，约 50%TLOSRs 导致了反流的发生[63,64]。

 在有反流症状的患者中显示，非正常的 TLOSRs 是导致反流的主要因素。

TLOSRs 导致的反流性事件所占比例在各个研究中的结果各不相同，而且随着疾病的严重程度的变化而变化。随着病情日益严重，由括约肌压力降低引起的自发反流事件随之增多。在这种情况下，TLOSRs 仍然是主要的反流机制。不恰当 TLOSRs 发生的原因一直备受争议。一些人觉得有些松弛是由于无效蠕动，另一些人则认为 TLOSRs 是打嗝反射的变种，是对胃扩张的一种反应[62]。无论是对照组还是反流组患者，在胃扩张的情况下（气体或球囊）TLOSRs 频率增加。打嗝时括约肌松弛，其压力的变化模式与反流时 TLOSR 的压力变化模式相似。此外，在走动的患者，许多反流事件可能是打嗝引起的[65 66]。研究表明，TLOSRs 是由位于近端胃内的机械感受器触发迷走神经而产生的[67]。

轻至中度胃食管反流患者的 TLOSR 频率不一定增加[68]，也并不是所有的 TLOSRs 都与反流相关[69]。

 虽然 GORD 的诊断不一定需要有裂孔疝[70]，但是胃食管交界处结构完整性和功能对 GORD 的病理生理学非常重要。

随着裂孔疝进展导致食管在解剖学上发生变化，TLOSR 反流的可能性随之增加，使得反流的量也随之增加。许多食管裂孔疝患者仍保持正常的 LOS，并且他们没有出现胃食管反流。相反，那些无食管裂孔疝，但 LOS 异常的患者却有相当严重的食管炎[71]。

滑动食管裂孔疝

 许多裂孔疝患者是无症状的，但许多胃食管反流患者合并有裂孔疝。

多中心研究发现，内镜检查诊断裂孔疝的患病率为 5.8%，而在食管炎患者中这一比率上升到 32%[54]。而在食管炎的影像学研究中，其患病率高达 90%。[72] 便携式食管 pH 监测表明裂孔疝的患者无论是在食管酸反流频率和食管酸暴露时间都比未患裂孔疝的受试者有所增加。[72] 这是因为餐后含酸丰富的胃内容物更易残留在膈脚以上的疝袋中。[48] 由此，胃内容物更容易在 LOS 松弛或腹内压升高时反流入食管内，如伸展或深吸气时（图 12.3）。

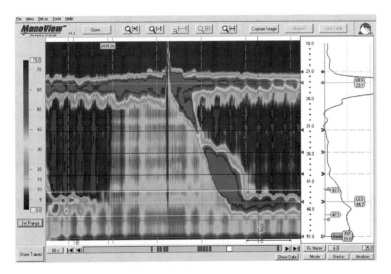

图 12.2 • 高分辨率压力测定显示一过性食管下括约肌松弛（TLOSR）。上方的红色和黄色区域代表的是食管上括约肌，而下方的红色和黄色区代表的是 LOS。当 LOS 松弛时在胃和食管之间会出现一个凹形图，即时空图上的亮蓝色区域。该活动也可以在右侧的轴向压力图上显示。活动结束时，食管内压力恢复至基线水平，通过原发性蠕动达到清除作用。该图通过 36 通道的 SSI Manoscan 360 获得。Reproduced from Fox MR, Bredenoord AJ. Oesophageal high-resolution manometry: moving from research into clinical practice. Gut 2008; 57(3):405–23. With permission from BMJ Publishing Group Ltd.

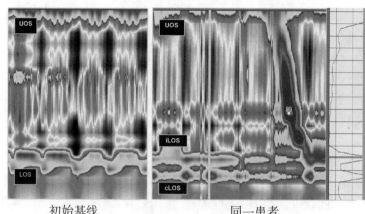

初始基线　　　　　　　　同一患者

图 12.3 ● 左侧为高分辨率测压仪显示是跨膈肌食管下段的一个高压区。在该时空图中高压用黄—红光谱显示,低压用绿—蓝光谱显示。右侧显示的是同一患者的食管下段高压区(iLOS)和膈脚产生的高压区(cLOS),提示一过性食管裂孔疝。右侧纵向的红色和黄色区显示的是一个蠕动波沿着食管向下传播。LOS:食管下括约肌;cLOS:膈肌脚 LOS;iLOS:内源性 LOS;UOS:食管上括约肌。 Reproduced from Fox MR, Bredenoord AJ. Oesophageal high-resolution manometry: moving from research into clinical practice. Gut 2008; 57(3):405–23. With permission from BMJ Publishing Group Ltd.

唾液

食管的胃酸清除能力不仅依赖于食管的蠕动功能,唾液的中和能力也发挥着辅助的保护作用。Helm 等发现,第一次原发性或继发性(食管)蠕动波就可以将(反流)95% 的胃酸清除出食管;而残余胃酸的中和则通过其后每次与吞咽相关的蠕动波以一种阶梯状的形式来完成[73]。唾液分泌的增加可以缩短胃酸清除时间,然而如果将口腔内的唾液吸出则可以影响胃酸的清除[74]。唾液的生成率与吞咽动作的频率直接相关并且也决定了吞咽的频率[75],而正常的吞咽频率在清醒、静息状态下为 1 次 / 分[40]。健康成人在静息状态下的唾液分泌量是 0.44ml/min,pH 是 7.02 ± 0.05[76],依赖于唾液内的碳酸氢盐成分,其可以在数分钟内中和少量的胃酸。夜间,与原发性食管蠕动的减少一样,唾液的分泌量也显著减少[40]。

食管的黏膜下腺体可以分泌碳酸氢盐[77],理论上来说,所分泌的碳酸氢盐量足够中和每次反流上来的胃酸量从而使食管内 pH 由 2.5 上升至 7.0。这一额外的保护机制或许在夜间食管蠕动和唾液分泌明显减少时具有重要的保护作用。

胃功能

胃是大多数导致食管损伤的反流物的源头,因此胃(异常)应该是胃酸反流性疾病的病理生理学改变的主要促进因素,原因在于两方面:过量的胃酸生成以及胃排空的异常。事实上,导致胃出口机械性梗阻的情况(良性或恶性疾病)可以引发重度隐匿性(反流性)食管炎。许多报道显示部分 GORD 患者存在胃排空延迟(胃轻瘫)[78],而这种情况或许也继发于糖尿病等其他疾病。然而,大多数胃酸反流性疾病患者并不存在胃排空障碍,而胃排空延迟在 GORD 发病过程中的重要性也尚不明确。

Zollinger-Ellison 综合征是由于胃酸的过度分泌,往往伴有反流性食管炎的高发[79]。虽然有实验显示部分 GORD 患者具有胃酸的过度分泌[80],包括基础和峰值胃酸分泌量的异常,但是大多数 GORD 患者与对照人群相比在胃酸分泌水平上并不存在明显异常。

幽门螺杆菌主要感染远端胃(胃窦炎)增加胃酸的分泌。并且根除感染可以降低胃溃疡和反酸发生的风险。然而近段胃部的幽门螺杆菌感染与萎缩性胃炎有相关性,而且会减少胃酸的生产。此种情况下根治幽门螺杆菌使得反流情况加重。实际上，在临床实践中，根除幽门螺旋杆菌对治疗 GORD 影响不大[1]。目前的指南建议根除幽门螺杆菌，是由于幽门螺杆菌增加了消化道溃疡和胃癌的风险，而与 GORD 无关。

幽门

幽门是人体调节胃排空，防止十二指肠胃反流的天然屏障。

毫无疑问，十二指肠内容物胃反流是一个正常的生理过程。由此它们可以通过胃食管反流进入食管。而这些内容物中的胆汁和胰液反流增加了食管炎、食管化生和消化不良的产生。[81] 总的来说，反流持续时间越长，胆汁反流越多[82]，但是反流的胆汁没有细胞毒性。[83] 显然酸反流是胃食管反流和食管炎症的最重要因素，它可用酸抑制疗法根除。但是抑酸疗法不能使得化生的表皮表型改变，但用激光或氩气凝血方法可使得化生的表皮返回到鳞状上皮细胞表型[84]，但此方法不适用于长期胆汁反流的患者。

检查方法

由于食管易接近，使其成为胃肠道中最容易被检查的部分。因此，许多技术被用于对食管的结构和功能的研究。许多检查在临床得到了广泛的应用（如钡餐和纤维内镜检查），而另一些检查则主要应用于实验研究（如食管抽吸实验）。许多食管检查技术将在下文进行描述，但是其各自的方法学本章将不予详细讨论。

内镜检查

纤维内镜检查往往是具有食管相关症状的患者所接受的第一个检查。纤维内镜检查除了可以对食管黏膜进行肉眼观察、获取组织学或细胞学检查标本外，还可以进行诸如狭窄扩张、食管支架置入、局部止血等治疗性操作。除了可以在镜下对黏膜病变进行探查，还可以对食管运动功能障碍进行间接的判断。如食管扩张伴宿食残留，食管下括约肌虽

可通过但张力增高等表现往往提示贲门失弛缓症的存在；而食管憩室的出现常提示食管运动功能障碍。但是，大多数时候，内镜检查并不是了解食管运动功能的好方法，因为内镜检查更有利于发现食管黏膜结构的改变而不是食管肌层功能的障碍。

放射学检查

 放射学检查可应用于食管反流性疾病和某些运动功能障碍的诊断。一个最简单的胸部 X 线片也可以通过肺部影像的改变而间接显示误吸史或提示巨大食管裂孔疝的存在。

对比造影是食管疾病的一个重要的检查方法，可以发现食管的解剖异常、黏膜病变以及功能障碍。

气 - 钡双重对比造影检查可以显示食管炎症或食管狭窄处的黏膜改变。根据食管有效收缩的有无，可以证实食管蹼、食管环、食管憩室以及食管裂孔疝的存在。其同样可以显示典型的食管运动功能障碍，如贲门失弛缓症、弥漫性食管痉挛（螺丝钻样表现）。然而，早期贲门失弛缓症和弥漫性食管痉挛（diffuse oesophageal spasm，DOS）患者常常被漏诊。虽然在食管反流性疾病的诊断上内镜检查较影像学检查为佳，但是影像学检查在食管运动功能障碍的诊断中仍起着重要的作用。而电视荧光显像技术结合固、液态食团的吞咽实验有利于发现咽及上段食管的运动功能障碍。

食管 pH 检查

小型 pH 测定导管、数字记录设备以及计算机分析软件的发展，使得长时间（24 小时）的动态 pH 监测在临床得到了广泛的应用。这一设备不仅可以在反流发生时进行记录，还可以通过事件（症状）标记器将患者的症状与反流之间进行关联（图 12.4）。随后通过计算机软件对记录进行分析，生成标准变量表并与已知的参照值进行比对。长时间的 pH 监测在记录反流频率的同时，以下的参数也成为记录的标准：总的反流次数、持续时间超过 5 分钟的反流的次数、总的反流时间（占总记录时间的百分比）。后者可能是作为诊断 GORD 最有价值

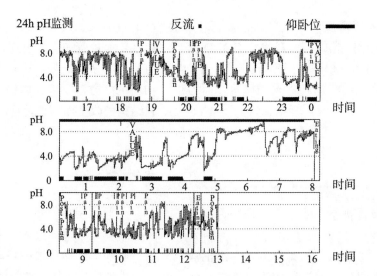

图 12.4 ● 24h pH 监测提示该 Barrett 食管患者有过度的胃酸反流，并且标记了患者疼痛发作与食管内胃酸的关系。

的参数，在许多中心，正常个体的参考值是：在经食管压力测定确定的 LOS 位置上方 5cm 处进行 pH 监测，pH < 4 的时间不能超过 24 小时监测时间的 5%[84A]。如果记录资料能再按白天、夜晚以及餐后等进行细分，则监测记录的价值更大。由于胃酸反流性疾病的严重程度的变化范围非常广，且天天都在变化，所以记录得到的数据都需要与已知的参照值进行对比研究。目前应用最为广泛的参照系统是改良的 Johnson-DeMeester 评分系统，该系统在上述参数（来源于正常对照人群）的基础上生成一个评分，如果该评分高于上述的参照值，则胃酸反流的可能性非常大（表 12.1、表 12.2）。这是一个操作简单，在临床上用于检测患者反流严重程度的有效方法，它的原理基于患者直立和仰卧位时反流发生的频率和食管酸暴露的持续时间（仰卧位食管 pH 暴露时间的百分比加权）[3]。

另外，必须重视症状（事件）标记，只有这样才能将患者的典型症状与发生该症状时食管内的（病理生理）变化联系起来。例如，某患者经食管 pH 监测显示其总的 pH （降低）时间在正常范围之内，但是该患者发生典型的反流症状时都存在胃酸向食管内的反流，则其仍可诊断为患了胃酸反流性疾病。而另一方面，如果某患者的症状与胃酸向食管内的反流之间没有相关性，则即使其食管 pH 监测结果超出了正常范围，仍不能说明其患了胃酸反流性疾病。

三症状的关联分析是对反流以及其临床症状做出临床检验报告的常规方法[85]。应用动态 pH 的软件，在 2 分钟时间内可预测患者的临床表现。

症状指数（symptom index，SI）描述了患者的症状与相关的反流比例：

SI = （反流相关症状发生次数 / 总的症状发生次数）×100

症状相关 ≥ 50% 认为阳性。这是一种很常见和简单的工具，自动通过专用软件分析计算 pH。一项将 SI 作为一种治疗反应预测标志的研究表明，在有胃灼热、反流和食管酸暴露的患者中，质子泵抑制剂可明显改善病情[86]。但此方法的问题在于，它没有考虑到反流的次数，而只是描述了反流和症状的关联性。

症状敏感指数（symptom sensitivity index，SSI）[87] 是一个很容易理解且可以手算的简单参数，其中考虑到反流性发作次数：

SSI = （症状相关的反流次数 / 总的反流次数）×100

SSI ≥ 10% 认为是阳性。然而，它的一个缺点是，它没有考虑到症状发作的总数。

症状相关概率（symptom association probability, SAP）[88] 是一个具有统计功能，计算症状和反流之间概率的检测方法。简要地说，它是通过将 24 小时分成 2 分钟段，测定反流发生前 2 分钟是否有症状的发生。结果经过整理，并通过一个 2×2 列表分析。根据统计惯例 SAP ≥ 95% 被认为是结果阳性。一项研究表明，独立的 SAP 是一个预测抗酸治疗成功性的很好的工具[89]。尽管 SAP 使用所有参数以提供症状和反流之间关系，但其结果很难计算，而且它体现的只是一个统计测试结果。即使结果显示具有明显的相关性，也并不意味着两者之间存在着必然的因果关系[85]。

食管 pH 监测结果必须结合患者病史、内镜和影像学检查结果以及对于质子泵抑制剂等抑酸药物的治疗反应等因素进行综合考虑。

对于那些对抑酸药物反应较差或症状不典型（癔球症、胸痛或咳嗽）的患者，食管 pH 监测不仅可以帮助诊断，也可建立反流与症状之间的时间关系。运用这些信息可以制订合理的治疗方案，有助于抗反流手术的确定。患者如果存在反流与症状之间的阳性关系，则其对保守治疗或手术治疗反应更好[85]。

虽然食管 pH 监测技术的细节已经超越了本章的范畴，但有一些重点还是需要关注。为了获得标

表 12.1 ● 图 12.4 中患者 pH 监测结果

	总值	站立位	仰卧位	吃饭	餐后	空腹
时间 (h)	20:48	12:50	7:58	0:55	2:30	0:00
反流次数	123	106	17	1	19	–
pH < 4.0 的时间（min）	426:34	228:19	198:15	0:03	53:17	–
pH < 4.0 的时间比例（%）	34.1	29.6	41.4	0.1	35.5	–
持续时间 > 5 min 的次数	24	15	9	0	4	–
最长的反流时间（min）	42:27	27:15	42:27	0:03	12:16	–

表 12.2 ● 根据表 12.1 中的结果计算得到的 pH < 4 Johson and DeMeester 评分（图 12.4 中的患者）

	患者值	正常值	评分
总时间（%）	34.1	4.45	24.96
站立时间（%）	29.6	8.42	12.64
仰卧位时间（%）	41.4	3.45	41.77
发作次数	123	46.90	9.08
持续时间 > 5 min 的次数	24	3.45	20.62
最长反流时间（min）	42:27	19.80	5.54
总评分			114.61
正常评分 < 14.72			

准、可重复的检查结果，多数实验研究的开展遵循了以下公认的原则：

- 24 小时 pH 监测的适应证包括：胃食管反流（抗酸剂无效或有效），非典型症状（苍白球，胸痛，慢性咳嗽），吞咽困难，食管运动障碍。
- pH 探针必须固定在 LOS 上缘上方 5cm 处。如果探针位置过低，其可能随着下段食管的蠕动而滑入胃腔内，这可以导致错误地记录为胃酸反流时间的额外延长。相反，如果探针位置过高，则胃酸反流时间将难以确定。不同的个体由鼻尖（pH 探头外部固定的位置）至 LOS 的距离不同，不能通过猜测确定该距离的长短。要确切地定位 pH 探头，唯一可靠的方法是先通过食管压力测定明确 LOS 的位置。
- pH 探头记录酸反流时段，pH 低于 4 时开始反流，食管 pH 高于 5 时结束（一些实验室用 4 做标准）。
- 近端食管酸反流，可能会导致慢性咳嗽、声音嘶哑及牙齿腐蚀，这些可通过改变 pH 传感器在 LOS 的位置进行预测。此外，有两个 pH 在 5 以上的传感器和 LOS 以上 10cm 的可视线，以避免胃导管尖端假阳性。
- 以持续时间超过 5 分钟的反流的次数多少来反映食管清除能力和运动功能的异常的方法并不正确。pH 监测显示的长时间的反流往往是由于多重反流引起，而并非是对于单次反流的清除能力的下降[36]。而食管 pH 上升超过 7.5 即认为是碱液反流的假设也是不正确的[83]。
- pH 监测通常是在非酸抑制治疗的患者中进行，为了阐明其严重程度和反流的内容。另外，使用抑酸剂或其他药物的患者也可以进行测试，可检测药物的疗效[90]。
- 每天的记录不仅要包括症状，活动以及进食的食物类型等也同样重要。许多食物和饮料是酸性的，进食这类饮食可能会被误记录为胃酸的反流，需要在最后分析时予以剔除。而替代的方法是强制患者进食特定的中性食物，但是这种方法将使门诊患者的动态 pH 监测变得不够"生理"。患者应该进食"正常"饮食才能使监测当天的反流症状更为"典型"。
- 在检测结束的时候，所发生的症状的数量和类型应有详细的记录以协助数据分析。
- 指导患者正确使用记录仪并且写每天的监测日志也非常重要。

对基于导管完成的食管 pH 监测的反对意见在于导管本身可以影响进食等日常活动，并进而导致对食管酸化程度的错误低估。有 5% ~ 10% 的患者对导管是有排斥的[13]，这可能会造成对患者临床表现的低估。为了克服这个缺点，可植入胶囊式 pH 记录监测系统开始应用，该系统在内镜下放置并可固定在食管壁上。然而，必须承认的是，如同前述放置 pH 测定导管一样，同样需要将该设备进行精确定位。

无线 pH 监测

24 小时 pH 监测中，有些患者出现鼻和咽的不适、恶心和呕吐的现象。这也是全社会面临的比较尴尬的问题，为了减少反流引起的危害，可能会改变正常的饮食习惯和生活方式[91]。这就违背了治疗的初衷。此外，有研究显示连续 2 天 pH < 4 的时间比例（pH < 4 的时间 /24 小时）有很大波动，相差 3.2 倍[92]。研究表明，不同的 24 小时导管测试只有 70% ~ 80% 可重复性[85]。在内镜下阴性并且受不了鼻食管插管，或者因技术性原因导致结果分析不明确的患者，很难进行食管 pH 的测量和反流相关症状的评估。这将阻碍诊断和治疗的进行。

在 Bravo® pH 系统（Medtronic, Shoreview, MN, USA）是一个全新的、内镜下放置、无导管的 pH 监测系统（图 12.5）。利用专门设计的经口传输设备将无线电胶囊附在食管 z 线以上的 6cm。这是因为内镜下发现 HPZ 在鳞 - 柱状交界处上 1 ~ 1.5cm 处[93]。48 小时的食管 pH 数据将被传输到便携式接收器。延长测量时间至 96 小时，可提高检测的可重复性、敏感度，在间歇性发作的患者中尤其有优势。Bravo® 系统可提供比导管更好的耐受性[93,95]。Bravo® pH 系统最大的缺憾是成本较高。因此，最新的英国指南建议：无线 pH 监测更适用于鼻插管不耐受的患者[96]。

食管压力测定

食管的主要功能在于将食物和水转运入胃。压力测定是发现食管（功能）障碍的一项有用技术，但是这项技术的作用已经被夸大了。理想的测压系统应可持续地、敏感地收集连续的高保真的从咽至胃的压力数据。该设备应便宜。检测的操作过程应迅速、便捷，结果应利于分析。压力数据的结果，不应只显示食管收缩，还应提供食管动力学的测评，并确定（或排除）患者身上引起食管功能异常的症状[97]。

对于怀疑有蠕动功能障碍的患者，特别是那些正在考虑进行手术（如抗反流或切开术）的患者需要进行测压。贲门失弛缓症患者如果有胃食管反流和吞咽疼痛等症状，可能会被误诊为 GORD，而行胃底折叠手术。贲门失弛缓症中的吞咽疼痛及食管疼痛是由于残留食物中的细菌发酵产生乳酸引起的。因此，很难将贲门失弛缓引起的疼痛与反流和食管炎导致的疼痛相鉴别[90]。

标准测压

标准静态测压用于监测环周的收缩压力，其波持续时间和食管蠕动速度，进而提供食管蠕动和非蠕动活动信息。此外，它可用来评估 LOS 功能和位置以及有助于确定 pH 探头导管放置的位置（见上文）[90]。

吞咽（按标准测压评估）

正常吞咽 5ml 的液体后，咽最先收缩，促使食团向食管上括约肌传送，食管上括约肌很快放松。蠕动波促使食物在食管内向下的运送，LOS 松弛允许食物顺利通过括约肌进入胃部。收缩幅度（mmHg）测量的是收缩波峰值与平均食管内基线压力的差值。正常振幅值范围可从近端食管的 30mmHg 到远端食管的 180mmHg。收缩的持续时间通常达 6 秒，是从主要升程开始计算直到压力波结束。食管体部的蠕动速度通常是大约 5cm/s[90]。

静态测压记录仪的探头分为两种：固态压力传感器或水导管灌注压力传感器。该测压导管先插入到胃，然后每次慢慢撤回 1cm，以确定探头穿过食管下括约肌。该方法可以在测定括约肌基线压力时，也可估计括约肌长度。根据几个压力端口的值可以算出平均数然后计算出一个平均括约肌压力和括约肌的长度。接下来，压力接口被放置于食管体位置，三个传感器至少相距 5cm。食管活动力的评估的标准是通过测试湿吞 10 下的值。和 pH 的研究一样，对照数据也用来比较患者的测试结果，包括蠕波收缩的次数、食管收缩的幅度和速度，以及异常收缩的发生情况，如同时发生的蠕动波或非传播的蠕动波。还可以运用水灌注导管测量 LOS 松弛情况。这

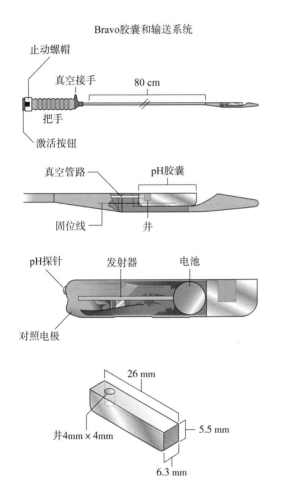

图 12.5 ● Bravo® 输送系统和胶囊。输送系统是以鼻胃管的方式插入，侧面标记距门齿的距离。胶囊被置于解剖 Z 线上方 6cm（或近端 LOS 高压带上方 5cm）。然后将输送系统缩回，但仍固定于患者身上（通过夹子或肩袋）至少 48 小时。在 10 天之内胶囊将不可避免地脱落（通常在 5～7 天）。几乎没听闻有需要早期排除的并发症。Reprinted by permission from Macmillan Publishers Ltd: Pandolfino JE, Richter JE, Ours T et al. Ambulatory oesophageal pH monitoring using a wireless system. AM J Gastroenterol 2003; 98 (4): 740–9, copyright 2003.

与一个允许 LOS 向上和向下运动的套装置配合使用。因为套装置允许括约肌轴向运动并提供套内的 LOS 最大压力，它能够提供更精确的测量括约肌收缩和放松的数据。由于导管需要灌注，这项研究要求患者在实验室检测。虽然 LOS 功能对酸反流性疾病的发病起主要作用，但临床中测定 LOS 压力的作用是有限的，因为 GORD 是靠其他方法诊断，而且在治疗过程中并未针对 LOS 的功能进行治疗。

这个标准压力测试被广泛用于生理学的实验室，但此试验被批评是非生理性的实验。在 24 小时内，有 1000 ~ 2000 次蠕动吞咽动作，但同时也有其他的收缩类型。如果出现异常运动，尤其是当它们是间歇性的，在 10 次湿吞实验研究中很有可能没有表现出来。此方法可用于诊断贲门失弛缓症、弥漫性食管痉挛和胡桃夹食管。其他的运动异常很难诊断，被认为是无效运动。

标准测压存在几个有待解决的问题。首先，小量吞水实验很少引发禁食患者的食管异常病症。GORD 患者症状出现的时间通常为餐后。其次，只有 5 ~ 8 个压力传感器的标准测压，低空间分辨率限制了它预测的有效性。食管内的某些局部异常（过渡地带、局部蠕动过快或过缓、节段性痉挛）将被错过。第三，LOS 本身的解剖学结构就备受争议，尤其是在裂孔疝以及 LOS 功能减弱的患者体内就更不容易进行检测。此外，未考虑到食管缩短，这可能会使得 LOS 位于套管以上，得到 LOS 松弛的假结果，从而使结果不可信。不过，它很容易操作，价格低廉，就目前而言，在临床上仍然是检测运动功能和诊断运动功能障碍的最常用的方法。

高分辨率测压法（high-resolution manometry，HRM）

对食管吞咽困难等症状的病因仍然不清楚。HRM 可以检测局域性食管运动障碍并且衡量食管胃压力梯度，并能提供多种提高诊断准确性的其他信息。

HRM 的基本原理是 Clouse 和 Staiano 在 20 世纪 90 年代初首先建立的[99,100]。他们建立了一个模型，并以利用带有多个压力感受器的导管建立了食管解剖学的功能成像。此模型以时间、距离食管顶端长度和压力振幅为坐标轴进行三维重建。随着微型水灌注压力测量[25,101]以及固态导管组件[102,103]的出

现，传感器的数量增至 36 个，从而大大提高了图像分辨率。三维图是在二维图像上叠加而成，而压力变化用颜色来描述（图 12.6）。这些数据可作为时空图进行实时分析，它可以显示食管蠕动的节段性神经功能解剖，以及食管内的压力梯度，促使食物和液体进入胃的力量大小。这些措施在预测 GORD 方面起到了很大的帮助[98]（图 12.7）。

HRM 可以显示食管蠕动模式以及胃食管交界部功能，从而可以判断出食管蠕动是否正常。压力梯度可反映食管清除能力是否正常。这些特性可提高对食管异常的识别能力。此外，HRM 还可以评估 LOS 功能从而对 GORD 提供良好的预测作用。

这些功能是 HRM 所独有的，而且非常重要，因为 GORD 症状和黏膜损伤主要是由于食团运送能力的紊乱和食管清除反流物能力的下降，而不是标准测压法所显示的食管功能异常[98]。

"电子套"是以电子方式模拟标准测压套装置，可在分析过程中提供稳定的 LOS 功能。这有利于导管的定位，并消除了移动标准测压装置所需的时间。

肠蠕动以及胃食管交界在吞水试验中的正常值对照标准已经被确立[103,104]。在常规标准测压中使用的是小量液体吞咽方法，而在 HRM 中使用的是不同的食物（固体动力学评估）以及不同的体积（例如多反复吞咽大量的液体）[97]。这些活动提供了更多的生理状态模拟，可以提供对食管的压力，从而提高检查在功能学和病理学的灵敏度（狭窄、反刍、贲门失弛缓症）[97,105,106]。标准测压与 HRM 的优势与劣势对比见表 12.3。

十二指肠 - 胃食管反流的检测

虽然酸反流是反流病中重要的症状，但是在许多患者的反流物中并未检测到酸性物质的存在，尤其是在抑酸干预的 Barrett 食管的患者中。许多研究者相信十二指肠 - 胃食管反流可以加剧食管反流性疾病的病理生理学改变。但由于缺乏可信的临床证据、有效的治疗方法（除外科治疗外），再结合单独使用抑酸药物即可根治患者的炎症和症状，因此常规检测有无胆汁反流是不必要的。既往，只有根据食管 pH 上升超过 8.0，再结合胃液抽吸实验结果是诊断十二指肠 - 胃反流的唯一方法。但是，单纯

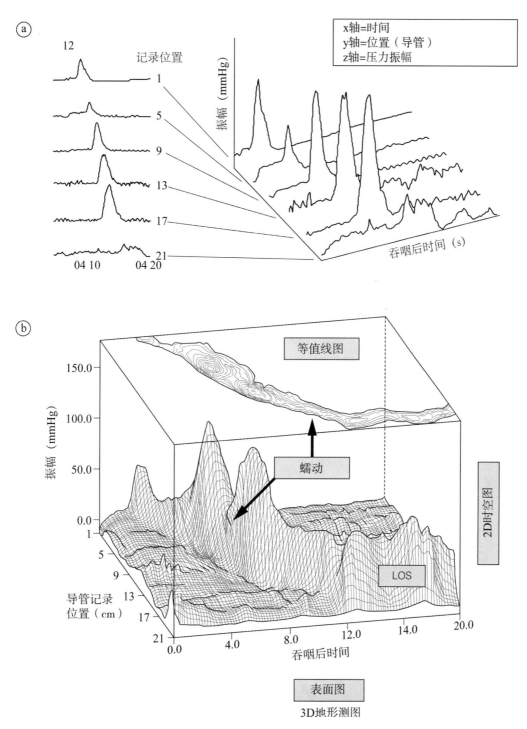

图 12.6 ● （a）20 世纪 90 年代初（Clouse 和 Staiano）HRM 基金会：时间，导管的位置和平均压力被重构成伪 3D "地形图"，用于描述食管的功能性解剖。（b）正常食管压力数据。伪 3D 表面图显示出近段食管蠕动波特征性的波峰和波谷（背景），直至与收缩后的 LOS 融合（前景）。将吞咽过程的轮廓图叠加在该图的顶部，揭示 3D 数据是如何利用 10mmHg 间隔的同心环来演示振幅的增加的。Reproduced from Clouse RE，Staiano A，Bickston SJ et al. Characteristics of the propagating pressure wave in the oesophagus. Dig Dis Sci 1996; 41（12）:2369–76. Used with permission from The American Physiological Society.

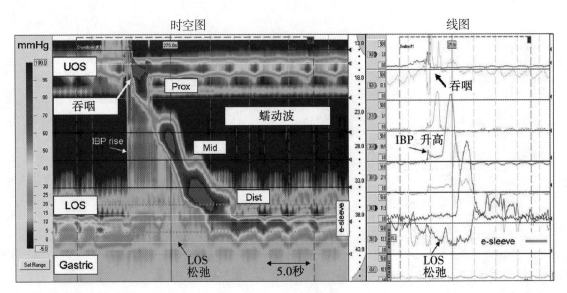

图 12.7 ● 高分辨率测压仪通过间隔＜2cm 的压力感应器；记录从咽到胃食管的压力活动。结果可以用线图（类似于传统测压）或时空图来显示。时空图与线图显示的信息相同，x 轴为时间、y 轴为离鼻孔的距离、z 轴为压力振幅（压力用不同的颜色来表示，左侧为图例）。图中很清楚地显示了食管的节段性功能解剖。很明显，UOS 和 LOS 同步松弛；而且两者的压力增加和蠕动波持续时间也是同步的。虚拟"电子套管"的应用可以同时测量 LOS 的压力和松弛状况（深棕色线图）。与传统套管感应器相似，可以显示超过 6cm 长度的最大压力。

表 12.3 ● 标准测压法与高分辨率测压的比较

成本	传统拉式测压	传统套管测压法	高分辨率测压法
使用	不贵	不贵	昂贵
解释	相对复杂和耗时	相对复杂和耗时	相对简单、迅速
测量 LOS	需要经验	需要经验	相对简单
功能和松弛状况	受限	可以	可以
测量 UOS 的功能和松弛状况	不可以	受限	可以

LOS：食管下括约肌；UOS：食管上括约肌

Reproduced from Fox MR, Bredenoord AJ. Oesophageal high-resolution manometry: moving from research into clinical practice. Gut 2008; 57(3):405–23. With permission from BMJ Publishing Group Ltd.

根据食管 pH 上升超过 8.0 来判断有无碱液反流的方法已被证实并不可靠[83]，而胃液抽吸实验不仅操作烦琐且患者耐受性较差，因而临床应用有限[103]。胆汁记录仪（Synectics，Stochholm，Sweden）利用分光光度计对胆红素进行分析探测从而间接地反映胆盐反流的存在，这一检查方法类似于动态 pH 监测，操作简单。结果显示胆汁反流只引起小部分症状[107]。一项调查显示，用胆汁记录仪检测的结果，7% 的 GORD 患者患有胆汁反流，比他们事先预测的结果要低 2 个百分点[108]。这一技术的临床应用前景还有待进一步研究[109]。

食管阻抗测量

多腔内阻抗（multiple intraluminal impedance，MII）是一个相当新的技术，于 1991 年首次用来测量气体和液体通过空腔的流量[110]（图 12.8）。阻抗与电流成反比，可以反向测量空腔内容物的电导率，阻抗根据食团的电导率不同而产生变化，液体电导率高，则阻抗低；空气电导率低，则阻抗高。液体到达时电压迅速下降 50% 以上，而清除液体后，电压会迅速恢复至基线水平。通过一个电极检测管腔内食团的运动；多个电极可以检测食团运动方向。阻抗因此可以用于：

1. 确定食团的运动方向（正常吞咽为顺行，反流为逆行）；
2. 确定食团是否通过或成功清除；
3. 计算食团的传送速度；
4. 区分液体和气体；
5. 确定食管反流近端范围；
6. 确定反流叠加（也做重新反流），即一个以上的反流事件叠加在 pH 下降的同一时期发生。

测压和反流的研究往往不能明确食管症状的生理基础以及用于指导治疗。食管症状往往与食团运输功能紊乱相关，而不是胃酸反流[111]。此外，在给予有效抑酸治疗后，部分患者仍然有临床症状，非酸反流可能是引起该现象的原因[112]。尽管目前只有

钡餐检查，可以准确评估食管的运输能力，但是这个测试由于辐射暴露和动态数据的缺乏有一定的局限性。MⅡ 可以评估运输能力、无辐射风险，并且可以像 pH 监测一样进行动态监测。MⅡ 对 GORD 的评估结果具有可重复性，而且经常与 pH 检测同时使用以提高诊断准确度[113]。联合 MⅡ 和 pH 检测（MⅡ-pH 法）可以用来确定逆压力梯度的反流物质是酸性（pH < 4）、弱酸性（pH 4 ~ 7）还是弱碱性（pH > 7）的[114]。这对于单独使用动态 pH 监测是一个很大的进步，同样可以做到 24 小时监测，其使用的适应证和 24 小时 pH 监测是一样的。因为它可以检测非酸反流，MⅡ-pH 被认为是反流检测中最敏感的方法[115]。尤其是餐后反流，往往是非酸性的，抑酸疗法无法阻止黏膜损伤。另一个 MⅡ-pH 检测的用途是用于进行最大剂量抑酸治疗、但仍然有反流症状的患者（有 1/4 的患者）。在这组患者中，MⅡ-pH 用于确定 SI 值，可使病理性反流的检测率从 11% 升至 48%。[112]MⅡ-pH 已被证实将 GORD 的诊断与症状的相关性提高 10% ~ 20%，[116] 从而对于鉴别可以受益于抗反流手术的患者，提供更明确的判断依据[112]。

感谢

我们要感谢在 Guy's & St Thomas 医院 NHS 信托基金会的食管实验室主任 Dr Angela Anggiansah 在相关实验室调查研究方面给出的大力支持。

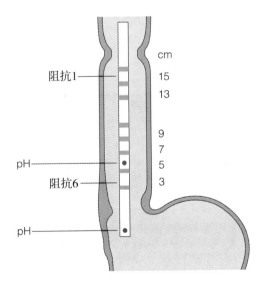

图 12.8 ● 阻抗导管的例子。6 个阻抗传感器及 2 个 pH 传感器。

Reprinted by permission from Macmillan Publishers Ltd:Sifrim D, Blondeau K. Technology insight: the role of impedance testing for esophageal disorders. Nat Clin Pract Gastroenterol Hepatol 2006; 3（4）:210–19, copyright 2006.

● 关键点

- 食管压力测定显示在食管末端 1 ~ 4cm 的范围内存在一个高压区，其作用类似于一个生理性的括约肌（在吞咽、打嗝和呕吐的时候松弛）。
- 食管下括约肌（LOS）压力的调节依赖于肌源性、神经源性和体液性因素的相互作用。
- 随原发性或继发性食管蠕动发生的短暂性食管下括约肌松弛（TLOSR）是正常现象；但如果 TLOSR 是自发性的或继发于非传递性吞咽动作，则其是非正常的。

- TLOSR 已被证实是有症状的胃食管反流患者的主要反流原因之一。
- 有证据显示食管裂孔疝时 LOS 功能的缺陷易于导致 GOR 的发生。另外，滑动性食管裂孔疝患者可能存在食管胃酸清除能力的损伤。
- 食管 24 小时动态 pH 监测通常被认为是 GORD 诊断的金标准。无线 pH 动态检测可以提高检验的准确度和灵敏度，尤其是在间歇性发病的患者中。但是相比之下费用更高且需要内镜置入。
- 长时间的食管 pH 监测显示即使是无症状的对照人群也存在 GOR，但是他们的 GOR 通常发生在餐后并且持续时间短。但是部分有反流症状的患者以及高达 25% 的经内镜检查证实有（反流性）食管炎存在的患者的 pH 监测结果也可正常。
- 部分 GOR 患者存在食管运动功能异常，并且随着（反流性）食管炎程度的加重，食管运动功能异常的发生率也在增高。食管的原发性运动功能障碍或继发于反流性食管炎症的继发性食管运动功能障碍都已被证实。
- 目前的指导方针都提出要加强幽门螺旋杆菌的根除，因为不单单影响胃食管反流，它还增加了消化性溃疡和胃癌的风险。
- 总的胃酸反流时间（占总记录时间的百分比）可能是 pH 监测研究中最为重要的单项指标。在正常成人，在经食管压力测定证实的 LOS 上方 5cm 处测定食管 pH，食管 pH < 4 的时间不能超过 24 小时记录时间的 5%。
- DeMeester 评分是一种方便的、用于临床评估反流疾病严重程度的系统。它是基于反流发作次数和直立和仰卧的反流酸暴露时间来判定的。评分 ≤ 14.72 分被认为是正常的。
- 出现的症状相关性最常用的分析是：
  （1）症状指数（SI）：反映患者症状与反流的相关性的比例。
  （2）症状关联概率（SAP）的统计学功能是用来非随机地计算症状和反流之间的相关性的概率。
- 在 GORD 的诊断时，食管 pH 动态监测的结果必须与病史、内镜和影像学检查结果以及对于质子泵抑制剂等抑酸药物的反应等因素相结合而综合考虑。
- 标准测压是一个静态的测试，测量收缩幅度，压力波的持续时间、速度以及肠蠕动和 LOS 功能和位置。检测室需要确定 pH 监测仪导管尖端位置。它特别适用于吞咽困难或食管蠕动障碍的疑似患者。
- 高分辨率测压多角度运用多个压力传感器记录收集食管压力数据绘制成三维立体的在线环境。它用来检测协调运动障碍，测量食管压力梯度，预测食物运输，并非常详细地描绘了 LOS 的功能和解剖学形态。
- MII 适用于正进行最大的抑酸治疗、餐后非酸性反流的食管运动障碍者。无辐射的危险。它可以用类似于 pH 测压的动态方式。MII 可与 pH 测压法同时应用来获得更多的数据，以便疾病的诊疗。

（李 运 赵 博 译）

参考文献

1. Fox M, Forgacs I. Gastro-oesophageal reflux disease. BMJ 2006; 332(7533):88–93.

2. Lagergren J, Bergstrom R, Lindgren A et al. Symptomatic gastroesophageal reflux as a risk factor for oesophageal adenocarcinoma. N Engl J Med 1999; 340(11):825–31.

3. Johnson LF, DeMeester TR. Twenty-four-hour pH monitoring of the distal oesophagus. A quantitative measure of gastroesophageal reflux. Am J Gastroenterol 1974; 62(4):325–32.

4. DeMeester TR, Johnson LF, Joseph GJ et al. Patterns of gastroesophageal reflux in health and disease. Ann Surg 1976; 184(4):459–70.

5. Graham DY, Smith JL, Patterson DJ. Why do apparently healthy people use antacid tablets. Am J Gastroenterol 1983; 78(5):257–60.

6. Johansson KE, Ask P, Boeryd B et al. Oesophagitis, signs of reflux, and gastric acid secretion in patients with symptoms of gastro-oesophageal reflux dis-

ease. Scand J Gastroenterol 1986; 21(7):837–47.

7. Fuchs KH, DeMeester TR, Albertucci M. Specificity and sensitivity of objective diagnosis of gastroesophageal reflux disease. Surgery 1987; 102(4):575–80.

8. Stoker DL, Williams JG, Leicester RG et al. Oesophagitis – a five year review. Gut 1988; 29:A1450.

9. Sloan S, Rademaker AW, Kahrilas PJ. Determinants of gastroesophageal junction incompetence: hiatal hernia, lower oesophageal sphincter, or both. Ann Intern Med 1992; 117(12):977–82.

10. Gotley D, Cooper M. The investigation of gastro-oesophageal reflux. Surg Res Comm 1987; 2:1–17.

11. Johnsson F, Joelsson B. Reproducibility of ambulatory oesophageal pH monitoring. Gut 1988; 29(7):886–9.

12. Johnsson F, Joelsson B, Gudmundsson K et al. Symptoms and endoscopic findings in the diagnosis of gastroesophageal reflux disease. Scand J Gastroenterol 1987; 22(6):714–18.

13. Lee J, Anggiansah A, Anggiansah R et al. Effects of age on the gastroesophageal junction, oesophageal motility, and reflux disease. Clin Gastroenterol Hepatol 2007; 5(12):1392–8.

14. Castell D. Anatomy and physiology of the oesophagus and its sphincters. In: Castell DO, Richter JE, Dalton CB (eds) Esophageal motility testing. New York: Elsevier Science, 1987; pp. 13–27.

15. Sugarbaker DJ, Rattan S, Goyal RK. Mechanical and electrical activity of oesophageal smooth muscle during peristalsis. Am J Physiol 1984; 246 (2, Pt 1):G145–50.

16. Madsen T, Wallin L, Boesby S et al. Oesophageal peristalsis in normal subjects. Influence of pH and volume during imitated gastro-oesophageal reflux. Scand J Gastroenterol 1983; 18(4):513–18.

17. Hollis JB, Castell DO. Effect of dry swallows and wet swallows of different volumes on oesophageal peristalsis. J Appl Physiol 1975; 38(6):1161–4.

18. Winship DH, Viegas de Andrade SR, Zboralske FF. Influence of bolus temperature on human oesophageal motor function. J Clin Invest 1970; 49(2):243–50.

19. Olsen AM, Schlegel JF. Motility disturbances caused by esophagitis. J Thorac Cardiovasc Surg 1965; 50(5):607–12.

20. Kahrilas PJ, Dodds WJ, Hogan WJ et al. Esophageal peristaltic dysfunction in peptic esophagitis. Gastroenterology 1986; 91(4):897–904.

21. Ahtaridis G, Snape WJ Jr, Cohen S. Clinical and manometric findings in benign peptic strictures of the oesophagus. Dig Dis Sci 1979; 24(11):858–61.

22. Shah AK, Wolfsen HC, Hemminger LL et al. Changes in oesophageal motility after porfimer sodium photodynamic therapy for Barrett's dysplasia and mucosal carcinoma. Dis Esophagus 2006; 19(5):335–9.

23. Jones MP, Sloan SS, Jovanovic B et al. Impaired egress rather than increased access: an important independent predictor of erosive oesophagitis. Neurogastroenterol Motil 2002; 14(6):625–31.

24. Escandell AO, De Haro LFM, Paricio PP et al. Surgery improves defective oesophageal peristalsis in patients with gastro-oesophageal reflux. Br J Surg 1991; 78:1095–7.

25. Reider F, Cheng L, Harnett KM et al. Gastroesophageal reflux disease-associated esophagitis induces endogenous cytokine production leading to motor abnormalities. Gastroenterology 2007; 132: 154–65.

26. Eckardt VF. Does healing of esophagitis improve oesophageal motor function. Dig Dis Sci 1988; 33(2):161–5.

27. Baldi F, Ferrarini F, Longanesi A et al. Oesophageal function before, during, and after healing of erosive oesophagitis. Gut 1988; 29(2):157–60.

28. Eriksen CA, Sadek SA, Cranford C et al. Reflux oesophagitis and oesophageal transit: evidence for a primary oesophageal motor disorder. Gut 1988; 29(4):448–52.

29. Maddern GJ, Jamieson GG. Oesophageal emptying in patients with gastro-oesophageal reflux. Br J Surg 1986; 73(8):615–17.

30. Richter JE, Johns DN, Wu WC et al. Are oesophageal motility abnormalities produced during the intraesophageal acid perfusion test. JAMA 1985; 253(13):1914–17.

31. Baigrie RJ, Watson DI, Myers JC et al. Outcome of laparoscopic Nissen fundoplication in patients with disordered preoperative peristalsis. Gut 1997; 40(3):381–5.

32. Anthony A, Barham CP, Mills AE et al. Nonobstructive dysphagia in patients with gastro-oesophageal reflux disease – is manometry helpful? Br J Surg 2000; 87(Suppl 1):32.

33. Kahrilas PJ, Dodds WJ, Hogan WJ. Effect of peristaltic dysfunction on oesophageal volume clearance. Gastroenterology 1988; 94(1):73–80.

34. Booth DJ, Kemmerer WT, Skinner DB. Acid clearing from the distal oesophagus. Arch Surg 1968; 96(5):731–4.

35. Stanciu C, Bennett JR. Oesophageal acid clearing: one factor in the production of reflux oesophagitis. Gut 1974; 15(11):852–7.

36. Barham CP, Gotley DC, Mills A et al. Oesophageal acid clearance in patients with severe reflux oesophagitis. Br J Surg 1995; 82(3):333–7.

37. Little AG, DeMeester TR, Kirchner PT et al. Pathogenesis of esophagitis in patients with gastro-esophageal reflux. Surgery 1980; 88(1):101–7.

38. Kjellen G, Tibbling L. Influence of body position, dry and water swallows, smoking, and alcohol on oesophageal acid clearing. Scand J Gastroenterol 1978; 13(3):283–8.

39. Johnson LF, DeMeester TR. Evaluation of elevation of the head of the bed, bethanechol, and antacid form tablets on gastroesophageal reflux. Dig Dis Sci 1981; 26(8):673–80.

40. Lichter I, Muir RC. The pattern of swallowing during sleep. Electroenceph Clin Neurophysiol 1975; 38(4):427–32.

41. Orr WC, Robinson MG, Johnson LF. Acid clearance during sleep in the pathogenesis of reflux esophagitis. Dig Dis Sci 1981; 26(5):423–7.

42. Kruse-Anderson S, Wallin L, Madsen T. Acid gastro-oesophageal reflux and oesophageal pressure activity during postprandial and nocturnal periods. A study in subjects with and without pathologic acid gastro-oesophageal reflux. Scand J Gastroenterol 1987; 22(8):926–30.

43. Atkinson M, Summerling M. The competence of the cardia after cardiomyotomy. Gastroenterologia 1954; 92:123–34.

44. Clark MD, Rinaldo JA Jr., Eyler WR. Correlation of manometric and radiologic data from the esophagogastric area. Radiology 1970; 94(2):261–70.

45. Kaye M, Showater J. Manometric configuration of the lower oesophageal sphincter in normal human subjects. Gastroenterology 1971; 61:213–23.

46. Winans CS. Alteration of lower oesophageal sphincter characteristics with respiration and proximal oesophageal balloon distention. Gastroenterology 1972; 62(3):380–8.

47. Welch RW, Gray JE. Influence of respiration on recordings of lower oesophageal sphincter pressure in humans. Gastroenterology 1982; 83(3):590–4.

48. Mittal RK, Rochester DF, McCallum RW. Effect of the diaphragmatic contraction on lower oesophageal sphincter pressure in man. Gut 1987; 28(12):1564–8.

49. Bombeck CT, Dillard DH, Nyhus LM. Muscular anatomy of the gastroesophageal junction and role of phrenoesophageal ligament; autopsy study of sphincter mechanism. Ann Surg 1966; 164(4):643–54.

50. De Caestecker J, Heading R. The pathophysiology of reflux. In: Hennessy TPJ, Cuschieri A, Bennett JR (eds) Reflux oesophagitis. London: Butterworth, 1989: pp. 1–36.

51. Joelsson BE, DeMeester TR, Skinner DB et al. The role of the oesophageal body in the antireflux mechanism. Surgery 1982; 92(2):417–24.

52. Bemelman W, Van Der Hulst V, Dijkhuis T et al. The lower oesophageal sphincter shown by a computerized representation. Scand J Gastroenterol 1990; 25:601–8.

53. Goodall RJ, Hay DJ, Temple JG. Assessment of the rapid pullthrough technique in oesophageal manometry. Gut 1980; 21(2):169–73.

54. Baldi F, Ferrarini F, Labate A et al. Prevalence of esophagitis in patients undergoing routine upper endoscopy: a multicenter survey in Italy. In: DeMeester TR, Skinner DB (eds) Esophageal disorders: pathophysiology and therapy. New York: Raven Press, 1985: pp. 213–19.

55. Dent J, Dodds WJ, Friedman RH et al. Mechanism of gastroesophageal reflux in recumbent asymptomatic human subjects. J Clin Invest 1980; 65(2):256–67.

56. Dent J, Dodds WJ, Sekiguchi T et al. Interdigestive phasic contractions of the human lower oesophageal sphincter. Gastroenterology 1983; 84(3):453–60.

57. Rattan S, Goyal RK. Neural control of the lower oesophageal sphincter: influence of the vagus nerves. J Clin Invest 1974; 54(4):899–906.

58. Gonella J, Niel JP, Roman C. Vagal control of lower oesophageal sphincter motility in the cat. J Physiol 1977; 273(3):647–64.

59. Dent J. A new technique for continuous sphincter pressure measurement. Gastroenterology 1976; 71(2):263–7.

60. Mittal RK, McCallum RW. Characteristics of transient lower oesophageal sphincter relaxation in humans. Am J Physiol 1987; 252 (5, Pt 1):G636–41.

61. Freidin N, Mittal RK, McCallum RW. Does body posture affect the incidence and mechanism of gastro-oesophageal reflux. Gut 1991; 32(2):133–6.

62. Wyman JB, Dent J, Heddle R et al. Control of belching by the lower oesophageal sphincter. Gut 1990; 31(6):639–46.

63. Dodds WJ, Dent J, Hogan WJ et al. Mechanisms of gastroesophageal reflux in patients with reflux esophagitis. N Engl J Med 1982; 307(25):1547–52.

64. Dent J, Holloway RH, Toouli J et al. Mechanisms of lower oesophageal sphincter incompetence in patients with symptomatic gastrooesophageal reflux. Gut 1988; 29(8):1020–8.

65. Barham CP, Gotley DC, Mills A et al. Precipitating causes of acid reflux episodes in ambulant patients with gastro-oesophageal reflux disease. Gut 1995; 36(4):505–10.

66. Barham CP, Gotley DC, Miller R et al. Pressure events surrounding oesophageal acid reflux episodes and acid clearance in ambulant healthy volunteers. Gut 1993; 34(4):444–9.

67. Penagini R, Carmagnola S, Cantu P et al. Mechanoreceptors of the proximal stomach: role in triggering transient lower oesophageal sphincter relaxation. Gastroenterology 2004; 126(1):49–56.

68. Cameron AJ, Lagergren J, Henriksson C et al. Gastroesophageal reflux disease in monozygotic and dizygotic twins. Gastroenterology 2002; 122(1):55–9.

69. Bredenoord AJ, Weusten BL, Timmer R et al. Gastro-oesophageal reflux of liquids and gas during transient lower oesophageal sphincter relaxations. Neurogastroenterol Motil 2006; 18(10):888–93.

70. Allison PR. Reflux esophagitis, sliding hiatal hernia, and the anatomy of repair. Surg Gynecol Obstet 1951; 92(4):419–31.

71. Cohen S, Harris LD. Does hiatus hernia affect competence of the gastroesophageal sphincter. N Engl J Med 1971; 284(19):1053–6.

72. Ott DJ, Wu WC, Gelfand DW. Reflux esophagitis revisited: prospective analysis of radiologic accuracy. Gastrointest Radiol 1981; 6(1):1–7.

73. Helm JF, Dodds WJ, Riedel DR et al. Determinants of oesophageal acid clearance in normal subjects. Gastroenterology 1983; 85(3):607–12.

74. Helm JF, Dodds WJ, Pelc LR et al. Effect of oesophageal emptying and saliva on clearance of acid from the oesophagus. N Engl J Med 1984; 310(5):284–8.

75. Kapila YV, Dodds WJ, Helm JF et al. Relationship between swallow rate and salivary flow. Dig Dis Sci 1984; 29(6):528–33.

76. Helm JF, Dodds WJ, Hogan WJ et al. Acid neutralizing capacity of human saliva. Gastroenterology 1982; 83(1, Pt 1):69–74.

77. Meyers RL, Orlando RC. In vivo bicarbonate secretion by human oesophagus. Gastroenterology 1992; 103(4):1174–8.

78. Dubois A. Pathophysiology of gastroesophageal reflux disease: role of gastric factors. In: Castell DO (ed.) The esophagus. Boston, MA: Little, Brown, 1992; pp. 479–92.

79. Miller LS, Vinayek R, Frucht H et al. Reflux esophagitis in patients with Zollinger–Ellison syndrome. Gastroenterology 1990; 98(2):341–6.

80. Barlow AP, DeMeester TR, Ball CS et al. The significance of the gastric secretory state in gastroesophageal reflux disease. Arch Surg 1989; 124(8):937–40.

81. Nehra D, Howell P, Williams CP et al. Toxic bile acids in gastro-oesophageal reflux disease: influence of gastric acidity. Gut 1999; 44(5):598–602.

82. Marshall RE, Anggiansah A, Owen WA et al. The temporal relationship between oesophageal bile reflux and pH in gastro-oesophageal reflux disease.

Eur J Gastroenterol Hepatol 1998; 10(5):385–92.

83. Gotley DC, Appleton GV, Cooper MJ. Bile acids and trypsin are unimportant in alkaline oesophageal reflux. J Clin Gastroenterol 1992; 14(1):2–7.

84. Barham CP, Jones RL, Biddlestone LR et al. Photothermal laser ablation of Barrett's oesophagus: endoscopic and histological evidence of squamous re-epithelialisation. Gut 1997; 41(3):281–4.

84A. Bodger K, Trudgill N. Guidelines for oesophageal manometry and pH monitoring. BSG Guidelines in Gastroenterology 2006; 1–11.

85. Bredenoord AJ, Weusten BL, Smout AJ. Symptom association analysis in ambulatory gastro-oesophageal reflux monitoring. Gut 2005; 54(12):1810–17.

86. Watson RG, Tham TC, Johnston BT et al. Double blind cross-over placebo controlled study of omeprazole in the treatment of patients with reflux symptoms and physiological levels of acid reflux – the "sensitive oesophagus". Gut 1997; 40(5):587–90.

87. Breumelhof R, Smout AJ. The symptom sensitivity index: a valuable additional parameter in 24-hour oesophageal pH recording. Am J Gastroenterol 1991; 86(2):160–4.

88. Weusten BL, Roelofs JM, Akkermans LM et al. The symptom-association probability: an improved method for symptom analysis of 24-hour oesophageal pH data. Gastroenterology 1994; 107(6):1741–5.

89. Diaz S, Aymerich R, Clouse R et al. The symptom association probability (SAP) is superior to the symptom index (SI) for attributing symptoms to gastroesophageal reflux: validation using outcome from laparoscopic antireflux surgery (LARS). Gastroenterology 2002; 122:A75.

90. Anggiansah A, Marshal R. Use of the oesophageal laboratory, 1st edn. Oxford: Isis Medical Media, 2000.

91. Wong WM, Bautista J, Dekel R et al. Feasibility and tolerability of transnasal/per-oral placement of the wireless pH capsule vs. traditional 24-h oesophageal pH monitoring – a randomized trial. Aliment Pharmacol Ther 2005; 21(2):155–63.

92. Wiener GJ, Morgan TM, Copper JB et al. Ambulatory 24-hour oesophageal pH monitoring. Reproducibility and variability of pH parameters. Dig Dis Sci 1988; 33(9):1127–33.

93. Pandolfino JE, Richter JE, Ours T et al. Ambulatory oesophageal pH monitoring using a wireless system. Am J Gastroenterol 2003; 98(4):740–9.

94. Scarpulla G, Camilleri S, Galante P et al. The impact of prolonged pH measurements on the diagnosis of gastroesophageal reflux disease: 4-day wireless pH studies. Am J Gastroenterol 2007;

102(12):2642–7.

95. Ward EM, Devault KR, Bouras EP et al. Successful oesophageal pH monitoring with a catheter-free system. Aliment Pharmacol Ther 2004; 19(4):449–54.

96. Catheterless Oesophageal pH Monitoring. NICE, July 2006.

97. Fox MR, Bredenoord AJ. Oesophageal high-resolution manometry: moving from research into clinical practice. Gut 2008; 57(3):405–23.

98. Fox M, Hebbard G, Janiak P et al. High-resolution manometry predicts the success of oesophageal bolus transport and identifies clinically important abnormalities not detected by conventional manometry. Neurogastroenterol Motil 2004; 16(5):533–42.

99. Clouse R, Staiano A. Topography of the oesophageal peristaltic pressure wave. Am J Physiol Gastrointest Liver Physiol 1991; 261:G677–84.

100. Clouse RE, Staiano A. Topography of normal and high-amplitude oesophageal peristalsis. Am J Physiol 1993; 265(6, Pt 1):G1098–107.

101. Andrews JM, Nathan H, Malbert CH et al. Validation of a novel luminal flow velocimeter with video fluoroscopy and manometry in the human oesophagus. Am J Physiol 1999; 276 (4, Pt 1):G886–94.

102. Pandolfino JE, Shi G, Zhang Q et al. Measuring EGJ opening patterns using high resolution intraluminal impedance. Neurogastroenterol Motil 2005; 17(2):200–6.

103. Ghosh SK, Pandolfino JE, Zhang Q et al. Quantifying oesophageal peristalsis with high-resolution manometry: a study of 75 asymptomatic volunteers. Am J Physiol Gastrointest Liver Physiol 2006; 290(5):G988–97.

104. Pandolfino JE, El-Serag HB, Zhang Q et al. Obesity: a challenge to esophagogastric junction integrity. Gastroenterology 2006; 130(3):639–49.

105. Fox M. Multiple rapid swallowing in idiopathic achalasia: from conventional to high resolution manometry. Neurogastroenterol Motil 2007; 19(9):780–1; author reply 782.

106. Fox M, Young A, Anggiansah R et al. A 22 year old man with persistent regurgitation and vomiting: case outcome. BMJ 2006; 333(7559):133; discussion 134–7.

107. Marshall RE, Anggiansah A, Owen WA et al. The relationship between acid and bile reflux and symptoms in gastro-oesophageal reflux disease. Gut 1997; 40(2):182–7.

108. Koek GH, Tack J, Sifrim D et al. The role of acid and duodenal gastroesophageal reflux in symptomatic GERD. Am J Gastroenterol 2001; 96(7):2033–40.

109. Vaezi MF, Lacamera RG, Richter JE. Validation studies of Bilitec 2000: an ambulatory duodenogastric reflux monitoring system. Am J Physiol 1994; 267(6, Pt 1):G1050–7.

110. Silny J. Intraluminal multiple electric impedance procedure for measurement of gastrointestinal motility. J Gastrointest Motil 1991; 3:151–62.

111. Bernhard A, Pohl D, Fried M et al. Influence of bolus consistency and position on esophageal high-resolution manometry findings. Dig Dis Sci 2008; 53(5):1198–205.

112. Mainie I, Tutuian R, Agrawal A et al. Combined multichannel intraluminal impedance-pH monitoring to select patients with persistent gastro-oesophageal reflux for laparoscopic Nissen fundoplication. Br J Surg 2006; 93(12):1483–7.

113. Bredenoord AJ. Impedance–pH monitoring: new standard for measuring gastro-oesophageal reflux. Neurogastroenterol Motil 2008; 20(5):434–9.

114. Sifrim D, Castell D, Dent J et al. Gastro-oesophageal reflux monitoring: review and consensus report on detection and definitions of acid, non-acid, and gas reflux. Gut 2004; 53(7):1024–31.

115. Shay S, Richter J. Direct comparison of impedance, manometry, and pH probe in detecting reflux before and after a meal. Dig Dis Sci 2005; 50(9):1584–90.

116. Bredenoord AJ, Weusten BL, Curvers WL et al. Determinants of perception of heartburn and regurgitation. Gut 2006; 55(3):313–18.

第 13 章

胃食管反流病的治疗

David I. Watson

前言

胃食管反流病（gastro-oesophageal reflux disease, GORD）是发达国家的一种常见病，在大多数西方国家其发病率在 10% ~ 40%[1,2]。胃食管反流病的发病率是否正在增加目前尚不清楚，但可以肯定的是，过去 20 年在许多国家因为该类疾病而需要治疗的人数不断增加，并且用于该类疾病治疗的花费，在整个医疗费用中所占的比例也在逐年猛增。此外，目前有可靠的证据表明，下段食管腺癌的发病率不断增加[3]，这也间接地证明了胃食管反流病的并发症（例如 Barrett 食管的形成）正在不断增加。

胃食管反流病是由于胃内容物大量反流入食管腔内所致，反流物中含有胃酸，有时含有胆汁和胰液。病理性反流所产生的症状包括胃灼热，上腹部疼痛以及反胃（胃内容物反流至口腔）等。胃食管反流与多种因素相关，它的发生可能是多种因素协同作用的结果。食管裂孔疝是胃食管反流最常见的原因，在接受外科手术治疗的患者中，大约一半的患者存在食管裂孔疝[4,5]。食管裂孔疝引起胃食管反流主要是由于 His 角增大，食管下括约肌功能障碍以及腹腔内压力对食管下段外压作用的消失。胃食管反流的第二大常见原因是食管下括约肌压力下降，但有许多反流患者食管下括约肌静息压是正常的，对于这部分患者，反流的发生主要是由于食管下括约肌经常出现短暂的松弛[6]。其他可能引起胃食管反流的因素还包括食管蠕动异常（导致反流物清除能力下降）以及胃排空延迟等。

胃食管反流的治疗措施通常是分阶段逐渐增加的，根据病情的不同首先从不同水平的内科治疗开始。外科手术治疗主要用于病情较严重，药物治疗失败或不愿终身服用药物者。非手术治疗用于控制胃食管反流症状，但由于引起反流的潜在病因未能有效纠正，因此大多数患者需要长期甚至终身治疗[7]。外科手术的目的是通过重建胃食管连接部的抗反流机制，从根本上防治胃食管反流[6,8]。过去认为外科手术主要用于治疗复杂的反流性疾病或症状非常严重的患者。然而，近年来随着腹腔镜手术的开展，一些外科医生主张使用手术方法早期治疗胃食管反流病。在不久的将来，如果内镜下抗反流手术得以发展的话，那么早期治疗方法发挥的作用会更大。

内科治疗

一般治疗

一般性治疗对于轻度的胃食管反流患者是有效的。包括口服抗酸药，避免辛辣等刺激性食物，忌酒，还有减轻体重，规律饮食，控制食量，避免睡前进食以及睡眠时抬高床头等。不幸的是，这些措施对于中、重度患者常难以奏效，并且大多数准备接受手术的患者，不能够通过这些措施得到适当的治疗。

H₂- 受体拮抗剂

胃食管反流最有效的非手术治疗方法是抑酸药的应用。足量的 H_2- 受体拮抗剂可缓解轻至中度反流性症状。20 世纪 70 年代 H_2- 受体拮抗剂首次应用于临床，对于十二指肠溃疡的药物治疗具有革命性的意义。然而，H_2- 受体拮抗剂对于反流性疾病的治疗效果相对较差，只有很少的患者可以达到症状的完全缓解[9]。即便如此，H_2- 受体拮抗剂仍能缓解程度较轻的胃食管反流症状。然而，一旦停药，症状通常会复发，需要接受维持治疗。随着质子泵抑制剂的广泛应用，目前，H₂- 受体拮抗剂只在少数情况下作为一线治疗药物。

质子泵抑制剂

20 世纪 80 年代末期质子泵抑制剂（奥美拉唑、兰索拉唑和泮托拉唑）开始在临床中应用 [7]，新近还有雷贝拉唑和艾美拉唑。与 H₂- 受体拮抗剂相比，质子泵抑制剂可以更有效地减轻反流症状，提高反流性食管炎的治愈率。但是，对于 Savary-Miller 2 级或 3 级的反流性食管炎患者，质子泵抑制剂的治疗效果较差 [10]。另外，许多初始治疗症状控制满意的患者，在治疗过程中可能出现"突破"症状，常常需要增加给药剂量来控制症状。推测治疗失败的原因可能是抑酸治疗不充分，在某些患者也可能与反流物中含有胆汁或十二指肠液有关。质子泵抑制剂治疗有效的患者，通常在停药后症状会迅速复发（有时在 24 小时内复发）。因此，有可能需要终身服药治疗，除非患者接受抗反流手术 [7]。到目前为止，还没有发现长期应用质子泵抑制剂引起的任何不良结果。然而，最近一项研究显示，长期应用质子泵抑制剂可能与幽门螺旋杆菌感染患者发生萎缩性胃炎伴肠上皮化生有关 [11]。另外，长期用药可能与胃壁细胞增生有关 [12]。这一现象可能是为什么一部分患者在停药后症状会迅速复发的原因，也可能是为什么一部分患者需要不断增加药量来控制症状的原因。

促动力药

在反流性疾病的治疗中，与安慰剂比较，西沙比利是唯一有效的促动力药 [13]。西沙比利的作用是促进食管和胃的排空，提高食管下段排酸能力，减少胃内容物的反流。西沙比利与 H₂- 受体拮抗剂的治疗效果相似。由于质子泵抑制剂的广泛应用，西沙比利的使用受到限制，而且，最近其引起心律失常的证据也导致其在部分国家下架。

外科治疗

胃食管反流病的外科手术治疗原则是在胃与食管之间建立一个机械性抗反流屏障。抗反流手术的作用机制与反流物的成分无关。许多酸性反流的患者采取内科治疗可以获得满意的症状缓解，但对于十二指肠 - 胃 - 食管反流性疾病，只有外科手术可以有效控制。

外科手术的选择标准

作为一个总的原则，所有接受抗反流手术治疗的患者都必须有反流的客观证据，这些证据包括内镜检查显示反流性食管炎或食管 24 小时 pH 监测提示异常的酸性反流。这两项检查中的任何一项对于手术的选择都并不是完全可靠的，因为有些严重的反流性患者，其食管 24 小时 pH 监测是正常的或内镜检查没有反流性食管炎表现（极少数患者两项检查都正常）[14]。正是因为如此，临床医生应根据患者的临床表现对这些检查结果作出正确的评价，最终，抗反流手术的选择必须以患者所有的临床症状体征和各项客观检查结果为依据 [14]。

选择手术治疗的患者常可分成两个大组：（1）药物治疗失败或症状缓解不满意者。（2）药物治疗症状控制满意，但不愿终身服药者。后一组中主要是年轻患者，为了缓解症状，他们需要面对长期的服药生涯。在前一组中，既往抑酸药物治疗效果满意或症状部分缓解的患者，其手术治疗的效果通常也更肯定。而对于质子泵抑制剂治疗无效的患者，其症状常常是由于反流以外的因素导致，即便存在明确的反流性证据（无症状性反流）。这类患者抗反流手术治疗通常无效。

药物治疗失败是指在足量的抑酸药物治疗下，反流性症状持续存在。在大多数国家中，足量抑酸药物治疗的标准是指：至少接受一种规范剂量的质子泵抑制剂，治疗时间不少于 3 个月。质子泵抑制剂对胃灼热症状的控制比对反流量的控制更有效，但后者常常是药物治疗失败患者的主要问题。

接受手术治疗患者的胃食管反流病可以进一步分为以下两组：（1）伴有并发症的反流性疾病。（2）无并发症的单纯反流性疾病。

伴有并发症的反流性疾病患者

反流性食管狭窄

自从质子泵抑制剂在临床中的应用后，消化性食管狭窄的治疗已经发生了很大的改变，外科手术的作用似乎有所减少[15]。在过去，手术是食管狭窄唯一有效的治疗方法，对于伴有致密纤维化的食管狭窄甚至需要切除食管。幸运的是，目前如此严重的食管狭窄已经很少见了。对于年轻体健的食管狭窄患者，抗反流手术和扩张疗法是最好的治疗方法。但是，对于许多年老或身体虚弱的食管狭窄患者，充分的质子泵抑制剂治疗联合扩张疗法通常也有效。

反流性呼吸系统并发症

若胃食管反流物进入支气管，可引起慢性呼吸系统疾病，如反复发作的肺炎、哮喘或者支气管扩张等。由于质子泵抑制剂的主要作用是抑制胃酸分泌，但不能减少胃食管反流量，因此出现反流性呼吸系统并发症是抗反流手术的一个绝对指征。胃食管反流有时还可能引起口臭、慢性咳嗽、慢性咽炎、慢性喉炎、慢性鼻窦炎和牙釉质侵蚀。虽然毫无疑问反流有时会引起上述症状，但如果这些症状孤立的出现，不应作为手术治疗的可靠指征。由于胃酸是反流性呼吸系统并发症的主要致病因素，因此除非质子泵抑制剂确实无法缓解症状，否则不应贸然采用抗反流手术治疗。

食管下段柱状上皮化（Barrett 食管）

有关 Barrett 食管是否是抗反流手术的一个单独的指征一直存在着争议。但可以肯定的是，对于伴有反流症状的 Barrett 食管患者，应当根据他们的症状和对药物治疗的反应来选择是否手术，而不仅仅是因为食管下段柱状上皮化[16]。一些实验性研究显示长期反流可能损害食管黏膜，并最终导致癌变[17]。一项前瞻性随机临床研究提示 Barrett 食管的抗反流手术治疗结果优于药物治疗[17]。但是，在这项试验中，质子泵抑制剂是在试验后期才应用于药物治疗组中的。

近年来逐渐有证据显示，质子泵抑制剂虽可以消除反流性症状，但并不等于可以使患者食管内的 pH 环境恢复正常化[18]。由于抗反流手术可以消除酸性反流，因此可能成为推荐 Barrett 食管患者行手术治疗的一个理由。目前还没有证据支持 Barrett 食管

的外科或内科抗反流治疗可以引起化生的柱状上皮逆转[19]。然而，最近一项来自 Gurski 等的报道显示[20]，尽管胃底折叠术没有缩短 Barrett 食管的长度，但存在食管黏膜的"组织学复原"。在这一研究中，68% 的低度异生患者，术后恢复至无异生的 Barrett 黏膜。进一步的研究也显示，药物或手术治疗联合氩离子束凝固或光动力学治疗消融化生的柱状上皮，可以达到完全或接近完全的鳞状上皮逆转[21,22]。

 一项研究 Barrett 食管患者行消融治疗和胃底折叠术治疗以后结果的随机试验显示，两种手术方式都能缩短 Barrett 食管的长度，但是消融治疗方法缩短 Barrett 食管的长度更长。

遗憾的是，消融治疗还没有被证实可以降低远期癌变的危险性。

不伴有并发症的反流性疾病患者

目前以质子泵抑制剂为主的内科治疗十分有效，只有一小部分患者药物治疗无法获得持续或完全的症状缓解。尽管如此，仍然有大量患者准备接受抗反流手术治疗，原因前面已经讨论过。另外一个因素是与胃食管反流病相关的贲门腺癌的发生率正逐年增加[3]。在预防食管柱状上皮化和远期下段食管癌的发生方面，抗反流手术是否比长期质子泵抑制剂治疗更加有效，目前还存在争议。如果食管腺癌的发生与十二指肠肠液反流有关，那么抗反流手术在防止 Barrett 食管发展和癌变方面应该优于单纯的抑酸药物治疗。然而，由于目前缺乏足够的证据支持抗反流手术可以预防 Barrett 食管的远期恶变，这一假设还需要进一步验证。

内科治疗与外科治疗的比较

有关胃食管反流病最佳治疗的问题，外科医师与消化科医师从未达成过统一。虽然大多数学者同意任何单一的治疗方法都不可能适合所有的患者，但仍然有必要通过更多更好的对比性资料来评价内科治疗与外科治疗的效果。关于这一问题，已有 7 项随机性临床研究的报道[17,24-31]，但其中有 5 项研究是在腹腔镜抗反流手术或质子泵抑制剂应用于临床

以前开始或结束的。

1992 年 Spechler 等[25] 报告了另一项研究，247 例患者（主要为男性）随机接受了连续的 H_2- 受体拮抗剂治疗（内科治疗仅以缓解症状为目的）或开放式 Nissen 胃底折叠术治疗。在 1 年和 2 年的随访期中，外科治疗组患者的总体满意度最高。然而，从现在的治疗观点上看，在这项研究中，无论是手术方法还是内科药物都不是最佳的选择。这项研究的远期结果在 2001 年已经报道，中位随访期将近 7 年，并且质子泵抑制剂开始应用于内科治疗患者[32]。遗憾的是，随访是不完整的。在外科治疗组中，有 23% 的患者未能完成随访（失访或不愿继续接受随访），32% 的患者在随访期间死亡，只有 37 例手术组患者完成了最终随访。然而，无论是内科治疗组还是外科治疗组，最终都获得了合理的结论。值得注意的是，62% 的手术患者在晚期随访中服用了抗反流药物，然而两组患者在停止服药后，手术组的反流性症状明显少于内科治疗组，提示大多数手术组患者实际上并不需要药物治疗。

1996 年 Ortiz 等[17] 报告了一项随机研究，涉及 59 例伴有严重反流性症状的 Barrett 食管患者。其中 27 例接受最佳的内科治疗，32 例接受 Nissen 胃底折叠术治疗。治疗后症状控制满意者，内科治疗组有 24 例，手术组有 29 例。然而，通过内镜随访发现，外科治疗组明显优于内科治疗组。但是由于质子泵抑制剂是在该研究的后期才开始应用，这项研究也就只具有历史意义了。Parrilla 等进行了一项类似的临床研究[26]，101 例 Barrett 食管患者随机接受胃底折叠术治疗或内科药物治疗（开始使用 H_2- 受体拮抗剂，后期使用质子泵抑制剂）。两组中位随访期为 5 年，临床治疗满意率均为 91%，但内科治疗组内镜检查结果稍差。两组食管上皮发生异生的进展相似。

Lundell 等在 2000 年报道了一项临床研究[27,28]，对比质子泵抑制剂与开放式抗反流手术的治疗效果。该研究中所有入组患者均为在试验初期服用质子泵抑制剂可获得完全症状控制者，所有症状控制不满意者均被排除在外。因此，该研究的外科治疗组中，不包括任何质子泵抑制剂治疗效果欠佳的患者。共有 310 例患者随机分配入组，随访 3 年后发现，抗反流手术治疗组结果优于药物治疗组。随后，一项对 228 例患者随访 7 年的研究证实，尽管吞咽困难以及各种胃肠胀气相关副作用在胃底折叠术后更普遍，但手术治疗比药物治疗能够获得更好的反流控制[33]。

Rhodes 等第一次报道了质子泵抑制剂治疗效果和腹腔镜下 Nissen 胃底折叠术治疗效果的对比研究，有 217 例患者入组。手术组在术后 3 个月有更少的食管内胃酸暴露，在术后 12 个月有更好的症状控制[29,30,34]。Anvari 等进行了一个相似的研究，有 104 例患者入组[31]，其中有 83 例患者随访到了 12 个月，接受腹腔镜下 Nissen 胃底折叠术的患者反流症状控制得更好。

从这些研究结果中可以得出结论，对于大多数需要质子泵抑制剂治疗的胃食管反流患者，无论通过内科治疗症状控制是否满意，都应接受抗反流外科手术治疗。这些研究结果肯定了外科手术在反流性疾病的治疗中继续发挥着重要的作用，并且在以后的抗反流治疗中可能发挥更大的作用。

抗反流手术的优缺点

优点

外科治疗的优点已经是十分明确的。事实上，手术是唯一可以治愈反流性疾病的方法，换言之，只有手术治疗可以阻止胃内容物反流入食管。术后患者通常没有任何饮食限制，平卧和弯腰都不会出现反流，更重要的是，患者无需服用任何药物。

缺点

最主要的缺点是发生手术相关的并发症（详见下文"腹腔镜抗反流手术的并发症"）。虽然与开放式手术相比，腹腔镜手术已大大减轻了术后疼痛，但多数患者术后早期会出现一定程度的吞咽困难，尽管绝大多数是暂时的[35]。不同患者吞咽困难缓解的时间不同，通常需要数月左右恢复[5]。此外，大多数患者术后出现"进食即饱"的情况，即便是在进食量很少的情况下，这常会导致患者术后体重的减轻[5]。对于术前超重的患者（大多数）有时这看起来是一件好事。食量受限通常也可在术后几个月消失。

由于胃底折叠术形成一个单向的活瓣，吞咽的空气可以进入胃内，但常常不能经过活瓣再返回。因此，应在术前告知患者手术后可能无法有效打嗝，因此应避免饮用含气的饮料[36]，尤其是对于接受 Nissen（全部）胃底折叠术的患者。同样，患者术后常常不能呕吐，这也应该告知患者。由于吞咽的空气不能有效地嗝出，大多数患者术后可能出现胃肠胀气、肠鸣音活跃以及排气增加等[37]。虽然接受部分胃底折叠术（尤其是贲门前）的患者术后这些问题的发生率较低，但嗳气困难仍会发生[4]。绝大多数患者认为手术引起的缺点远大于其优点[4,35,38]。到目前为止，还无法在术前预测哪些患者在术后可能发生上述问题。

术前检查

术前除了评估每个患者的全身状况以及有无合并症以外，还应进行一些特殊的检查。

内镜检查

内镜检查是一项十分重要的检查方法。通过内镜检查，可以确定是否存在食管炎（明确反流性疾病）、是否存在需要扩张治疗的食管狭窄以及其他需要治疗的胃 - 食管病变。此外，内镜检查还可以明确鳞 - 柱交接部的位置，有无食管裂孔疝及其类型和大小。合并有大的食管裂孔疝并不是腹腔镜抗反流手术的禁忌证，但手术操作会更加困难[39,40]。

食管内测压

食管腔内测压常用于除外原发性食管运动障碍性疾病，如贲门失弛缓症。食管测压也可以确定食管的蠕动功能[14]。食管蠕动幅度减弱或蠕动波传导不良并不是抗反流手术的禁忌证。然而许多外科医师建议，对于食管蠕动功能不良的患者，在选择抗反流术式时，应采用简单的部分胃底折叠术[41,42]，但这一观点目前还没得到足够的证据支持[43,44]。然而有 4 项随机临床研究[45-48]结果显示，在食管蠕动功能很差的患者中，Nissen 手术同样获得了良好的治疗效果，提示贲门后部分胃底折叠术并不是必需的。尽管如此，目前普遍的观点还是认为，对于伴有食管运动功能障碍的患者，选择部分胃底折叠术可能更为安全。尤其是对伴有系统性硬皮病的患者，应该采用贲门前部分胃底折叠术治疗[49]。

食管 pH 监测

虽然许多外科医师主张在术前常规监测食管 24 小时 pH，但我们是有选择地监测。食管 pH 监测作为诊断反流性疾病的"金标准"并不十分可靠。如果以异常的 pH 变化作为选择抗反流手术的标准，将有高达 20% 的伴有典型反流症状的食管炎患者被错误地排除在手术范围之外。因此，我们将该检查用于内镜检查阴性的反流性疾病患者以及伴有不典型症状的患者[14]。对于这部分患者，食管 pH 监测有助于明确症状是否与反流性事件相关。

其他检查

目前，胆汁反流测定在胃 - 食管反流病中的作用还不明确，然而在不久的将来，这种方法可能对抑酸治疗失败的患者有帮助。目前，食管腔内胆红素测定已经成为诊断十二指肠 - 食管反流的一个间接指标。而食管腔内阻抗监测已经成为监测"容量"反流的一个方法。

手术选择

抗反流手术方法种类很多，以至于在非外科医师看来这些手术方法十分繁杂。事实上，1956 年由 Rudolf Nissen 介绍的胃底折叠术，或是在其基础上的一些改进术式，是目前世界上采用最为广泛的手术方法。全部胃底折叠术，例如 Nissen 手术，或者部分胃底折叠术，无论贲门前或贲门后，其作用机制基本相似[8,50]。并且这个机制可能一成不变，因为无论是在患者体内[44]，还是在动物模型中[8]，这些抗反流手术都是有效的。胃底折叠术的原理是游离下段食管，并以胃底部分或全部包绕下段食管。缝合扩大的食管裂孔，使其缩窄从而预防术后食管裂孔疝，并防止术后折叠的胃底滑入胸腔（虽然胃底折叠在胸腔内也可发挥抗反流作用，但可能引起胃溃疡以及胃梗阻等并发症）。与过去相比，目前反流性疾病的严重并发症，如食管纤维性狭窄伴食管短缩已经很少见到。但若发生了这种情况，为了能够获得一段足够长的食管进入腹腔，常常需要行食管延长术（Collis 术）。术中沿胃小弯侧上部切开，形成一段新的食管下段，并以胃底包绕之。但是，按照我们的经验，目前已经不需要行 Collis 手术了。

抗反流手术的作用机制

目前，抗反流手术的作用机制还不是很清楚。一些被提及的抗反流机制包括：

1. 在腹段食管和胃底之间形成一个松软的活瓣，维持胃食管连接部的关闭状态。当胃内压力升高时，腹段食管受相邻胃底的压迫而关闭。
2. 在 His 角处扩大活瓣。
3. 提高食管下段括约肌静息压。
4. 减少短暂的食管下段括约肌松弛的发生。
5. 减少胃底容积，加速近端胃以及全胃的排空。
6. 防止下段食管的消失（这会明显减弱食管下段括约肌压力）。

既然这些抗反流手术即使在体外也可发挥作用[8]，那就说明其主要是依靠前两项抗反流机制。术后食管下括约肌压力的升高并不重要，在一些部分胃底折叠术后，食管下括约肌压力会有少许的升高，但反流却得到了很好的控制[4,52]。随着全部胃底折叠术向着更短更松的趋势发展，以及部分胃底折叠术在临床中的更多应用，提示了胃底折叠不存在"活瓣过于松弛"的情况。

抗反流手术方法

目前有很多种不同的抗反流手术在临床中应用，每一种术式都有其支持者。但还没有任何一种术式可以获得理想的手术效果，也就是说能够 100% 治愈反流并且没有并发症。此外，每一种已知的手术方法虽然都能够找到文献报道的支持，但为了更好地评价不同术式的价值，应该参考随机对照临床试验的研究结果，而不是依靠某一种术式支持者的非对照性的结果。同时也应认识到，为了获得良好的手术效果，手术医师的经验也是至关重要的[53]。依靠详细的操作说明和有效的外科培训，这种手术之间的差异可以缩小，但不可能完全消除。腹腔镜抗反流手术的出现改变了目前绝大多数抗反流手术的方法。经过 15 年的发展，腹腔镜手术已经成为抗反流手术的标准术式，无论是患者还是医师都更乐于接受。

Nissen 胃底折叠术（图 13.1 和图 13.2）

Nissen 手术可能是世界上应用最为广泛的抗反

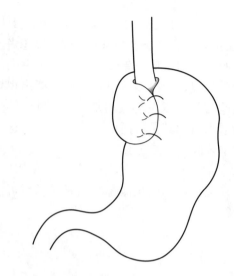

图 13.1 ● Nissen 胃底折叠术。

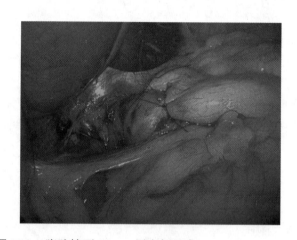

图 13.2 ● 腹腔镜下 Nissen 胃底折叠术。

流手术。最初的 Nissen 手术包括在膈肌裂孔处游离食管、还纳裂孔疝入腹腔、保护迷走神经以及在食管后方游离胃底后壁（无需离断胃短血管），以不可吸收线缝合胃底前后壁，完成对腹段食管的全周包绕[54]。最初胃底折叠包绕食管的长度是 5cm，并且没有应用食管探针以标定胃底包绕的长度。

 由于这种手术方法术后常出现顽固性吞咽困难、胃胀气综合征以及嗳气困难，为了改善远期疗效，已经对这一术式进行了不断的改良。目前多数外科医生倾向于在术中使用食管探针（52Fr）以判断胃底折叠包绕的程度，并把胃底包绕的长度缩短至 1 ～ 2cm 以获得更好的效果[55,56]。此外，虽然在开放式手术中是否需要常规修补食管裂孔并不明确，但在腹腔镜抗反流手术中，多数医生常规行食管裂孔修补。如遗漏这一步骤，则术后食管裂孔疝发生率较高[57]。术中通常保留迷走神经肝支。

有关是否需要离断胃短血管以充分游离胃底还存在争论。由 Donahue 和 Bombeck 提出的所谓的松弛的 Nissen 手术[51]即依赖于广泛的胃底游离。另一方面，只需要使用胃底前壁的改良 Nissen 手术，也是由 Nissen 和 Rossetti 首先提出的[54,59]，不需要离断胃短血管来完成胃底折叠术。虽然这简化了游离的过程，但却需要更好的判断和更丰富的经验来选择合适的胃壁去实施足够宽松的胃底折叠术。两种术式都有其支持者，并且都有文献报道其术后治疗效果（90% 的患者术后远期疗效良好或非常好）[55,59]。尽管如此，是否需要离断胃短血管一直存有争议，而腹腔镜胃底折叠术的出现使得这一争论更加激烈了。

贲门后部分胃底折叠术（图 13.3）

为了减少全周胃底折叠术后可能的并发症，即吞咽困难和胃胀气等情况的发生，临床上已有许多种以胃底部分包绕食管后壁的胃底折叠术式的报道。Toupet 介绍了一种贲门后部分胃底折叠术，将

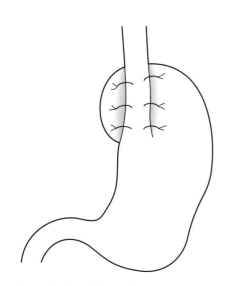

图 13.3 ● 贲门后部分胃底折叠术。

胃底由后方包绕食管，并分别与食管的左右侧壁和右膈脚缝合固定，形成一个 270° 的贲门后胃底折叠[60]。Lind 等描述的手术方式与其十分相似[61]，通过将胃底缝合包绕固定于食管的左右侧壁以及左前侧壁，形成一个 300° 的贲门后胃底折叠，只留下一段 60° 弧度的食管壁未被包绕。如果需要，则修补食管裂孔。

贲门前部分胃底折叠术

临床上有数种贲门前胃底折叠术，其主要目的都是为了减少吞咽困难以及其他并发症。Belsey Mark IV 手术是一种 240° 的贲门前部分胃底折叠术，通常经左侧开胸完成[62]。术中游离远段食管，将远段食管与胃底、膈肌缝合。修补食管裂孔疝，并将胃底由前方折叠包绕腹段食管的前 2/3 周径。由于开胸手术伴有很多严重的并发症，因此，随着腹腔镜抗反流手术的出现，这一术式的临床应用已明显减少。10 年前就有人提出了用胸腔镜微创手术方法治疗反流性疾病[63]，但治疗效果尚未见报道，并且临床上目前很少采用这种术式。

Dor 手术是一种贲门前半周胃底折叠术，将胃底与食管的左右侧壁缝合[64]。由于 Dor 手术很少引起吞咽困难，并且可以减少贲门肌层切开术后胃食管反流的可能，因此 Dor 手术常与经腹贲门肌层切开术联合应用以治疗贲门失弛缓症。

临床上还有一种 120° 贲门前胃底折叠术[52]。为了减少食管裂孔疝的发生，术中在食管后方修补食管裂孔，并将食管后壁缝合于食管裂孔两侧的膈肌脚，将胃底部与膈肌缝合固定加深 His 角，将胃底部与食管的右前侧壁缝合形成贲门前部分胃底折叠。开腹进行这一手术对反流症状的控制，文献报道中期疗效满意，胃胀气等并发症发生率低。腹腔镜下进行这一手术的文献报道很少[65]。

我们最近报道了一项前瞻性随机临床研究结果，将腹腔镜下 180° 贲门前部分胃底折叠术和腹腔镜下 90° 贲门前部分胃底折叠术与 Nissen 手术进行对比[4,66-68]（见下文）。腹腔镜下 180° 贲门前部分胃底折叠术手术过程包括修补食管裂孔，于贲门后方将远端食管缝合于食管裂孔，将胃底与食管的右前侧壁及食管裂孔边缘缝合固定形成贲门前胃底折叠（图 13.4 和图 13.5）。腹腔镜下 90° 贲门前部分胃底折叠术手术过程包括修补食管裂孔，食管后固定，

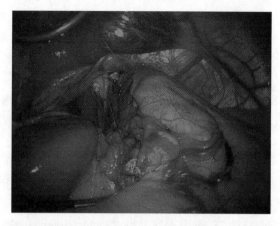

缩窄 His 角以及在食管左前方重建贲门前胃底折叠（图 13.6）。这些贲门前胃底折叠术的改进术式，使人们充满了希望。

其他抗反流手术
Hill 手术

Hill 手术常被看做是一种胃固定术而不是胃底折叠术[69]。然而，Hill 手术也需要将贲门折叠，并且在进行内镜检查时，其胃内表现与胃底折叠术相似。Hill 手术需要将前后膈食管束与主动脉前筋膜及正中弓状韧带缝合在一起。虽然据 Hill 报道这一手术

图 13.6 • 腹腔镜下贲门前部分胃底折叠术（这个特殊的胃底折叠术采用 90° 包绕，使右侧食管暴露）。

效果很好[69,70]，但由于许多外科医师对这一手术的解剖原理难以理解，尤其是所谓的膈食管束并不是一个明确的解剖结构，因此 Hill 手术在临床中没有被广泛应用。Hill 还强调需要在术中测定压力，这在临床中也未得到广泛应用，这些因素都限制了 Hill 手术的推广。

Collis 手术（图 13.7）

Collis 手术用于胃食管交界处不能降至膈下的患者[71]。但是目前这种情况已经不多见了。Collis 手术是沿胃小弯形成一胃管以延长腹段食管的长度，围绕新形成的腹段食管实施胃底折叠术。术中常使

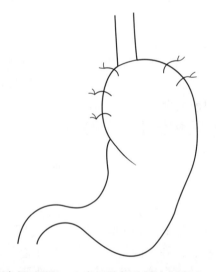

图 13.4 • 常规开腹 180° 贲门前部分胃底折叠术。

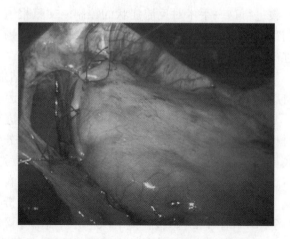

图 13.5 • 腹腔镜下 180° 贲门前部分胃底折叠术。

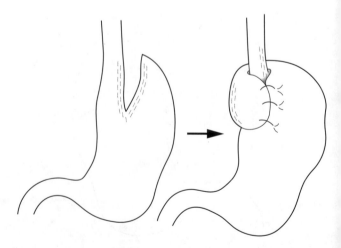

图 13.7 • Collis 胃成形术及随后的 Nissen 胃底折叠术。

用圆形端端缝合器形成一贯穿胃体的孔；在此孔与 His 角之间以直线切割缝合器切开，形成一段新的食管。这一手术的腹腔镜和胸腔镜技术已经有报道，但远期疗效尚不清楚[72-74]。Collis 手术的缺点是形成的胃管没有蠕动功能，并且能够分泌胃酸。这导致此手术的总体成功率较低，虽然部分是由于晚期反流性疾病本身所造成的。晚期反流性疾病首选 Collis 手术。

Angelchik 假体

可能有关这一假体最有意思的事情是它的确可以控制反流，并且引发了人们对反流性疾病病理生理学方面的反思。Angelchik 假体可能是通过限制近端胃的扩张，进而缓解一过性食管下括约肌松弛和（或）通过增加食管下括约肌压力发挥作用[75]。Angelchik 手术是利用一硅橡胶制的领状假体包绕胃食管连接部。Angelchik 假体已经不再应用于临床，因为长期随访发现 Angelchik 手术后需要再次手术的概率非常高，主要是因为术后严重的吞咽困难以及假体移位入纵隔，甚至破入消化道[76,77]。

完全或部分胃底折叠术？

由于胃底折叠术可能引起术后吞咽困难以及胃肠胀气的症状，多年来人们一直在比较 Nissen 手术与各种部分胃底折叠术间的价值。腹腔镜手术的出现使得这一争论更加激烈了。一方面，Nissen 手术过分加强了胃食管连接部的抗反流作用，导致术后出现吞咽困难以及胃肠胀气等问题。另一方面，虽然部分胃底折叠术减少了这种可能，但其持续性抗反流作用较差。

已有一些比较 Nissen 手术与部分胃底折叠术疗效的前瞻性随机临床试验。多数研究只是针对某一种贲门后部分胃底折叠手术，而其他术式的研究资料更少。1974 年 DeMeester 等[70]首先报道了反流性疾病外科治疗领域中的第一个随机临床研究结果。该研究中共有 45 例患者随机接受 Nissen 手术、Hill 手术或 Belsey 手术，术后随访 6 个月。3 组患者中术后吞咽困难发生率以及反流症状复发率相似。但是由于样本量太小，不能够提供一个有意义的对比。

Nissen 手术与贲门后胃底折叠术的比较

已经有 8 个随机对照试验对比了 Nissen 手术和部分胃底折叠术。一些早期试验由于入组患者数量较少，不足以明确两种手术结果的差异性，且其提供的证据也有限[46,79-81]。

Lundell 等报告了一项比较 Nissen 手术和贲门后胃底折叠术（Toupet 手术）的临床研究结果，共有 137 例患者入组。随访 6 个月时，两种手术的早期疗效相似[82]。5 年的随访结果显示[83]，两组的反流控制效果和吞咽困难的发生率也是相似的，尽管胃肠胀气在 Nissen 术后 2 ~ 3 年的发生率更高，但 4 或 5 年的发生率没有差异。再次手术在 Nissen 手术组中更常见，Toupet 手术组中 1 例患者因术后严重的胃肠胀气症状接受再次手术，而 Nissen 手术组中有 5 例患者因术后食管旁疝接受再次手术。是否在抗反流外科治疗中可以应用一种简便的方法，可通过对该研究资料的再分析寻找答案[45]。对于术前测压显示食管蠕动功能异常的患者，Nissen 手术没有明显的缺点。2002 年又发表了一篇中位随访期为 11.5 年的随访结果[84]。两种手术对反流症状控制率仍然相似（全周胃底折叠术组 88%，贲门后部分胃底折叠术组 92%），远期吞咽困难发生率也相似，但贲门后部分胃底折叠术组的饭后饱胀以及胃肠胀气的发生率明显减少。

Zornig 等[85]报道了一项临床试验，有 200 例患者随机接受全周胃底折叠术（离断胃短血管）或贲门后胃底折叠术。其中有 100 例患者术前食管运动功能正常，其余 100 例患者术前食管运动功能异常。术后随访 4 个月。两组中约 90% 的患者总体疗效良好，反流症状控制率相同。贲门后胃底折叠术后的近期吞咽困难发生率更低。该研究表明术前食管运动功能与术后疗效之间无相关性，这一点不支持对于术前食管运动异常的患者应选择性实施部分胃底折叠术的观点。两组中 2 年的随访结果是相似的[48]，每组都有 85% 的患者对他们的临床结果满意。但是 Nissen 手术后吞咽困难的发生率较高（Nissen 手术有 19 例，贲门后胃底折叠术有 8 例）。

Guérin 等做了一项有 140 例患者参与的研究[86]。在 3 年的随访期内，对 118 例患者进行了评估，发现两种术式没有差异。与之类似，Booth 等[47]对 127 例接受 Nissen 或 Toupet 胃底折叠术的患者进行了研究，发现两种术式在术后 1 年的反流症状控制方面没有差异，然而吞咽困难症状在 Nissen 手术中更常见。术前有无食管动力异常对术后结果并无影响。

如果将所有比较 Nissen 手术和贲门后胃底折叠术的研究数据综合起来，有明显的证据表明贲门后胃底折叠术的副作用更少，尤其是术后胃肠胀气的发生上。而在贲门后胃底折叠术后吞咽困难这一症状更少发生的假说，只得到两个大型的临床试验的支持。

Nissen 手术与贲门前胃底折叠术的比较

1999 年我们首先报道了比较 Nissen 手术与贲门前部分胃底折叠术的前瞻性随机对照临床研究[4]。两种术式均是在腹腔镜下完成的。本研究中共有 107 例患者分别接受了 Nissen 手术或贲门前部分胃底折叠术。部分胃底折叠术中，将胃底与食管裂孔右侧膈肌脚及食管壁缝合固定，折叠包绕 180° 食管（图 13.4 和图 13.5）。术后随访 1 ~ 3 个月，发现两种手术治疗效果无差异；随访 6 个月时，与 Nissen 手术组相比，贲门前胃底折叠术组患者进食固体食物时发生吞咽困难及出现排气困难等情况更少见，术后嗳气也更正常，总体上治疗效果更好。这一研究的 5 年随访结果肯定了最初报道的结果[66]。全周胃底折叠术后反流性症状的控制优于部分胃底折叠术，但在术后吞咽困难、上腹部胀气以及保留正常嗳气等方面明显劣于后者。总体上治疗效果良好的患者所占的比例，贲门前胃底折叠术组优于 Nissen 手术组（94% 对比 86%）。

Baigrie 等报道了对一个类似研究随访 2 年的结果，在这项研究中，共有 161 例患者接受 Nissen 手术或 180° 贲门前部分胃底折叠术[87]。该研究证实，180° 贲门前部分胃底折叠术能够获得与 Nissen 手术相当的反流症状控制，同时吞咽困难发生率更低，然而，因术后反流复发而需再次手术的概率要高于后者。

有两项研究比较了腹腔镜下贲门前 90° 部分胃底折叠术和 Nissen 手术。在第一项研究中，有 112 例患者参与了这个在澳大利亚和新西兰 7 个城市实施的多中心随机对照试验[67]。贲门前 90° 部分胃底折叠术后副作用更少，尽管术后反流复发率稍高些。贲门前部分胃底折叠术后的总体满意度更好，也更能提高生活质量[88]。一个有 79 例患者参与的类似的单中心随机对照试验报道了相似的结果[68]。

最近 Hagedorn 等[89-91]报道了另一项临床研究，95 例患者随机接受腹腔镜 Toupet 手术或 120° 贲门前部分胃底折叠术。结果显示，在反流性症状控制方面 Toupet 手术具有明显优势。遗憾的是，该研究中 120° 贲门前部分胃底折叠术后临床以及客观检查结果都明显差于其他随机或非随机研究结果。该研究中贲门前胃底折叠术后平均酸暴露时间（pH < 4）占 5.6%，而其他研究报道在 2.5% ~ 2.7%[4,67]，这就提示在 Hagedorn 等的研究中，这一手术效果较差，并且手术操作不同于其他的临床研究。

上述 5 个临床研究的总体结果证实，贲门前部分胃底折叠术的确能获得满意的反流症状控制，并且减少了术后吞咽困难和其他副作用的发生率。然而，减少的副作用可能在某种程度上被更高的反流症状复发率所抵消。不过，180° 贲门前部分胃底折叠术后完美的长期结局已有报道，在 5 ~ 11 年的随访结果中，有大约 85% 的患者对其临床结果高度满意[92]。

离断 / 不离断胃短血管的争论

直到 20 世纪 90 年代，有关抗反流术中离不离断胃短血管的问题还很少被讨论。然而，随着一些零星报道显示腹腔镜 Nissen 手术术中不离断胃短血管可引起术后吞咽困难发生率的增加[93,94]，这一问题才开始被更多地探讨。胃底折叠术中常规离断胃短血管以获得胃底部的充分游离，进而保证宽松的胃底折叠，这一点被一部分人认为是腹腔镜和开放式 Nissen 手术中一个重要的步骤[55,56]。这一观点通过一些发表的临床研究而被推广，这些研究回顾性地比较了离断或不离断胃短血管的 Nissen 手术的疗效[44,45,95]。然而，其他一些关于 Nissen 手术中离断或不离断胃短血管的非对照临床研究却又使得这一问题更加复杂，因为无论离断还是不离断胃短血管，术后都可获得较好的疗效[43,56]。

关于这一手术方法的问题已有 4 项随机对照临床试验报道。Luostarinen 等[96-98]报道了一项小样本临床试验，对比开放式全周胃底折叠术中离断或不离断胃短血管的治疗结果。共有 50 例患者参与该研究，随后报道了中位随访期为 3 年的随访结果[98]。两种手术方法都能有效治愈反流性食管炎。但是，在离断胃短血管的患者中，胃底折叠术的失败率（5 对比 2）以及反流症状的复发率（6 对比 1）有增加的趋势。此外，26 例离断胃短血管的患者中，有 9 例在术后出现滑动型食管裂孔疝，而在 24 例未离断胃短血管的患者中，仅 1 例术后出现裂孔疝。在该试验中，术后长期吞咽困难或胃肠胀气等症状的发生率不受胃底游离的影响。

1997 年我们报告了一项随机临床试验，共有 102 例患者接受腹腔镜 Nissen 胃底折叠术，术中离断或不离断胃短血管[5]。除了胃短血管离断组手术时间有所增加以外，6 个月短期随访发现两组总体疗效无差异。需要特别指出的是，该试验没有证实腹腔镜 Nissen 手术中离断胃短血管可以降低术后早期吞咽困难的发生率或严重程度。在术后食管下括约肌压力、食管排空时间或 X 线钡餐表现等方面，两组之间也无显著性差异。5 年随访结果显示[99]，两种手术方法在控制反流方面的疗效相当，术后吞咽困难的发生率也相似。但 5 年随访结果还显示，离断胃短血管与术后胃肠胀气以及嗳气困难的发生率显著增加有关。最近，该研究的 10 年随访结果显示，两种方法的治疗效果无显著差异，且 10 年总体成功率为 85% ~ 90%[100]。

Blomqvist 等[101] 报道了一项类似的临床试验，试验中共有 99 例患者。随访 12 个月，该试验同样显示离断胃短血管并没有改善近期疗效。2001 年 Chrysos 等报告了另一项研究[102]，入组患者 56 例，术后第一年内反流症状的控制以及术后吞咽困难与术中离断胃短血管无关。但是和我们的试验结果一样，他们也发现离断胃短血管与术后胃肠胀气等症状的增加有关。这些试验均为在开放式手术中实施。

　　如此看来，已发表的临床试验结果都不支持离断胃短血管可以改善腹腔镜全周胃底折叠术疗效的观点。此外，离断胃短血管增加了手术的复杂性，并且在已有的 4 项临床试验中，有两项试验结果显示由于离断胃短血管可引起术后胃肠胀气相关并发症的发生率的增加。

腹腔镜抗反流手术

腹腔镜胃底折叠术的初步结果和并发症

自从 1991 年腹腔镜胃底折叠术被首次报道以来[103,104]，这一术式已迅速发展成为抗反流外科的常用方法，目前绝大多数抗反流手术可以经腹腔镜完成。已经有一些大型的研究报道了腹腔镜手术的长期随访结果[105,106]。这些结果证实了腹腔镜下 Nissen 手术是有效的，且在术后 10 年可以为 85% ~ 90% 的患者提供完美的临床结局。此外，腹腔镜下 Nissen 手术的疗效可以与开放式胃底折叠术的疗效一样持久，在长达 25 年的随访期内，仍可有 70% ~ 80% 的成功率[107]。

然而，腹腔镜手术也有其特殊的并发症[108]（见下文）。腹腔镜术后吞咽困难的发生更加普遍，尽管这可能是由于许多中心更加严格的随访引起的。按照我们的经验，吞咽困难在胃底折叠术后较术前发生率减少，术后 12 个月随访中吞咽困难发生率从术前大约 30% 降到 10%，并且，对于大多数患者来说，长期吞咽困难并非太大的问题。

然而，大约有 10% 的患者对于手术不满意。部分原因是由于术后的并发症。以我们的经验，这主要包括术后出现食管旁疝或术后出现持续的严重的吞咽困难（胃底包绕或裂孔缝缩过紧）。也有一部分患者，其反流性疾病已经被治愈并且没有任何并发症，但仍对手术不满意[109]，这通常是由于他们对术后出现的过度排气不满意。掌握抗反流手术有一个学习曲线，认识这一点很重要。我们已经证实，在一个外科医师的经历中，最初的 20 例患者的并发症发生率较高，随着经验的积累，二次手术率可以降至 5% 以下[53]。腹腔镜抗反流手术没有特殊的禁忌证，也可应用于巨大裂孔疝修补以及二次抗反流手术（但对手术操作要求更高）。

腹腔镜胃底折叠术与开放式胃底折叠术在术中及术后的处理上有一些不同。由于腹腔镜术后可能增加血栓栓塞性并发症的发生（见下文），因此预防性的深静脉血栓检查是必要的。其他一些处理上的不同主要是为了加速腹腔镜术后患者的恢复。我们的方法是术中不留置鼻胃导管，术后 6 小时开始进食，术后第一天即行 X 线钡餐检查，以了解术后的解剖性改变，此时如发现问题更容易处理。自从开展了腹腔镜手术后，我们对于接受开放式手术的患者（通常是接受二次手术者）也采用了相似的治疗方法，这对于其中一部分患者更快的康复是有利的。

腹腔镜抗反流手术与开放式抗反流手术的比较

许多比较开放式手术与腹腔镜胃底折叠术的非随机临床研究都已显示，与开放式手术相比，腹腔镜手术时间更长[110,111]，但术后并发症少，术后住院天数缩短了 3～7 天，患者全身功能恢复更快（6～27 天），总体住院费用更低。在有效控制反流方面，两种手术疗效相似。已有 10 项随机对照临床试验对比了腹腔镜胃底折叠术与开放式胃底折叠术的疗效[112-126]。其中有 9 项比较的是腹腔镜和开放式 Nissen 手术，近来的 1 项研究比较的是腹腔镜与开放式贲门后部分胃底折叠术[120]。随访 12 个月的结果证实了腹腔镜手术的优势，尽管不如非随机临床研究所预测的那么明显。最近，部分研究的长期随访结果已经有所报道[121,123,125]。

一些由 20～42 例患者参与的小型研究[113-115]报道了腹腔镜 Nissen 手术能获得与开放式手术相似的短期临床结果，且缩短了术后住院天数（平均住院天数：3 天对比 4 天），降低了术后并发症的发生率，但延长了手术时间（延长了大约 30 分钟）。术后住院天数只缩短了 1 天是出乎意料的。主要是由于开放式胃底折叠术住院天数较以前减少所致，但至少可以说明腹腔镜手术的主要优点中有部分是由于治疗策略的改变。如果外科医师在进行开放式抗反流手术时，能够鼓励患者尽早进食，避免使用鼻胃导管以及鼓励患者更早的出院，那将可能获得更满意的治疗结果。

Chrysos 等[116]研究了一项由 106 例患者参与的临床试验，并报道了随访 12 个月后的结果。两种方法都能有效地控制反流，术后吞咽困难发生率也相似，但腹腔镜手术术后并发症更少，恢复得更快，且上腹部胀气的发生率更低。Ackroyd 等[126]研究了一项由 99 例患者参与的临床试验，其随访 12 个月后的结果与上述研究相似。

Håkanson 等[120]做了一项比较腹腔镜与开放式贲门后部分胃底折叠术的研究，共有 192 例患者参与。其结果与比较腹腔镜与开放式 Nissen 手术的研究结果相似。开放式手术的早期并发症更加普遍，住院天数更长（5 天对比 3 天），返回工作所需时间也更长（42 天对比 28 天）。但是，腹腔镜组患者的早期副作用发生率及反流复发率更高。然而，3 年的随访结果显示，两组患者的临床结果无差异，对

手术的满意率也相似，是否需要再次手术也不受手术方式的影响。

Laine 等[112]报道了一项对比腹腔镜和开放式 Nissen 胃底折叠术的临床研究，有 110 例患者参与，随机接受这两种手术。与其他试验一样，腹腔镜组的住院天数由 6.4 天减半为 3.2 天，且患者能够更快地返回工作（37 天对比 15 天），但手术时间也延长了 31 分钟。之后，其中 86 例患者的 11 年术后临床和内镜随访结果被报道出来[125]。两手术组的症状控制和副作用相似，有 82% 的腹腔镜组患者对长期结果满意，在内镜评估下，开放式手术组折叠裂开的发病率比腹腔镜组更高（40% 对比 13%），且 10 例切口疝全部出现在开放式手术组。Nilsson 等报道了一个小型临床研究，5 年的随访结果与上述研究相似[124]。

2000 年，Bais 等发表的一项临床研究引起了这一领域最激烈的争论[117]。这一多中心研究共有 103 例患者入组。随访时候很短（3 个月），由于腹腔镜组不利因素过多且得出的结论相反，这一试验在早期就被中止了。该试验的研究者被认为过早中止了试验而受到批评[127-129]，并且该试验宣布的结论也易引起误解。中止试验的决定主要是基于术后 3 个月内出现的吞咽困难。其他一些研究也曾报道大多数接受 Nissen 手术的患者术后 3 个月仍有不同程度的吞咽困难[108,118]，但通常会随着时间的延长而减轻。因此，人们认为 Bais 的临床研究随访时间过短，难以充分评价吞咽困难的试验终点。随后，该研究的 5 年随访结果[121]证实了上述观点的正确性。进一步将入组患者数增至 177 例，两组患者的长期随访结果无差异。此外，24 小时 pH 监测证实两种手术有相似的症状控制。所以，该研究的结论也支持腹腔镜抗反流手术的应用。

 如果把各种结论综合起来，我们可以发现，就减少并发症发生率和降低恢复时间而言，腹腔镜抗反流手术比开放式手术有着短期优势。而且，长期的（达到 11 年）症状控制和并发症的发生率也不受手术方式的影响。因此，腹腔镜手术的优势可以被熟练的外科医生发挥出来，并且在大多数临床情况下可替代开放性手术。

腹腔镜抗反流手术的并发症

随着腹腔镜抗反流手术例数的不断增加，出现了一些腹腔镜手术特有的并发症（框 13.1）。这其中包括术后食管旁裂孔疝，因吞咽困难而再次手术以及消化道穿孔。尽管如此，腹腔镜手术后的并发症应与该技术优势相权衡，腹腔镜抗反流手术后并发症的发生率还是减少了[108]。并发症的发生受许多因素的影响，包括外科医师的经验和技术、手术方法以及围术期护理。此外，通过在早期采用正确的处理方法，可明显减轻一些并发症的后果。

腹腔镜抗反流手术的常见并发症

食管旁裂孔疝

食管旁裂孔疝被认为是开放式胃底折叠术后一种少见的并发症，通常发生于长期随访期，但是在过去它的发生率可能被低估了。大多数大宗的腹腔镜手术临床研究报道了术后食管旁裂孔疝的发生（图 13.8），尤其是在术后早期[57,137,149]。据文献报道这一并发症的发生率接近 7%[57,108]，而且该并发症发生率的增加似乎与腹腔镜手术的一些固有因素有关。这些因素包括：与开放式手术相比，腹腔镜下游离食管更易进入胸腔，且左侧胸膜撕裂的风险增加，[150] 术后疼痛减轻。失去左侧胸膜的屏障，使得胃更容易滑入左侧胸腔；疼痛减轻使得术后咳嗽、呕吐以及其他用力情况时，传导至裂孔部位的腹压更高，由于正常的解剖屏障在手术分离中已被破坏，胃将逐渐被腹压推入胸腔。过早开始重体力活动也可能导致急性裂孔疝。正确的治疗策略可降低裂孔疝的发生。常规进行裂孔修补可以降低大约 80% 的裂孔疝的发生[57]。另外，为避免术后早期食管裂孔修补处张力过大，应常规使用止吐药物，并且建议患者术后 1 个月内避免过度用力。

吞咽困难

在这个腹腔镜手术的时代里，人们主要争论的一个问题就是腹腔镜抗反流手术后是否更容易发生吞咽困难。几乎所有的患者，包括接受部分胃底折叠术的患者，在腹腔镜手术后数周到数月内发生吞咽困难，并因此需要进行饮食调节。但人们最关心的还是严重的需要接受再次手术的吞咽困难。许多试验中都已经报道了需要接受再次手术的早期严重的吞咽困难[138,151,152]。对于开放式手术或腹腔镜手术术后引起的严重吞咽困难，再次手术时可将 Nissen

框 13.1 ● 腹腔镜抗反流手术特殊或普遍的并发症

- 气胸[130,131]
- 纵隔积气[132,133]
- 肺栓塞[134,135]
- 大血管损伤[136]
- 食道旁裂孔疝[57,135,137]
- 裂孔狭窄[138]
- 肠系膜血管栓塞[139,140]
- 双叶胃[134]
- 食管穿孔[135,141-144]
- 胃穿孔[134,135,141]
- 十二指肠穿孔[145]
- 小肠穿孔[144]
- 心脏撕裂和心脏压塞[146,147]
- 胸膜心包炎[148]
- 坏死性筋膜炎[149]

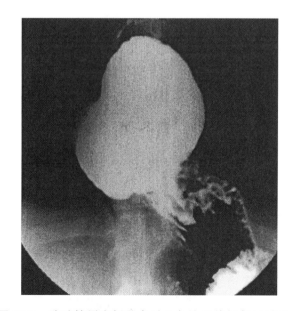

图 13.8 ● 腹腔镜胃底折叠术后 3 个月 X 线钡餐显示巨大食管旁裂孔疝。

全周胃底折叠改为部分胃底折叠，常可获得成功 [152,153]。

　　腹腔镜手术后吞咽困难的一个常见原因是食管裂孔过紧 [138,153]（图 13.9 和图 13.10）。有两个因素可造成这一问题：修补食管裂孔时缝缩过紧和食管裂孔周围过多的瘢痕组织形成。多数外科医师术中使用食管探条支撑食管，以帮助确定食管裂孔缝缩的程度。但这样也不能完全避免缝缩过紧的发生。如果在术后立即出现吞咽困难，可在早期通过腹腔镜再次手术松解一针或数针食管裂孔缝线，常可以获得缓解。晚期食管裂孔狭窄是由于术后 2~3 周时裂孔周围瘢痕组织形成，甚至在没有进行裂孔修补的患者，术后也可能发生裂孔周围瘢痕性狭窄。以我们的经验，内镜扩张只能暂时缓解症状，很难长期解决问题。解决这一问题需要扩大食管裂孔，可以通过腹腔镜手术达到这一目的，于前侧方切开食管裂孔环及周围膈肌，直到食管裂孔足够宽松。另外，还可以通过一个充气的气球来扩张食管（通常使用一个直径为 30mm 的气球），有时也可获得成功。

肺栓塞

　　肺栓塞更多见于一些关于腹腔镜 Nissen 胃底折

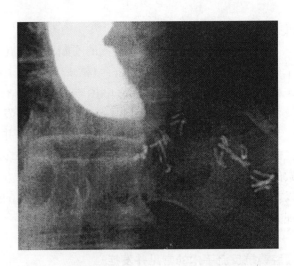

图 13.10 ● 一患者 Nissen 胃底折叠术后因食管裂孔缝缩过紧出现完全吞咽困难，此图为术后第 2 天钡餐表现。通过拆除裂孔修补缝线，扩大食管裂孔纠正吞咽困难。

叠术的早期报道中 [134]。尤其是多见于中途转换为开放式手术的患者，这提示手术时间的延长可能是一个重要的致病因素。此外，腹腔镜抗反流手术本身的一些机械性因素，形成了一个可能产生静脉血栓的环境。联合应用头高体位、低压气腹以及抬高下肢等方法，明显减少了下肢静脉血流以及可能形成的深静脉血栓。常规采取有效的抗血栓栓塞措施可以尽可能地减少这一并发症，包括应用低剂量肝素、抗栓塞弹力袜以及按摩小腿腓肠肌。

腹腔镜抗反流手术的特有并发症

双叶胃

　　所谓"双叶胃"，是一种手术操作上的错误，多见于腹腔镜 Nissen 胃底折叠术开展的早期 [134]。造成这一并发症的原因是在进行 Nissen 手术时，折叠包绕的部位太靠近胃的远端，也就是使用了胃体而不是胃底进行食管下段的包绕，结果造成了双叶状的胃（图 13.11）。虽然多数患者没有症状，但个别患者可能由于上段胃在胃体狭窄部梗阻而出现餐后腹痛，需要接受再次手术（图 13.12）。确保应用胃的正确部位（胃底）进行胃底折叠是预防这一并发症的关键。

气胸

　　腹腔镜抗反流手术中，有 2% 的患者发生气胸，

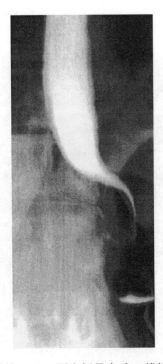

图 13.9 ● 腹腔镜 Nissen 胃底折叠术后 X 线钡餐常见表现。

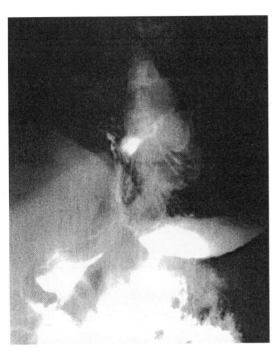

图 13.11 • "双叶"胃的钡餐表现。该患者随访 7 年，治疗效果满意。

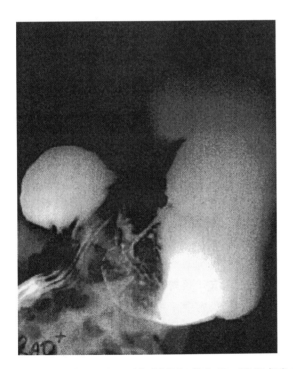

图 13.12 • 更严重的"双叶"胃的钡餐表现。该患者发生胃梗阻并接受了再次手术。

这是由于在进行食管周围分离时损伤了左侧胸膜，尤其是分离范围过高而进入纵隔时[130]。在游离大型裂孔疝时，气胸更易发生。小心分离食管后方，确保操作器械的尖端从右至左通过食管后方时不超过膈肌水平，熟练地在腹腔镜下分离食管裂孔，均可以减少气胸的发生。发生气胸不一定都需要留置胸腔引流管，这是因为手术结束时进入胸膜腔的 CO_2 气体可被迅速吸收，使肺得以重新复张。

血管损伤

腹腔镜抗反流手术中可能损伤下腔静脉、肝左静脉以及腹主动脉，文献中都已有报道[136,154]。血管损伤可能与解剖变异、经验不足、术中过度使用单极电凝分离、错误使用超声刀，或者多种因素共同作用有关。术中出血更常见于使用腹腔镜肝牵引器或其他器械不慎造成肝左叶撕裂时，以及游离胃底时胃短血管结扎不牢。心脏压塞是一种罕见的并发症，文献中曾有两例报道[146,147]，一例是由于肝牵引器造成右心室撕裂，另一例是由于缝针损伤心室壁。显然，如果外科医师对腹腔镜下食管裂孔的解剖不熟悉，那么就很有可能对食管远端周围的心脏、下腔静脉以及主动脉造成致命的损伤。尽管如此，总体上腹腔镜手术降低了抗反流手术术中和术后的围术期出血风险，同时也显著降低了脾切除的可能。

上消化道穿孔

食管和胃的穿孔是非常危险的，在大多数报道中其发生率约为 1%[37,108,145]。胃穿孔通常是由于术中助手过度牵拉所致的贲门部撕裂伤。食管后壁穿孔常发生于分离食管后方时。当术中应用食管探条以测定 Nissen 胃底折叠或食管裂孔修补时裂孔的松紧度时，食管前壁最容易损伤。这些损伤都可以经腹腔镜或开放式手术缝合修补。认识到这些可能发生的损伤，使得外科医师能够采取措施降低损伤的发生。此外，随着经验的不断增长损伤也会越来越少。

死亡率

腹腔镜抗反流术后死亡已有报道。原因包括十二指肠穿孔引起的继发性腹膜炎[145]、腹腔干及肠系膜上动脉栓塞[139]以及肝梗死[155]。但是，腹腔镜抗反流手术的总体死亡率可能还不到 0.1%。

避免腹腔镜抗反流术后并发症以及最大限度降低其危害

为避免或减少腹腔镜抗反流术后并发症，应考虑多种治疗措施并在可能的时候随时应用。外科医生应采用能够降低并发症的手术方式。大多数医生同意，无论有无食管裂孔疝，都应进行食管裂孔的缝缩或加强[57]。然而，任何一种手术后都有一小部分患者会发生并发症，因此应当寻找一种能降低并发症危害的手术方式。术后第一或第二天进行吞钡检查即是这样一种措施，以确定胃底折叠的正确位置以及胃是否完全还纳入腹腔。如果有任何不能确定的情况，内镜检查可能明确之。如果检查结果令人难以接受或出现其他问题，如严重的吞咽困难或剧烈的疼痛，则应进行再次腹腔镜探查。早期再次腹腔镜手术很少引起并发症，并且患者的恢复时间仅延长数天。大多数需要再次手术的并发症，在第一次手术后的 1 周内，都可以通过腹腔镜很容易地解决[35]。但是，超过这一时间，再次腹腔镜手术会变得困难，因此，在术后第一周如果出现早期并发症，我们再次腹腔镜探查的适应证相对较宽。

如果在更晚的阶段出现并发症，对于有经验的外科医师，再次腹腔镜手术仍然是可行的[153]。然而，在第一次手术后的中期进行再次腹腔镜手术的成功率会有所降低。如果可能，应等到瘢痕组织成熟稳定（至少 3 ~ 6 个月），使得接下来的腹腔镜分离更容易，增加腹腔镜手术的成功率。

其他随机性临床试验

Angelchik 假体及肝圆韧带贲门固定术

目前，Angelchik 假体已经被摒弃，因为其抗反流效果差，而且并发症多。Janssen 等[156]做了一项对比 Nissen 胃底折叠术和肝圆韧带贲门固定术的研究，共有 20 例患者参与。尽管在术后最初的 3 个月，两种术式都能有效地纠正反流，但在术后 12 个月时，10 例接受肝圆韧带贲门固定术的患者中有 6 例反流症状复发，需再次接受手术。尽管该研究的样本量小，但鉴于肝圆韧带贲门固定术较差的手术效果，不宜继续被应用。

胃窦切除 Roux-en-Y 十二指肠转流术

据 Washer 等[157]的报告，42 例严重反流性食管炎患者（多数伴有反流性食管狭窄）随机接受全周胃底折叠术或胃窦切除 Roux-en-Y 十二指肠转流术，平均随访 5 年，接受胃窦切除 Roux-en-Y 十二指肠转流术的 22 例患者中，20 例疗效良好，接受胃底折叠术的 20 例患者中，13 例疗效良好。这一研究最早报告于 1984 年，由于更有效的治疗药物的出现，目前符合该研究入组标准的患者已经很少见了。

前瞻性随机临床研究结果的综合分析

综合分析随机性临床试验的结果，有利于形成抗反流外科治疗的临床指南（框 13.2）。其中一些研究结果可能会被广泛接受，这是因为它们支持了目前国际外科界的主流观点。而其他一些结果会存在争议，因为它们不支持这一领域大多数专家的观点。

多数进行抗反流手术的外科医师都认为腹腔镜手术是抗反流外科手术方法的一个主要的发展方向，且使得外科手术成为一种更具吸引力的治疗方法。然而，有关手术中是否需离断胃短血管以及部分胃底折叠术中胃底包绕部位的问题，仍然存在着争论。

 已发表的研究结论认为，为了获得满意的 Nissen 胃底折叠术疗效，离断胃短血管并非必需的步骤，相反，甚至会增加一些并发症的发生。

许多大型临床研究已经证明了贲门后部分胃底折叠术比 Nissen 手术有优势。但是，所有临床研究的综合结果却令人困惑，因为许多小型临床研究证明前者没有优势，而大型临床研究认为前者可以减少胃肠胀气和胃底折叠术后吞咽困难的发生率。然而，前者对 Nissen 手术的优势不如贲门前胃底折叠术明显。有 5 项对比贲门前胃底折叠术和 Nissen 手术的临床研究，其中有 4 项研究支持贲门前胃底折叠术[89]，而且，贲门前胃底折叠术的长期效果证明其的确是一种有效的抗反流手术[66,92]。

目前在许多医疗单位开展了大量的腹腔镜抗反流手术，为进一步进行有关抗反流手术方法的临床

框 13.2 • 来自抗反流手术前瞻性随机研究的证据

- 与开放式 Nissen 胃底折叠术相比，腹腔镜 Nissen 胃底折叠术并发症更少，术后恢复时间更短 *
- 与 Angelchik 假体相比，Nissen 胃底折叠术并发症更少，再手术率更低 *
- 与圆韧带贲门固定术相比，Nissen 胃底折叠术能更好地控制反流
- 进行胃底包绕时，保留或不保留迷走神经，治疗效果无差异
- 离断胃短血管不能改善 Nissen 胃底折叠术疗效 *
- 贲门后部分胃底折叠术后与 Nissen 胃底折叠术后，吞咽困难以及反流复发的情况相似
- 与 Nissen 胃底折叠术后相比，贲门后部分胃底折叠术后吞咽困难的发生率可能更低
- 贲门前部分胃底折叠术后吞咽困难以及"气胀"并发症的发生率减少 *
- 与全周胃底折叠术相比，部分胃底折叠术后胃肠胀气相关并发症的发生率更低 *

* 来自一个以上随机性临床试验的证据支持该观点。

框 13.3 • 内镜下抗反流方法

使胃 - 食管交界部变窄
射频消融
- Stretta 手术
多聚物注射
- Enteryx
- Gatekeeper
- PMMA（微球树脂）
"缝合"
- EndoCinch
- NDO Plicator
胃底部分折叠
- EsophyX 腔内胃底折叠术
- Medigus SRS 手术

试验提供了条件，而且这将有利于发现大量的证据，并由此得出进一步的结论。

反流性疾病的内镜治疗

内镜手术治疗反流性疾病是近几年才出现的。内镜手术可能治愈反流性疾病，无需常规手术的腹部切口。由于内镜手术开创了一种更加微创的治疗方法，其对患者和医师都更有吸引力。内镜治疗方法大体上可分为四类（框 13.3）。其中的三类方法目标是缩窄胃 - 食管交界部，可通过射频[158]、注入惰性物质[95]或内镜下缝合[159]来实现。从 21 世纪早期到现在，这些治疗方法已经被许多治疗中心积极地采用，特别是在美国。然而，这些方法中没有一种可以像抗反流手术那样存在明确的作用机制（见上述"抗反流手术的作用机制"），并且临床结果也会令人失望[160]。最近已经有报道可以完全在内镜下实施贲门前胃底折叠术[161,162]。另一类方法的目标是把胃底固定在食管的腹内段，这类方法可能会更成功。

射频消融技术

Stretta 手术（Curon Medical，Sunnyvale，CA）[158]曾采用一种特殊装置为胃 - 食管交界部的肌层手术提供射频能量。该装置是由 1 个直径为 30mm 的球囊、4 个长 5.5mm 的可伸缩电极以及 1 个黏膜冲洗系统组成。通过导丝将其置于胃 - 食管交接部，展开电极并刺入食管壁，然后通过射频能量灼烧食管肌层，通过使肌层纤维化达到缩窄胃 - 食管交界部的目的。通常情况下，高分化的溃疡型食管炎、Barrett 食管以及长度 > 2cm 的食管裂孔疝患者不宜行该项手术，而适于行该项手术的患者应有更轻微的反流症状。

短期的随访结果显示，该手术可以改善反流症状，并降低食管的胃酸暴露。然而，其降低胃酸暴露的程度却令人失望，美国一项开放性研究显示，大多数患者在治疗后仍持续存在异常反流症状[163]。在一项研究中，试验组接受 Stretta 手术而对照组仅行虚拟胃镜检查，研究结果表明，两组胃痛患者在随访 6 个月后疗效无明显差异，这项研究对各种抗反流手术的效果提出了质疑[164]。而且，制造 Stretta 装置的公司在 2006 年倒闭，因此该装置已不再用

于临床。

聚合物注射

聚合物注射手术是通过内镜在食管远段的环形肌层与纵行肌层之间注射 5 ~ 8ml 的惰性聚合物，在胃-食管交界部上方形成一个聚合物环，以缩窄胃食管交界部，达到抗反流的目的。最常用的是 Enteryx（Enteric Medical Technologies，Foster City，CA）[95]。最初的一系列非对照研究显示，在 12 个月的随访期内，该手术的成功率在 70% ~ 80%[95]。然而，随后的一项随机对照研究的结果却令人失望，在 3 个月的随访期内，手术组与对照组的胃酸暴露没有差别。此外，该研究还显示出一个重要的安慰剂效应，即 41% 的对照组患者停止了 PPI 治疗[165]。不幸的是，在美国的临床应用还产生了一些严重的并发症，包括 4 例死亡[166,167]。从此，厂家停止了该项手术的推广及应用。一个相似的产品，GateKeeper 反流修复系统（Endonetics，San Diego，CA）[168]，通过在胃-食管交界部的黏膜下放置 6 个水凝胶以减少反流，同样地退出了临床应用。

内镜下缝合术

EndoCinch

EndoCinch（Bard Endoscopic Technologies，Murray Hill，NJ）手术是通过内镜订合胃-食管交界部下方相邻的胃皱襞，以缩窄该区域达到抗反流的目的。非随机对照研究显示该技术可以改善反流症状并降低远段食管的胃酸暴露（15.4% 降至 8.7%）[169]。然而，和其他的内镜手术一样，只有少数患者的反流症状得到治愈。在一项研究中[170]，有 90% 的患者在 12 个月内订合线脱落，80% 的患者需要重新服用 PPI。在一项随机对照研究中，EndoCinch 手术组有 40% 的患者在 3 个月内不需要口服药物治疗，对照组只有 5%，而且手术组症状改善也更加明显。然而，食管的胃酸暴露两组相似，并且该研究没有与腹腔镜抗反流手术进行对比。

NDO Plicator

NDO Plincator（NDO Surgical，Mansfield，

MA）是一种经口的手术方式，利用一个可在胃内反转弯曲的装置，用一个螺旋设备刺入并回缩胃-食管交界部，在贲门口处形成一个全层皱褶，以缩窄胃-食管交界部。一项随机对照研究[172]显示，在 3 个月的随访时间内，该技术能够显著降低食管的胃酸暴露（通过动态 pH 监测），由 10% 降至 7%。然而，大多数患者不能恢复至正常水平，而且改善的程度较腹腔镜 Nissen 后/前胃底折叠术低 0 ~ 2.5%[4,82]。在 3 个月的随访期内，50% 的患者能停用口服 PPI，而对照组只有 25%。这些结果显示，该手术的治疗效果次于腹腔镜胃底折叠术的效果。

内镜下胃底折叠术

EsophyX

与之前的手术不同，EsophyX 手术的实质是一种胃底折叠术[162,172]，该手术需要全身麻醉及两名术者。将内镜穿过图中所示装置（图 13.13 及图 13.14），然后一起经口腔置入胃内。内镜前端可以反转，通过一个螺旋装置锚在胃-食管交界部的组织上然后回缩，再用一个塑料臂将胃底压向食管一侧，然后通过聚丙烯扣件将食管和胃底固定在一起，类似地由胃大弯侧向胃小弯侧放置扣件，最终形成一个 200° ~ 300° 的胃前部分折叠。

在欧洲，只有少部分医学中心有相关临床经验，且只有一项临床研究得到发表[173]。该研究描述了随访 12 个月的结果，共纳入 17 例患者，环周溃疡型食管炎、Barrett 食管、长度 ≥ 3cm 的食管裂孔疝以及 BMI > 30 的患者被排除。中位手术时间为 123 分钟，中位扣件使用数量为 11 枚。大多数患者恢

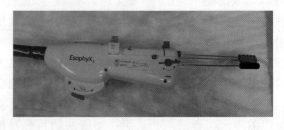

图 13.13 ● EsophyX 的操作手柄（用于胃底部分前折叠术）。

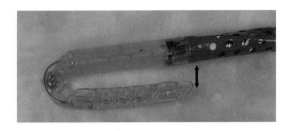

图 13.14 ● EsophyX 的远端部分，使用时头部位于胃内，体部位于食管下段，两部分闭合后可放置固定器。

复正常，尽管 1 例患者因腹痛及气腹再次入院。在 12 个月的随访期内，14 例（82%）的患者不再应用 PPI，而且对治疗效果满意。16 例患者术后接受 pH 监测，pH ＜ 4 的中位时间百分比为 4.7%，有 7 例（44%）患者术后 pH 正常，9 例患者在术后仍存在异常的胃酸反流。这项研究结果显示在一些患者中可以实施胃底折叠术。然而，这些短期随访结果仍次于腹腔镜胃前部分胃底折叠术[4]，且只有不足一半的患者反流症状得到治愈。然而，既然该手术可以改善部分患者的临床症状，证明部分胃底折叠术可以可靠地实施，并在一些胃食管反流病患者中占据一席之地。

Medigus

　　Medigus SRS 手术是一种实施胃前部分胃底折叠术时可供选择的内镜手术之一[161,174]。利用一个包含钉仓和超声探头的特制内镜，该内镜的尖端可以获得比普通内镜更大的反转角度，甚至可触及镜身的侧壁（图 13.15）。镜子尖端可以与镜身的侧壁锁在一起，从而形成一个钉仓装置，超声探头用来测量镜子尖端与镜身侧壁的间隙，以获得最佳的钉合信息。该术式的入组标准与 EsophyX 术式相同，是在全身麻醉下由一位术者完成的。钉仓装置被置于胃 - 食管交界部上方 2 ～ 3cm，再将胃底与腹段食管钉合，重复该操作 2 ～ 3 次，直至形成一个胃前部分胃底折叠（图 13.16）。该装置的各个部分被锁定在一起，一组由 5 个钛钉组成钉仓序列被激发。该术式制作胃底折叠的过程与 EsophyX 术相似，13 例接受该术式患者的早期结局也与 EsophyX 术相似。短期随访显示 92% 的患者能停止口服 PPI，且 54% 的患者术后 24 小时 pH 监测正常。

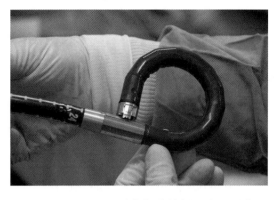

图 13.15 ● Medigus- 用于胃底部分前折叠术，图中显示内胃镜完全弯曲，Medigus 尾部可锁定在图中位置中，形成切割缝合器的两个边缘，利用切割缝合器，可将胃底固定在高于胃食管连接部 2 ～ 3cm 的位置。

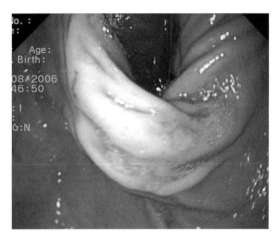

图 13.16 ● 内镜下观察胃底部分前折叠术的手术效果（Medigus 的早期试验结果）。

内镜下抗反流手术概述

　　在治疗胃 - 食管反流的疗效上，没有一种基于射频、注射或内镜缝合的方法能够与胃底折叠术相比，以前的一些常被胃肠病学会积极采用的治疗方法现在已经被摒弃，原因要么是出于安全考虑，要么是缺乏疗效，或两者兼有。这并不令人惊讶，因为这些方法完全没参考抗反流手术的机制，即重视 His 角以及维持胃底与腹内段食管的紧密解剖关系。

目前，内镜下胃底部分前折叠术正不断发展完善，在不远的将来，有望替代一部分外科抗反流手术。直到现在，内镜手术仍然只应用于轻微的胃食管反流病患者的治疗，并且所有有关腹腔镜手术的临床研究都明确地将严重的溃疡性食管炎患者或Barrett食管患者排除在外，因为手术失败风险更大。此外，在内镜下不能恰当地修补食管裂孔疝，于是裂孔疝长度＞2cm的患者也被排除在外。所以，目前只有一小部分反流患者接受了腹腔镜胃底折叠术，并且没有任何一例巨大食管裂孔疝患者被认为可行内镜治疗。如果某一有效的术式变得可行，那么高达25%～30%在目前接受腹腔镜手术治疗的患者将适用于该术式，而且一些口服PPI治疗效果满意的患者也可能考虑内镜治疗，这将扩大抗反流手术的适应证。

然而，应该从失败的内镜抗反流手术中学到经验（Enteryx和Stretta），并且在新的内镜治疗方法广泛应用之前，首先应当在精心设计的临床研究中评估内镜下抗反流手术。一个合适的治疗方法应该与传统的胃底折叠术的疗效相似，具有一个有效的与抗反流手术相似的治疗机制，并且应当同样安全或更安全。此外，对于术后反流症状复发的患者，外科医生要有一个恰当的处理策略。任何使腹腔镜抗反流手术更加困难或更加危险的术式都会成为一个问题，特别是那些给初次内镜手术带来风险的术式。

● 关键点

- 胃食管反流的治疗手段通常是逐渐增多的，根据病情的不同选择不同水平的内科药物治疗。外科手术治疗主要用于病情较严重、药物治疗失败或不愿终生服用药物者。
- 单一治疗方法明显不可能适用于所有的患者。对于有中到重度反流的患者，手术治疗可达到更好的反流控制。
- 内镜表现与24小时pH监测结果必须与患者的临床症状相结合。外科手术的最终选择必须基于所有有用的临床症状和客观检查结果。

- 单纯Barrett食管是否是抗反流手术的指征，这一问题仍存在争议。Barrett食管患者应根据其反流性症状和对药物治疗的反应选择性地接受手术治疗，而不应该仅仅因为食管柱状上皮化生就接受手术。
- 绝大多数患者表明抗反流手术的优点远远大于这一手术的缺点（暂时性吞咽困难、早期餐后腹胀、排气增加以及不能嗳气和呕吐）。
- 抗反流手术前的内镜检查是必需的。
- 食管蠕动幅度减弱或蠕动波传导不良不是抗反流手术的禁忌证。许多外科医师推荐简单的手术方式，即对食管蠕动不良的患者采用部分的胃底折叠术，这一观点尚缺乏有力的证据支持。
- 便携式食管24小时pH监测作为抗反流手术选择的标准并不是十分准确的，因为20%的伴有典型反流症状的食管炎患者将被错误地排除在外。
- 全周胃底折叠术和部分的胃底折叠术（无论贲门前或贲门后），其作用机制可能基本相似。目前还没有任何一种术式可以获得理想的手术效果，即100%治愈反流并且没有并发症。
- 有明显可靠的证据表明在全周和部分的贲门后胃底折叠术之间，主要的差异在于术后胃肠胀气相关并发症的发生率。
- 全周胃底折叠术后反流症状的控制优于贲门前胃底折叠术，但在术后吞咽困难、上腹部胀气以及保留正常嗳气等方面明显劣于后者，总体上贲门前胃底折叠术后患者5年治疗效果良好的比例高于全周胃底折叠术。
- 虽然没有非随机临床研究结果所预期的优势明显，但比较开放式手术与腹腔镜手术的随机对照临床试验的结果也都肯定了腹腔镜手术的优势。
- 大多数大宗的腹腔镜手术临床研究报告了术后食管旁裂孔疝的发生，尤其是在术后早期。常规进行裂孔修补可以降低大约80%的裂孔疝发生。

- 目前已报道的内镜手术方法中，没有一个可以达到胃底折叠术控制反流的水平。

（刘彦国　郭海江　译）

参考文献

1. Nebel OT, Fornes MF, Castell DO. Symptomatic gastroesophageal reflux: incidence and precipitating factors. Am J Dig Dis 1976; 21:953–6.

2. Thompson WE, Heaton KW. Heartburn and globus in apparently healthy people. Can Med Assoc J 1982; 126:46–8.

3. Lord RVN, Law MG, Ward RL et al. Rising incidence of oesophageal adenocarcinoma in men in Australia. J Gastroenterol Hepatol 1998; 13:356–62.

4. Watson DI, Jamieson GG, Pike GK et al. A prospective randomised double blind trial between laparoscopic Nissen fundoplication and anterior partial fundoplication. Br J Surg 1999; 86:123–30.

   The first published randomised trial to compare an anterior partial fundoplication with the Nissen procedure.

5. Watson DI, Pike GK, Baigrie RJ et al. Prospective double blind randomised trial of laparoscopic Nissen fundoplication with division and without division of short gastric vessels. Ann Surg 1997; 226:642–52.

   A randomised trial of 102 patients who underwent a total fundoplication with vs. without division of the short gastric vessels.

6. Ireland AC, Holloway RH, Toouli J et al. Mechanisms underlying the antireflux action of fundoplication. Gut 1993; 34:303–8.

7. Dent J. Australian clinical trials of omeprazole in the management of reflux oesophagitis. Digestion 1990; 47:69–71.

8. Watson DI, Mathew G, Pike GK et al. Comparison of anterior, posterior and total fundoplication using a viscera model. Dis Esoph 1997; 10:110–14.

9. Bate CM, Keeling PW, O'Morain C et al. Comparison of omeprazole and cimetidine in reflux oesophagitis: symptomatic, endoscopic, and histological evaluations. Gut 1990; 31:968–72.

10. Hetzel DJ, Dent J, Reed WD et al. Healing and relapse of severe peptic esophagitis after treatment with omeprazole. Gastroenterology 1998; 95:903–13.

11. Kuipers EJ, Lundell L, Klinkenberg-Knol EC et al. Atrophic gastritis and Helicobacter pylori infection in patients with reflux esophagitis treated with omeprazole or fundoplication. N Engl J Med 1996; 334:1018–22.

12. Driman DK, Wright C, Tougas G et al. Omeprazole produces parietal cell hypertrophy and hyperplasia in humans. Dig Dis Sci 1996; 41:2039–47.

13. Verlinden M. Review article: a role for gastrointestinal prokinetic agents in the treatment of reflux oesophagitis? Aliment Pharmacol Ther 1989; 3:113–31.

14. Waring JP, Hunter JG, Oddsdottir M et al. The preoperative evaluation of patients considered for laparoscopic antireflux surgery. Am J Gastroenterol 1995; 90:35–8.

15. Bischof G, Feil W, Riegler M et al. Peptic esophageal stricture: is surgery still necessary? Wei Klin Wochenschr 1996; 108:267–71.

16. Farrell TM, Smith CD, Metreveli RE et al. Fundoplication provides effective and durable symptom relief in patients with Barrett's esophagus. Am J Surg 1999; 178:18–21.

17. Ortiz EA, Martinez de Haro LF, Parrilla P et al. Conservative treatment versus antireflux surgery in Barrett's oesophagus: long-term results of a prospective study. Br J Surg 1996; 83:274–8.

18. Ortiz A, De Maro LT, Parrilla P et al. 24-h pH monitoring is necessary to assess acid reflux suppression in patients with Barrett's oesophagus undergoing treatment with proton pump inhibitors. Br J Surg 1999; 86:1472–4.

19. Sagar PM, Ackroyd R, Hosie KB et al. Regression and progression of Barrett's oesophagus after antireflux surgery. Br J Surg 1995; 82:806–10.

20. Gurski RR, Peters JH, Hagen JA et al. Barrett's esophagus can and does regress after antireflux surgery: a study of prevalence and predictive features. J Am Coll Surg 2003; 196:706–12.

21. Ackroyd R, Brown NJ, Davis MF et al. Photodynamic therapy for dysplastic Barrett's oesophagus: a prospective, double blind, randomised, placebo controlled trial. Gut 2000; 47:612–17.

22. Ackroyd R, Tam W, Schoeman M et al. Prospective randomised controlled trial of argon plasma coagulation ablation versus endoscopic surveillance of Barrett's oesophagus in patients following antireflux surgery. Gastrointest Endosc 2004; 59:1–7.

23. Bright T, Watson DI, Tam W et al. Randomized trial of argon plasma coagulation vs. endoscopic

surveillance for Barrett's oesophagus following antireflux surgery – late results. Ann Surg 2007; 246:1016–20.

24. Behar J, Sheahan DG, Biancani P. Medical and surgical management of reflux oesophagitis, a 38-month report on a prospective clinical trial. N Engl J Med 1975; 293:263–8.

25. Spechler SJ. Comparison of medical and surgical therapy for complicated gastroesophageal reflux disease in veterans. N Engl J Med 1992; 326:786–92.

The first large prospective randomised trial to compare medical with surgical therapy for gastro-oesophageal reflux.

26. Parrilla P, Martinez de Haro LF, Ortiz A et al. Long-term results of a randomized prospective study comparing medical and surgical treatment of Barrett's esophagus. Ann Surg 2003; 237:291–8.

27. Lundell L, Miettinen P, Myrvold HE et al. Continued (5-year) followup of a randomized clinical study comparing antireflux surgery and omeprazole in gastroesophageal reflux disease. J Am Coll Surg 2001; 192:172–81.

A randomised trial of proton-pump inhibitor vs. open antireflux surgery.

28. Lundell L, Miettinen P, Myrvold HE et al. Long-term management of gastroesophageal reflux disease with omeprazole or open antireflux surgery: results of a prospective, randomized clinical trial. Eur J Gastro Hepatol 2000; 12:879–87.

29. Mehta S, Bennett J, Mahon D et al. Prospective trial of laparoscopic Nissen fundoplication versus proton pump inhibitor therapy for gastroesophageal reflux disease: seven-year follow-up. J Gastrointest Surg 2006; 10:1312–16.

30. Mahon D, Rhodes M, Decadt B et al. Randomized clinical trial of laparoscopic Nissen fundoplication compared with proton-pump inhibitors for treatment of chronic gastro-oesophageal reflux. Br J Surg 2005; 92:695–9.

The first randomised trial of proton-pump inhibitor vs. laparoscopic antireflux surgery.

31. Anvari M, Allen C, Marshall J et al. A randomized controlled trial of laparoscopic Nissen fundoplication versus proton pump inhibitors for treatment of patients with chronic gastroesophageal reflux disease: one-year follow-up. Surg Innov 2006; 13:238–49.

32. Spechler SJ, Lee E, Ahnen D et al. Long-term outcome of medical and surgical therapies for gastroesophageal reflux disease. Follow-up of a randomized controlled trial. JAMA 2001; 285:2331–8.

Longer-term follow-up from a randomised trial of medical vs. surgical therapy.

33. Lundell L, Miettinen P, Myrvold HE et al. Seven-year follow-up of a randomized clinical trial comparing proton-pump inhibition with surgical therapy for reflux oesophagitis. Br J Surg 2007; 94:198–203.

Longer-term follow-up from a randomised trial of medical vs. open surgical therapy.

34. Cookson R, Flood C, Koo B et al. Short-term cost effectiveness and long-term cost analysis comparing laparoscopic Nissen fundoplication with proton-pump inhibitor maintenance for gastro-oesophageal reflux disease. Br J Surg 2005; 92:700–6.

35. Watson DI, Jamieson GG, Baigrie RJ et al. Laparoscopic surgery for gastro-oesophageal reflux: beyond the learning curve. Br J Surg 1996; 83:1284–7.

36. Ackroyd R, Watson DI, Games PA. Fizzy drinks following laparoscopic Nissen fundoplication: a cautionary tale of explosive consequences. Aust NZ J Surg 1999; 69:887–8.

37. Gotley DC, Smithers BM, Rhodes M et al. Laparoscopic Nissen fundoplication – 200 consecutive cases. Gut 1996; 38:487–91.

38. Trus TL, Laycock WS, Branum G et al. Intermediate follow-up of laparoscopic antireflux surgery. Am J Surg 1996; 171:32–5.

39. Oddsdottir M, Franco AL, Laycock WS et al. Laparoscopic repair of paraesophageal hernia. New access, old technique. Surg Endosc 1995; 9:164–8.

40. Watson DI, Davies N, Devitt PG et al. Importance of dissection of the hernial sac in laparoscopic surgery for very large hiatus hernias. Arch Surg 1999; 134:1069–73.

41. Kauer WKH, Peters JH, DeMeester TR et al. A tailored approach to antireflux surgery. J Thorac Cardiovasc Surg 1995; 110:141–7.

42. Little AG. Gastro-oesophageal reflux and oesophageal motility diseases; who should perform antireflux surgery? Ann Chir Gynaecol 1995; 84:103–5.

43. Beckingham IJ, Cariem AK, Bornman PC et al. Oesophageal dysmotility is not associated with poor outcome after laparoscopic Nissen fundoplication. Br J Surg 1998; 85:1290–3.

44. Baigrie RJ, Watson DI, Myers JC et al. The outcome of laparoscopic Nissen fundoplication in patients with disordered pre-operative peristalsis. Gut 1997; 40:381–5.

45. Rydberg L, Ruth M, Abrahamsson H et al. Tailoring antireflux surgery: a randomized clinical trial. World J Surg 1999; 23:612–18.

46. Chrysos E, Tsiaoussis J, Zoras OJ et al. Laparoscopic surgery for gastroesophageal reflux disease patients with impaired esophageal peristalsis: total or partial fundoplication? J Am Coll Surg 2003; 197:8–15.

47. Booth MI, Stratford J, Jones L et al. Randomized clinical trial of laparoscopic total (Nissen) ver-

sus posterior partial (Toupet) fundoplication for gastro-oesophageal reflux disease based on preoperative oesophageal manometry. Br J Surg 2008; 95(1):57–63.

48. Strate U, Emmermann A, Fibbe C et al. Laparoscopic fundoplication: Nissen versus Toupet two-year outcome of a prospective randomized study of 200 patients regarding preoperative esophageal motility. Surg Endosc 2007; 22:21–30.

49. Watson DI, Jamieson GG, Bessell JR et al. Laparoscopic fundoplication in patients with an aperistaltic esophagus and gastroesophageal reflux. Dis Esoph 2006; 19:94–8.

50. Watson DI, Mathew G, Pike GK et al. Efficacy of anterior, posterior and total fundoplication in an experimental model. Br J Surg 1998; 85:1006–9.

51. Collard JM, De Koninck XJ, Otte JB et al. Intrathoracic Nissen fundoplication: long-term clinical and pH-monitoring evaluation. Ann Thorac Surg 1991; 51:34–8.

52. Watson A, Jenkinson LR, Ball CS et al. A more physiological alternative to total fundoplication for the surgical correction of resistant gastro-oesophageal reflux. Br J Surg 1991; 78:1088–94.

53. Watson DI, Baigrie RJ, Jamieson GG. A learning curve for laparoscopic fundoplication. Definable, avoidable, or a waste of time? Ann Surg 1996; 224:198–203.

54. Nissen R. Eine einfache operation zur beeinflussung der refluxoesophagitis. Schweiz Med Wochenschr 1956; 86:590–2.

55. DeMeester TR, Bonavina L, Albertucci M. Nissen fundoplication for gastroesophageal reflux disease. Evaluation of primary repair in 100 consecutive patients. Ann Surg 1986; 204:9–20.

56. DeMeester TR, Stein HJ. Minimizing the side effects of antireflux surgery. World J Surg 1992; 16:335–6.

57. Watson DI, Jamieson GG, Devitt PG et al. Paraoesophageal hiatus hernia: an important complication of laparoscopic Nissen fundoplication. Br J Surg 1995; 82:521–3.

58. Donahue PE, Bombeck CT. The modified Nissen fundoplication – reflux prevention without gas bloat. Chir Gastroent 1977; 11:15–27.

59. Rossetti M, Hell K. Fundoplication for the treatment of gastroesophageal reflux in hiatal hernia. World J Surg 1977; 1:439–44.

60. Toupet A. Technique d'oesophago-gastroplastie avec phrenogastropexie appliquee dans la cure radicale des hernies hiatales et comme complement de l'operation d'heller dans les cardiospasmes. Med Acad Chir 1963; 89:374–9.

61. Lind JF, Burns CM, MacDougal JT. 'Physiological'

repair for hiatus hernia – manometric study. Arch Surg 1965; 91:233–7.

62. Belsey R. Mark IV repair of hiatal hernia by the trans thoracic approach. World J Surg 1977; 1:475–81.

63. Nguyen NT, Schauer PR, Hutson W et al. Preliminary results of thoracoscopic Belsey Mark IV antireflux procedure. Surg Laparosc Endosc 1998; 8:185–8.

64. Dor J, Himbert P, Paoli JM et al. Treatment of reflux by the so-called modified Heller–Nissen technic. Presse Med 1967; 75:2563–9.

65. Watson A, Spychal RT, Brown MG et al. Laparoscopic 'physiological' antireflux procedure: preliminary results of a prospective symptomatic and objective study. Br J Surg 1995; 82:651–6.

66. Ludemann R, Watson DI, Game PA et al. Laparoscopic total versus anterior 180 degree fundoplication – five year follow-up of a prospective randomized trial. Br J Surg 2005; 92:240–3.

Longer-term follow-up from a randomised trial of anterior vs. Nissen fundoplication.

67. Watson DI, Jamieson GG, Lally C et al. Multicentre prospective double blind randomized trial of laparoscopic Nissen versus anterior 90 degree partial fundoplication. Arch Surg 2004; 139:1160–7.

Early outcomes from a multicentre randomised trial of anterior 90° vs. Nissen fundoplication.

68. Spence GM, Watson DI, Jamieson GG et al. Single centre prospective randomized trial of laparoscopic Nissen versus anterior 90 degree partial fundoplication. J Gastrointest Surg 2006; 10:698–750.

69. Hill LD. An effective operation for hiatal hernia: an eight year appraisal. Ann Surg 1967; 166:681–92.

70. Aye RW, Hill LD, Kraemer SJM et al. Early results with the laparoscopic Hill repair. Am J Surg 1994; 167:542–6.

71. Jobe BA, Horvath KD, Swanstrom LL. Postoperative function following laparoscopic Collis gastroplasty for shortened esophagus. Arch Surg 1998; 133:867–74.

72. Swanstrom LL, Marcus DR, Galloway GQ. Laparoscopic Collis gastroplasty is the treatment of choice for the shortened esophagus. Am J Surg 1996; 171:477–81.

73. Johnson AB, Oddsdottir M, Hunter JG. Laparoscopic Collis gastroplasty and Nissen fundoplication. A new technique for the management of esophageal foreshortening. Surg Endosc 1998; 12:1055–60.

74. Falk GL, Harrison RI. Laparoscopic cut Collis gastroplasty: a novel technique. Dis Esoph 1998; 11:260–2.

75. Maddern GJ, Myers JC, McIntosh N et al. The effect of the Angelchik prosthesis on esophageal and

gastric function. Arch Surg 1991; 126:1418–22.

76. Hill ADK, Walsh TN, Bolger CM et al. Randomized controlled trial comparing Nissen fundoplication and the Angelchik prosthesis. Br J Surg 1994; 81:72–4.

77. Kmiot WA, Kirby RM, Akinola D et al. Prospective randomized trial of Nissen fundoplication and the Angelchik prosthesis. Br J Surg 1991; 78:1181–4.

78. DeMeester TR, Johnson LF, Kent AH. Evaluation of current operations for the prevention of gastro-esophageal reflux. Ann Surg 1974; 180:511–25.

79. Thor KBA, Silander T. A long-term randomized prospective trial of the Nissen procedure versus a modified Toupet technique. Ann Surg 1989; 210:719–24.

80. Walker SJ, Holt S, Sanderson CJ et al. Comparison of Nissen total and Lind partial transabdominal fundoplication in the treatment of gastro-oesophageal reflux. Br J Surg 1992; 79:410–14.

81. Laws HL, Clements RH, Swillies CM. A randomized, prospective comparison of the Nissen versus the Toupet fundoplication for gastroesophageal reflux disease. Ann Surg 1997; 225:647–54.

82. Lundell L, Abrahamsson H, Ruth M et al. Lower esophageal sphincter characteristics and esophageal acid exposure following partial or 360° fundoplication: results of a prospective, randomized clinical study. World J Surg 1991; 15:115–21.

83. Lundell L, Abrahamsson H, Ruth M et al. Long-term results of a prospective randomized comparison of total fundic wrap (Nissen–Rossetti) or semifundoplication (Toupet) for gastro-oesophageal reflux. Br J Surg 1996; 83:830–5.

Longer-term follow-up from a randomised trial of Nissen vs. posterior partial fundolication.

84. Hagedorn C, Lonroth H, Rydberg L et al. Long-term efficacy of total (Nissen–Rossetti) and posterior partial (Toupet) fundoplication: results of a randomized clinical trial. J Gastrointest Surg 2002; 6:540–5.

85. Zornig C, Strate U, Fibbe C et al. Nissen vs. Toupet laparoscopic fundoplication. Surg Endosc 2002; 16:758–66.

86. Guérin E, Bétroune K, Closset J et al. Nissen versus Toupet fundoplication: results of a randomized and multicenter trial. Surg Endosc 2007; 21:1985–90.

87. Baigrie RJ, Cullis SN, Ndhluni AJ et al. Randomized double-blind trial of laparoscopic Nissen fundoplication versus anterior partial fundoplication. Br J Surg 2005; 92:819–23.

A large randomised trial of anterior vs. Nissen fundoplication.

88. Woodcock SA, Watson DI, Lally C et al. Quality of life following laparoscopic anterior 90 degrees versus Nissen fundoplication: results from a multicenter randomized trial. World J Surg 2006; 30:1856–63.

89. Hagedorn C, Jonson C, Lonroth H et al. Efficacy of an anterior as compared with a posterior laparoscopic partial fundoplication: results of a randomized, controlled clinical trial. Ann Surg 2003; 238:189–96.

90. Engström C, Lönroth H, Mardani J et al. An anterior or posterior approach to partial fundoplication? Long-term results of a randomized trial. World J Surg 2007; 31:1221–5.

91. Engström C, Ruth M, Lönroth H et al. Manometric characteristics of the gastroesophageal junction after anterior versus posterior partial fundoplication. Dis Esoph 2005; 18:31–6.

92. Rice S, Watson DI, Lally CJ et al. Laparoscopic anterior 180-degree partial fundoplication – 5 year results and beyond. Arch Surg 2006; 141:271–5.

93. Hunter JG, Swanstrom L, Waring JP. Dysphagia after laparoscopic antireflux surgery. The impact of operative technique. Ann Surg 1996; 224:51–7.

94. Dallemagne B, Weerts JM, Jehaes C et al. Causes of failures of laparoscopic antireflux operations. Surg Endosc 1996; 10:305–10.

95. Johnson DA, Ganz R, Aisenberg J et al. Endoscopic implantation of enteryx for treatment of GERD: 12-month results of a prospective, multicenter trial. Am J Gastroenterol 2003; 98:1921–30.

96. Luostarinen M, Koskinen M, Reinikainen P et al. Two antireflux operations: floppy versus standard Nissen fundoplication. Ann Med 1995; 27:199–205.

97. Luostarinen MES, Koskinen MO, Isolauri JO. Effect of fundal mobilisation in Nissen–Rossetti fundoplication on oesophageal transit and dysphagia. Eur J Surg 1996; 162:37–42.

98. Luostarinen ME, Isolauri JO. Randomized trial to study the effect of fundic mobilization on long-term results of Nissen fundoplication. Br J Surg 1999; 86:614–18.

99. O'Boyle CJ, Watson DI, Jamieson GG et al. Division of short gastric vessels at laparoscopic Nissen fundoplication – a prospective double blind randomized trial with five year follow-up. Ann Surg 2002; 235:165–70.

100. Yang H, Watson DI, Lally CJ et al. Randomized trial of division versus non-division of the short gastric vessels during laparoscopic Nissen fundoplication – 10 year outcomes. Ann Surg 2008; 247:38–42.

Long-term follow-up from a randomised trial of Nissen fundoplication with vs. without division of the short gastric blood vessels.

101. Blomqvist A, Dalenback J, Hagedorn C et al. Impact of complete gastric fundus mobilization on outcome after laparoscopic total fundoplication. J Gastrointest Surg 2000; 4:493–500.

102. Chrysos E, Tzortzinis A, Tsiaoussis J et al. Prospective randomized trial comparing Nissen to Nissen–Rossetti technique for laparoscopic fundoplication. Am J Surg 2001; 182:215–21.

103. Geagea T. Laparoscopic Nissen's fundoplication: preliminary report on ten cases. Surg Endosc 1991; 5:170–3.

104. Dallemagne B, Weerts JM, Jehaes C et al. Laparoscopic Nissen fundoplication: preliminary report. Surg Laparosc Endosc 1991; 1:138–43.

105. Kelly J, Watson DI, Chin K et al. Laparoscopic Nissen fundoplication – clinical outcomes at 10 years. J Am Coll Surg 2007; 205:570–5.

106. Cowgill SM, Gillman R, Kraemer E et al. Ten-year follow up after laparoscopic Nissen fundoplication for gastroesophageal reflux disease. Am Surg 2007; 73:748–52.

107. Luostarinen M, Isolauri J, Laitinen J et al. Fate of Nissen fundoplication after 20 years. A clinical, endoscopical, and functional analysis. Gut 1993; 34:1015–20.

108. Watson DI, Jamieson GG. Antireflux surgery in the laparoscopic era (Review). Br J Surg 1998; 85:1173–84.

109. Watson DI, Chan ASL, Myers JC et al. Illness behaviour influences the outcome of laparoscopic antireflux surgery. J Am Coll Surg 1997; 184:44–8.

110. Rattner DW, Brooks DC. Patient satisfaction following laparoscopic and open antireflux surgery. Arch Surg 1995; 130:289–94.

111. Peters JH, Heimbucher J, Kauer WKH et al. Clinical and physiological comparison of laparoscopic and open Nissen fundoplication. J Am Coll Surg 1995; 180:385–93.

112. Laine S, Rantala A, Gullichsen R et al. Laparoscopic vs conventional Nissen fundoplication. A prospective randomized study. Surg Endosc 1997; 11:441–4.

113. Franzen T, Anderberg B, Tibbling L et al. A report from a randomized study of open and laparoscopic 360° fundoplication. Surg Endosc 1996; 10:582 (Abstract).

114. Heikkinen T-J, Haukipuro K, Koivukangas P et al. Comparison of costs between laparoscopic and open Nissen fundoplication: a prospective randomized study with a 3-month follow-up. J Am Coll Surg 1999; 188:368–76.

115. Perttila J, Salo M, Ovaska J et al. Immune response after laparoscopic and conventional Nissen fundoplication. Eur J Surg 1999; 165:21–8.

116. Chrysos E, Tsiaoussis J, Athanasakis E et al. Laparoscopic vs open approach for Nissen fundoplication. Surg Endosc 2002; 16:1679–84.

117. Bais JE, Bartelsman JFWM, Bonjer HJ et al. Laparoscopic or conventional Nissen fundoplication for gastro-oesophageal reflux disease: randomised clinical trial. Lancet 2000; 355:170–4.

118. Luostarinen M, Vurtanen J, Koskinen M et al. Dysphagia and oesophageal clearance after laparoscopic versus open Nissen fundoplication. A randomized, prospective trial. Scand J Gastroenterol 2001; 36:565–71.

119. Nilsson G, Larsson S, Johnsson F. Randomized clinical trial of laparoscopic versus open fundoplication: blind evaluation of recovery and discharge period. Br J Surg 2000; 87:873–8.

120. Håkanson BS, Thor KB, Thorell A et al. Open vs laparoscopic partial posterior fundoplication. A prospective randomized trial. Surg Endosc 2007; 21:289–98.

121. Draaisma WA, Rijnhart-de Jong HG, Broeders IA et al. Five-year subjective and objective results of laparoscopic and conventional Nissen fundoplication: a randomized trial. Ann Surg 2006; 244:34–41.
Long-term follow-up from a randomised trial of laparoscopic vs. open Nissen fundoplication.

122. Draaisma WA, Buskens E, Bais JE et al. Randomized clinical trial and follow-up study of cost-effectiveness of laparoscopic versus conventional Nissen fundoplication. Br J Surg 2006; 93:690–7.

123. Franzén T, Anderberg B, Wirén M et al. Long-term outcome is worse after laparoscopic than after conventional Nissen fundoplication. Scand J Gastroenterol 2005; 40:1261–8.

124. Nilsson G, Wenner J, Larsson S et al. Randomized clinical trial of laparoscopic versus open fundoplication for gastro-oesophageal reflux. Br J Surg 2004; 91:552–9.

125. Salminen PT, Hiekkanen HI, Rantala AP et al. Comparison of long-term outcome of laparoscopic and conventional Nissen fundoplication: a prospective randomized study with an 11-year follow-up. Ann Surg 2007; 246:201–6.
Long-term follow-up from a randomised trial of laparoscopic vs. open Nissen fundoplication.

126. Ackroyd R, Watson DI, Majeed AW et al. Randomized clinical trial of laparoscopic versus open fundoplication for gastro-oesophageal reflux disease. Br J Surg 2004; 91:975–82.

127. Bloechle C, Mann O, Gawad KA et al. Gastro-oesophageal reflux disease. Lancet 2000; 356:69.

128. Gorecki PJ, Hinder RA. Gastro-oesophageal reflux

disease. Lancet 2000; 356:70.

129. deBeaux AC, Watson DI, Jamieson GG. Gastro-oesophageal reflux disease. Lancet 2000; 356:71–2.

130. Watson DI, Mitchell PC, Game PA et al. Pneumothorax during laparoscopic dissection of the oesophageal hiatus. Aust NZ J Surg 1996; 66:711–12.

131. Reid DB, Winning T, Bell G. Pneumothorax during laparoscopic dissection of the diaphragmatic hiatus. Br J Surg 1993; 80:670.

132. Stallard N. Pneumomediastinum during laparoscopic Nissen fundoplication. Anaesthesia 1995; 50:667–8.

133. Overdijk LE, Rademaker BM, Ringers J et al. Laparoscopic fundoplication: a new technique with new complications? J Clin Anesth 1994; 6:321–23.

134. Jamieson GG, Watson DI, Britten-Jones R et al. Laparoscopic Nissen fundoplication. Ann Surg 1994; 220:137–45.

135. Munro W, Brancatisano R, Adams IP et al. Complications of laparoscopic fundoplication: the first 100 patients. Surg Laparosc Endosc 1996; 6:421–3.

136. Baigrie RJ, Watson DI, Game PA et al. Vascular perils during laparoscopic dissection of the oesophageal hiatus. Br J Surg 1997; 84:556–7.

137. Johansson B, Glise H, Hallerback B. Thoracic herniation and intrathoracic gastric perforation after laparoscopic fundoplication. Surg Endosc 1995; 9:917–18.

138. Watson DI, Jamieson GG, Mitchell PC et al. Stenosis of the esophageal hiatus following laparoscopic fundoplication. Arch Surg 1995; 130:1014–16.

139. Mitchell PC, Jamieson GG. Coeliac axis and mesenteric arterial thrombosis following laparoscopic Nissen fundoplication. Aust NZ J Surg 1994; 64:728–30.

140. Medina LT, Vientimilla R, Williams MD et al. Laparoscopic fundoplication. J Laparoendosc Surg 1996; 6:219–26.

141. Schauer PR, Meyers WC, Eubanks S et al. Mechanisms of gastric and esophageal perforations during laparoscopic Nissen fundoplication. Ann Surg 1996; 223:43–52.

142. Lowham AS, Filipi CJ, Hinder RA et al. Mechanisms of avoidance of esophageal perforation by anesthesia personnel during laparoscopic foregut surgery. Surg Endosc 1996; 10:979–82.

143. Swanstrom LL, Pennings JL. Safe laparoscopic dissection of the gastroesophageal junction. Am J Surg 1995; 169:507–11.

144. Collet D, Cadiere GB. Conversions and complications of laparoscopic treatment of gastroesophageal reflux disease. Am J Surg 1995; 169:622–6.

145. Hinder RA, Filipi CJ, Wetscher G et al. Laparoscopic Nissen fundoplication is an effective treatment for gastroesophageal reflux disease. Ann Surg 1994; 220:472–83.

146. Firoozmand E, Ritter M, Cohen R et al. Ventricular laceration and cardiac tamponade during laparoscopic Nissen fundoplication. Surg Laparosc Endosc 1996; 6:394–7.

147. Farlo J, Thawgathurai D, Mikhail M et al. Cardiac tamponade during laparoscopic Nissen fundoplication. Eur J Anaesthesiol 1998; 15:246–7.

148. Viste A, Horn A, Lund-Tonnessen S. Reactive pleuropericarditis following laparoscopic fundoplication. Surg Laparosc Endosc 1997; 7:206–8.

149. Viste A, Vindenes H, Gjerde S. Herniation of the stomach and necrotizing chest wall infection following laparoscopic Nissen fundoplication. Surg Endosc 1997; 11:1029–31.

150. Watson DI, Jamieson GG, Britten-Jones R et al. Pneumothorax during laparoscopic dissection of the diaphragmatic hiatus. Br J Surg 1993; 80:1353–4.

151. Wetscher GJ, Glaser K, Wieschemeyer T et al. Tailored antireflux surgery for gastroesophageal reflux disease: effectiveness and risk of post-operative dysphagia. World J Surg 1997; 21:605–10.

152. Collard JM, Romagnoli R, Kestens PJ. Reoperation for unsatisfactory outcome after laparoscopic anti-reflux surgery. Dis Esoph 1996; 9:56–62.

153. Watson DI, Jamieson GG, Game PA et al. Laparoscopic reoperation following failed anti-reflux surgery. Br J Surg 1999; 86:98–101.

154. McKenzie T, Esmore D, Tulloh B. Haemorrhage from aortic wall granuloma following laparoscopic Nissen fundoplication. Aust NZ J Surg 1997; 67:815–16.

155. Schorr RT. Laparoscopic upper abdominal operations and mesenteric infarction. J Laparoendosc Surg 1995; 5:389–91.

156. Janssen IM, Gouma DJ, Klementschitsch P et al. Prospective randomised comparison of teres cardiopexy and Nissen fundoplication in the surgical therapy of gastro-oesophageal reflux disease. Br J Surg 1993; 80:875–8.

157. Washer GF, Gear MWL, Dowling BL et al. Randomized prospective trial of Roux-en-Y duodenal diversion versus fundoplication for severe reflux oesophagitis. Br J Surg 1984; 71:181–4.

158. Torquati A, Houston HL, Kaiser J et al. Long-term follow-up study of the Stretta procedure for the treatment of gastroesophageal reflux disease. Surg Endosc 2004; 18:1475–9.

159. Tam WC, Holloway RH, Dent J et al. Impact of endoscopic suturing of the gastroesophageal junction on lower esophageal sphincter function and

gastroesophageal reflux in patients with reflux disease. Am J Gastroenterol 2004; 99:195–202.

160. Hogan WJ. Clinical trials evaluating endoscopic GERD treatments: is it time for a moratorium on the clinical use of these procedures? Am J Gastroenterol 2006; 101:437–9.

161. Watson DI, Roy-Shapira A, Sonnenchein M et al. Transoral endoscopic anterior partial fundoplication without surgical incisions. Aust NZ J Surg 2006; 76(Suppl 1):A37–8 (Abstract).

162. Cadière GB, Rajan A, Rqibate M et al. Endoluminal fundoplication (ELF) – evolution of EsophyX, a new surgical device for transoral surgery. Minim Invasive Ther Allied Technol 2006; 15:348–55.

163. Triadafilopoulos G, DiBaise JK, Nostrant TT et al. The Stretta procedure for the treatment of GERD: 6 and 12 month follow-up of the U.S. open label trial. Gastrointest Endosc 2002; 55:149–56.

164. Corley DA, Katz P, Wo JM et al. Improvement of gastresophageal reflux symptoms after radiofrequency energy: a randomized, sham-controlled trial. Gastroentrology 2003; 125:668–76.

A randomised trial of sham endoscopy vs. endoscopic application of radiofrequency energy to the gastro-oesophageal junction.

165. Devière J, Costamagna G, Neuhaus H et al. Nonresorbable copolymer implantation for gastroesophageal reflux disease: a randomized sham-controlled multicenter trial. Gastroenterology 2005; 128:532–40.

166. Noh KW, Loeb DS, Stockland A et al. Pneumomediastinum following Enteryx injection for the treatment of gastroesophageal reflux disease. Am J Gastroenterol 2005; 100:723–6.

167. Tintillier M, Chaput A, Kirch L et al. Esophageal abscess complicating endoscopic treatment of refractory gastroesophageal reflux disease by Enteryx injection: a first case report. Am J Gastroenterol 2004; 99:1856–8.

168. Fockens P, Bruno MJ, Gabbrielli A et al. Endoscopic augmentation of the lower esophageal sphincter for the treatment of gastroesophageal reflux disease: multicenter study of the Gatekeeper Reflux Repair System. Endoscopy 2004; 36:682–9.

169. Abou-Rebyeh H, Hoepffner N, Rösch T et al. Long-term failure of endoscopic suturing in the treatment of gastroesophageal reflux: a prospective follow-up study. Endoscopy 2005; 37:213–16.

170. Schwartz MP, Wellink H, Gooszen HG et al. Endoscopic gastroplication for the treatment of gastro-oesophageal reflux disease: a randomised, sham-controlled trial. Gut 2007; 56:20–8.

A randomised trial of sham endoscopy vs. endoscopic mucosal suturing at the gastro-oesophageal junction.

171. Rothstein R, Filipi C, Caca K et al. Endoscopic full-thickness plication for the treatment of gastroesophageal reflux disease: a randomized, sham-controlled trial. Gastroenterology 2006; 131:704–12.

A randomised trial of sham endoscopy vs. endoscopic full-thickness plication of the gastro-oesophageal junction.

172. http://www.endogastricsolutions.com/index.php?src=gendocs&link=EsophyX

173. Cadière GB, Rajan A, Germay O et al. Endoluminal fundoplication by a transoral device for the treatment of GERD: a feasibility study. Surg Endosc 2007 (online publication); DOI: 10.1007/s00464-007-9618-9.

174. http://www.medigus.com/endoscopy.html

第 14 章

胃食管反流病及胃食管手术并发症的治疗

Farzaneh Banki · Tom R. DeMeester

胃食管反流病的并发症

在美国，胃食管反流病（gastro-oesophageal reflux disease，GORD）占全部食管疾病的 75%[1]。GORD 患者的生活质量较差，与心绞痛、心力衰竭患者类似[2]。GORD 患者有 50% 会发生 Barrett 食管、食管炎以及食管狭窄等并发症。此外，胃食管反流病合并食管裂孔疝也并不少见[3,4]。

　　GORD 并发症的产生主要与食管下段括约肌功能不良及胃酸、胆汁的反流有关[3]。对食管下段的胃酸和胆汁浓度进行监测表明，两者可导致食管黏膜的严重损害，使 Barrett 食管的发病率增加 300%[5]。

抑酸药物并不能减少胆汁的反流，因此，抗反流手术对 GORD 的治疗有着重要的意义。了解 GORD 的并发症以及患者的食管功能对于手术方案的制订极为重要。食管短缩、活动性差或伴有巨大食管裂孔疝的患者手术十分困难。对于这些患者的手术方案若不进行详细规划，极易导致手术的失败。本章将就 GORD 并发症的治疗方法、手术技巧及手术失败后的补救措施进行讨论。

在 GORD 的并发症中，主要有 7 种情况能对抗反流手术的复杂性和手术效果产生显著的影响，分别是：食管短缩、食管裂孔过宽、食管狭窄、食管旁憩室、食管裂孔疝、既往抗反流手术失败以及终末期反流病。

食管短缩

食管短缩是严重 GORD 患者常见的并发症。胃酸和胆汁的反流会引起食管肌层的炎症，反复的损伤 - 修复过程会引起食管管腔的纵向收缩，从而引起食管的短缩。对食管短缩的漏诊，常可导致患者抗反流手术的失败。

　　GORD 患者出现以下情况时，应考虑食管短缩的存在：在上消化道造影中发现超过 5cm 的食管裂孔疝（图 14.1），在内镜检查中发现 Barrett 食管节段较长或伴有狭窄，在食管测压中测量食管长度减小[6]，后者仅在存在黏膜病变时有意义。食管长度的个体差异性很大。因此，诊断食管短缩至今没有统一的标准。

GORD 患者中伴有上述任意情况之一者，食管短缩的发生率达 84%（图 14.1），需要行胃成形术进行矫正的患者占 58%。术中食管远端向腹腔的移动度小于 2 ~ 3cm，不能满足抗反流手术部位无张力要求是诊断食管短缩的唯一标准。腹腔内食管长度小于 2cm 时，手术部位张力过大，极易发生破裂或疝。正常人体 1 天之中呼吸时膈肌收缩的次数超过 30 000 次，吞咽时食管的收缩次数超过 1000 次。因此，我们不难想象，如果手术部位存在张力，其发生破裂是在所难免的。

术前应及时发现患者食管短缩的情况。手术时，若腹腔内食管长度小于 2 ~ 3cm，吻合口存在张力时，可采用 Collis 胃成形术进行修补。食管短缩患者手术时，应采用腹部切口，通过食管裂孔游移远端食管。同时，腹部切口也便于实施 Coliis 胃成形术，延长短缩的食管。在短缩的食管旁行胃底折叠术的失败率很高，主要是因为折叠处疝、破裂的缘故。若术前没有发现食管短缩，则会导致术中 Nissen 胃底折叠的位置过低，术后易发生松动。在

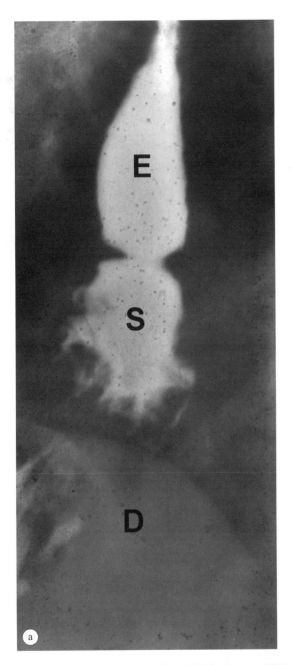

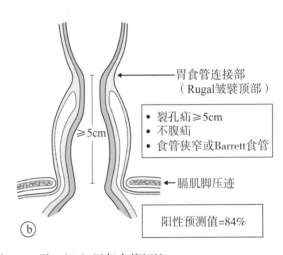

图 14.1 ● （a）食管裂孔疝的上消化道造影表现，D：膈肌，E：食管，S：胃。（b）疑似食管短缩。

Collis 胃底折叠手术中，首先通过食管置入导管，并用 EEA 钉合器在胃食管连接处远端 5cm 处紧靠导管打孔，接着使用 GIA 切割缝合器围绕导管平行分割出一部分胃，从而使食管获得 4～5cm 的延长（图 14.2）。在延长的食管周围行 Nissen 胃底折叠术，即可满足无张力修复的要求。上述方法在折叠处近端留有一小段具有胃酸分泌功能的胃组织。主要的并发症包括胃成型管口径过小引起患者吞咽困难，以及胃成型管缺血引发的溃疡、出血、坏死和狭窄等。

食管裂孔过宽

GORD 患者食管裂孔过宽可导致抗反流手术失败，应引起外科医生的足够重视。少部分 GORD

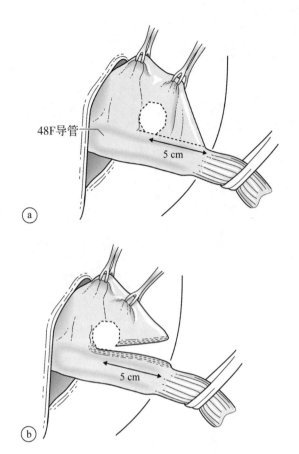

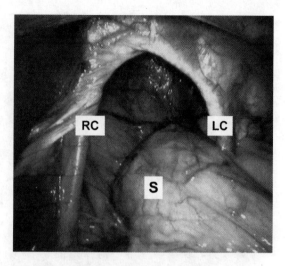

图 14.3 • 食管裂孔过宽在腹腔镜下的表现。

图 14.2 • 采用 48F 导管的 Collis 胃底折叠术。(a) 沿胃大弯距胃食管连接处 5cm 处使用 EEA 钉合器。(b) 通过分离胃使食管得到约 5cm 的延长。

患者食管裂孔膈肌脚发育不良，间距过宽，在没有张力的情况很难有效地闭合。食管裂孔过宽是一种先天发育异常，随着年龄的增长情况会逐渐恶化。正常情况下，食管裂孔呈卵圆形，而上述患者食管裂孔呈圆形（图 14.3），直径通常超过 4cm。其中，患者右侧膈肌脚通常呈萎缩状态，在缝线的张力下会发生撕裂，从而导致食管裂孔的增宽和胃底折叠处的疝出。为了避免上述情况的发生，可采用 Surgisis® 固定带（Cook Biotech Inc.，West Lafayette，IN）固定左右膈肌脚，并用 2-0 线对肌层行 8 字缝合。每一针应带入足量的膈肌，最后一针应在拔出食管导管后缝合。缝合结束后，使用 Ti-Knot® 装置（LSi Solutions，Victor，NY）轻柔地进行结扎，避免因结扎过紧而导致组织坏死、缝线松脱。

食管狭窄

消化性食管狭窄属于 GORD 的晚期并发症，在伴有食管炎的患者中发生率为 1% ~ 5%，是 GORD 最严重最难处理的并发症之一[7]。采用质子泵抑制剂抑制胃酸分泌，可以降低食管狭窄的发病率及其在食管扩张术后的复发率。然而尽管如此，仍有 30% 的患者在 1 年之内需要再次行扩张治疗[8]。食管扩张术联合抗反流手术是治疗食管狭窄的最佳方案。食管狭窄可引起严重的食管运动障碍，食管扩张术对腐蚀性药物造成的狭窄没有作用，对于这两种情况通常应考虑食管替代治疗。

食管旁裂孔疝

食管旁裂孔疝仅占食管裂孔疝的 5%，但却是引起食管裂孔疝相关并发症的主要原因。食管旁裂孔疝具有独特的发病机制，患者的膈食管后韧带正常，并将胃食管连接处固定在腹腔内，但胃体和胃底则从前方的食管裂孔疝出。胸痛和吞咽困难是患者最常见的症状。胸痛通常在餐后发作，位于胸骨下段，易与心源性的疼痛相混。约 80% 的患者有胃灼热的症状，食管 pH 降低[9]。由于胃静脉受到食管裂孔的压迫，疝出胃的黏膜可发生糜烂出血，是患者慢性失血性贫血的常见原因。

由于疝出胃压迫所致的间歇性食管梗阻，是食管旁裂孔疝最常见的并发症。同样，肺亦可受压，从而引起患者呼吸困难。由于食管胃连接处位置固定，患者无法通过打嗝来排出吞入的气体，从而导致疝出胃的体积不断增加。一些外科医生倾向于在术前对患者的食管运动功能进行评估。然而食管旁裂孔疝的患者局部解剖结构紊乱，会给动力导管的放置带来很大的困难。

 传统经腹或经胸的食管旁裂孔疝手术并发症的发生率为 20%，手术死亡率为 2%[10,11]。腹腔镜可用于食管旁裂孔疝的微创治疗。在食管裂孔直径大于 4cm，修补张力较高时，术后缝线脱落的风险大大增加。此时，应采用生物网对膈肌缝合处进行加固[12]。

食管裂孔疝

由于梗阻和误吸的原因，食管裂孔疝患者可出现慢性咳嗽、反复发作的肺内感染、胸痛、恶心、呕吐及贫血等症状，常规胸片检查纵隔内可见气液平面（图 14.4）。梗阻可以导致胃嵌顿和绞窄。梗阻可由疝出胃扭转和扩张引起。疝出胃解剖关系倒置，不能排出因吞咽进入胃腔的气体，进而不断地扩张，在食管裂孔处引起梗阻。食管裂孔疝还与食管裂孔过宽有关。外科手术有助于减轻患者的症状，防止胃扭转和梗阻的发生。食管运动功能检查可以评估食管体部的功能，对于病史较长 GORD 患者较有意义。然而在对食管裂孔疝患者进行检查时，导管的置入会变得相当困难，经常需要在内镜辅助下进行操作。所有患者均需行上消化道造影，以便于手术医生了解局部的解剖情况，手术步骤包括经腹切除疝出胃及疝囊，全部或部分胃底折叠术以及缩小食管裂孔，并使用生物网进行加固。经腹手术较经胸手术效果类似，前者并发症的发生率低于后者。

先前失败的抗反流手术

抗反流手术失败的主要原因包括：病例选择不当，忽视患者食管短缩的情况以及术中食管松解不足，未充分结扎胃短血管和食管裂孔关闭不足等技术失误。外科医生必须掌握抗反流手术的基本原则

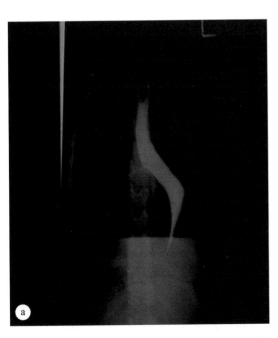

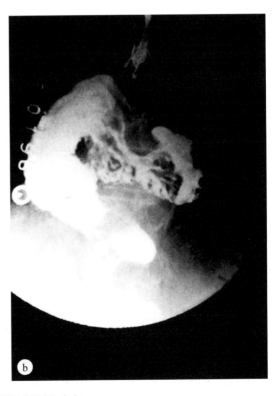

图 14.4 ● 两个不同患者的食管裂孔疝的胸部 X 线表现（a）和上消化道造影（b）。

和诀窍，丰富自身的诊断和治疗经验，从而避免上述情况的发生。

病例选择是否恰当对于手术成功极为关键。手术指征包括：患者具有典型的反酸/胃灼热症状，使用超过 50% 常规剂量的质子泵抑制剂仍不能完全控制，患者停用抑酸治疗后，食管 24 小时 pH 监测结果阳性[13]。其中后者是最为重要的指标。缺乏客观的术前评估，正是许多抗反流手术失败的原因所在。

手术失败患者诊疗的关键在于：(1) 确定手术是否失败，(2) 找出手术失败的原因，(3) 选择适当的方法进行修补。抗反流手术失败时，患者术后原有症状持续不缓解或复发，甚至出现新的症状。但这些同样也可由疾病本身的进展而引起。值得注意的是，患者的症状可能并不由 GORD 引起，在这种情况下进行二次手术将不能起到治疗作用。

为了了解手术是否失败，可让患者在停用抑酸治疗后，行 24 小时食管 pH 监测。如果测试结果阴性，那么患者的症状很可能是由外科手术而不是反流所引起。如果术后患者症状与术前相比没有变化，那么患者很可能并不患有 GORD。

上消化道造影、内镜检查和对先前手术记录的仔细分析均有助于了解患者手术失败的原因，如胃底折叠部位的滑脱、缠绕、疝出和张力过高等。在食管运动功能检查中，食管下段括约肌静息压及残余压升高，通常提示胃底折叠处张力过高。同时，若在吞咽时，食管下段括约肌发生松弛障碍，则提示胃底折叠部位滑脱的可能。

二次手术通常采用开腹的方式，以便应对术中可能出现的各种情况。就笔者个人的经验而言，在这种情况下，患者更看中手术的疗效而不是手术的方式。

在二次手术前，应评估患者迷走神经的完整性，特别是在患者出现早饱、恶心、呕吐等胃排空障碍症状的情况时。可采用胃排空放射性核素显像的方法进行评估，正常情况下，胃半排空和全排空分别应在 90 分钟和 4 小时内完成。若患者胃排空延迟，需同时行胃次全切除术和胃空肠吻合术。可在标准的胃底折叠术和食管裂孔关闭术后，进一步切除远端胃，并行 Roux-en-Y 胃空肠吻合。特殊情况下，还可行全胃切除术和胃空肠吻合术。

食管窦道形成在 GORD 患者中非常少见，但可继发于抗反流手术。异物反应是窦道形成的重要原因，异物可来源于胃成形术中使用的装置以及各种合成材料等。吞咽困难是食管窦道患者最常见的症状，内镜检查可见食管黏膜水肿，隆起部位有针尖状溃疡。在关闭食管裂孔的过程中，不推荐使用含有特氟龙的材料，因为由此带来的污染可导致胃和食管的窦道形成。治疗措施包括对原手术部位进行松解，清除所有的异物后再行抗反流手术。

对失败抗反流手术的评估

对失败手术的评估主要包括两方面的内容：对患者的症状进行分析；了解患者局部解剖变化情况。

1. 症状分析　手术失败患者的症状主要分为 3 类：持续性症状（患者术前和术后均存在的症状），复发性症状（患者术后缓解，一段时间后再次出现的症状），新发症状（患者在接受抗反流手术后新出现的症状），以下分别进行介绍。

   A. 持续性症状：出现持续性症状的患者 GORD 的首发症状常不典型，如声音嘶哑、咳嗽及成人哮喘等，而没有典型反酸、胃灼热等症状。外科医生没有及时的发现引起患者症状的潜在病因而将其误诊为 GORD，是抗反流手术后症状持续不缓解的重要原因。其中，当首发症状表现为恶心和呕吐时，患者更可能患有胃排空障碍而不是 GORD。

   B. 复发性症状：患者症状术后缓解，一段时间后又重新出现通常提示存在胃底折叠处可能存在滑脱、疝或破裂等情况。因此，必须对这些患者的症状进行仔细分析。除了原有症状复发以外，患者还可能出现胸痛、吞咽困难等新的症状。

   C. 新发症状：持续性吞咽困难是 Nissen 胃底折叠术后常见的新发症状。术后早期吞咽困难可由黏膜水肿引起，通常在 3 周以内自行消失。持续至术后 6 个月的吞咽困难症状通常提示胃底折叠处张力过高、位置不当或发生扭转等情况。

2. 局部解剖变化　在对异常情况进行评估之前，我们必须对 Nissen 胃底折叠术后的正常内镜表现有所了解（图 14.5）：当内镜通过贲门口反转观察时，可以见到一片围绕内镜体部的三角形区域，深度为 1 ~ 2cm，可在接近其基底部观察到鳞柱交接线。胃底折叠处的滑脱、疝出和扭转是 3 种最常见的解剖异常。后两者的内镜表现可见图 14.6。

A．滑脱：胃底折叠处的滑脱与位置不当密切相关。若术中腹腔内食管长度不足，勉强在胃食管交接处以下围绕近端胃行胃底折叠术，则容易造成术后折叠部位的滑脱。这在伴有食管短缩和食管裂孔疝的患者中较为多见。胃底折叠处滑脱的患者吞咽时，食管下段括约肌舒张受限。在 Nissen 胃底折叠术中，笔者通常在食管后壁分离迷走神经后支（图 14.7），然后将折叠置入两者的间隙内（图 14.8）。迷走神经容易从食管后壁分离，但与胃壁连接紧密，分离容易出血。因此，采用上述方法可以保证折叠围绕食管而不是胃部。目前为止，尚未出现患者迷走神经受损的情况。事实上，术中对迷走神经辨认和分离反而起到保护的作用。

B．疝出：食管裂孔关闭不足以及食管下移的长度不够是造成胃底折叠部位疝出的主要

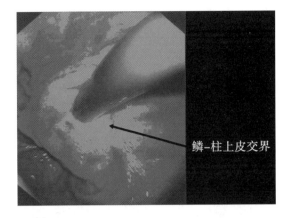

图 14.5 ● Nissen 胃底折叠术的内镜表现。折叠区呈三角形，有足够的深度，无扭转，其基底部可见鳞柱交接部。

因素。笔者通常采用 2-0 的 Ethibond 缝线 8 字缝合左右食管裂孔膈肌脚，打结不宜过紧，以保留食管裂孔原有的解剖形态。结扎过紧会引起肌肉坏死，缝线脱落，从而使折叠部位再度疝出。结扎应在取出 60 F 食管导管后进行。如果食管裂孔过宽，膈肌脚萎缩，则可采用 Surgisis® 固定带加强固定。

C．扭转：如果仅用胃底前壁进行折叠，则会导致扭转和梗阻的发生，从而引起患者吞

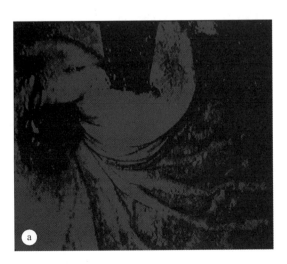

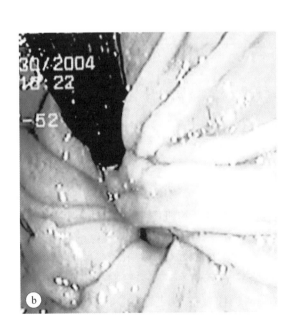

图 14.6 ● 失败胃底折叠术的内镜表现。(a) 扭转；(b) 疝出。

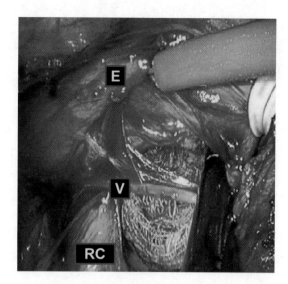

图 14.7 • 被分离的迷走神经后干在腹腔镜下的表现。

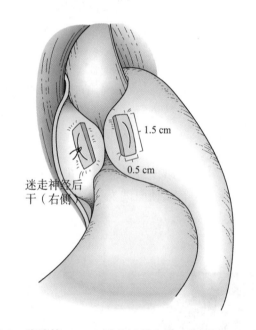

图 14.8 • 腹腔镜 Nissen 胃底折叠术的示意图。

咽困难。在食管测压检查中，通常表现为食管下段括约肌压力升高，舒张受限。在胃底折叠术中，应同时包含前壁与后壁，使两者共同包绕食管下段，同时保证胃其余部分解剖关系不受影响。胃底前后壁应在食管右前外侧进行缝合。

抗反流术后窦道也可由术中处理不当，导致胃食管壁缺血坏死而引起，可采用药物或手术进行治疗。对于胃灼热症状复发或出血的患者应考虑手术治疗。

抗反流手术失败的原因

误诊通常是导致抗反流手术失败的重要原因。临床上经常容易将贲门失弛缓症与 GORD 相混淆，特别是那些具有哮喘、咳嗽、声音嘶哑等不典型 GORD 症状的患者。贲门失迟缓症的患者也可以出现呼吸系统的症状，食管扩张也可引起类似胃灼热的症状。分析患者的食管运动功能，仔细地进行鉴别诊断将有助于减少这样的错误。其他经常被忽视的危险因素包括：

1. 胃部病变导致的胃排空延迟；
2. 对患者食管短缩和食管裂孔过宽的漏诊；
3. 忽视由终末期反流病引起的全食管运动障碍；
4. 手术操作不当导致手术失败。

值得我们注意的是，抗反流手术与普通的病灶切除术不同，前者是对器官的解剖结构进行重组，从而使器官的功能得到改善。因此，手术技巧对于抗反流手术极为重要。有经验的外科医生会根据患者随访的结果，不断地对自己的手术方法进行改进。笔者在总结开展抗反流手术 40 余年来经验的基础上，提出以下常见的手术错误。

1. 食管下移不足，腹腔内食管长度小于 2～3cm，从而不能保证折叠部位处于无张力状态。
2. 胃底折叠处围绕胃而不是食管下段。
3. 胃底部游离不充分。术中切断胃短血管有许多好处：首先，它能使胃底得到充分的游离，避免仅使用胃底前壁行折叠术。胃底血管的断端可作为胃后壁的解剖标志，在该处缝一针，使胃后壁进入食管后壁与迷走神经的间隙中，从而保证胃底折叠的正确放置。胃短血管的断端可作为胃大弯的标志，术前和术后均应保证其处于左侧，从而避免折叠处和胃的扭转。
4. 术中食管裂孔关闭不全或结扎过紧导致膈肌脚

坏死。在加固两侧膈肌脚时，使用合成材料可能会带来污染，并导致胃和食管窦道形成。因此，最好使用可吸收的生物材料进行加固。

5．术中不使用食管导管或采用小于 60 号的导管可引起折叠部位食管狭窄，影响患者的吞咽功能。

在明确手术失败的原因之后，应制订系统的二次手术计划，保证手术的成功性。若二次手术失败，患者第三次手术的成功率将低于 50%，有时不得不行食管切除术以保留患者的吞咽功能。总结40 余年的手术经验，笔者提出以下手术步骤以供参考。

1．将远端食管向腹腔游移，以保证腹腔内食管长度达到 2 ～ 3cm，从而保证胃底折叠处处于无张力的状态。如果食管游移长度不够，则应使用 Collis 胃成型术延长食管的长度，并保证胃成型管的血液供应。

2．用 2-0 不可吸收线 8 字缝合肌层，部分关闭食管裂孔。结扎不可过紧，保持食管裂孔的正常解剖形态，并在膈肌脚上打结。在拔出60F 导管后再打结，可有效避免因拔管造成的缝线崩裂。

3．结扎并切断胃大弯上 1/3 的胃短血管，充分游离胃底部。在沿胃大弯向下距胃食管连接处6cm，内侧 2cm 的胃底后壁缝一针作为牵引线。

4．将迷走神经与食管后壁轻柔地分离，利用牵引线将胃底后唇拉入两者的间隙中。将胃底前壁牵向右侧，以包绕食管前壁。

5．置入 60F 食管导管，标定胃底折叠处的内径。

6．采用 2-0 合成不可吸收线，以较大的针缘距缝合前后唇。使缝线光滑地穿过组织，避免血肿的形成。缝合部位应在食管的右前外侧，从而保证胃的正常解剖结构不受影响。可在缝合中加入衬垫进行加固。胃底折叠处的长度约1.5 ～ 2cm，两端分别用 2-0 的丝线进行缝合。

7．拔出食管导管，将胃底折叠处置于左侧后，打结关闭食管裂孔（图 14.9）。框 14.1 对这些手术技巧进行了总结。

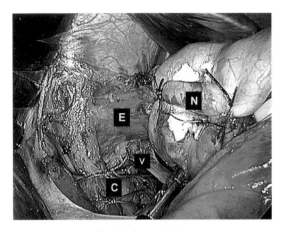

图 14.9 ● C，关闭食管裂孔；E，食管；N，Nissen 胃底折叠术；v，迷走神经后干（右）。

框 14.1 ● Nissen 胃底折叠术手术技巧总结

1．游移食管
　　a．游移下段食管
　　b．保证腹腔内食管长度达到 2 ～ 3cm

2．关闭食管裂孔
　　a．采用 2-0 不可吸收线 8 字缝合肌层
　　b．打结不可过紧
　　c．移出 60F 探针后，完成膈肌脚的缝合
　　d．如果食管裂孔直径大于 4cm 或缝线存在张力，则应对膈肌脚进行加固

3．在食管后壁分离迷走神经后干，使两者之间形成间隙
　a．在食管后壁轻柔的分离迷走神经后干，如果分离困难或引起出血，则应注意分离的位置是否过低，靠近胃部

4．胃底折叠术
　　a．结扎并切断胃大弯上 1/3 部分的胃短血管，游离胃底
　　b．将胃底后壁穿过食管后壁与迷走神经后干的间隙，包绕食管的后壁
　　c．置入 60F 食管导管
　　d．将胃底折叠处置于食管的右前外侧
　　e．用 2-0 不可吸收线缝合折叠的胃底前后壁，保证足够的针缘距
　　f．用 2-0 的丝线固定胃底折叠的上下两端，保证折叠部位长度在 1.5 ～ 2cm

终末期胃食管反流病

终末期 GORD 患者食管黏膜在长期受到在胃酸和胆汁的腐蚀下，发生不可逆的破坏，表现为很长的 Barrett 食管、全食管运动功能障碍、食管严重狭窄且扩张治疗无效等。这些患者食管下段括约肌功能丧失，食管的黏膜层和肌层受到严重的破坏，通常有长期抑酸药物服用史和多次抗反流手术失败的经历。这些患者的治疗非常困难，必须对其进行详细评估。

终末期的患者通常有吞咽困难、与体位相关的反流症状以及由误吸导致的持续性支气管炎和 / 或反复发生的肺炎等。当患者有全食管运动功能障碍时，行胃底折叠术虽可以消除患者反流的症状，但却会使患者吞咽困难加重，若行部分胃底折叠术，则又不能有效地控制反流，导致食管黏膜的损害进一步加重。术前应行上消化道造影检查以评估患者食管的排空能力。其中，食管蠕动能力丧失的患者并不能从抗反流手术中获益，对于他们而言，食管切除术也许是更好的选择。远端食管的收缩幅度呈弥漫性下降，收缩压小于 20mmHg，是终末期 GORD 的表现。如果患者尚有大于 50% 食管收缩时压力高于 20mmHg，上消化道造影提示食管排空功能良好，则可考虑行二次抗反流手术。而未达到上述标准的患者，通常患有终末期 GORD 并伴有广泛的食管运动障碍。

食管切除术是治疗终末期 GORD 的最佳方法，如条件允许，则应行保留迷走神经的手术[14,15]，从而防止因切除迷走神经所带来的腹泻、倾倒和早饱等症状。保留迷走神经的手术与标准手术相比全身并发症更少，预后更佳。有慢性吞咽困难、反流和误吸症状的终末期反流病患者均有手术指征。这些患者通常有严重的食管运动功能障碍，伴或不伴有 Barrett 食管及难治性食管狭窄。食管替代术是利用胃大弯侧组织，重建一直径 2cm 左右的胃管，同时保留胃左动脉的血液供应。食管替代术较食管切除术更为简单，并且由于保留了胃左动脉，可为胃管与颈部食管之间的吻合口提供充足的血液供应。保留迷走神经的食管切除术及其效果在前文有过描述[14]。

总结

外科医生应该有选择性、有技巧性地实施抗反流手术。术前应仔细分析患者的症状特点。上消化道造影对食管裂孔疝、食管短缩及食管排空功能的评估极为重要。食管运动功能检查有助于了解食管的运动情况和食管下段括约肌的功能状态，除外贲门失弛缓症等其他食管病变。手术医生应亲自为患者进行消化内镜检查，以了解患者食管和贲门的解剖特点以及食管黏膜的损伤程度。24 小时食管 pH 监测对于 GORD 的诊断十分关键。在严格选择手术病例并正确实施手术操作的情况下，腹腔镜 Nissen 胃底折叠术拥有与开腹手术同样的安全性和有效性。大多数失败的抗反流手术均可以通过仔细的术前评估和改良的手术技巧加以避免。患者具有食管裂孔疝、食管裂孔疝以及失败抗反流手术经历时，手术的难度明显增加。对于手术失败的患者，必须明确失败的原因，二次手术应在规模较大的医疗中心，由手术经验丰富的专科医生来完成。

● 关键点

- 各种 GORD 并发症会对食管下段括约肌的功能造成不同程度的影响，从而增加胃酸和胆汁对食管黏膜的腐蚀。
- 在选择适当的手术方式，保证手术操作正确性的情况下，抗反流手术可以成功治疗各种 GORD 并发症。
- 术中食管下移及腹腔内食管长度小于 2 ~ 3cm，是临床诊断食管短缩的唯一保证。
- 食管短缩患者胃底折叠处易发生破裂、疝出或滑脱，手术失败率较高。
- 食管裂孔疝仅占食管裂孔疝的 5%，但却是引起食管裂孔疝相关并发症的主要原因。
- 抗反流手术失败的主要原因包括：病例选择不当，忽视患者食管短缩的情况以及术中食管松解不足，未充分结扎胃短血管和食管裂孔关闭不足等技术失误。

- 在二次手术前，应评估患者迷走神经的完整性，特别是在患者出现早饱、恶心、呕吐等胃排空障碍症状的情况时。
- 食管切除术是治疗终末期反流病的最佳方法，如条件允许，则应行保留迷走神经的手术。

（杨　帆　臧　鑫　译）

参考文献

1. DeMeester TR, Stein HJ. Surgical treatment of gastroesophageal reflux disease. In: Castell DO (ed.) The esophagus. Little, Brown & Co., Boston/Toronto/London. 1992; pp. 579–626.

2. Glise H, Hallerback B. Assessment of outcome after antireflux surgery. Semin Laparosc Surg 1995; 2:60–5.

3. Stein HJ, Barlow AP, DeMeester TR et al. Complications of gastroesophageal reflux disease. Role of the lower esophageal sphincter, esophageal acid and acid/alkaline exposure, and duodenogastric reflux. Ann Surg 1992; 216:35–43.

4. Spechler SJ. Complications of gastroesophageal reflux disease. In: Castell DO (ed.) The esophagus. Little, Brown & Co., Boston/Toronto/London. 1992; pp. 543–56.

5. Oh D, Hagen JA, Fein M et al. The impact of reflux composition on mucosal injury and esophageal function. J Gastrointest Surg 2006; 10(6):787–797.

6. Gastal OL, Hagen JA, Peters JH et al. Short esophagus: analysis of predictors and clinical implications. Arch Surg 1999; 134:633–6; discussion 637–8.

   This is one of the studies with the largest number of patients that has identified the predictors and the clinical implications of a short oesophagus. The study showed that the presence of a stricture was associated with oesophageal shortening sufficient to require gatroplasty.

7. Ferguson MK. Medical and surgical management of peptic esophageal strictures. Chest Surg Clin North Am 1994; 4:673–95.

8. Smith PM, Kerr GD, Cockel R et al. A comparison of omeprazole and ranitidine in the prevention of recurrence of benign esophageal stricture. Restore Investigator Group. Gastroenterology 1994; 107: 1312–18.

9. Walther BS, DeMeester TR, Lafontaine E et al. Effect of paraesophageal hernia on sphincter function and its implication on surgical therapy. Am J Surg 1984; 147:111–16.

10. Ellis FH Jr., Crozier RE, Shea JA. Paraesophageal hiatus hernia. Arch Surg 1986; 121:416–20.

11. Pearson FG, Cooper JD, Ilves R et al. Massive hiatal hernia with incarceration: a report of 53 cases. Ann Thorac Surg 1983; 35:45–51.

12. Oelschlager BK, Pellegrini CA, Hunter J et al. Biologic prosthesis reduces recurrence after laparoscopic paraesophageal hernia repair: a multicenter, prospective, randomized trial. Ann Surg 2006; 244:481–90.

    This is a randomised trial designed to study the value of a biological prosthesis, small-intestinal submucosa (SIS), in laparoscopic paraesophageal hernia repair. The study concluded that buttressing the crural closure with SIS during laparoscopic paraoesophageal hernia repair reduces the likelihood of recurrence at 6 months, without mesh-related complications and side-effects.

13. Campos GMR, Peters JH, DeMeester TR et al. Multivariate analysis of the factors predicting outcome after laparoscopic Nissen fundoplication. J Gastrointest Surg 1999; 3:292–300.

14. Banki F, Mason RJ, DeMeester SR et al. Vagal-sparing esophagectomy: a more physiologic alternative. Ann Surg 2002; 236:324–35; discussion 335–6.

    This is the first study that has described the physiological result of the vagal-sparing oesophagectomy in comparison to standard gastric pull-up and colon interposition. The findings of this study make vagal-sparing oesophagectomy a particularly applicable surgical procedure for patients with end-stage benign and early-stage malignant diseases of the oesophagus. We further showed that this procedure is the ideal operation for intramucosal adenocarcinoma and Barrett's oesophagus with high-grade dysplasia (see Ref. 12).

15. Peyre CG, DeMeester SR, Rizzetto C et al. Vagal-sparing esophagectomy: the ideal operation for intramucosal adenocarcinoma and Barrett with high-grade dysplasia. Ann Surg 2007; 246:665–71; discussion 671–4.

第 15 章

Barrett 食管

Richard Gillies · Ashref Tawil · Hugh Barr · Janusz Jankowski

概述

尽管柱状上皮化生被称为 Barrett 食管，但实际上最早是由 Tileston 在 100 多年前首先提出来的[1]。1950 年，Barrett 描述了食管远端的胃型柱状上皮黏膜同时合并有食管炎和溃疡的情况，然而当时他错误地认为这是由于先天性短食管造成的[2]。食管下端的柱状化生被认为是由慢性胃食管反流病所引起的异常黏膜修复的结果，而且已经在狗的实验模型中得到了证实[3]。目前，已经确定了 3 种明显的柱状上皮化生类型：小肠型、贲门型以及胃底型。其中小肠型最常见，并且被确定为是恶性病变的前兆。

Barrett 食管的重要性是不言而喻的：在英国，食管腺癌在人群中尤其是男性中的发病率正在快速上升，达到 12.8/100 000，导致每年新增大约 7600 例患者，并使其成为英国第九大最常见的癌症，而胃 - 食管交界处是食管腺癌的好发部位。食管腺癌的预后非常差，每年大约有 7400 例死亡[4]。在英国，Barrett 食管的发病率也非常高，是其他欧洲国家或者美国的 2 ~ 3 倍[6]。而 Barrett 食管患者患食管腺癌的风险是普通人的 30 ~ 125 倍[5]，被认为是食管腺癌的重要危险因子。

定义

由于存在专业术语的差异，澄清 Barrett 食管的定义就显得非常重要。在组织学上，Barrett 食管被定义为食管上任何正常的鳞状上皮被肉眼可见的柱状上皮替代的化生情形。在英国，Barrett 食管的诊断并不要求特殊的肠上皮化生[7]，这不同于其他国家，尤其是美国[8]。尽管特殊的肠上皮化生已经确定

为恶性病变的前兆，但目前其诊断并不是首先靠镜检，因为可能引起漏诊。有研究表明，至少应该有 8 块标本阴性才能排除肠上皮化生，如果只有 4 块标本，那么诊断率就只有 35%[9]。

内镜诊断与组织学诊断一致是很重要的。在内镜检查中，必须明确重要的界标。然而，在一个不断蠕动的食管里，尤其是存在食管裂孔疝的时候，确定活检部位是非常困难的。有研究表明，不同观察者在确定一个 Barrett 食管长度方面是存在差异的[10]。为了减少诊断 Barrett 食管的难度以及使得测量 Barrett 食管的范围标准化，出台了布拉格 C&M 标准[11]。胃 - 食管交界处被认为是最接近胃黏膜皱襞的地方：这决定了最少的气体注入，因为膨胀过度会使胃黏膜皱襞变平和模糊不清。鳞 - 柱交界部通过肉眼就能分辨出来，因为苍白的鳞状上皮嵌入红色的柱状黏膜里。如果鳞 - 柱交界部是最接近胃 - 食管交界部的地方，那么，为了确定柱状上皮化生或者 Barrett 食管，应该从鳞柱交界部来取活检。胃 - 食管交界处上方的柱状黏膜的周径（C 值）和最大长度（M 值）应该被记录下来。这些标准在不同的内镜医生之间有很高的可信度。因此，"长节段 Barrett 食管"（> 3cm）和"短节段 Barrett 食管"（< 3cm）这两个名词现在应该被弃用。

偶尔，Barrett 食管需要通过活检组织学诊断，因为活检标本中包含一个食管腺或者一个从接近于化生黏膜的腺体分出来的腺管。大多情况下，柱状上皮很容易分辨出来，但这取决于活检部位，因为可能在贲门或有食管裂孔疝的胃中发现肠型黏膜，在胃 - 食管交界处或胃内发现胃底型黏膜。从组织学上来讲，这些标本只能算是对 Barrett 食管内镜诊断的进一步证实。

在 Barrett 食管中，腺癌的发生过程遵循从肠

型化生到低度非典型增生 (low-grade dysplasia, LGD), 再到高度非典型增生 (high-grade dysplasia, HGD), 最后发展成癌症的过程[12] (图 15.1)。上皮细胞的非典型增生被认为是向恶性转变的标志。从组织学上, 非典型增生可分为低度非典型增生和高度非典型增生, 而和炎症有关的不能确定非典型增生类型的再生变化, 被称作"未确定型非典型增生"。这个分型是对其余胃肠道的组织病理学分型的修改, 尤其适用于和炎症性肠病有关的结肠非典型增生[13]。高度非典型增生是指有明显的细胞学变化, 尤其是存在异形细胞核和腺管结构的缺失; 低度非典型增生分类起来比较困难: 有细胞分化的缺失和杯状细胞的缺失, 且与高度非典型增生相比, 变化更加轻微。黏膜内癌指的是癌细胞穿过基底膜侵入固有层。"原位癌"这个术语现在已经弃用了。

病理生理学

Barrett 化生被认为是对慢性炎症导致的细胞逐渐丧失以及胃-食管反流病的黏膜适应性反应。食管鳞状上皮对酸性、碱性以及胆汁的反流非常敏感, 这些因素均会导致伴有细胞丧失、坏死和溃疡的炎症发生。近来一个研究通过证实鳞状导管组织上的 p16 基因突变位点同样存在于邻近的化生部位, 有力地证明了 Barrett 化生的起始位点位于黏膜下食管腺导管的原始干细胞上[14]。十二指肠以及胃的反流性溃疡和炎症被认为会导致遍布整个食管的食管腺鳞状上皮导管上的一些干细胞内的抑癌基因突变, 尤其是抑癌基因 p53 和 p16。从这个原始阶段开始, 化生组织在食管上通过各种方式竞争性地复制, 那些能够适应酸性和富含胆汁的环境的复制方式, 最终占据优势。化生组织的复制能否继续取决于周围的环境, 尤其是慢性炎症细胞的存在, 特别是 T 淋巴细胞和细胞活素, 如白介素-1、TNF-α 和 TGF-β 的存在。这些因素会导致环氧合酶-2、c-myc 和细胞周期蛋白 D1 的增加, 进而促进增殖、减少凋亡并减少上皮细胞钙黏蛋白的含量, 最终必然会减少细胞黏合以及 β-catenin 在细胞核的定位[15] (图 15.1)

尽管 Barrett 食管被认为是由后天因素造成的, 但先天性因素也可能在一部分 Barrett 化生患者中起作用, 因为在对家族和双胞胎的研究中发现, 一小群 Barrett 食管患者具有很强的家族倾向。遗憾的是, 致病基因目前还没有明确, 遗传机制也很复杂[16]。

流行病学

Barrett 食管的确切流行程度还不是很清楚。尸检的结果显示, Barrett 食管发病率可能高达 5%[17]。

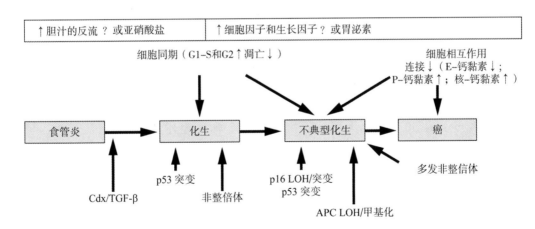

图 15.1 ● 化生-不典型增生-腺癌的发展过程。进展过程中的组织学分期 (带点的矩形表示干细胞的克隆扩增)。此外, 也有结构基因突变 (垂直箭头) 及环境改变 (空心矩形) 驱动细胞周期及细胞黏附。Adapted from Jankowski J, Harrison RF, Perry I et al. Barrett's metaplasia. Lancet 2000; 356:2079–85. 15 With permission from Elsevier.
Cdx:尾蛋白基因; TGF-β:转化生长因子-β; LOH:杂合性缺失; APC:结肠腺瘤性息肉病基因; RERs:复制的随机误差。

在做内镜检查的随机患者当中，发病率大约为 1%[18]，但在有胃 - 食管反流病症状的患者当中，发病率高达 12%[19]。有证据表明，Barrett 食管在英国的流行程度可能正呈上升趋势[20]，并且一项最近的研究发现，在荷兰，尽管做内镜检查术的例数在减少，但同期患 Barrett 食管的例数却在上升[21]。发病率随着年龄的增加而增加，其中男性患 Barrett 食管的平均年龄是 62 岁，女性为 68 岁，男女比值大约为 1.7∶1[22]。Barrett 食管对高加索人的影响非常大。频繁而长期的反流症状是发生 Barrett 食管的高危因素[24]。而众所周知的是，频繁、长期、严重的反流症状是食管腺癌的高危因素[25]。

　　　　瑞典的一项对照研究发现，频繁发作反流症状的患者，发生食管腺癌和贲门腺癌的比率，分别是没有症状患者的 7.7 倍和 2 倍；而有长期严重反流症状的患者，发生食管腺癌和贲门腺癌的比率与没有症状的患者相比，更是高达 43.5 倍和 4.4 倍[25]。

　　肥胖和抽烟也是发生 Barrett 食管的危险因素[26]。而黏膜破坏，比如溃疡和狭窄的形成与发生 Barrett 食管之间的一系列证据则是互相矛盾的[24, 27]。

　　值得庆幸的是，一大部分的 Barrett 食管患者没有症状：由于化生的柱状上皮对进一步的损害不敏感，导致 Barrett 食管患者对胃酸的反流缺乏反应[28]。Gerson 等尝试着研究无症状的 Barrett 食管在做乙状结肠镜检查术患者中的发病率：110 例没有反流症状或有很少症状的患者接受了上消化道内镜检查，排除掉那些出现胃 - 食管反流症状超过 1 次 / 月、接受过治疗或者先前接受过内镜检查的患者。其中，8 例患者（7%）被发现患有长节段 Barrett 食管，19 例患者（17%）患有短节段 Barrett 食管，于是他们得出这样的结论：在 50 岁以上无反流症状男性中，有 25% 患有可发现的 Barrett 食管[29]。一项 ProGERD 研究发现，Barrett 食管进展得非常慢，即使有重度反流症状的患者，也极少会进展。

癌症风险及 Barrett 食管的死亡率

　　许多研究都在评估由 Barrett 食管导致腺癌的风险有多高，得出了各种各样的结果[31-40]（表 15.1）。但是人们担心出版偏倚会导致一个估计过高的风险[41]。然而，在西方国家中，起因于 Barrett 食管的腺癌发病率似乎存在着地区差异，例如英国和美国的发病率分别是每年大约 1% 和 0.5%。

　　　　尽管 Barrett 食管患者患癌症的相关风险增加，但大多数患者却死于其他原因。近来，英国的一项研究发现，和相同年龄和性别的普通人群相比，Barrett 食管患者总体死亡率和患食管癌的死亡率都有所上升。然而，只有 10% 的 Barrett 食管患者死于食管癌，有 49% 的患者死于心肺疾病，尤其是缺血性心脏病和支气管肺炎，另有 18% 的患者死于其他癌症[42]。

Barrett 食管非典型增生的自然进程

　　在一项涉及 1488 例 Barrett 食管患者的系统性回顾中，有 169 例患者（11%）伴有低度非典型增生（LGD），18 例患者伴有高度非典型增生（HGD），其余 1301（87%）例患者只有化生而没有非典型增生[43]。

　　在受监测的 Barrett 食管患者中，有 5% ～ 23% 的患者从化生进展到非典型增生。Miros 等报道了在对 81 例患者平均随访 3.6 年后，有 10 例患者进展到 LGD[32]。Katz 报道了在对 102 例患者随访 5 年后，有 19 例进展到 LGD，有 4 例进展到 HGD[36]。Weston 等报道了对 108 例患者平均随访 3.3 年后，5 例进展到 HGD[37]。

低度非典型增生

　　许多研究都报道了 LGD 的自然进程。Reid 等在对 20 例 LGD 患者平均随访 34 个月后，发现有 5 例进展到 HGD 或癌症阶段，其余 15 例仍处于 LGD 或好转到不伴有非典型增生的 Barrett 化生（BM）阶段[44]。Skacel 等在对 25 例 LGD 患者平均随访 26 个月后，发现有 7 例进展到 HGD 或癌症阶段，其余 18 例仍处于 LGD 或好转到 BM 阶段[45]。Weston 在对 48 例 LGD 患者平均随访 41 个月后，发现 5 例进

表 15.1 ● Barrett 食管的腺癌发生率

作者	病例数	平均随访时间（年）	总共随访时间	发生率
Robertson 等（1988）[31]	56	2.9	168	1：56
Miros 等（1991）[32]	81	3.6	289	1：96
Iftikhar 等（1992）[33]	102	4.5	462	1：115
Wright 等（1996）[34]	166	2.7	294 男	1：59
		2.9	167 女	1：167
Drewitz 等（1997）[35]	177	4.8	834	1：208
Katz 等（1998）[36]	102	5.0	563	1：188
Weston 等（1999）[37]	108	3.3	362	1：72
Conio 等（2003）[38]	166	5.5	1100	1：220
Hage 等（2004）[39]	105	12.7	1329	1：221
Oberg 等（2005）[40]	140	5.8	946	1：315

展到 HGD 或癌症阶段，其余 43 例仍处于 LGD 或好转到 BM 阶段[46]。Lim 等对 34 例 LGD 患者至少随访 8 年后发现，有 9 例进展到 HGD 或癌症，有 3 例仍为 LGD[47]。迄今为止最大的一项研究发现，在对 156 例 LGD 患者平均随访 4.1 年之后，有 13% 的患者进展到 HGD 或癌症，66% 的患者好转到 BM，21% 的患者仍为 LGD[48]。

　　然而，LGD 的自然进程目前仍不是很明了，尤其不清楚的是由 LGD 进展为 HGD 或癌症所需的时间，但可以明确的是，绝大多数的 LGD 患者仍会处于 LGD 或好转为 BM，只有 10%～28% 的 LGD 患者会进展到 HGD 或癌症。

高度非典型增生

关于 HGD 自然进程的研究结果不尽相同。Reid 等报道，在对 76 名 HGD 患者随访 5 年后，发现有 59% 的患者进展到腺癌[49]。Schnell 等的研究非常重要，他们随访了 79 例 HGD 患者，在随访的第一年经过严格的活检，有 4 例患者被诊断为癌症，然后对其余的 75 例患者平均随访了 7 年，癌症的发病率为 15%[50]。在一项涉及 100 例 HGD 患者的研究中，随访了 66 例，其中对 24 例局灶性 HGD 患者随访了

41 个月，有 3 例（13%）进展到癌症；对 42 例弥漫性 HGD 患者随访了 23 个月，发现有 17 例（40%）进展到癌症[51]。

在考虑 Barrett 食管非典型增生的自然进程时，我们必须清楚，除了潜在的随访时间长短和抽样误差以外，在病理学家诊断 Barrett 食管过程中，也有相当大的观察偏差。虽然病理学家可以较好地将 HGB 合并癌与低度或不明显的非典型增生区别开来（Kappa=0.8）但要将无非典型增生，低度或不明显的不典型增生，HGD 和癌这四种病变类型准确地进行区分则十分困难（试验者 kappa=0.64，试验者间 kappa=0.43）[52] 辨别 Barrett 食管炎症和 LGD 是很困难的，因此，病理学家应该被鼓励使用"无法确定类型的非典型增生"：这并不代表病理学家不确定诊断，而是不能很肯定地在发炎的标本上排除 LGD。对患者来讲，被诊断为 HGD 非同小可，因此需要两个病理学专家共同确定才能诊断为 HGD。

需要考虑的一个问题是，在行食管切除术的 HGD 患者中，能从切除的标本中发现潜在癌症的比例有多大？资料中报道的比例为 0～73%（表 15.2）：总的比例大约为 40%[53-66]。这就意味着，被诊断为 HGD 的患者中，一部分实际上可能是未诊断出的潜伏癌症，因此，对非典型增生患者进行严格的活检是很重要的。Levine 等运用大口径内镜和 9mm 开放活检钳（Olympus FB13K），通过"旋转 -

抽吸"技术取得尽可能大的黏膜活检标本，通过这种严格的活检方案，在 28 例手术前的患者中，他们准确地辨别出了其中的 26 例患有的是高度非典型增生还是癌症[56]。所有的黏膜异常区域和先前诊断为 HGD 的部位都必须取标本。食管的 4 个象限，应每隔 2cm 取一个标本。上述研究中多达 84% 的患者均应取标本活检。

尽管某些 HGD 可能会稳定甚至退化，仍有 15% ～ 59% 的患者会进展至腺癌。若内镜下详细地活检没有发现明显的 HGD，那么 HGD 进展为癌症的风险每年仅为 3% ～ 5%[50,67]。

进展至癌症的危险因素

Barrett 食管片段的长度是一项重要的危险因素，长度每增加一倍，Barrett 食管进展为癌症的危险性就增加 1.7 倍[68]。有趣的是，尽管 HGD 的范围是 Barrett 食管进展为癌症的危险因素[51]，然而，

在食管切除术中仍然不能用来明确地预测癌症的存在[69]。近年来，有研究者认为 LGD 的范围可能也是一项进展为癌症的危险因素[70]。

在一个前瞻性纵向队列研究中，那些服用阿司匹林或其他非甾体类抗炎药（NSAIDs）的 Barrett 食管患者，5 年累计腺癌发生率低于那些未服用 NSAIDs 药物的患者（发生率分别是 6.6% 和 14.3%），暗示了使用 NSAIDs 药物可能是一个有效的化疗干预办法[71]。为了验证这个假设，一项大型的 III 期多中心随机对照实验正在进行中，目前已经招募了 1600 名患者（计划招募 2500 名），这项 AspECT 试验（即阿司匹林和艾美拉唑在 Barrett 食管中的化学预防试验）预期在 2016 年完成。这项研究的初步目标，是确定质子泵抑制剂（PPI）（高剂量对比低剂量）联合或不联合应用阿司匹林是否能够降低死亡率或者降低 Barrett 化生向 HGD 或腺癌的转化。目前还不清楚 PPI 的最佳剂量，因此在这次试验中低剂量和高剂量抑酸都会被测试，尤其是在由于 Barrett 黏膜不敏感导致患者的症状不典型

表 15.2 ● 食管切除术后高度非典型增生的腺癌发生率

作者	病例数	术后病理证实为浸润性癌	百分比
Altorki 等（1991）[53]	8	4	50
Pera 等（1992）[54]	18	9	50
Steitz 等（1993）[55]	9	2	22
Levine 等（1993）[56]	7	0	0
Peters 等（1994）[57]	9	5	56
Edwards 等（1996）[58]	11	8	73
Rice 等（1997）[59]	16	6	38
Collard 等（1997）[60]	12	4	33
Ferguson 和 Naunheim（1997）[61]	15	8	53
Cameron and Carpenter（1997）[62]	19	2	11
Falk 等（1999）[63]	28	10	36
Headrick 等（2002）[64]	54	19	35
Tseng 等（2003）[65]	60	18	30
Sujendran 等（2005）[66]	17	11	65
总计	283	106	37

的情况下。有观点称，抑酸不完全的话可能增加发生癌症的风险，因为若黏膜暴露在酸性环境中，会刺激异常细胞的增殖。与之相反，一些流行病学证据表明，高剂量的质子泵抑制剂可能增加发生癌症的风险，因为胆汁在中性 pH 环境中会变得有细胞毒性。另外，希望这个试验能够确定阿司匹林是否有抗癌（食管癌、胃癌和结直肠癌）和保护心血管的作用，这将使一些容易发生心血管事件的 Barrett 食管患者受益。从这项研究的早期结果可以确定，90% 的专科医生没有遵循目前的原则去取得适当数量的标本，主要是对取得足够证据的重要性缺乏理解，遵循原则是非常重要的[72]。另外，有一个趋势是让 HGD 患者尽早接受手术治疗（74%）[72]。

　　AspECT 试验是世界上最大的 Barrett 随机对照试验，目的是减少 35% 的癌症转化和 20% 的心血管死亡事件。但前提是，共存的心血管和癌症独立致病因子意味着联合心血管治疗和化学预防治疗是阻止过早死亡的最好方法。

癌症风险的分子标记物

　　由于对非典型增生的组织学诊断依然很困难，并且对非典型增生的自然进程仍不确定，所以人们尝试找到一些标志着癌症风险增加的生物学标记物。p53 抑癌基因的突变已经被发现存在于 Barrett 食管和食管癌中。Younes 等发现 9% 的 BarrettLGD 患者、55% 的 HGD 患者以及 87% 的癌症患者存在 p53 基因的突变，而没有非典型增生的患者不存在 p53 基因突变[73]。重要的是，在进一步的研究中，有 56% 存在 p53 基因突变的 LGD 患者进展为 HGD 或癌症，而不存在 p53 基因突变的 LGD 患者没有进展[74]。与之相似的是，Reid 等发现 p53 基因杂合性的缺失存在于 6% 的无非典型增生患者、20% 的 LGD 患者和 57% 的 HGD 患者中[75]。存在 p53 基因杂合性缺失的患者，3 年以后进展为癌症的风险增加 16 倍。这些研究结果表明，那些存在 p53 基因突变的 LGD 或不确定类型非典型增生的患者应该受到更加严格的监控。然而，并非所有的食管腺癌表达 p53，没有表达的患者也可进展为癌症。

　　其他被识别出的与癌症风险增加有关的标志物

是 p16 突变[76]、细胞周期蛋白 D1 过表达[77]、流式细胞计数异常，例如非整倍性以及 DNA 含量中 G2/ 四倍性所占的比例增加[78]和上皮细胞钙黏蛋白表达减少，这些因素必然会导致细胞黏连和 β-catenin 在细胞核的定位减少[79]。尽管这些异常因素能够有一些癌症预示，但是这些潜在的生物标志物还不能成为有用的预测工具，也不适合大规模的临床试验，因此，目前还不能在临床开展。

　　目前，临床上还没有确切证实的生物标记物用来评估 Barrett 化生，除了用组织病理学的方法来评估是否存在非典型增生，尤其是 HGD。

药物治疗和抗反流手术的效果

　　有证据表明，长期的使用 PPIs 抑酸药能够抑制 Barrett 化生。有项研究，让 23 例患者服用奥美拉唑 40mg/d，规律服用 2 年，发现柱状上皮黏膜的长度有所减少，柱状上皮内有鳞状细胞岛形成，富含硫黏蛋白的肠型化生减少[81]。近来，一项对 188 例患者随访长达 13 年（平均随访 5 年）的研究发现，48% 的患者有鳞状细胞岛的形成，尽管 Barrett 片段的平均长度没有减少并且没有患者完全好转为鳞状上皮[82]。

　　在一项随机双盲实验中，随机将 Barrett 食管和胃食管反流病患者分为两组，一组服用奥美拉唑 80mg/d，一组服用雷尼替丁 300mg/d，尽管两种治疗方法都成功地控制住了反流症状，但在奥美拉唑组柱状黏膜化生的长度和表面积均有所减少，而雷尼替丁组没有变化[83]。

　　抗反流手术对 Barrett 化生的治疗效果还存在着争议。在一项对 56 例患者实施抗反流手术后治疗效果的研究中发现，有 9% 的患者完全好转为鳞状上皮黏膜；34% 的患者部分好转，有 Barrett 片段长度的减少并有鳞状细胞岛的形成；然而，16% 的患者却有 Barrett 片段长度的增加，另有 41% 的患者没有变化[84]。O'Riordan 等发现，在抗反流术术后 45 个月，有 35% 的患者有柱状上皮化生完全或部分好转，有 11% 的患者有 Barrett 片段长度增加，54% 的患者没有变化[85]。一项关于药物治疗效果与抗反流手术效果的随机对照研究中，共有 59 例患者参与，其中 40% 的药物治疗组患者和 9% 的手术治疗组患者有 Barrett 片段长度的增加，7% 的药物治疗组患者和 25% 的手术治疗组患者有 Barrett 片段长度的减少，52% 的药物治疗组患者和 66% 的手术治疗组患者 Barrett 片段长度没有变化[86]。药物治疗组中有 6 例患者（22%）进展为非典型增生阶段，而手术治疗组只有 1 例（3%）。但是需要注意的是，并非所有的药物治疗组患者均服用 PPIs 治疗。

或许最重要的问题是抑酸药物或抗反流手术是否能够降低发生非典型增生或腺癌的风险。Cooper 等对服用 PPIs 的 Barrett 食管患者研究发现，在间隔 3 ～ 9 年的治疗后（这些患者共治疗 966 年），有 3% 的患者进展至非典型增生，1.6% 进展至腺癌，在 4 例进展至 HGD 或癌症的患者中，有 3 例服用的是高剂量 PPIs[82]。也就是说癌症发病率为 1 例 /322 治疗年或 0.31%，整体上低于英国 Barrett 人群的发病率[6]。

O'Riordan 等对 57 例接受抗反流手术的患者研究发现，在 8 例 LGD 患者中，有 6 例在手术前好转为 Barrett 化生，然而，在手术后有 2 例（4%）又发展至 LGD，有 2 例（4%）间隔 4 ～ 7 年后进展至腺癌[85]。与之相似的是，在一项研究中，112 例接受抗反流手术的患者中，有 3 例（2.7%）分别在术后 13 个月、25 个月和 39 个月进展至腺癌[87]。另一项有 161 例患者参与的研究中，有 17 例患者（10.5%）平均在术后 8 年进展为非典型增生，有 4 例患者（2.5%）在术后 6 年进展为癌症[88]。Barrett 食管患者在抗反流术后进展为癌症似乎与抑酸失败有关，但患者不一定表现出症状[85,87,88]。需要清楚的是，在 Barrett 食管患者中，反流症状得到缓解并不是抑酸成功的标志[89]。

一项 meta 分析比较了 Barrett 食管患者在抗反流术后与药物治疗后的腺癌的发病率，分别为每年 3.8/1000 和 5.3/1000，没有统计学差异[90]。近来，一篇系统性综述报道，抗反流术后腺癌的发病率和药物治疗后腺癌的发病率有统计学差异（每年 2.8/1000 对比 6.3/1000，

P=0.03）；但是，若排除未受控制的病例组并使用随机试验和队列研究的话，两种治疗手段就没有了明显的统计学差异（每年 4.4/1000 对比 6.5/1000）[43]。相应的，目前还没有充分的证据表明，抗反流手术在预防癌症发生上优于质子泵抑制剂。

Barrett 食管和腺癌的筛查

胃 - 食管反流病是一个发生腺癌的重要危险因子，一项广为人知的瑞典病例 - 对照研究指出，超过 20 年频繁的胃灼热症状可使发生癌症的风险增加 44 倍[25]。因此筛查有慢性反流症状的人，对诊断 Barrett 食管和腺癌是有利的。然而，这个观点有两点不足：首先，大约 40% 癌症患者否认有频繁的反流症状；其次，有相当一部分 Barrett 食管患者也是没有症状的。总之，与对照组相比，Barrett 食管组胃灼热症状更少，服用 PPIs 也不频繁[91,92]。

在英国，通过对有慢性反流症状的人进行筛查，来诊断是否存在 Barrett 食管和腺癌的方法，目前还不被推荐[93]。这是因为存在慢性反流症状的人进展为腺癌的风险很低，而且大多数的 Barrett 食管死于其他疾病而非食管癌。另外，还有筛查成本和内镜检查术推广难度方面的考量。

非典型增生的监测和治疗指南

规律的内镜检查和活检能够早期诊断癌症，可使患者得到更好的治疗结果。多个研究结果已经证实了，监测手段诊断出的癌症患者的生存率优于非监测手段诊断出的癌症患者[54,55,57,94,95]。然而，这些非随机性的研究可能受到选择偏倚和长度偏倚的影响。在这一点上，Barrett 食管监测研究（Barrett's Oesophagus Surveillance Study，BOSS）将长度为 1cm 以上的 Barrett 食管患者只随机分为监测组（n=1250）和电话调查组（n=1250），若电话调查组内的患者没有症状，则被排除。很明显，监测只适用于那些适合治疗的患者，不管是 HGD 还是癌症，并且由于传统治疗手段只有食管切除术，这就意味着患者必须相对年轻而且没有同时患有其他严重的

疾病。然而，由于内镜下黏膜切除术的发展，适合监测的患者数量可能会增加。

监测手段也有许多缺点和限制。除了让患者承受身体和心理负担外，还要告知患者，监测手段不一定能够诊断出所有的癌症或者给所有诊断出的癌症患者提供治疗。通过内镜监测来诊断癌症的局限性在于，当我们对长度为 2cm、表面积为 13cm² 的 Barrett 食管取样时，只能取 3.5% 的表面积[96]。或许，在不久的将来，更为先进的内镜成像技术能使我们从高危区域定向取样，从而取得比目前随机取样更高的效益[97-101]（表 15.3）。

 目前英国的指南建议无非典型增生的 Barrett 食管患者每两年做一次内镜检查——这是建立在一个计算机数学模型并假设 Barrett 食管进展至腺癌的概率每年大约为 1% 的基础上[93]。

除了异常的黏膜外，还应在食管的 4 个象限内每隔 2cm 取一块标本。如上所述，至少取 8 块标本才能确信地诊断 Barrett 食管[9]。目前，不常规推荐使用大型活检钳。

若患者经过重复地内镜检查术检查，诊断为 LGD 时，应当规律地使用高剂量抑酸药 PPIs 8 ~ 12 周。然后每 6 个月行内镜检查术监测一次，若 LGD 持续存在，患者应当继续服用 PPIs。若连续检查两次患者均好转为化生时，则可以每 2 年监测一次。

对不能明确非典型增生类型的患者，应在 8 ~ 12 周高剂量的抑酸药治疗后，再进行一次活检查，若此次检查和 6 个月之后的检查均没有发现非典型增生时，则可以每 2 年监测一次。

对患者来说，被诊断为 HGD 非同小可。因此，HGD 的诊断需要两名病理学专家共同确定，如果有任何疑问，应当立刻取标本进行重新检测。HGD 的诊断通常是结束监测的指征，并且所有的病例最好都应进行多学科讨论，听取手术治疗或内镜治疗的专家意见，也包括组织病理学建议。在一小部分病例中，在明确无误地诊断为癌症之前，一些患者可能希望继续采取"观察 - 等待"的保守治疗措施，但是，应当将风险（也就是未能诊断出的潜在癌症）明确地告知患者。在这种情况下，应当每隔 3 个月重新活检取大量标本检测一次。

目前，对 HGD 患者采取手术治疗还存在争议[102]。传统上，常对适合手术的患者采取食管切除术治疗，不适合切除术的患者采用内镜手段治疗。然而，随着内镜技术经验的增加，许多中心现在主张用内镜手段取代食管切除术来治疗适合切除术的

表 15.3 • Barrett 食管监测项目中先进的内窥镜成像方式

成像方式	概念	参考
白光内镜		
高分辨率内镜（high-resolution magnification endoscopy，HRME）	比普通内镜有更大的放大倍率及分辨率，使黏膜细节更加详细地可视化	Sharma 等（2003）[97]
染色内镜	色素染料的局部应用，提高了黏膜表面的可视化。例如：亚甲蓝—不同类型的黏膜细胞以不同的模式吸收；靛蓝胭脂红—在黏膜细胞之间堆积，加深表面显像	Canto 等（1996）[98]
光学内镜		
自发荧光显像（autofluorescence imaging，AFI）	短波长的光激发内源性生物组织释放较长波长的光	Kara 等（2005）[99]
窄带成像（narrow-band imaging，NBI）	窄带宽的绿光和蓝光（红光除外）只穿透黏膜表面，提高黏膜微血管和表面形态的可视化	Gono 等（2004）[100]
三峰成像	集成了 HRME、AFI 及 NBI 模式并可互相切换的单一内镜	Curvers 等（2008）[101]

患者（见第 6 章）。

Barrett 食管的内镜治疗

内镜治疗，包括内镜下黏膜切除术（endoscopic mucosal resection，EMR）和烧蚀技术，可以单独应用也可以和抑酸治疗共同使用[103]。就降低死亡率和发病率方面而言，这些治疗方法成为了替代手术治疗的潜在手段，但长期效果还不清楚[72]。最令人担忧的是，一些研究已经报道了内镜治疗后进展为癌症和癌症相关死亡的事件。

EMR 手术即为切除整个 Barrett 食管 4 周的黏膜[104,105]，但是用这种方法治疗后，形成狭窄的概率很高。总的来说，EMR 是一项安全的技术，并且大多数并发症，包括穿孔在内，能通过内镜来处理[105]。相对于烧蚀技术，EMR 有一定的优势，因为通过切除全部的 HGD 和邻近的 BM 区域，可以得到组织学标本，并且 EMR 解决了一些传统内镜活检术的难题，例如无法看到黏膜肌层[105]。

内镜消融术包括热测法，例如氩气等离子激光凝固法（argon-beam plasma photocoagulation，APC）[106]、多极电烙术（multipolar electrocautery，MPEC）[107]、激光疗法和冷冻疗法[108]；化学疗法，例如光动力学疗法（photodynamic therapy，PDT）；以及射频消融术（radiofrequency，RF），例如 Barrx 术[110]。一项比较 APC 和 MPEC 的随机对照试验证实，两种热测法没有显著差异[111]。这些技术也有一些令人关注的地方，包括是否会形成狭窄、消融是否完全以及能否破坏掉新形成的鳞状上皮下方的含腺黏膜等。射频消融术只能消融至黏膜下层，相当于 EMR 的水平，因此可能导致更少的腺体破坏[110]，然而，这和 PDT 的深度不同，PDT 能达到固有肌层。近来一些非对照试验取得了令人鼓舞的结果，通过射频消融术（RF）成功去除了 90% 以上的 Barrett 化生（BM）并且使并发症降到了最少（＜5%）[112]。

目前还不明确的是，使用 EMR 和消融术联合治疗并且旨在完全破坏全部 Barrett 片段的内镜疗法，能否降低异时病变或者非典型增生或癌症的复发的可能性。不过，一些专科中心正在提倡 EMR 和消融术联合治疗[72]。但不管怎么说，这些新的内镜治疗手段与手术治疗方法在 HGD 患者中的治疗效果孰优孰劣，需要被随机试验来检验，例如英国专科中心推荐的试验。

结论

在过去的 5 年中，我们提出了许多用来提高 Barrett 食管治疗效果的方法。尽管组织病理学方法有明显的缺点，但只要正确操作，在大多数病例中，它仍是一个诊断癌前病变的合适工具。而且，我们有两种手段来预防癌症，也就是化学预防和监测，这两种手段都经过了两个全世界最大的随机实验的检验。最后，现在我们还有完美的内镜微创疗法，但需要与被外科医生称为金标准的食管切除术相比较。

● 关键点

- Barrett 食管的发病率正在增加，特别是在英国。
- Barrett 食管确切的流行程度还不清楚——有可能达到 5%。大多数 Barrett 食管患者还没被诊断出来。
- Barrett 化生是黏膜对慢性炎症和胃 - 食管反流病的适应性反应。有研究证实，Barrett 化生的起始位点位于黏膜下食管腺导管的原始干细胞上。
- Barrett 食管进展至腺癌的过程遵循由肠型化生到 LGD，再到 HGD，最终到腺癌的进程。非典型增生被认为是上皮细胞向恶性转化的最好标志物。
- 在有经验的病理学家通过组织病理学方法诊断 Barrett 非典型增生时，存在观察者内和观察者间差异。
- 大多数情况下，Barrett 上皮是不会转化为恶性的。
- AspECT 癌症预防试验是这个领域内世界上最大的试验，目的是使癌症发病率降低 35%。
- 一项随机双盲试验证实，质子泵抑制剂能够诱导柱状上皮部分向鳞状上皮转化。

- 目前，还没有充分的证据表明，抗反流手术在预防癌症发生上优于质子泵抑制剂。
- 肠型化生的患者应当每隔 2 年做一次内镜活检，并且应当继续服用质子泵抑制剂。
- 那些通过监测手段诊断出的癌症患者，手术后的存活时间长于那些已经出现症状的癌症患者。
- HGD 的诊断是终止监测的指征。
- 新的内镜治疗手段与被称为"金标准"的手术治疗方法孰优孰劣，需要被随机试验来检验。

（刘彦国　郭海江　译）

参考文献

1. Tileston W. Peptic ulcer of the oesophagus. Am J Sci 1906; 132:240–2.

2. Barrett NR. Chronic peptic ulcer of the oesophagus and 'oesophagitis'. Br J Surg 1950; 38:175–82.

3. Bremner CG, Lynch VP, Ellis FH. Barrett's esophagus: congenital or acquired? An experimental study of esophageal mucosal regeneration in the dog. Surgery 1978; 68:209–16.

4. http://info.cancerresearchuk.org/cancerstats/types/oesophagus; accessed February 2008.

5. Wild CP, Hardie LJ. Reflux, Barrett's oesophagus and adenocarcinoma: burning questions. Natl Rev Cancer 2003; 3:676–84.

6. Jankowski J, Provenzale D, Moayyedi P. Oesophageal adenocarcinoma arising from Barrett's metaplasia has regional variations in the West. Gastroenterology 2002; 122:588–90.

7. Watson A, Shepherd NA. British Society of Gastroenterology guidelines for the diagnosis and management of Barrett's columnar-lined oesophagus: the definition of "Barrett's" columnar-lined oesophagus. http://www.bsg.org.uk/clinical-guidelines/oesophagael/index.html; 4–6.

8. Sampliner RE. The Practice Parameters Committee of the American College of Gastroenterology. Practice guidelines on the diagnosis, surveillance, and therapy of Barrett's esophagus. Am J Gastroenterol 1998; 93:1028–32.

9. Harrison R, Perry I, Haddadin W et al. Detection of intestinal metaplasia in Barrett's esophagus: an observational comparator study suggests the need for a minimum of eight biopsies. Am J Gastroenterol 2007; 102:1–8.

10. Dekel R, Wakelin DE, Wendel C et al. Progression or regression of Barrett's esophagus – is it all in the eye of the beholder? Am J Gastroenterol 2003; 98:2612–15.

11. Sharma P, Dent J, Armstrong D et al. The development and validation of an endoscopic grading system for Barrett's esophagus: the Prague C & M criteria. Gastroenterology 2006; 131:1392–9.

12. Jankowski JA, Wright NA, Meltzer SJ et al. Molecular evolution of the metaplasia–dysplasia–adenocarcinoma sequence in the esophagus. Am J Pathol 1999; 154:965–73.

13. Haggitt RC. Barrett's esophagus, dysplasia, and adenocarcinoma. Hum Pathol 1988; 25:982–93.

14. Leedham SJ, Preston SL, McDonald SA et al. Individual crypt genetic heterogeneity and the origin of metaplastic glandular epithelium in human Barrett's oesophagus. Gut 2008; 57(8):1041–8.

15. Jankowski J, Harrison RF, Perry I et al. Barrett's metaplasia. Lancet 2000; 356:2079–85.

16. Poynton AR, Walsh TN, O'Sullivan G et al. Carcinoma arising in familial Barrett's esophagus. Am J Gastroenterol 1996; 91:1855–6.

17. Cameron AJ, Zinsmeister AR, Ballard DJ et al. Prevalence of columnar-lined Barrett's esophagus. Comparison of population-based clinical and autopsy findings. Gastroenterology 1990; 99:918–22.

18. Cameron AJ, Lomboy CT. Barrett's esophagus: age, prevalence and extent of columnar epithelium. Gastroenterology 1992; 103:1241–5.

19. Winters C Jr, Spuring TJ, Chobanian SJ et al. Barrett's esophagus: a prevalent, occult complication of gastroesophageal reflux disease. Gastroenterology 1987; 92:118–24.

20. Prach AT, MacDonald TA, Hopwood DA et al. Increasing Barrett's oesophagus: education, enthusiasm or epidemiology? Lancet 1997; 350:933.

21. Van Soest EM, Dieleman JP, Siersema PD et al. Increasing incidence of Barrett's oesophagus in the general population. Gut 2005; 54:1062–6.

22. Caygill CP, Watson A, Reed PI et al. Characteristics and regional variations of patients with Barrett's oesophagus in the UK. Eur J Gastroenterol Hepatol 2003; 15:1217–22.

23. Spechler SJ, Zeroogian JM, Antonioli DA et al. Prevalence of metaplasia at the gastroesophageal junction. Lancet 1994; 344:1533–6.

24. Eisen GM, Sandler RS, Murray S et al. The relationship between gastroesophageal reflux disease and its complications with Barrett's esophagus. Am J Gastroenterol 1997; 92:27–31.

25. Lagergren J, Bergstrom R, Lindren A et al.

Symptomatic gastroesophageal reflux as a risk factor for esophageal adenocarcinoma. Important confirmation in a case-controlled study that symptomatic reflux esophagitis leads to adeno-carcinoma of the esophagus. N Engl J Med 1999; 340:825–31.

26. Smith KJ, O'Brien SM, Smithers BM et al. Interactions among smoking, obesity, and symptoms of acid reflux in Barrett's esophagus. Cancer Epidemiol Biomarkers Prev 2005; 14:2481–6.

27. Kim SL, Wo JM, Hunter JG et al. The prevalence of intestinal metaplasia in patients with and without peptic strictures. Am J Gastroenterol 1998; 93:53–5.

28. Trimble KC, Pryde A, Heading RC. Lowered oesophageal sensory thresholds in patients with symptomatic but not excessive gastro-oesophageal reflux: evidence for a spectrum of visceral sensitivity in GERD. Gut 1995; 37:7–12.

29. Gerson LB, Shetler K, Triadafilopoulos G. Prevalence of Barrett's esophagus in asymptomatic individuals. Gastroenterology 2002; 123:461–7.

30. Labenz J, Nocon M, Lind T et al. Prospective follow-up data from the ProGERD study suggest that GERD is not a categorial disease. Am J Gastroenterol 2006; 101:2457–62.

31. Robertson CS, Mayberry JF, Nicholson DA. Value of endoscopic surveillance in the detection of neoplastic change in Barrett's oesophagus. Br J Surg 1988; 75:760–3.

32. Miros M, Kerlin P, Walker N. Only patients with dysplasia progress to adenocarcinoma in Barrett's oesophagus. Gut 1991; 32:1441–6.

33. Iftikar SY, James PD, Steele R. Length of Barrett's oesophagus: an important factor in the development of dysplasia and adenocarcinoma. Gut 1992; 33:1155–8.

34. Wright TA, Gray MR, Morris AI et al. Cost effectiveness of detection of Barrett's cancer. Gut 1996; 39:574–9.

35. Drewitz DJ, Sampliner RE, Garewal HS. The incidence of adenocarcinoma in Barrett's esophagus: a prospective study of 170 patients followed for 4.8 years. Am J Gastroenterol 1997; 92:212–15.

36. Katz D, Rothstein R, Schned A et al. The development of dysplasia and adenocarcinoma during surveillance endoscopy of Barrett's esophagus. Am J Gastroenterol 1998; 93:536–41.

37. Weston AP, Badr AS, Hassanein RS. Prospective multivariate analysis of clinical, endoscopic and histological factors predictive of the development of Barrett's multifocal high-grade dysplasia or adenocarcinoma. Am J Gastroenterol 1999; 94:3413–19.

38. Conio M, Blanchi S, Lapertosa G et al. Long term endoscopic surveillance of patients with Barrett's oesophagus: incidence of dysplasia and adenocarcinoma: a prospective study. Am J Gastroenterol 2003; 98:1931–9.

39. Hage M, Siersema PD, van Dekken H et al. Oesophageal cancer incidence and mortality in patients with long-segment Barrett's oesophagus after a mean follow-up of 12.7 years. Scand J Gastroenterol 2004; 39:1175–9.

40. Oberg S, Wenner J, Johansson J et al. Barrett esophagus: risk factors for progression to dysplasia and adenocarcinoma. Ann Surg 2005; 242:49–54.

41. Shaheen NJ, Crosby MA, Bozymski EM et al. Is there publication bias in the reporting of cancer risk in Barrett's esophagus? Gastroenterology 2000; 119:333–8.

42. Moayyedi P, Burch N, Akhtar-Danesh N et al. Mortality rates in patients with Barrett's oesophagus. Aliment Pharmacol Ther 2008; 27:316–20.

43. Chang EY, Morris CD, Seltman AK et al. The effect of antireflux surgery on esophageal carcinogenesis in patients with Barrett's esophagus: a systematic review. Ann Surg 2007; 246:11–21.

A systematic review which failed to demonstrate a lower incidence of adenocarcinoma after antireflux surgery compared with medical therapy after excluding uncontrolled case series from analysis.

44. Reid BJ, Blount PL, Rubin CE et al. Flow-cytometric and histological progression to malignancy in Barrett's esophagus: prospective endoscopic surveillance of a cohort. Gastroenterology 1992; 102:1212–19.

45. Skacel M, Petras RE, Gramlich TL et al. The diagnosis of low grade dysplasia in Barrett's esophagus and its implication for disease progression. Am J Gastroenterol 2000; 95:3383–7.

46. Weston AP, Banerjee SK, Sharma P et al. p53 overexpression in low grade dysplasia in Barrett's esophagus: immunohistochemical marker predictive of progression. Am J Gastroenterol 2001; 96:1355–62.

47. Lim CH, Treanor D, Dixon MF et al. Low-grade dysplasia in Barrett's esophagus has a high risk of progression. Endoscopy 2007; 39:581–7.

48. Sharma P, Falk GW, Weston AP et al. Dysplasia and cancer in a large multicenter cohort of patients with Barrett's esophagus. Clin Gastroenterol Hepatol 2006; 4:566–72.

49. Reid BJ, Levine DS, Longton G et al. Predictors of progression to cancer in Barrett's esophagus: baseline histology and flow cytometry identify low and high risk patient subsets. Am J Gastroenterol 2000; 95:1669–76.

50. Schnell TG, Sontag SJ, Chejfec G et al. Long-term non-surgical management of Barrett's esophagus with high-grade dysplasia. Gastroenterology 2001; 120:1607–19.

51. Buttar NS, Wang KK, Sebo TJ et al. Extent of high grade dysplasia in Barrett's esophagus correlates with risk of adenocarcinoma. Gastroenterology 2001; 120:1630–9.

52. Montgomery E, Bronner MP, Goldblum JR et al. Reproducibility of the diagnosis of dysplasia in Barrett's oesophagus: a reaffirmation. Hum Pathol 2001; 32:268–78.

53. Altorki NK, Sunagawa M, Little AG et al. High-grade dysplasia in the columnar-lined esophagus. Am J Surg 1991; 161:97–9.

54. Pera M, Trastek VF, Carpenter HA et al. Barrett's esophagus with high-grade dysplasia: an indication for esophagectomy? Ann Thorac Surg 1992; 54:199–204.

55. Steitz JM Jr, Andrews CW Jr, Ellis FH Jr. Endoscopic surveillance of Barrett's oesophagus. Does it help? J Thorac Cardiovasc Surg 1993; 105:383–8.

56. Levine DS, Haggitt RC, Blount PL et al. An endoscopic biopsy protocol can differentiate high-grade dysplasia from early adenocarcinoma in Barrett's esophagus. Gastroenterology 1993; 105:40–50.

57. Peters JH, Clark GW, Ireland AP et al. Outcome of adenocarcinoma in Barrett's esophagus in endoscopically surveyed and non-surveyed patients. J Thorac Cardiovasc Surg 1994; 108:813–21.

58. Edwards MJ, Gable DR, Lentsch AB et al. The rationale for esophagectomy as the optimal therapy for Barrett's esophagus with high-grade dysplasia. Ann Surg 1996; 223:585–9.

59. Rice TW, Falk GW, Achkar E. Surgical management of high-grade dysplasia in Barrett's esophagus. Am J Surg 1997; 174:1832–6.

60. Collard JM, Romagnoli R, Hermans BP et al. Radical esophageal resection for adenocarcinoma arising in Barrett's esophagus. Am J Surg 1997; 174:307–11.

61. Ferguson MK, Naunheim KS. Resection for Barrett's mucosa with high-grade dysplasia: implications for prophylactic photodynamic therapy. J Thorac Cardiovasc Surg 1997; 114:824–9.

62. Cameron AJ, Carpenter HA. Barrett's esophagus, high-grade dysplasia, and early adenocarcinoma: a pathological study. Am J Gastroenterol 1997; 92:586–91.

63. Falk GW, Rice TW, Goldblum JR et al. Jumbo biopsy forceps protocol still misses unsuspected cancer in Barrett's esophagus with high-grade dysplasia. Gastrointest Endosc 1999; 49:170–6.

64. Headrick JR, Nichols FC, Miller DL et al. High grade esophageal dysplasia: long-term survival and quality of life after esophagectomy. Ann Thorac Surg 2002; 73:1697–702.

65. Tseng EE, Wu TT, Yeo CJ et al. Barrett's esophagus with high grade dysplasia: surgical results and long term outcome – an update. J Gastrointest Surg 2003; 7:164–70.

66. Sujendran V, Sica G, Warren B et al. Oesophagectomy remains the gold standard for treatment of high grade dysplasia in Barrett's oesophagus. Eur J Cardiothorac Surg 2005; 28:763–6.

67. Konda VJ, Ross AS, Ferguson MK et al. Is the risk of concomitant invasive esophageal cancer in high-grade dysplasia in Barrett's esophagus over-estimated? Clin Gastroenterol Hepatol 2008; 6(2):159–64.

68. Menke-Pluymers MBE, Hop WCJ, Dees J et al. Risk factors for development of an adenocarcinoma in columnar-lined (Barrett) esophagus. Gastroenterology 1993; 72:1155–8.

69. Dar MS, Goldblum JR, Rice TW et al. Can the extent of high grade dysplasia in Barrett's oesophagus predict the presence of adenocarcinoma at oesophagectomy. Gut 2003; 52:486–9.

70. Srivastava A, Hornick JL, Li X et al. Extent of low-grade dysplasia is a risk factor for the development of esophageal adenocarcinoma in Barrett's esophagus. Am J Gastroenterol 2007; 102:483–93.

71. Vaughan TL, Dong LM, Blount PL et al. Non-steroidal anti-inflammatory drugs and risk of neoplastic progression in Barrett's oesophagus: a prospective study. Lancet Oncol 2005; 6:945–52.

72. Das D, Ishaq S, Harrison R et al. Management of Barrett's oesophagus in the UK: overtreated, and underbiopsied but improved by the introduction of a national randomised trial. Am J Gastroenterol 2008; 103(5):1079–89.

73. Younes M, Lebovitz RM, Lechago LV et al. p53 protein accumulation in Barrett's metaplasia, dysplasia and carcinoma – follow-up study. Gastroenterology 1993; 105:1637–42.

74. Younes M, Ertan A, Lechago LV et al. p53 protein accumulation is a specific marker of malignant potential in Barrett's metaplasia. Dig Dis Sci 1997; 42:697–701.

75. Reid BJ, Prevo LJ, Galipeau PC et al. Predictors of progression in Barrett's esophagus II: baseline 17p (p53) loss of heterozygosity identifies a patient subset at increased risk for neoplastic progression. Am J Gastroenterol 2001; 96:2839–48.

76. Wong DJ, Paulson TG, Prevo LJ et al. p16 (INK4a) lesions are common, early abnormalities that undergo clonal expansion in Barrett's metaplastic

epithelium. Cancer Res 2001; 61:8284–9.

77. Bani-Hani K, Martin IG, Hardie LJ et al. Prospective study of cyclin D1 overexpression in Barrett's esophagus: association with increased risk of adenocarcinoma. J Natl Cancer Inst 2000; 92:1316–21.

78. Menke-Pluymers MBE, Mulder AH, Hop WC et al. Dysplasia and aneuploidy as markers of malignant degeneration in Barrett's oesophagus. The Rotterdam Oesophageal Tumour Study Group. Gut 1994; 35:1348–51.

79. Bailey T, Biddlestone L, Shepherd N et al. Altered cadherin and catenin complexes in the Barrett's esophagus–dysplasia–adenocarcinoma sequence. Correlation with disease progression and dedifferentiation. Am J Pathol 1998; 152:1–10.

80. Preston SL, Jankowski JA. Drinking from the fountain of promise: biomarkers in the surveillance of Barrett's oesophagus – the glass is half full! Gut 2006; 55:1377–9.

81. Gore S, Healey CJ, Sutton R et al. Regression of columnar lined (Barrett's) oesophagus with continuous omeprazole therapy. Aliment Pharmacol Ther 1993; 7:623–8.

82. Cooper BT, Chapman W, Neumann CS et al. Continuous treatment of Barrett's oesophagus patients with proton pump inhibitors up to 13 years: observations on regression and cancer incidence. Aliment Pharmacol Ther 2006; 23:727–33.

83. Peters FTM, Ganesh S, Kuipers EJ et al. Endoscopic regression of Barrett's oesophagus during omeprazole treatment; a randomised double blind study. Gut 1994; 45:489–94.

A blinded randomised trial showing that acid suppression can result in alterations in Barrett's metaplasia.

84. Sagar PM, Ackroyd R, Hosie KB et al. Regression and progression of Barrett's oesophagus after antireflux surgery. Br J Surg 1995; 82:806–10.

85. O'Riordan JM et al. Long-term clinical and pathologic response of Barrett's esophagus after antireflux surgery. Am J Surg 2004; 188:27–33.

86. Ortiz A et al. Conservative treatment versus antireflux surgery in Barrett's oesophagus: long-term results of a prospective study. Br J Surg 1996; 83:274–8.

87. McDonald ML et al. Barrett's esophagus: does an antireflux procedure reduce the need for endoscopic surveillance? J Thorac Cardiovasc Surg 1996; 111:1135–40.

88. Csendes A et al. Dysplasia and adenocarcinoma after classic antireflux surgery in patients with Barrett's esophagus: the need for long-term subjective and objective follow-up. Ann Surg 2002; 235:178–85.

89. Ouatu-Lascar R, Triadafilopoulos G. Complete elimination of reflux symptoms does not guarantee normalization of acid reflux in patients with Barrett's esophagus. Am J Gastroenterol 1998; 93:711–16.

90. Corey KE et al. Does a surgical antireflux procedure decrease the incidence of esophageal adenocarcinoma in Barrett's esophagus? A meta-analysis. Am J Gastroenterol 2003; 98:2390–4.

A meta-analysis demonstrating no difference between the incidence rates of adenocarcinoma in patients with Barrett's oesophagus treated medically or following antireflux surgery.

91. Wang KK, Sampliner R. Updated guidelines 2008 for the diagnosis, surveillance and therapy of Barrett's esophagus. Am J Gastroenterol 2008; 103(3):788–97.

92. De Jonge PJ et al. Risk factors for the development of esophageal adenocarcinoma in Barrett's esophagus. Am J Gastroenterol 2006; 101(7):1421–9.

93. Loft DE, Alderson D, Heading RC. British Society of Gastroenterology guidelines for the diagnosis and management of Barrett's columnar-lined oesophagus: screening and surveillance in columnar-lined oesophagus. http://www.bsg.org.uk/clinical-guidelines/oesophagael/index.html; 28–31.

94. Van Sandick JW et al. Impact of endoscopic biopsy surveillance of Barrett's oesophagus on pathological stage and clinical outcome of Barrett's carcinoma. Gut 1998; 43:216–22.

95. Fountoulakis A et al. Effect of surveillance of Barrett's oesophagus on the clinical outcome of oesophageal cancer. Br J Surg 2004; 91:997–1003.

96. Singh R et al. Barrett's esophagus: diagnosis, screening, surveillance and controversies. Gut and Liver 2007; 001(2):93–100.

97. Sharma P et al. Magnification chromoendoscopy for the detection of intestinal metaplasia and dysplasia in Barrett's oesophagus. Gut 2003; 52:24–7.

98. Canto MI et al. Methylene blue selectively stains intestinal metaplasia in Barrett's esophagus. Gastrointest Endosc 1996; 44:1–7.

99. Kara MA et al. Endoscopic video autofluorescence imaging may improve the detection of early neoplasia in patients with Barrett's esophagus. Gastrointest Endosc 2005; 61:679–85.

100. Gono K et al. Appearance of enhanced tissue features in narrow-band endoscopic imaging. J Biomed Opt 2004; 9:56.

101. Curvers WL et al. Endoscopic tri-modal imaging for detection of early neoplasia in Barrett's oesophagus: a multi-centre feasibility study using high-resolution endoscopy, autofluorescence imaging and nar-

row band imaging incorporated in one endoscopy system. Gut 2008; 57:167–72.

102. Barr H, Maynard ND. Controversial topics in surgery: high-grade dysplasia in Barrett's oesophagus. Ann R Coll Surg Engl 2006; 89:586–90.

103. Barr H, Stone N, Rembacken B. Endoscopic therapy for Barrett's oesophagus. Gut 2005; 54(6):875–84.

104. Seewald S et al. Endoscopic mucosal resection of Barrett's oesophagus containing dysplasia or intramucosal cancer. Postgrad Med J 2007; 83(980):367–72.

105. Peters FP et al. Multiband mucosectomy for endoscopic resection of Barrett's esophagus: feasibility study with matched historical controls. Eur J Gastroenterol Hepatol 2007; 19(4):311–15.

106. Attwood SE et al. Argon beam plasma coagulation as therapy for high-grade dysplasia in Barrett's esophagus. Clin Gastroenterol Hepatol 2003; 1(4):258–63.

107. Sampliner R et al. Reversal of Barrett's esophagus with acid suppression and multipolar electrocoagu-lation. Gastrointest Endosc 1996; 44:523–5.

108. Johnstone M et al. Endoscopic spray cryotherapy: a new technique for mucosal ablation in the esophagus. Gastrointest Endosc 1999; 1:86–92.

109. Overholt BF et al. International Photodynamic Group for High-Grade Dysplasia in Barrett's Esophagus. Five-year efficacy and safety of photodynamic therapy with Photofrin in Barrett's high-grade dysplasia. Gastrointest Endosc 2007; 66:460–8.

110. Hubbard N, Velanovich V. Endoscopic endoluminal radiofrequency ablation of Barrett's esophagus in patients with fundoplications. Surg Endosc 2007; 21(4):625–8.

111. Sharma P et al. A randomised controlled trial of ablation of Barrett's oesophagus with multipolar electrocoagulation versus argon plasma coagulation in combination with acid suppression: long term results. Gut 2006; 55:1233–9.

112. Dunkin BJ et al. Thin-layer ablation of human esophageal epithelium using a bipolar radiofrequency balloon device. Surg Endosc 2006; 20(1):125–30.

第 16 章

贲门失弛缓症和其他食管运动功能障碍的治疗

Derek Alderson

简介

大多数患有食管运动功能障碍的患者都做过胃镜和 / 或上消化道造影检查,以排除肿瘤或胃食管反流病的可能。通过上述检查可以得出初步诊断,但患者通常需要行特异性更高的检查对食管的运动功能进行全面评估。改良的钡餐检查可观察固体食物,如面包、棉花糖等通过食管的过程,从而对食管运动功能进行定性的评估。采用放射性核素显像进行观察则可以得到半定量的结果。在所有检查食管运动功能的方法中,食管测压检查最为重要。

早期的食管测压采用液体灌注的方法,设备的安装极为困难,在一定程度上限制了其广泛应用。随着技术的发展,液体灌注法很快被固态传感器、微电子模块和电脑软件系统所替代。目前,导管较细且具有多个传感器的高分辨率食管测压仪器已经问世。关于食管测量技术在第 12 章有详细的介绍。图 12.7 显示了正常吞咽过程当中,食管压力的变化过程。

贲门失弛缓症

背景

"失迟缓"一词源于古希腊文,具有"舒张受限"的含义。贲门失迟缓症最早由 Arthur Hurst 在 20 世纪时提出,而早在 1697 年,Thomas Willis 就曾描述过它的临床症状。贲门失弛缓症的定义为:食管下段括约肌(lower oesophageal sphincter,LOS)舒张功能受限并伴有食管正常蠕动功能的丧失(注意与食管收缩功能丧失区分)。原发性与继发性贲门失弛缓症的发病机制和治疗方法均不相同。关于继

发性贲门失迟缓症,我们将在后文中进行讨论。

原发性贲门失弛缓症

原发性贲门失弛缓症是一种少见的疾病,在西方年发病率不超过 1/100 000[1]。食管壁肌间神经丛的神经节细胞丢失是其主要的发病机制。其中,起抑制性作用的氮能神经元丢失较为严重[2,3]。炎症、自身免疫以及病毒感染等因素均与贲门失弛缓症的发病有关,但以上任一种因素均不能作出令人满意的解释[3]。

临床表现

贲门失弛缓症在各个年龄段都可发生,其中中年人患病常见。吞咽困难是其典型症状,患者吞咽液体和固体均受影响。吞咽困难症状时轻时重,患者通常利用 Valsalva 动作或吞咽空气来促进食管的排空。很多患者都有多年"进食缓慢"的病史。长期未获得治疗的患者会出现反流和误吸的症状,尤以夜间为重。在疾病的早期,症状可仅表现为胸骨后不适感,通常使人误以为是胃食管反流病(GORD)所引起。胸痛在贲门失弛缓症患者中非常常见,特别是在"强力型贲门失弛缓症"患者中(见后文)。

贲门失弛缓症的定位体征很少。在对患者的体格检查中,我们应特别注意以下两个方面的内容。反流和误吸可导致反复发作的呼吸系统感染,从而对患者的呼吸功能造成损害。此外,还有不少贲门失弛缓症患者被误诊为哮喘。因此,应注意检查患者的呼吸系统。另外,患者的营养状态也需要特别进行关注。病史较长的患者通常会有营养不良。由

于患者直立时，淤滞食物的静水压增加，可突破食管下段括约肌（LOS）的限制，一部分食物借此可进入胃中。因此，患者营养不良的程度通常不很严重。

检查方法

许多吞咽困难的患者都做过消化内镜检查。贲门失弛缓症内镜检查时可发现贲门口紧张、食管内积食等表现。然而早期或"强力型"患者食管无扩张且仍有一定的收缩功能，在内镜检查时容易漏诊。

上消化道造影可显示：食管扩张，蠕动功能减弱；远端食管造影剂潴留，管腔狭窄，呈典型的"鸟喙征"；由于空气不能进入胃部，胃泡通常不可见。然而，一些患者不具备上述典型的表现，在上消化道造影时容易漏诊。

贲门失弛缓症确诊依赖食管测压的结果，典型患者 LOS 在吞咽时不能完全舒张，食管蠕动功能消失，食管壁的静止压力增高（图 16.1）。实际上，患者 LOS 压力通常是正常的。食管扩张的患者，收缩力显著下降或完全消失，但"强力型"贲门失弛缓症患者食管不会扩张，以大幅度同步收缩运动为主。

治疗

贲门失弛缓症的治疗效果较好。其中，药物治疗作用不大，内镜下 LOS 肉毒素注射也可起到治疗作用，但最主要的两种治疗方法仍是贲门球囊扩张术和贲门肌层切开术。少数患者可能需要行食管切除术进行治疗。

肉毒素注射疗法

该疗法是将 100U 的肉毒素注入患者的 LOS 中。

无论是单次注射还是多次注射，最后一次注射后 1 年内只有 1/3 的患者有明显好转[4-7]。

一项随机试验对比了肉毒素注射疗法和贲门球囊扩张术治疗，接受肉毒素注射的患者 1 年后只有 32% 的病例症状缓解，而贲门球囊扩张术可达 70%[7]。一项发表在 2006 年的 Cocohrane 综述得出的结论是，术后 6 个月以后，肉毒素注射疗法的疗效显著低于贲门球囊扩张术[8]。

因此，肉毒素注射疗法仅适用于基础病较多、身体虚弱不能耐受球囊扩张和手术的患者。

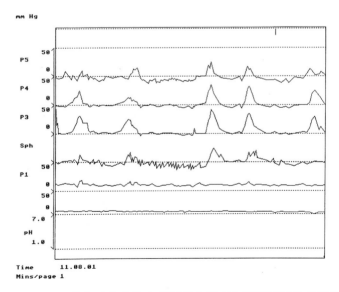

图 16.1 ● 贲门失弛缓症。一名有吞咽困难和反流症状患者行高分辨率食管测压试验的结果。吞咽动作后食管壁压力因食物充填而上升。LOS 未出现松弛，食管压力呈正向递增状态。食管上段括约肌（UOS）在吞咽后不久即松弛，这可能与患者的反流症状有关。

贲门球囊扩张术

该疗法是通过充气球囊对贲门进行扩张，引起 LOS 部分撕裂，从而降低其张力。该法最早由 Plummer 在 1908 年提出，曾使用过各种各样、不同材质的球囊用以扩张贲门口。目前多采用外径固定的塑料球囊，当压力过高时，球囊的前后端破裂，从而防止其进一步的扩张。球囊的直径在 30 ~ 40mm，通过导丝进入患者贲门处。

穿孔是球囊扩张术的主要并发症。直径 30mm 的球囊术后穿孔率小于 < 0.5%，直径较大的球囊术后穿孔率较高，应在第一次球囊扩张术数周以后作强化扩张时使用。

贲门球囊扩张术 1 年之内有效率可达 70% ~ 90%[7,9,10]。

球囊扩张术后 GORD 的发生率的差异较大（4% ~ 40%），可能跟评估手段（病史或内镜检查）、手术次数、随访期限的差异有关[11-13]。大多数患者的 GORD 症状可以通过抑酸剂进行满意控制。

贲门肌层切开术

贲门肌层切开术最早由 Heller 在 1913 年提出。Heller 手术须在贲门前后方各作一条切口，而目前较普遍的是仅在贲门前方作一条切口，并可与部分胃底折叠术联用（Heller–Dor 手术），术中须切断食管下段及贲门的肌层。胃食管反流是贲门肌层切开术最主要的并发症，因此手术时应限制肌层切口的长度，使胃表面的切口短于 1cm 或与预防性的抗反流手术联用。

研究表明，联用部分胃底折叠术（Dor 手术）可将术后 6 个月反流的发生率从 48% 降至 9%[14]。

对于食管蠕动功能减弱的患者，常规胃底折叠术可能引起术后吞咽困难的发生，因此不宜应用。在保证食管梗阻节段肌层被切开情况下，切口近端的长度没有明确的限制。Heller 手术可在胸腔镜或腹腔镜下进行，后者更为常用。

由于研究方法的不同，有关 Heller 手术成功率报道差异较大。对于食管直径正常或轻度扩张的患者，手术成功率超过 80%[11,15,16]。

既往治疗对于手术的影响仍不明确。欧洲两项的大型研究（包括近 350 名患者，超过 80 名患者既往接受过肉毒素注射或球囊扩张治疗）在腹腔镜手术引起穿孔的问题上，得出了相反的结论[17,18]。

两项随机化研究表明，外科手术疗效优于球囊扩张术[19,20]。

上述研究因其数据说服力不足而广受批评。1981 年 Csendes 的研究表明，与球囊扩张术相比，外科手术能缓解患者吞咽困难的症状，手术的获益大于术后发生反流的风险。但这一研究结果可能与当时使用的球囊质量较差有关。然而，最近一项来自瑞典的研究表明，联用部分胃底折叠术后，贲门肌层切开术的疗效优于球囊扩张术。

在缺乏好的对照试验的情况下，有一部分研究采用了决策分析（Markov 模型）的方法来鉴别最佳的治疗方案。

在患者生活质量改善时间的长度（quality-adjusted life years，QALYs）上，外科手术与球囊扩张术没有明显差异[21]。而球囊扩张术的性价比更高[22-24]。

由于以上原因，贲门失弛缓症的治疗方案通常由患者的主观意愿和医生技术的熟练程度所决定。

补救性手术和食管切除术

贲门肌层切除不足是手术失败的常见原因，患者吞咽困难的症状在手术后仍不能缓解，内镜检查和食管测压可以确定诊断。此时可行贲门球囊扩张术治疗，没有证据表明，先前失败的手术会增加球囊扩张的风险。患者亦可再次手术治疗，如先前为腹腔镜手术，则二次手术可改为胸腔镜手术，反之亦然。吞咽困难有时也可因胃底折叠处脱落引起，如果患者症状明显，则应采取手术治疗。

术后胸痛通常会给患者的诊断和治疗带来一定的困难。胸痛可由胃食管反流引起，但有些患者由于吞咽困难和梗阻引起的胸痛与胃灼热的症状难以区分。在强力型贲门失弛缓症患者中，胸痛可由食管肌肉强烈同步收缩引起，而与手术无关。对上述患者应复查消化内镜、上消化道造影、食管测压和24 小时食管 pH 监测，重新进行评估。可采用质子泵抑制剂进行试验性的治疗。对抑酸治疗无效的患者，可行胃底折叠手术治疗。在其他情况下，如果患者没有器质性病变的证据，则应避免任何补救性手术治疗。

一些患者食管严重扩张，蠕动功能丧失，经常出现误吸的症状，他们中一部分是由于先前失败的治疗进展所致。一般常规的治疗措施对于这些患者起效甚微。

食管切除术可能是唯一的治疗手段[25]。

在原发性贲门失弛缓症患者中，食管鳞癌的发病率增加，这可能是由于长期的食物潴留和酵解，引发食管黏膜的慢性炎症所致。贲门失弛缓症患者患食管鳞癌的风险较正常人群高出 30 ～ 40 倍[26-29]，患食管腺癌的风险高出 10 倍左右[30]。

继发性贲门失弛缓症

在南美洲，由慢性克氏锥虫感染引起的 Chagas 病与贲门失弛缓症十分相似。该病患者食管迂曲、扩张，潴留食物酵解损伤食管黏膜，引发持续性的食管炎症。尽管患者通常死于严重的心肌病变，但仍有一部分患者需要接受食管切除手术[31]。

假性贲门失弛缓症通常由贲门腺癌或其他位于贲门壁的肿瘤引起（如胃肠道间质瘤）。虽然有人认为假性贲门失迟缓症与肿瘤对贲门局部的神经递质产生影响有关，但位于食管以外的肿瘤（如肺癌、胰腺癌）同样能引起假性贲门失弛缓症，提示癌旁效应（paraneoplastic process）亦可能参与其发病过程[32]。

抗反流手术也可引起继发性贲门失弛缓症。如果患者术前食管蠕动功能正常，则提示术中胃底折叠过紧造成贲门部位的梗阻。有趣的是，内镜检查通常没有阳性的发现，仅有食管测压试验能作出上述诊断。迷走神经干切除术也是引起继发性贲门失弛缓症的原因之一，但目前已十分少见。

弥漫性食管痉挛

弥漫性食管痉挛是一种罕见的疾病，病因不明，典型症状为严重的胸痛和 / 或吞咽困难[33]。食管下 2/3 段肌层较厚，是该病的好发部位，食管上 1/3 段通常不受影响。患者的胸痛可以十分剧烈，通常于夜间发作。有时胸痛与吞咽困难则同时发作。许多患者通常做过心脏和反流病相关的检查。

患者内镜检查或上消化道造影通常为阴性结果。典型患者钡餐检查可呈"酒钻样食管"表现。弥漫性食管痉挛主要通过食管测压试验进行诊断。在患者 10 次湿性吞咽过程中，两处或以上食管节段无蠕动反应即可作出诊断。弥漫性食管痉挛的异常收缩在食管测压中表现为大幅度、持续时间较长的多峰波形（图 16.2）[34]，收缩压可达 300mmHg 以上。然而，患者症状没有发作时，食管测压可呈正常结果。因此，使用移动式食管测压装置有助于在患者症状发作时及时作出诊断[35]。显然，食管异常收缩并不总是会引起患者症状的出现，但后者往往都与前者有关。

弥漫性食管痉挛患者食管肌层明显增厚，这通常是各种治疗方法的靶向所在。对于轻症患者，短效硝酸酯类、钙通道阻滞剂、磷酸二酯酶抑制剂以及肉毒素注射等能起到一定的疗效，但作用时间并不持久并且起不到预防发作的作用。大多数轻症患者疾病不会进展，医生应详细地向患者解释症状产生的原因，缓解患者的精神压力。

对于重症患者，食管肌层切开手术可使 80% 的患者症状缓解[36]。

肌层切开必须覆盖收缩功能异常的食管节段，有的医生推荐切口上端至主动脉弓水平，下端至距胃食管连接处几个厘米处。是否切开贲门肌层或同时行胃底折叠术尚无定论。食管肌层切开术通常在

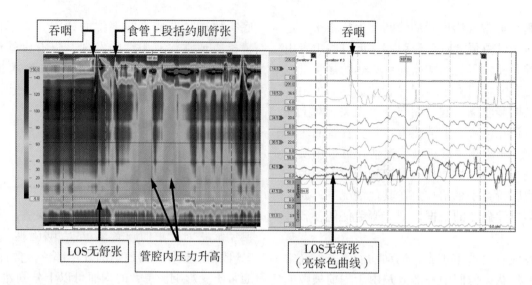

吞咽 食管上段括约肌舒张 吞咽

LOS无舒张 管腔内压力升高 LOS无舒张（亮棕色曲线）

图 16.2 ● 弥漫性食管痉挛。一名胸痛和吞咽困难患者的高分辨率食管测压试验的结果。吞咽后，可观察到食管中下段平滑肌出现同步、重复的收缩。LOS 的舒张功能未受影响。同步收缩首先出现在食管的中下段，而后 LOS 出现收缩，从而造成食管蠕动的假象（箭头处）。两者食管重复收缩运动均很明显。

胸腔镜辅助下进行。

胡桃夹食管、食管下段括约肌高压以及非特异食管运动功能障碍

除上述内容外，食管测压还可检出其他一系列食管运动功能的异常，但是这些异常与患者症状之间的关系很不明确。然而，食管相关的各种症状是患者接受食管测压最主要的原因。

胡桃夹食管是指食管收缩压高于 180mmHg，但食管的蠕动正常。LOS 高压患者食管静止压高于 45mmHg，但食管的蠕动功能和 LOS 的舒张功能均正常。非特异性食管运动障碍涵盖了一系列食管测压试验的异常情况，包括：食管蠕动压下降（< 30mmHg），蠕动波不传导或产生逆向蠕动波，食管收缩的时间延长。在一些胃食管反流病患者中，也能见到上述情况，但仍只针对反流病进行治疗。绝大多数在食管测压试验中出现非特异性运动功能异常的患者均有临床症状，然而，两者之间的关系并不明确。上述基于食管测压试验诊断须十分谨慎[37]，目前尚无特殊的治疗方法。

自身免疫性疾病对食管运动功能的影响

系统性硬化症、多发性肌炎、皮肌炎、系统性红斑狼疮、结节性多动脉炎以及类风湿疾病均可引起食管运动功能障碍。其中，系统性硬化症的临床相关性最高。但食管症状通常不是这些疾病的首发症状。

系统性硬化症

该病通常有特征性的皮肤受累症状，如皮肤水肿、硬化，皮下钙盐沉着等。与其他风湿免疫疾病不同，除食管以外，系统性硬化症的内脏受累较为少见。该病患者食管病变的发生率高达 80%。其中食管的横纹肌不受影响，但包括 LOS 在内的平滑肌发生萎缩。患者食管蠕动功能下降，同时，由于 LOS 松弛可导致反流增加。患者的症状可以很轻，但也可出现严重的反流和误吸。内镜、上消化道造影以及食管测压检查有助于了解病变的范围和严重程度。

主要围绕患者反流的症状以及食管狭窄等反流并发症进行治疗。一般质子泵抑制剂即可收到不错

的疗效，很少有患者需要行抗反流手术治疗。

多发性肌炎和皮肌炎

两者均对骨骼肌造成损害，临床症状多由咽喉部肌肉或食管上括约肌受累引起。超过 60% 的患者出现吞咽困难，患者误吸的风险大大增加。饮食调整有助于降低误吸的风险。必要时，可进一步检查除外其他引起口咽部吞咽困难的疾病。

系统性红斑狼疮

与胃肠道其他部位或其他内脏器官相比，系统性红斑狼疮患者食管受累较为少见。其症状与系统性硬化症食管受累相似，治疗方法也大致相同。

结节性多动脉炎和类风湿疾病

结节性多动脉炎和类风湿患者极少出现临床症状，仅在食管测压检查中有异常发现。类风湿可引起环杓关节炎，从而造成患者吞咽困难。此外，类风湿引起食管上 1/3 段狭窄的情况也有报道。

食管憩室

憩室可位于食管的任何部位。这些憩室可以是先天产生（少见）的或是后天获得（普遍）的。食管憩室主要分为牵拉型（少见）和压力型（常见）憩室两种。

牵拉型憩室通常由纵隔淋巴结的肿大所致（结核多见），因而常位于食管的上半部分。恶性淋巴结肿大很少引起牵拉型食管憩室。随着结核患病率的降低，位于中段食管压力型憩室增多。

压力型憩室可位于食管的任何部位，但以下半段食管最为常见。其中，靠近横膈的憩室又被称作膈上憩室，这些憩室通常位于食管的右后外侧。

压力型憩室通常提示患者可能存在食管蠕动的异常或远端食管梗阻的问题[38]。贲门失弛缓症和弥漫性食管痉挛均会导致压力型憩室的形成，对患者食管运动功能的评估十分重要[39]。

临床表现

患者的临床症状通常可以反映憩室压力效应的大小以及引起憩室的基础疾病的严重程度。患者胸痛和 / 或吞咽困难是导致食管憩室得以发现的主要原因。较大的食管憩室还可出现炎症、窦道、穿孔和癌变等并发症。

诊断

当患者有胸痛或吞咽困难症状时，大多数食管憩室可在内镜检查或上消化道造影中被发现。体积较大内含食物的食管憩室可在常规胸部 X 线检查中显影。对于重症患者，可行食管测压检查评估患者的食管运动功能。

治疗

体积较小的食管憩室本身不需要治疗，而应重视对潜在食管运动功能障碍的治疗。若憩室本身引起症状，则应行手术切除。食管憩室的手术治疗主要有三方面的内容：切除憩室，严密关闭切口；食管或贲门肌层切除术；抗反流手术。与传统开腹手术相比，目前更多使用微创技术完成上述操作。

感谢

所有关于高分辨率食管测压检查的图表均由 Mark Fox 医生友情提供。

● 关键点

- 贲门失迟缓症是一种少见的疾病，贲门球囊扩张术或外科手术对其都能取得较好的疗效。

- 外科手术与球囊扩张相比，可使患者吞咽困难的症状得到更大程度的缓解。然而两者改善患者生活质量的时间没有差异，且后者价格较为低廉。

- 对于有严重基础疾病不宜手术的患者，可采用 LOS 肉毒素注射的方法治疗贲门失弛缓症。

- 弥漫性食管痉挛患者的主诉通常为胸痛。由于其呈间歇性发作的特点，诊断十分困难。对于诊断困难的患者，可以采用移动式食管测压装置。

- 弥漫性食管痉挛通常不需要手术，但对于严重病例可行食管肌层切开术进行治疗。

- 许多自身免疫性疾病可以出现食管受累，特别是系统性硬化症（食管受累者占80%）。

- 食管憩室大多为压力型憩室，好发于食管运动障碍部位以内或其近端。

- 体积较小的食管憩室本身不需要治疗，而应重视对潜在食管运动功能障碍的治疗。若憩室本身引起症状，则应行手术切除。

- 非特异性食管运动异常并不能作为患者的诊断，其与患者的症状之间关系很小。这些患者常有潜在的胃食管反流病，其治疗效果一般较好。

（杨　帆　臧　鑫　译）

参考文献

1. Podas T, Eaden J, Mayberry M et al. Achalasia: a critical review of epidemiological studies. Am J Gastroenterol 1998; 93(12):2345–7.

2. Mearin F, Mourelle M, Guarner F et al. Patients with achalasia lack nitric oxide synthase in the gastro-oesophageal junction. Eur J Clin Invest 1993; 23: 724–8.

3. Kraichely RE, Farrugia G. Achalasia: physiology and etiopathogenesis. Dis Esophagus 2006; 19:213–23.

4. Pasricha PJ, Ravich WJ, Hendrix TR et al. Intrasphincteric botulinum toxin for the treatment of achalasia. N Engl J Med 1995; 322:774–8.

5. Fishman VM, Parkman HP, Schiano TD et al. Symptomatic improvement in achalasia after botulinum toxin injection into the lower oesophageal sphincter. Am J Gastroenterol 1996; 91:1724–30.

6. Gordon JM, Eaker EY. Prospective study of oesophageal botulinum toxin injection in high-risk achalasia patients. Am J Gastroenterol 1997; 92:1812–17.

7. Vaezi MF, Richter JE, Wilcox CM et al. Botulinum toxin versus pneumatic dilatation in the treatment of achalasia: a randomised trial. Gut 1999; 44:231–9.

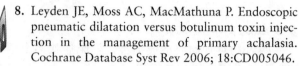

A small study, with no CONSORT diagram to explain recruitment and randomisation, and no power calculation.

8. Leyden JE, Moss AC, MacMathuna P. Endoscopic pneumatic dilatation versus botulinum toxin injection in the management of primary achalasia. Cochrane Database Syst Rev 2006; 18:CD005046.

A careful overview of the relative merits of the two techniques. Nothing has changed in the last few years.

9. Kadakia SC, Wong RKH. Graded pneumatic dilatation using Rigiflex achalasia dilators in patients with primary oesophageal achalasia. Am J Gastroenterol 1993; 88:34–8.

10. Annese V, Basciani M, Perri F et al. Controlled trial of botulinum toxin injection versus placebo and pneumatic dilatation in achalasia. Gastroenterology 1996; 111:1418–24.

11. Vela MF, Richter JE, Khandwala F et al. The long-term efficacy of pneumatic dilatation and Heller myotomy for the treatment of achalasia. Clin Gastroenterol Hepatol 2006; 4:580–7.

12. Zerbib F, Thetiot V, Benajah DA et al. Repeated pneumatic dilatations as long-term maintenance therapy for esophageal achalasia. Am J Gastroenterol 2006; 101:692–7.

13. Leeuwenburgh I, Van Dekken H, Scholten P et al. Oesophagitis is common in patients with achalasia after pneumatic dilatation. Aliment Pharmacol Ther 2006; 23:1197–203.

14. Richards WO, Torquati A, Holzman MD et al. Heller myotomy versus Heller myotomy with Dor fundoplication for achalasia: a prospective randomized double-blind clinical trial. Ann Surg 2004; 240:405–12.

A small study from a centre with a number of publications on achalasia. Compare this with their own results in earlier studies.

15. Sharp KW, Khaitan L, Scholz S et al. 100 consecutive minimally invasive Heller myotomies: lessons learned. Ann Surg 2002; 235:631–8.

16. Costantini M, Zaninotto G, Guirolli E et al. The laparoscopic Heller–Dor operation remains an effective treatment for esophageal achalasia at a minimum 6-year follow-up. Surg Endosc 2005; 19:345–51.

The most useful recent article describing long-term outcomes, highlighting the paucity of data in relation to all achalasia treatments.

17. Bonavina L, Incarbone R, Reitano M et al. Does previous endoscopic treatment affect the outcome of laparoscopic Heller myotomy? Ann Chir 2000; 125:45–9.

18. Portale G, Costantini M, Rizzetto C et al. Long-term outcome of Heller–Dor surgery for esopha-

geal achalasia: possible detrimental role of previous endoscopic treatment. J Gastrointest Surg 2005; 9:1332–9.

19. Csendes A, Velasco N, Braghetto J et al. A prospective randomized study comparing forceful dilatation and oesophagomyotomy in patients with achalasia of the oesophagus. Gastroenterology 1981; 80:789–95.

An important study and clearly the first true comparison. It is inevitably open to criticism, mainly regarding the method of pneumatic dilatation. The late follow-up paper from the same group is worth reading.

20. Kostic S, Kjellin A, Ruth M et al. Pneumatic dilatation or laparoscopic cardiomyotomy in the management of newly diagnosed achalasia. Results of a randomised controlled trial. World J Surg 2007; 31:470–8.

Another small and underpowered trial. Read in conjunction with Ref. 23 to see the effects of different endpoints.

21. Urbach DR, Hansen PD, Khajanchee YS et al. A decision analysis of the optimal initial approach to achalasia: laparoscopic Heller myotomy with partial fundoplication, thoracoscopic Heller myotomy, pneumatic dilatation or botulinum toxin injection. J Gastrointest Surg 2001; 5:192–205.

22. O'Connor JB, Singer ME, Imperiale TF et al. The cost-effectiveness of treatment strategies for achalasia. Dig Dis Sci 2002; 47:1516–25.

23. Kostic S, Johnsson E, Kjellin A et al. Health economic evaluation of therapeutic strategies in patients with idiopathic achalasia: results of a randomized trial comparing pneumatic dilatation with laparoscopic cardiomyotomy. Surg Endosc 2007; 21:1184–9.

24. Karanicolas PJ, Smith SE, Inculet RI et al. The cost of laparoscopic myotomy versus pneumatic dilatation for esophageal achalasia. Surg Endosc 2007; 21:1198–206.

25. Devaney EJ, Lannettoni MD, Orringer MB et al. Esophagectomy for achalasia: patient selection and clinical experience. Ann Thorac Surg 2001; 72:854–8.

A highly informative case series that highlights the problems faced in dealing with end-stage disease.

26. Meijssen MA, Tilanus HW, van Blankenstein M et al. Achalasia complicated by oesophageal squamous cell carcinoma: a prospective study in 195 patients. Gut 1992; 33:155–8.

27. Aggestrup S, Holm JC, Sorensen HR. Does achalasia predispose to cancer of the esophagus? Chest 1992; 102:1013–16.

28. Streitz JM Jr, Ellis FH Jr, Gibb SP et al. Achalasia and squamous cell carcinoma of the eosophagus: analysis of 241 patients. Ann Thorac Surg 1995; 59:1604–9.

29. Sandler RS, Nyren O, Ekbom A et al. The risk of esophageal cancer in patients with achalasia. A population-based study. JAMA 1995; 274:1359–62.

30. Zendehdel K, Nyren O, Edberg A et al. Risk of esophageal adenocarcinoma in achalasia patients, a retrospective cohort study in Sweden. Am J Gastroenterol 2007 (Epub ahead of print).

31. Pinotti HW. A new approach to the thoracic esophagus by the abdominal trans-diaphragmatic route. Langenbeck's Arch Chir 1983; 359:229–35.

32. Portale G, Costantini M, Zaninotto G et al. Pseudoachalasia: not only esophago-gastric cancer. Dis Esophagus 2007; 20:168–72.

33. Osgood H. A peculiar form of oesophagismus. Boston Med Surg J 1889; 120:401–5.

34. Richter JE, Bradley LA, Castell DO. Esophageal chest pain: Current controversies in pathogenesis, diagnosis and therapy. Ann Intern Med 1989; 110:66–78.

35. Barham CP, Gotley DC, Fowler A. Diffuse oesophageal spasm: diagnosis by ambulatory 24 hour manometry. Gut 1997; 41:151–5.

The first study to characterise diffuse oesophageal spasm in this way. It emphasises the importance of manometric abnormality and symptom correlation.

36. Leconte M, Douard R, Gaudric M et al. Functional results after extended myotomy for diffuse oesophageal spasm. Br J Surg 2007; 94:1113–18.

37. Hsi JJ, O'Connor MK, Kang YW et al. Nonspecific motor disorder of the esophagus: a real disorder or a manometric curiosity? Gastroenterology 1993; 104:1281–4.

38. Kaye MD. Oesophageal motor dysfunction in patients with diverticula of the mid-thoracic oesophagus. Thorax 1974; 29:666–72.

39. Di Marino AJ, Cohen S. Characteristics of lower esophageal sphincter function in symptomatic diffuse esophageal spasm. Gastroenterology 1974; 66:1–6.

第 17 章

食管旁食管裂孔疝及胃扭转

Kyle A. Perry · John G. Hunter

引言

食管旁食管裂孔疝是一种较少见的疾病，约占全部食管裂孔疝的 10%。1903 年的一次尸检[1]和 1926 年 Akerlund 上消化道 X 线造影[2]首先发现和确定了这个疾病。这些疝可能引起危及生命的并发症，包括胃扭转继发的绞窄和穿孔，因此从那时起已公认这些疝的重要性[3]。由于腹腔镜修补术的不断发展，食管旁食管裂孔疝的治疗已经发生很大的改变。

流行病学

食管裂孔疝在人群中的发病率约为 10%[4]，而食管旁食管裂孔疝约占食管裂孔疝 15%[3,4]。食管旁食管裂孔疝主要发生在晚年，女性居多，女性与男性发病比率 2：1，抗反流手术后偶尔发生此并发症。呈家族性发病特点的食管裂孔疝儿童，其兄弟姐妹发病风险较正常人群增加 20 倍左右[5]。

解剖和发病史

食管经膈食管裂孔进入腹部，食管裂孔各缘由右膈脚[6]和不同比例的左膈脚构成。尽管不一定准确，但食管裂孔的解剖和修补，通常仅指膈左、右脚的各缘。膈食管韧带使食管腹腔段固定在膈上并以维持鳞柱状上皮交界处在膈肌裂孔内或稍远的位置防止胃通过食管裂孔[7]。

胃食管交界处和食管裂孔正常解剖改变导致胃进入胸腔形成疝。形成这些疝的病因往往不清楚。亚洲和非洲人群很少发生食管裂孔疝，食管裂孔疝常发生在腹部压力增加，例如肥胖和怀孕的情况下。裂孔疝分 Ⅰ～Ⅳ 四型，Ⅱ～Ⅳ 型即食管旁食管裂孔疝（图 17.1）。这种命名略有混乱，因为随着患者体位的变化，"巨大食管裂孔疝"既可以是滑动性疝亦可以是食管旁食管裂孔疝，"巨大食管裂孔疝"通常指分型为Ⅲ、Ⅳ型的食管旁食管裂孔疝。

绝大多数（90%）裂孔疝是Ⅰ型或滑动型疝，贲门向上疝出进入胸腔，食管下段括约肌向近端移动。膈食管韧带变薄但依然完整[8]。因为胃壁是疝囊的一部分，这与腹股沟滑动疝的腹膜后结构类似，因此此类疝称之为食管裂孔滑动疝。

Ⅱ型裂孔疝（真性食管旁食管裂孔疝）不常见，约占食管裂孔疝的 3%。此型疝胃食管交界处位置不变，由于裂孔扩大形成胃底疝。由于大多数食管旁食管裂孔疝是Ⅰ型裂孔疝直接发展成Ⅲ型（混合型食管旁裂孔疝），因此此类疝非常少见。

Ⅲ型（混合型）裂孔疝是指Ⅰ和Ⅱ型裂孔疝同时存在。食管旁食管裂孔疝手术修补后的大多数患者会形成此类疝。由于Ⅰ型裂孔疝缺损扩大，经膈的压力梯度增大使胃向头端迁移从而引起这些疝。此类疝存在真正的疝囊，同时存在胃底向胸腔的疝出和胃食管道接部向上的移动，保持正常胃位置的结构松弛导致疝形成，随病程进展，X 线造影可出现倒置的胸腔胃[9]。胃的活动性增加导致患者容易出现胃扭转，本章最后会详细讲解胃扭转。

Ⅳ型裂孔疝是一种大的疝，疝囊内有其他内脏或腹部器官，以横结肠多见。脾疝罕见。

与其他疝一样，随时间推移食管旁裂孔疝不断增大。病程早期它们的临床症状轻，但多数患者有胃食管反流症状，患者通常已接受药物治疗或完全没有接受治疗。当疝变大形成食管旁食管裂孔疝时，贲门食管角改变。是当食管旁食管裂孔疝再形

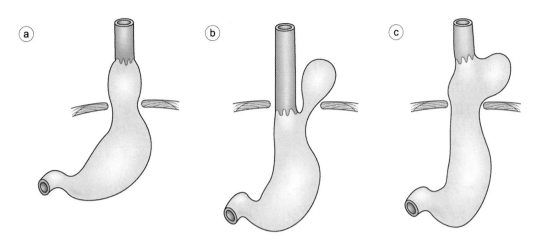

图 17.1 ● 食管裂孔疝的分型。(a)　I 型（滑动型）；(b)　II 型（真性食管旁裂孔疝）；(c)　III（混合型）。

成一个更强大的抗反流阀时，反流症状反而减轻[10]。当 X 线造影显示至少一半的胃位于胸内，术前内镜检查疝长度至少为 6cm，术中检查左右膈脚距离至少 5cm 时的疝称为巨大食管旁食管裂孔疝[11,12]。这些疝的修补原则与所有的食管旁食管裂孔疝相同，疝囊较大和食管可能缩短增加了这些病例的修补难度。

临床表现和诊断

大约一半的食管旁食管裂孔疝临床症状轻微，多在做其他检查时偶然发现其影像学改变。疝的症状包括上腹部或胸痛，胃灼热，餐后腹胀，反流或吞咽困难。许多症状无特异性，可能与急性心肌梗死、胃溃疡或肺炎的这些症状相似。II 型裂孔疝无反流症状，而 III 型裂孔疝多数出现餐后胸痛伴或不伴有反流症状（例如胃灼热、吞咽困难或反流）。其他症状还包括 1957 年 Collis 首先发现的由于裂孔周围反复活动引起胃黏膜腐蚀导致慢性失血而继发的缺铁性贫血[13]或 Mayo 中心的 Cameron1 发现的膈溃疡导致的慢性失血继发的缺铁性贫血[14,15]。

在前肠梗阻急性期，胸 X 射线呈现心脏后气液平面相，通常膈以下也存在气液平面。钡餐可以显示肠扭转的梗阻水平，在诊断不明确时，可以用钡餐确诊。局部缺血期，出现败血性休克伴有上腹部疼痛和由此引起的多器官功能障碍。值得注意的是食管旁食管裂孔疝的致命症状是非常少见的。

在手术治疗前，一些平面的检查手段有助于对食管裂孔疝的类型、胃食管反流的程度及食管的移动性进行分类。钡餐可显示食管缩短和对裂孔疝分类，有助于决定患者（特别是无症状虚弱患者）的治疗方案。食管测压法可用于检查食管运动功能障碍，从而避免完全胃底折叠术的使用，但由于下食管括约肌以下放置导管困难使测压法在技术上不可行。上消化道内镜检查可用于检查胃缺血、溃疡或腐蚀。如果存在胃溃疡，手术应该推迟到溃疡愈合后或质子泵抑制剂治疗至少 6 周后。

手术适应证

现在公认，无论有无症状的患者，符合手术指征时都应进行手术修补。早期研究发现紧急手术后死亡率增加，紧急手术死亡率为 30% 而择期手术仅为 1%。1967 年，Skinner 和 Belsey 发现 21 个明确诊断为食管旁食管裂孔疝的患者接受保守治疗 5 年后 6 个人死于裂孔疝并发症[11]。

最近许多研究表明，患者的病程和手术转归可能存在差异。Allen 等随访了 23 个拒绝手术修补的食管旁食管裂孔疝患者，平均随访时间 78 个月，随访期间没有危及生命的并发症发生[16]。其他人主张无症状或轻微症状的食管旁食管裂孔疝患者可采取密切观察的策略，仅有 1.2% 患者需要紧急手术，其中手术死亡率为 5.4%[17]。

 现在推荐所有的 II 型裂孔疝行手术修补，有症状的 III 型裂孔疝患者也要考虑修补。然而，年老虚弱并有明显并发症的患者手术修补风险大，适合密切观察保守治疗。

手术方法

食管旁食管裂孔疝修补原则

食管旁食管裂孔疝可经开胸、开腹或腹腔镜修补。每种方法的手术修补原则相同[18-20]。

1. 完全切除疝囊。
2. 将疝出的胃和食管远端 2 ~ 3cm 复位至腹腔。
3. 修补食管裂孔。

经胸手术修补

传统上主张食管旁食管裂孔疝经胸手术修补。开胸手术修补视野开阔，食管的移动度大。然而，此方法住院时间长，切口不适。胃盲目复位存在器官轴旋转复发的可能性，同时器官轴旋转能导致术后腹腔内胃扭转。

经腹手术修补

食管旁食管裂孔疝可经腹修补，此手术比较常见，解剖定位清楚，可使胃复位到正确位置并且不需要单肺通气或胸腔引流。缺点是食管移动和必要时食管延长（Collis 胃形成术）均受到限制。

腹腔镜修补

自从 1992 年 Cuschieri 等介绍了此方法[21]，腹腔镜食管旁食管裂孔疝修补术逐渐被普及并证实其可行、安全有效[22-29]。腹腔镜修补具有开胸（可到达裂孔，直视下能够使食管广泛移动）和开腹术（死亡率低，不需要单肺通气或术后胸管）两者的优点。另外，此方法创伤小，更适合于老年人。然而，这个方法在技术上具有更高的要求，需要先进的腹腔镜技术并且术后复发率高。

体位设备和套管针放置

患者全身麻醉仰卧分腿位。静脉注射抗生素，放置 Foley 导管和序贯下肢气囊加压装置。手术主刀医生站在患者两腿间，一助站在患者左边。

共需要 5 个 trocar（图 17.2）。使用 Veress 针进入腹膜，中线左边剑突下 15cm 放置一个 11mm trocar，两个套针放在左肋下：剑突下 12cm 左侧放置一个 12mm trocar，剑突下 8cm 左侧放置一个 5mm trocar。最后 2 个 5mm trocar 放在右边肋缘，一个在剑突下 10cm 稍右，另一个在剑突下 10cm 再右侧。一个 Nathenson 肝拉钩用于拉开肝左叶，暴露食管裂孔。

疝囊和胃底复位

将胃从疝囊轻柔地复位（图 17.3）并确定左膈肌脚。沿着胸内筋膜和疝囊间的左膈肌脚切开。用超声刀解剖分离前面的膈食管膜，把胃拉到左边，暴露右膈肌脚。分离小网膜松弛部，沿右膈肌脚解剖到脚交叉处。然后使用超声刀解剖分离胃脾韧带，

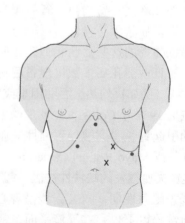

图 17.2 • 腹腔镜食管旁裂孔疝修补术 trocar 放置。

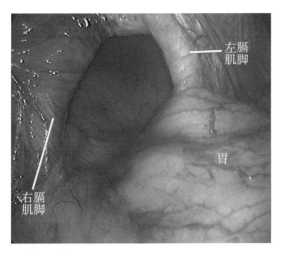

图 17.3 ● 较大的食管旁裂孔疝（分离前胃已经回到腹腔）。

合，如 0 号丝线（图 17.4）。这有利于将气腹压力控制在 7cm 水柱以内，从而避免膈肌破口因为气腹压力的原因开放。一旦闭合，闭合的正确性可以通过 56-60 French Maloney 扩张器检测，这个扩张器与新的裂孔孔径完全符合。当横隔膜修补处在扩张器位置呈现食管'挤拢状态'，应拆除一针缝线。相反，当其呈现松弛状态，则应将扩张器拉向近端并在修补处加缝一针。除了缝合以外，还建议使用生物补片加强脚的修补。使用猪小肠黏膜下层制成的 U 形补片（3cm×5cm）覆盖在修补处。使用组织黏合剂把补片"黏合"在横隔膜（图 17.5）以减少缝合角度困难或使用疝钉造成胸内损伤的风险。

分离胃短血管到胃头部。分离胃后壁的粘连形成一个后食管窗口，经过这一窗口将 Penrose 引流管放置在食管周围以将其向尾部牵拉，并可获得更好的纵隔解剖暴露。从右向左进行解剖，打开疝囊露出腹膜腔和纵隔之间的平面。用超声刀仔细分离此平面并仔细分辨和保护迷走神经干和裂孔瘢痕组织，这些瘢痕组织有助于膈肌脚的闭合。随着疝囊的轻微收缩，疝囊可以在纵隔外轻微移动并复位到腹腔。许多术者切除疝囊，但是应严格避免伤及经过膈上脂肪内的疝囊附近的迷走神经。我们通常切除大部分疝囊，包括所有的疝囊和食管左侧的膈上脂肪，并远离迷走神经干和胃左动脉终支。

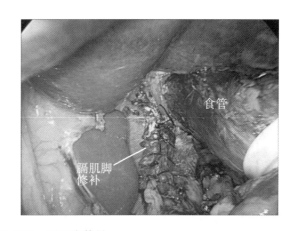

图 17.4 ● 膈肌脚修补。

食管长度测定

当疝囊从纵隔完全复位后，腹腔内无张力的食管长度至少为 2.5cm。如果食管缩短，则需进行胸内食管游离以提供需要的食管长度。如果食管短缩明显，需要行胃成形术。以 His 角下 3cm 作为标记点，经左上象限 trocar 插入 2 ~ 3 个直线内镜切割缝合器横向切割。当到达食管扩张器后，沿着探针垂直切割形成一个 3 ~ 4cm 的新食管[30]。

膈肌脚解剖和修补

当疝囊完全复位和腹内食管长度正确后，应注意膈肌脚的闭合。使用间断的脱脂不可吸收性线缝

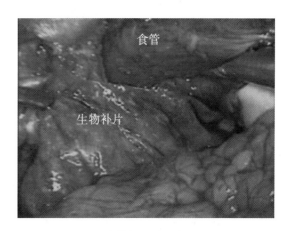

图 17.5 ● 重叠在膈肌脚修补处的生物补片。

胃底折叠术

完成膈肌脚的修补之后，常规应进行抗反流操作，如果不抗反流则 20% ~ 40% 会引起术后反流并且术前检查对术后反流没有预测作用[31-36]。除了有严重的食管蠕动障碍需进行部分胃底折叠术外其余均可进行 Nissen 胃底折叠术。floppy Nissen 手术将胃底与食管后方固定。当实施了楔形胃成形术，切割线与胃壁相反时，胃底折叠术的头针在新食管以上的真食管处缝合并保证没有胃黏膜位于外表面。胃底折叠术胃和食管缺口采用 2-0 丝线或尼龙线缝合。可在胃底折叠的后方与食管表面加缝一针。

食管旁食管裂孔疝现存的治疗争议

尽管许多中心已经采用腹腔镜食管旁食管裂孔疝修补术作为最主要的治疗方法，但还有几个技术点存在大的争议，包括：减少术后复发的方法，食管延长术指征，膈肌脚加固方法。

复发率

复发是食管裂孔疝修补后最常见的并发症，腹腔镜手术的复发率达 14% ~ 42%，相对较高的复发率使腹腔镜手术受到批评。但只有两个研究直接比较了开放手术和腹腔镜手术的疗效。

Hashemi 等通过常规术后钡餐食管造影发现腹腔镜裂孔疝修补术比开放型修补术复发率高[25]。相反，另一个研究发现开放型手术复发率更高；然而，这个研究仅仅以症状复发为依据并没有进行常规的术后影像学研究[28]。

术后粘连的形成较少是腹腔镜修补术复发率高的原因之一，开放型修补术术后粘连较多，可有效避免复发。许多复发患者裂孔疝较小并且无症状，且未进行长期随访，因此其临床重要性还存在争议。此外还有食管短缩和膈肌脚加固方法两个因素也影响复发率。

食管延长术

一些食管外科医生否认食管短缩[36]，但是现在大多外科医生认为胃食管交界处近端移动引起食管炎症会导致食管短缩。在食管旁食管裂孔疝修补术或胃底折叠术时不能辨认食管短缩会导致修补处张力过大，手术失败率可达 33%[37-39]。

当 1957 年提出 Collis 胃成形术后[40]，食管短缩已经被接受并研究了好几十年。尽管术前检测可显示胃食管交界处的位置及证实食管确实短缩，但这些检查不能真实反映胃复位到无张力的位置的难度[41]。目前认为，经过充分的游离，腹腔无张力食管长度无法达到 2.5 ~ 3cm 则存在食管短缩。

当食管纵隔游离后不能达到足够的腹内长度时，需进行食管延长以减轻张力，从而避免修补处向头侧导致疝的复发。有多种腹腔镜食管延长的方法。作者常用的方法是在前述胃成形术的基础上使用圆型和直线型切割缝合器完成[42]。有的作者推荐使用胸腹腔镜联合方法，在胸腔置入直线型切割缝合器，并穿过食管裂孔完成胃成型术[43,44]。

10% 以上的食管旁食管裂孔疝修补术患者需要食管延长，当纵隔解剖获得的无张力食管长度不正确时就需进行食管延长。

膈肌脚增强修补术

腹腔镜食管旁食管裂孔疝修补术复发率高促使了膈肌脚增强修补术的发展；然而，还没有形成标准的脚增强修补方法。现在使用的方法包括脱脂棉缝合修补和合成的或生物补片修补。3 个前瞻性研究表明与常规修补相比增强修补的复发率更低。

两个前瞻性随机试验对合成的补片增强修补的效果进行了评估。一个研究表明患者使用聚四氟乙烯增强修补，随访 78 个月后复发率减少[45]，另一个试验使用聚丙烯补片进行疝孔增强也呈相似的结果[46]。然而，这些研究并没有仔细评估补片相关的并发症，第二个研究发现使用补片后术后早期吞咽困难增加。在裂孔附近使用合成补片存在风险，因为食管补片在裂孔处随呼吸移动，从而导致并发症发生，包括补片腐蚀、溃疡、狭窄和吞咽困难[31,47-49]。

最近，生物修复补片也用于膈肌脚修补。2006 年的前瞻性随机、多中心试验评估生物修复补片对疝复发的影响[50]。这个研究发现与基础膈肌脚修补相比，使用生物修复补片后早期复发（6 个月随访）明显减少，吞咽困难无增加，生活质量无影响。此修复比较有优势，但是并没有与合成补片修补比较的直接研究，每种方法的长期效果和并发症发生率仍不明确。

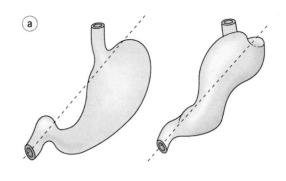

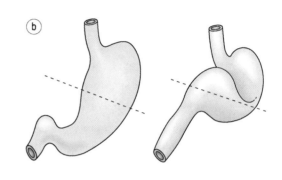

图 17.6 ● 胃扭转机制。（a）器官轴旋转；（b）中肠轴旋转。

急性胃扭转

1896 年 Berti[51] 首先提出了胃扭转是胃沿轴旋转大于 180°。急性胃扭转引起胃绞窄是食管旁食管裂孔疝令人惧怕的并发症，这也是建议无症状裂孔疝选择性修补的原因。高达 28% 急性胃扭转患者会发生胃绞窄[52]，如果不尽快诊断和积极处理，可能进一步发展成胃坏死、穿孔和重症脓毒血症导致的休克。

发生率和机制

胃扭转的确切发生率尚不清楚，但是男女发生率相同。大约 20% 发生在婴儿和幼儿，其余发生在 50 岁以上的老人。

胃扭转按旋转轴进行解剖分类（图 17.6）。器官轴型扭转是最常见的类型，几乎所有的急性胃扭转都是这种类型。胃在解剖（经度）轴即从贲门到幽门线周围旋转[9]，这经常导致胃绞窄。食管扭转时，胃窦向前沿横轴轻、中度到中、重度扭转。旋转通常不完全，可引起间断性胃梗阻而不会引起急性绞窄。

临床表现和诊断

急性胃扭转常有吞咽困难和高位胃梗阻病史。1904 年，Borchardt 描述了其典型的三联征症状：严重上腹部疼痛，反胃但不呕吐，鼻胃管不能通过[53]。由于扭转部分常位于胸腔内，患者可能会出现严重的胸痛，腹部症状反而较轻[52]。

临床病史和胸部平片对诊断很重要。X 线显示心影后气液平面，横膈膜下也存在气液平面。如果还不能诊断，钡餐可用于诊断和显示扭转的水平。

治疗

一旦确诊，首先要静脉补液并尝试经鼻胃管胃减压。如果鼻胃减压成功，症状会快速得到改善，使手术修复之前有时间静脉补液。如果不成功，患者必须立刻到手术室进行紧急手术修补。

胃扭转可经开胸、开腹或腹腔镜进行手术修复。修复原则包括疝的复位，解除胃扭转，切除所有失活组织，裂孔修补和胃前部固定术或胃底折叠术阻止扭转复发。如果鼻胃减压成功，静脉补液正确，大多可经腹腔镜进行手术。如果经胃减压急性腹膜炎不缓解，最好经剖腹手术或开胸手术完成。

● **关键点**

- 食管旁食管裂孔疝大约占食管裂孔疝的10%，其中Ⅲ型裂孔疝常见于手术修补后。
- 为防止威胁生命的并发症，符合手术指征的有症状食管旁食管裂孔疝患者应该进行修补术。
- 许多无症状的患者特别是老年人或有严重并发症的患者可采取仔细观察的处理措施。
- 腹腔镜食管旁食管裂孔疝修补术治疗食管旁裂孔疝安全、有效并已经在许多中心采用。
- 当充分纵隔游离后腹内食管仍不能达到2.5cm则认为食管短缩。此时可采用扩大纵隔游离＋食管延长术。
- 如果不能分辨食管有无缩短那么33%以上开放型和腹腔镜裂孔修补手术会失败。
- 腹腔镜食管旁食管裂孔疝修补时应用补片增强术降低了早期复发率，但关于这些方法的长期疗效和并发症的数据还待定。
- 急性胃扭转是食管旁食管裂孔疝的一个严重并发症，需要积极处理以免发生危及生命的胃绞窄、穿孔和梗阻。
- 急性胃扭转术前经胃减压后，大多患者可经腹腔镜手术修补。然而，急性腹膜炎患者需经腹或经胸进行开放型手术。

（李运 赵博 译）

参考文献

1. Andrew LT. The height of the diaphragm in relation to the position of certain abdominal viscera. Lancet 1903; 1:790.
2. Akerlund A, Onnell H, Key E. Hernia diaphragmatica hiatus oesophagi vom anatomischen unt rontgenologischen gesichtspunct. Acta Radiol 1926; 6:3–22.
3. Ellis FH Jr, Crozier RE, Shea JA. Paraesophageal hiatus hernia. Arch Surg 1986; 121:416–20.
4. Hill LD, Tobias JA. Paraesophageal hernia. Arch Surg 1968; 96:735–44.
5. Carre IJ, Johnston BT, Thomas PS et al. Familial hiatal hernia in a large five generation family confirming true autosomal dominant inheritance. Gut 1999; 45:649–52.
6. Marchand P. The anatomy of esophageal hiatus of the diaphragm and the pathogenesis of hiatus herniation. J Thorac Surg 1959; 37:81–92.
7. Kahrilas PJ, Wu S, Lin S et al. Attenuation of esophageal shortening during peristalsis with hiatus hernia. Gastroenterology 1995; 109:1818–25.
8. Skinner DB, Roth JLA, Sullivan BH et al. Reflux esophagitis. In: Berk JE (ed.) Gastroenterology, 4th edn. Philadelphia: WB Saunders, 1985; pp. 717–68.
9. Kahrilas PJ, Speiss AE. Hiatus hernia. In: Castell DO, Richter JE (eds) The esophagus, 3rd edn. Philadelphia: Lippincott, Williams & Wilkins, 1999; pp. 381–96.
10. Wo JM, Branum GD, Hunter JG et al. Clinical features of type III (mixed) paraesophageal hernia. Am J Gastroenterol 1996; 91:914–16.
11. Skinner DB, Belsey RH. Surgical management of esophageal reflux and hiatal hernia: long-term results of 1,030 patients. J Thorac Cardiovasc Surg 1967; 53:33–54.
12. Treacy PJ, Jamieson GG. An approach to the management of paraesophageal hiatus hernias. Aust NZ J Surg 1987; 57:813–17.
13. Collis JL. A review of surgical results in hiatus hernia. Thorax 1961; 16:1149.
14. Cameron AJ. Incidence of iron deficiency anemia in patients with large diaphragmatic hernia: a controlled study. Mayo Clin Proc 1976; 51:767–9.
15. Cameron AJ, Higgins JA. Linear gastric erosion: a lesion associated with large diaphragmatic hernia and chronic blood loss anemia. Gastroenterology 1986; 91:338–42.
16. Allen MS, Trastek VF, Deschamps C et al. Intrathoracic stomach: presentation and results of operation. J Thorac Cardiovasc Surg 1993; 105:253–8.
17. Stylopoulos N, Gazelle GS, Rattner DW. Paraesophageal hernias: operation or observation? Ann Surg 2002; 236:492–500.
18. Edye M, Salky B, Posner A et al. Sac excision is essential to adequate laparoscopic repair of paraesophageal hernia. Surg Endosc 1998; 12:1259–63.
19. Patel HJ, Tan BB, Yee J et al. A 25-year experience with open primary transthoracic repair of paraesophageal hiatus hernia. J Thorac Cardiovasc Surg 2004; 127:843–9.
20. Watson DI, Davies N, Devitt PG et al. Importance of dissection of the hernial sac in laparoscopic surgery for large hiatal hernias. Arch Surg 1999;

134:1069–73.

21. Cuschieri A, Shimi S, Nathenson LK. Laparoscopic reduction, crural repair, and fundoplication of large hiatal hernia. Am J Surg 1992; 163:425–30.

22. Diaz S, Brunt LM, Klingensmith ME et al. Laparoscopic paraesophageal hernia repair, a challenging operation: medium-term outcome of 116 patients. J Gastrointest Surg 2003; 7:59–66.

23. Edye MB, Canin-Endres J, Gattorno F et al. Durability of laparoscopic repair of paraesophageal hernia. Ann Surg 1998; 228:528–35.

24. Gantert WA, Patti MG, Arcerito M et al. Laparoscopic repair of paraesophageal hiatal hernias. J Am Coll Surg 1998; 186:428–32.

25. Hashemi M, Peters JH, DeMeester TR et al. Laparoscopic repair of large type III hiatal hernia: objective follow-up reveals high recurrence rate. J Am Coll Surg 2000; 190:553–60.

26. Horgan S, Eubanks TR, Jacobsen G et al. Repair of paraesophageal hernias. Am J Surg 1999; 177:354–8.

27. Mattar SG, Bowers SP, Galloway KD et al. Long-term outcome of laparoscopic repair of paraesophageal hernia. Surg Endosc 2002; 16:745–9.

28. Schauer PR, Ikramuddin S, McLaughlin MD et al. Comparison of laparoscopic versus open repair of paraesophageal hernia. Am J Surg 1998; 176:659–65.

29. Wiechmann RJ, Ferguson MK, Naunheim KS et al. Laparoscopic management of giant paraesophageal herniation. Ann Thorac Surg 2001; 71:1080–6.

30. Terry ML, Vernon A, Hunter JG. Stapled-wedge Collis gastroplasty for the shortened esophagus. Am J Surg 2004; 188:195–9.

31. Behrns KE, Schlinkert RT. Laparoscopic management of paraesophageal hernia: early results. J Laparoendosc Surg 1996; 6:311–17.

32. Trus TL, Bax T, Richardson WS et al. Complications of laparoscopic paraesophageal hernia repair. J Gastrointest Surg 1997; 1:221–7.

33. Casabella F, Sinanan M, Horgan S et al. Systematic use of gastric fundoplication in laparoscopic repair of paraesophageal hernias. Am J Surg 1996; 171:485–9.

34. Lal DR, Pellegrini CA, Oelschlager BK. Laparoscopic repair of paraesophageal hernia. Surg Clin North Am 2005; 85:105–18.

35. Swanstrom LL, Jobe BA, Kinzie LR et al. Esophageal motility and outcomes following laparoscopic paraesophageal hernia repair and fundoplication. Am J Surg 1999; 177:359–63.

36. Lam CR, Gahagan TH. The myths of the short esophagus. In: Nyhus LM, Harkins HN (eds.) Hernia. Philadelphia: JB Lippincott, 1964; p. 450.

37. DePaula AL, Hashiba K, Bajutto M et al. Laparoscopic reoperations after failed and complicated antireflux operations. Surg Endosc 1995; 9:681–6.

38. Ellis FH Jr, Gibb SP, Heatley GJ. Reoperation after failed antireflux surgery: review of 101 cases. Eur J Cardiothorac Surg 1996; 10:225–31.

39. Jobe BA, Horvath KD, Swanstrom LL. Postoperative function following laparoscopic Collis gastroplasty for shortened esophagus. Arch Surg 1998; 133:867–74.

40. Collis JL. An operation for hiatus hernia with short oesophagus. Thorax 1957; 12:181–8.

41. Gastal OL, Hagen JA, Peters JH et al. Short esophagus: analysis of predictors and clinical implications. Arch Surg 1999; 134:633–6.

42. Johnson AB, Oddsdottir M, Hunter JG. Laparoscopic Collis gastroplasty and Nissen fundoplication: a new technique for the management of esophageal foreshortening. Surg Endosc 1998; 12:1055–60.

43. Horvath KH, Swanstrom LL. Endoscopic esophageal lengthening procedures for the shortened esophagus: the combined laparoscopic/thoracoscopic Collis gastroplasty. In: Zucker CA (ed.) Surgical laparoscopy, 2nd edn. Baltimore: Williams & Wilkins, 2001; pp. 445–56.

44. Swanstrom LL, Marcus DR, Galloway GQ. Laparoscopic Collis gastroplasty is the treatment of choice for the shortened esophagus. Am J Surg 1996; 171:477–81.

45. Frantzides CT, Madan AK, Carlson MA et al. A prospective, randomized trial of laparoscopic polytetrafluoroethylene (PTFE) patch repair vs simple cruroplasty for large hiatal hernia. Arch Surg 2002; 137:649–52.

46. Kamolz T, Granderath FA, Bammer T et al. Dysphagia and quality of life after laparoscopic Nissen fundoplication in patients with and without prosthetic reinforcement of the hiatal crura. Surg Endosc 2002; 16:572–7.

47. Granderath FA, Kamolz T, Schweiger UM et al. Impact of laparoscopic Nissen fundoplication with prosthetic hiatal closure on esophageal body motility: results of a prospective randomized trial. Arch Surg 2006; 141:625–32.

48. Paul MG, DeRosa RP, Petrucci PE et al. Laparoscopic tension-free repair of large paraesophageal hernias. Surg Endosc 1997; 11:303–7.

49. Tatum RP, Shalhub S, Oelschlager BK et al.

Complications of PTFE mesh at the diaphragmatic hiatus. J Gastrointest Surg 2008; 12(5):953–7.

50. Oelschlager BK, Pellegrini CA, Hunter JG et al. Biologic prosthesis reduces recurrence after laparoscopic paraesophageal hernia repair: a multicenter, prospective, randomized trial. Ann Surg 2006; 244:481–90.

51. Berti A. Singulare attortigliamento dele' esofago col duodeno seguita da rapida morte. Gazz Med Ital 1896; 9:139.

52. Carter R, Brewer LA 3rd, Hinshaw DB. Acute gastric volvulus: a study of 25 cases. Am J Surg 1980; 140:99–106.

53. Borchardt M. Aus Pathologie und therapie des magenvolvulus. Arch Klin Chir 1904; 74:243.

第 18 章

胃及十二指肠的良性溃疡和上消化道术后并发症

John Wayman

概述

在最近几十年中，外科医师在消化性溃疡治疗中的作用发生了变化。由于有效的抑酸药物的出现以及对幽门螺杆菌的深入理解，外科医生的作用已经局限于少数顽固性溃疡的治疗、复杂溃疡的急诊治疗、溃疡手术并发症的治疗。

难治性消化性溃疡的治疗

内镜确诊

胃和十二指肠溃疡分别经内科治疗 12 周和 8 周，无明显治愈效果的称之为难治性溃疡。难治性胃溃疡必须重新取活检，因为一些表面上像良性溃疡的病变其实已经进展为早期胃癌。鉴别异型增生、肿瘤与其他不常见的黏膜病变的关键在于对病变进行内镜下观察，积极活检并行组织病理学检查。所有的胃溃疡必须多次进行内镜检查，观察愈合境况并取活检作组织病理学检查。而对于无症状的十二指肠溃疡，则不需要行内镜检查。尽管十二指肠溃疡恶变的概率很小，但对持续存在的十二指肠溃疡也应该再次取活检，以鉴别肿瘤、感染与炎症。

明确是否存在幽门螺杆菌持续感染

有很多检测幽门螺杆菌（Helicobacter pylori, HP）感染的方法。目前已有很多研究对大多数检测手段在治疗前的检测效果作了评估。而经过正规治疗后细菌的数量会很少，这些方法的检测效果如何还并不确定，只有很少的研究对此做了分析。非侵入性的检测方法包括 ^{13}C 或 ^{14}C- 尿素呼气试验、血清学酶联免疫吸附试验，而侵入性检测方法包括对内镜活检标本进行快速尿素酶试验和组织学分析。哪一种检测方法作为诊断幽门螺杆菌感染的金标准至今还不确定。质子泵抑制剂、铋剂、抗生素等一些药物可以暂时性抑制 HP，从而使一些检测方法产生假阴性结果。治疗会降低检测方法的敏感性，而多次活检可以提高其敏感性[1]。应用Warthin–Starry 染色或者改良 Giemsa 染色的组织学方法是最敏感的检测手段，而且由于 Giemsa 染色更加简单、便宜，因此它成为目前应用最多的检测方法。尽管该检查方法经常在其他研究中作为参照方法，但是观察者之间会产生偏差。根据不同实验室经验，其假阴性率为 5% ~ 15%。因为正规治疗后再次感染 HP 的概率很小，HP 的复发可能是来源于邻近感染灶的转移，因此在这种情况下，在胃窦及胃体同时活检可以提高诊断的准确度[2]。应用 HP 多克隆抗体的免疫组织化学检测方法可以提高诊断的敏感度，减少观察者之间的偏差[3]。在没有检测到 HP 活菌的情况下，可以采用 PCR 技术检测 HP-DNA。尽管 PCR 的敏感性最高，但常存在假阳性结果，其对诊断 HP 阳性的帮助不大。尿素呼吸试验适用于分析治疗后的 HP 感染情况[4]。粪便抗原检测是一种快速、简单而且无创的检测手段，文献报道其具有很高的准确性，并且可以很好地判断 HP 是否成功被根除[5]。HP 根除失败可能与抗生素耐药和患者依从性不好有关，前者可以改用其他抗生素，或者进行细菌培养来指导临床治疗。

原发性难治性溃疡

非甾体类消炎药 (non-steroidal anti-inflammatory drugs，NSAIDs) 的应用需要重新评估。如果怀疑患者服用阿司匹林且有所隐瞒，可以通过血浆水杨酸水平的测定来判断。另外还要分析是否存在其他的一些易感因素，如吸烟或并发的疾病。与消化性溃疡相关的一些疾病包括慢性肝病、甲状旁腺功能亢进以及慢性肾衰，特别是透析或者成功移植后的肾衰患者。吸烟的人更容易发生内科治疗和外科治疗都失败。吸烟可以减弱抑酸药的疗效，刺激胃蛋白酶的分泌，促使十二指肠内容物反流至胃，还可以增强 HP 的毒害作用，增加自由基、内皮素和血小板活化因子。另外吸烟可以减少胃黏膜血流，抑制胃黏膜分泌并抑制唾液表皮生长因子、十二指肠黏膜和胰腺的碳酸氢盐分泌，从而破坏黏膜的保护机制[6]。戒烟是有效治疗溃疡的第一步。

HP 阴性并且非 NSAID 引起的难治性溃疡应该怀疑卓 - 艾综合征 (Zollinger-Ellison syndrome，ZES)，特别是十二指肠第二部分的溃疡或者十二指肠部大的融合性溃疡时应特别注意该病的可能（见下文）。在治疗难治性溃疡之前，应该先排除高胃泌素血症。

如果没有发现顽固性溃疡的病因，则需要长期服用抑酸药物。这些患者还可以进行择期手术，相对于药物治疗的风险与费用来说手术也有相对的风险与益处，在术前必须进行仔细评估。无论是否手术，都应该考虑到顽固性溃疡并发症的风险、患者遭受的痛苦程度以及患者耐受手术的情况。

择期手术治疗顽固性溃疡

十二指肠溃疡手术治疗的发展主要围绕在减少胃酸分泌上，包括切除大部分壁细胞团，切除支配壁细胞分泌的迷走神经或者切除胃窦部分泌胃泌素的细胞。降低溃疡复发概率的同时，应尽量避免手术所导致的系统性副作用以及代谢后遗症，改善患者的术后生活质量。

20 世纪 70 年代中期趋向于行高选择性迷走神经切断或者近端胃迷走神经切断，既去除了支配壁细胞分泌的迷走神经，又保留了胃窦以及幽门部的神经支配。虽然胃的排空功能受到一定程度的损伤，但并不需要行胃引流术。这是第一种不需要旁路、破坏或者切除幽门的手术，因此比其他手术的副作用要小。无论是十二指肠溃疡还是胃溃疡，该手术主要关心溃疡复发率，有经验的医生可以将复发率控制在 5% ~ 10%[7]。

前壁浆肌层切开加迷走神经后干切断术可以更完全地切断近端胃的迷走神经[8]。目前已经证明，迷走神经后干切断后，患者不会出现严重的腹泻，而且保留了幽门的神经支配，从而保持其完整性。迷走神经干切断加幽门成形、旁路或者幽门切除术有导致终身腹泻的风险，造成社会功能障碍，这在患者中所占的比例很高，因此目前已经不采用该术式[9]。

一些外科医生主张迷走神经干切断联合胃窦切除术，认为该手术是降低胃酸分泌的最有效式，并且其复发率很低，约为 1%。后来对该手术进行了改良，选择性切断迷走神经，保留迷走神经的肝支和腹腔纤维，从而减少了副作用，特别是腹泻，但是仍然存在倾倒综合征的问题。除此之外，还可能导致胆汁性胃炎和食管炎，除非行 Roux-en-Y 吻合，但是这样又会增加胃溃疡的复发，为克服这一点就必须将胃的切除范围扩大。目前还没有很完美的治疗胃溃疡的手术，确实每一种手术都有其副作用和风险。

难治性十二指肠溃疡的手术治疗

目前还没有很好的证据支持手术治疗难治性溃疡。直觉上来讲，单纯 HSV 的预后很差，因为从以前的数据来看，HSV 的成功率比现代药物治疗的成功率要低。由此看来，切除胃窦部分泌胃泌素的黏膜联合切除壁细胞或者切断胃壁细胞的迷走神经支配是必需的。可考虑的手术包括：

- 选择性迷走神经切断加胃窦切除术。由于其副作用很小，目前被广泛采用。该手术并不简单，特别是在下段食管和贲门部分离周围组织时，需要非常细心。在切除胃窦之前将迷走神经切断，并在术中进行检验。可以行胃十二指肠吻合 (Billroth Ⅰ)，也可采用 Roux-en-Y 胃空肠吻合术。后者可以减少胆汁反流入残余胃和食管，但是易引起吻合口溃疡，因此 Roux-en-Y 胃空肠吻合时建议至少切除 2/3 的胃。
- 胃次全切术。理论上讲将大部分胃壁细胞切除可以降低溃疡的复发，事实上胃次全切除确实降低了溃疡的复发，但会引起一些餐后症状，特别是上腹不适和饱胀感，导致能量摄入不足。重要的是，该术式很容易引起长期的营养和代谢方面后遗症，这些并发症主要发生在女性，需要终生监测并且很难避免。

- 保留幽门的胃切除术。该术式超选择性切除迷走神经，并切除约 50% 的壁细胞和胃窦黏膜，保留了幽门及支配远端胃窦和幽门的迷走神经。与传统术式相比，该术式的并发症比较少[10,11]。在治疗早期胃癌方面，结果显示该术式有很好的长期功能[12]。

难治性胃溃疡的手术治疗

还没有可信的数据支持手术治疗难治性胃溃疡。并不建议 HSV 治疗幽门前溃疡，因为其与十二指肠溃疡的发病方式相似。近端溃疡常发生在胃小弯侧，并且常伴有萎缩性胃炎，其手术治疗方案包括切除溃疡联合 HSV、部分胃切除。HSV 或者手术切除的复发率很高，但手术死亡率很低，而且并发症更少。

腹腔镜胃溃疡手术

由于微创手术的发展，很多文献已经证明了腹腔镜下局限性溃疡手术的可行性。择期腹腔镜消化性溃疡手术的适应证与开腹手术完全一样。

卓 - 艾综合征

遇到难治性消化性溃疡，应高度怀疑 ZES。ZES 可表现为腹泻和体重降低，1/3 的患者只表现为食管炎，其特异表现为穿孔、出血、食管狭窄、空肠或吻合口溃疡。当十二指肠溃疡合并甲状旁腺功能亢进或来源不明的转移腺癌时，应高度怀疑 ZES。治疗的目的是抑制胃酸过度分泌，主要靠 PPI 类药物，如果条件允许，可以切除肿瘤。

病理

最初 ZES 是指胰腺的内分泌肿瘤，现在也包括胰腺外的胃泌素瘤。在胰腺肿瘤的患者中，2/3 的病例是多中心的[13]。至少 2/3 的肿瘤组织学证实为恶性，1/3 在明确诊断时已经发生转移[14]。肿瘤发生部位除胰腺外，最常见于十二指肠肌壁内。在 6% ~ 11% 的病例中，胃泌素瘤组织在肝、胆总管、空肠、网膜、幽门、卵巢和心脏[15]。这些胰腺外的胃泌素瘤很少转移到肝，而经常发生淋巴结转移，但比胰腺胃泌素瘤的预后好。

1/4 的 ZES 患者常合并其他内分泌肿瘤，属于家族性多发性内分泌肿瘤（multiple endocrine neoplasia，MEN-1）综合征，特别是甲状旁腺功能亢进[14]。这种患者比散发 ZES 的预后差，部分是由于胰腺内的多源性。

大部分 ZES 是散发的，与家族性 ZES 相比，其更常发生在胰腺外的部位，预后相对较好。

诊断

如果发现与胃酸高分泌有关的高胃泌素血症，就可以证实 ZES 的诊断。高胃泌素血症可以出现在胃酸缺乏的患者中，如服用抑酸药、迷走神经切断术后、恶性贫血、萎缩性胃炎、胃窦 G- 细胞异常增生或胃出口梗阻。Billroth Ⅱ 或 Pólya- 型胃切除术后的残留胃窦可以引起高胃泌素血症，在十二指肠盲端可能存在少量胃窦黏膜；如果怀疑残留胃窦，锝扫描可以帮助鉴别胃窦黏膜。如果诊断不明确或基础血清胃泌素处于临界水平，就需要进行分泌素（或钙、胰高血糖素）刺激，动态分析血清胃泌素水平。在餐后胃泌素瘤的血清胃泌素不会升高，而胃窦 G- 细胞异常增生的血清胃泌素则会升高，因此可以借助这一点来鉴别胃泌素瘤和胃窦 G- 细胞异常增生。

手术治疗 ZES

对胃泌素瘤，采用多么激进的手术是存在争论的。一项前瞻性的研究对 1981—1998 年行手术治疗的患者进行了研究，发现手术探查和切除的长期预后很好，10 年生存率为 94%[16]。由于胃泌素瘤的恶性风险很高，因此一旦诊断胃泌素瘤，不管单灶还是多灶，能切除的都需要行手术治疗。手术采用肿瘤剥除还是广泛切除也是有争议的。在过去，如果为 MEN-1 型或者存在弥散性肝转移，很多医生不建议手术治疗。然而，最近一项多中心的研究对此作了研究，发现即使对上述组[15-17]的患者行手术，其预后也是很好的。有证据表明，手术切除局限的肝胃泌素瘤，其治愈率与肝外胃泌素瘤的治愈率相似[18]。

肿瘤定位

CT 不仅可以确定肿瘤的位置，还可发现远处转移。另外还可以借助内镜超声（EUS）和术中超声确定肿瘤位置。EUS 对胰腺内肿瘤及十二指肠壁内胃泌素瘤的诊断准确性很高，可以发现直径 4mm 的肿瘤。采用奥曲肽的生长抑素受体闪烁成像技术 [^{111}In-DTPA（二乙烯三胺 - 五 - 乙酸）-DPhel]（SRS）和选择性动脉内促分泌素注射试验（selective arterial secretagogue injection，SASI）是定位胃泌素瘤最可靠的检查方法。SRS 可以发现 30% 的直径 ≤ 1.1cm 的胃泌素瘤，64% 的 1.1 ~ 2cm 瘤，96% 的 > 2cm 瘤[19]。SRS 为全身成像，特别适于胰腺外胃泌素瘤。传统的影像方法一般可以发现肝转移，但是 SRS 有更高的敏感性，可以避免一些不必要的手术探查。SASI 是将导管选择性插入十二指肠、胰腺的营养动脉和肝静脉，并依次在脾、胃十二指肠（gastroduodenal，GDA）和肠系膜上动脉（superior mesenteric，SMA）注入胰泌素，然后分别测量肝静脉胃泌素水平，从而鉴别出主要的营养血管。另外通过在 SMA 和 GDA 周围多次插管，或者在脾动脉的不同点进行上述操作，可以更加精确地判断胃泌素瘤位置。术前行 SASI 的敏感度及特异度均大于 90%[17]。

手术策略

由于术前没有精确定位而进行胰腺探查的情况越来越少，特别是在应用 SASI 和 SRS 的专业中心。然而开腹探查发现胃黏膜瘤甚至比 SRS 多 1/3[19]。如果手术探查，那么就要沿着胰腺整个长度将其游离，行视诊和触诊。如果条件允许，术中可以用腔内超声或者标准超声进行重新扫描。十二指肠肌壁触诊可发现 61% 的十二指肠胃泌素瘤，如果触诊为阴性，那么术中超声也会是阴性。但内镜十二指肠投照法可以将诊断率提高到 84%，而十二指肠切除可诊断出剩下的十二指肠胃泌素瘤[20]。如果在常规位置没有发现胃泌素瘤，则必须仔细检查其他可能出现的位置[15,16]。切除这些原发的异位肿瘤，可使患者达到长期的生物化学治愈[15]。通过这些方法，手术探查可发现 96% 的胃泌素瘤[16]。如果术中没有发现

肿瘤，一些医生主张至多考虑减少胃酸分泌的手术。特别是应用了 SASI，尽管没有找到肿瘤，但其缩小了范围，帮助我们行局限性胰腺或者十二指肠切除[17]。术中，切除前、后可以行分泌素刺激试验，通过检测胃泌素的水平来评估切除的有效性。

复杂消化性溃疡的急诊处理

尽管很少的患者需要择期手术，但很多年来仍然有许多患者因消化性溃疡的并发症而接受手术。

穿孔

消化性溃疡穿孔的预后差与很多因素有关，如诊断不及时，合并有全身疾病，入院时休克，白细胞增多以及年龄超过 75 岁。如果治疗延迟超过 24 小时，其死亡率增加 7 倍，并发症发生率是及时治疗的 3 倍，住院时间增加 2 倍。老年人身体特别脆弱，其症状与体征很不典型，而且很少有先兆症状，因此很难诊断。消化性溃疡穿孔的治疗原则是：复苏、控制污染和预防复发。

保守治疗

对消化性溃疡穿孔的发展过程研究发现，大网膜或邻近器官会自发地覆盖穿孔，特别是穿孔进展很快时，从而有效地将减少污染的范围。Taylor 保守治疗穿孔的死亡率是当时报道的手术治疗穿孔死亡率的一半[21]。最近一些小型研究表明，保守治疗的死亡率为 3%，34 例患者中有 6 例由于病情恶化转为手术治疗：5 例胃或十二指肠溃疡穿孔未封闭，1 例出现坏疽性胆囊炎[22]。一项小的随机对照试验比较了保守治疗与手术治疗，发现它们的死亡率或并发症发生率没有差别[23]。40 例接受保守治疗的患者中，有 11 例最终进行了手术治疗，这些患者大多为 70 多岁。因此一些作者主张对 70 岁以下的患者首先采取保守治疗，包括肠外广谱抗生素、静脉抑酸药、静脉液体复苏和鼻胃管减压，并在保守治疗的过程中进行密切监测。一些作者提出可以行 gastrograffin 吞咽试验（对比剂造影），如果穿孔已封闭，则采用非手术治疗[24]。一名有经验的外科医生在采取保守治疗之前应进行仔细评估，并且如果

临床改善不明显，与之前的诊断不符时，应及时进行开腹探查，缝合穿孔。

手术

大多数情况下，对十二指肠穿孔的患者仍然采取开腹手术、腹腔灌洗和单纯缝合穿孔，通常采用网膜修补。腹腔引流可能会增加并发症发生率，因此不作为常规应用。术中必须对穿孔的溃疡进行活检。该术式联合抑酸药物从长期来看，是安全有效的。90% 的穿孔与 HP 感染有关 [25]，并且 HP 根治明显减少了溃疡复发 [26]。

对于一些巨大穿孔，直径 2.5cm 或者更大，可考虑胃部分切除联合十二指肠残端缝合（也适用于巨大十二指肠溃疡出血，见下文）。如果临床情况或者专家认为需要更加迅速的手术时，可在十二指肠穿孔处留置 Foley 或 T 形管，然后再闭合穿孔，建立一可控制的瘘道。

在急诊开腹时，以前往往行局限性溃疡切除术。为了降低溃疡复发及其并发症的发病率，强烈主张 HSV。随着对溃疡治疗的理解以及择期手术的减少，目前已经不再主张这种手术。急诊局限性溃疡切除术的适应证与择期手术的适应证完全一样，现在对急性穿孔的患者已经极少采用这种术式。另外，复杂性十二指肠溃疡行迷走神经切断的结果也不令人满意 [27,28]。

1990 年首次报道了腹腔镜治疗消化性溃疡穿孔 [29]。

对 13 篇发表的文献（其中包含 658 名患者）进行的 meta 分析显示，腹腔镜手术的成功率为 84.7%，而且减少了术后疼痛以及伤口感染，但其再次手术的概率增加了 [30]。

一项总结了 96 篇文献的系统性综述，其中包括 13 篇前瞻性研究和 12 篇回顾性研究，将休克、延迟表现（> 24 小时）、医疗条件、年龄大于 70 岁、腹腔镜经验不足和美国麻醉医师协会（ASA）Ⅲ～Ⅳ级作为危险因素，研究这些危险因素对转为开腹手术的影响，以及其对术后并发症发生率的影响 [31]。通过统计发现腹腔镜修复组用的止痛药更少，住院时间更短，伤口感染率及死亡率更低。而开腹修复的优点是手术时间短，发生吻合瘘概率小。

对低危患者，腹腔镜有显著的优势。但穿孔超过 24 小时、入院时休克以及医疗条件不清楚的情况下，没有证据表明腹腔镜是有益的。有些人认为对该组患者，仍然应采用更加熟悉的开腹手术。

出血

对胃以及十二指肠溃疡引起的急性出血的治疗发生了革命性变化，主要是由于内镜技术及专业知识的飞速发展。成功救治的原则是积极的复苏，准确的内镜诊断和及时应用恰当的治疗方法。

药物治疗

尽管一些证据表明质子泵抑制剂（PPI）会影响内镜对最近出血特征的发现，但目前没有发现任何一种药物可以对总体死亡率、病发率、再出血或者需要手术治疗有作用 [32]。

强有力的证据表明，内镜治疗出血后给予质子泵抑制剂是有益的。一项来自香港的随机对照研究（n=240）显示内镜治疗后静脉给予奥美拉唑（首次静点奥美拉唑 80mg，随后 8mg/h 持续静点 72 小时）可显著降低再出血的风险 [33]。

关于凝血酸随机双盲试验的 meta 分析表明，其并没有降低再出血的风险，而且增加了脑卒中、心肌梗死、深静脉血栓和肺栓塞的并发症的发生 [34]。

生长抑素降低了胃酸和胃蛋白酶的分泌。然而目前认为生长抑素及其类似物（奥曲肽）对非静脉曲张引起的上消化道出血是没有益处的。前列腺素 E_2 及其类似物（米索前列醇）抑制胃酸的分泌，增加黏膜灌注，促进碳酸氢盐及黏液分泌。一些小型研究表明，其对控制急性出血或防止再出血是没有益处的。

内镜治疗

内镜止血的方法有很多，从而显著减少了消化性溃疡出血的急诊手术。

Meta 分析表明，如果内镜下可见活动性出血点或可见裸露的未出血血管，内镜治疗可避免急诊手术带来的高并发症发生率和死亡率，降低了急性上消化道出血的死亡率[35]。

基底部干净或没有显著色素沉着的溃疡再出血的风险很低，因此这种溃疡不需要内镜治疗。而其他情况下，如有活动性出血、内镜下可见无出血的血管或有血块附着，都需要进行内镜治疗[36,37]。

在出血点周围及出血的血管内注射 4～16ml 1：10 000 的肾上腺素，可以使 95% 的病例停止出血。再注射硬化剂（十四烷基硫酸钠，氨基乙醇）或纯酒精不但没有额外增加止血作用，反而有可能造成穿孔。纤维蛋白凝胶和凝血酶可能会更有效，但并不常用。

经常采用的技术包括热探针、多极电凝（BICAP）和氩离子血浆凝固。目前没有证据表明哪种技术更好。

金属夹与其他技术相比，有许多成功应用的报道。这可能反映了其在一些技术难点上的重要作用。在一些特定的情况下，如大血管的活动出血，金属夹就特别有用。

一些证据表明，对存在再出血高风险的患者，联合应用两种不同的技术比单纯一种的效果要好[36,37]：最常用的是肾上腺素联合热探针。

没有证据支持多次内镜治疗，除非再次出现活动性出血或者感觉上次内镜治疗不理想。然而，一些临床医生在内镜治疗 24～48 小时后对患者再次评估，如果为高风险，会考虑再次行内镜治疗。

一些医生建议对再次出血的患者，先尝试内镜治疗，之后再考虑手术。

一项来自香港的前瞻随机对照研究，对 92 名再出血的患者进行了试验，发现肾上腺素注射联合热探针治疗可以使 73% 的患者得到控制[38]。总体来讲，手术组的并发症发病率和死亡率要高；内镜治疗组中有些患者由于并发症进行了挽救性手术。在再次注射治疗失败的患者中，低血压和溃疡直径 > 2cm 是显著的危险因素。

手术

如果内镜治疗不能控制出血，就必须进行手术。另外如果最初内镜治疗成功后再次出血，也可考虑手术。通过内镜，或者患者持续吐血，或者需要持续输血，这些都可以帮助诊断再出血。如果不能确定是否存在再出血，在建议患者手术前应先行内镜检查。

如果存在再出血的高风险，应事先考虑到手术。目前有很多预测再出血和死亡的评分系统，最常用的是 Rockall 评分系统（表 18.1）。另外，溃疡直径（特别是直径 > 2cm），靠近大血管，都提示大出血的风险很高，如位于十二指肠球部下后壁的胃十二指肠溃疡，胃左动脉在胃小弯侧高处。

出血性十二指肠溃疡

远离幽门环处纵形切开十二指肠，通过指压初步止血。必要时经幽门环扩大切开范围，但尽可能保留幽门。老的教科书认为迷走神经切断应是溃疡手术必需的一部分，并建议大范围的幽门十二指肠切开，但在通常情况下该术式是没有必要的。尽量将胃和十二指肠内的血液和血块吸干净，可以更好地发现出血位置。如果仍然很难确定位置，可用 Kocherisation 技术将十二指肠切开，然后用阑尾钳查看十二指肠后部黏膜。

活动性出血或裸露血管需要进行缝扎。缝扎血管的关键点在于入路受限，与一些结构离得太近，如胆总管和慢性溃疡基底部硬的纤维核。因此需要一小、重、圆针或锥形半圆针，0 或 1 号缝线。既可采用吸收线也可用不可吸收线，因为随着溃疡的愈合线会自行脱落。

纵形缝合十二指肠切口。如果切断了迷走神经，应切开幽门环，并且横向缝合十二指肠切口，行 Heinke-Mickulicz 幽门成形术（图 18.1a）。如果十二指肠切口长度很长，横向缝合很困难，也可以纵向缝合并行胃空肠吻合。或者行 Finney 幽门成形术（图 18.1b）。

如果溃疡很大，十二指肠球部可能被完全破坏，一旦打开就不可能再关闭，这种情况下就需要行胃部分切除。分离胃右动脉和胃网膜右动脉，通过钝性和锐性分离将胃与十二指肠分开。然后切除胃窦，行胃空肠吻合，闭合十二指肠残端。尽管可以保留十二指肠降部，进行传统闭合，但是 Nissen 技术更

表 18.1 ● 急性消化道出血住院后再出血和死亡评分系统（Rockall 评分系统）

危险因素	分数		
	0	1	2
年龄	< 60	60 ~ 79	> 80
休克	无	脉搏 > 100 血压 > 100	脉搏 > 100 血压 < 100
并发症	无	心功能不全，缺血性心肌病，其他主要并发症	肾衰竭，肝功能不全，播散性恶性肿瘤
诊断	Mallory-Weiss 综合征，无病变，无 SRH	所有其他诊断	上消化道恶性病变
近期出血征象（SRH）	无或黑斑		上消化道出血，血凝块，裸露血管或喷射血管

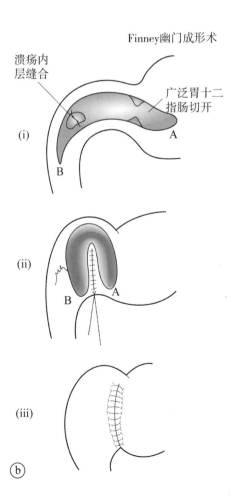

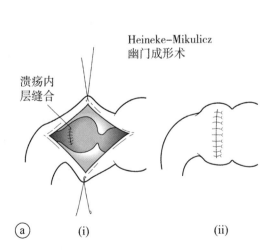

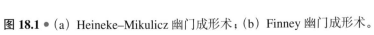

图 18.1 ● （a）Heineke–Mikulicz 幽门成形术；（b）Finney 幽门成形术。

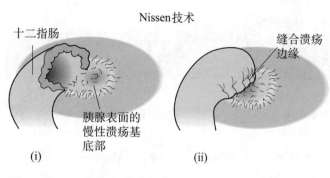

图 18.2 ● Nissen 技术。

加安全。用一引流管或者 Foley 导管引流十二指肠残端，可以经缝合处，更安全的是经十二指肠降部侧壁（图 18.3）。

术后需要长期抑制胃酸的分泌。随着 PPI 的出现，以及对 HP 的认识的加深，十二指肠溃疡出血手术时不应该再行迷走神经切断术。

胃溃疡出血

出血位置应该通过内镜精确定位。如果没有，应该在术中经内镜或者触诊找到出血的溃疡位置。如果仍然有疑问，可以切开幽门和十二指肠，如果出血位置还不明确，可以切除近端胃。大多数慢性溃疡位于切迹或胃窦，如果内镜治疗失败，传统方法是行胃部分切除。一些术者主张对出血性胃溃疡

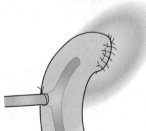

图 18.3 ● 胃溃疡胃部分切除术后行十二指肠引流术。

行简单的内层缝合、该术式可能只适合一些小的出血性胃溃疡患者，如 Dieulafoy 病。唯一随机研究（n=129）表明，如果不加选择的采用该"保守"方法，其死亡率很高，并且很有可能导致再出血[39]。

近端胃溃疡，特别是位于小弯侧高处并且侵蚀胃左动脉的溃疡，手术主要包括全胃切除、小弯侧局部切除（Pauchet 术式）。部分切除术游离胃的范围与全胃切除术相似。目前还没有证据证明哪种术式更好，术者的经验是决定手术方式的主要因素。

幽门狭窄

十二指肠或幽门前溃疡可以导致胃出口梗阻，其主要与慢性复发型溃疡有关，在西方国家已很少见。

复苏和药物治疗

初步治疗应包括积极地肠外补液，补充必需的营养和维生素。大口径的鼻胃管可以将未消化的食物抽出，减少食物对胃窦的刺激。还可以肠外给予抑酸药和抗 HP 药物。如果梗阻是由水肿和痉挛引起，一旦经药物治愈溃疡后，梗阻也可以缓解[40]。饮食时应摄入低纤维、高热量、高蛋白的食物，直至溃疡愈合。对于由于幽门溃疡纤维化或瘢痕愈合引起的梗阻，则需要进行干预治疗。

内镜治疗

发生胃出口梗阻的患者通常是那些年龄比较大，合并有其他疾病的患者，这些患者很难耐受手术。微创手术则非常适合于这些患者。内镜球囊扩张最先成功应用于幽门狭窄，但有很多的患者最终需要手术治疗（2 年内 50%），因此该方法受到了质疑[41,42]。然而其仍然作为一线的内镜治疗方法，并在一些情况下可重复使用，可使 80% 的患者获得很好的长期结果[42]。内镜扩张的主要危险是穿孔，并且该方法只适用于那些需要行手术治疗的患者。只有当药物和扩张失败时，才需要进行手术治疗。

手术

目前对于哪种术式是最好的还没有定论。目前主要担心的问题是无张力胃恢复功能的能力。单纯幽门成形术（或幽门处炎症特别严重时可行胃肠造

口吻合术）的并发症最少，术后需要长期应用抑酸药。胃窦切除加选择性迷走神经切断术或胃次全切是更加激进的方法，很少发生再狭窄，但其死亡率很高，而且有很多短期及长期并发症。

腹腔镜高选择性迷走神经切断术加球囊扩张已经尝试应用于幽门狭窄，并且成功治疗了一些病例。但目前尚未证明该方法优于扩张联合长期抑酸药。腹腔镜迷走神经干切断和胃肠造口吻合术是一种技术上可行的方法，其术后反应良好，而且持续时间长。关于该术式的一些研究，其病例数很少，而且会导致额外的并发症，因此目前认为球囊扩张加抑酸药仍然是治疗幽门狭窄的一线治疗方案[43]。

溃疡手术并发症

尽管现在良性溃疡的择期手术很少，但 20 世纪 80 年代中期以前有很多人接受了各种手术，其中一小部分人出现了一些症状，甚至一些人成为残疾。尽管在框 18.1 中提到了很多临床综合征，但很少患者的表现是按照上面所描述的。大部分患者的表现是混合的，但通常会有一个主要症状。这就需要对临床表现有一个仔细和详细的了解。

框 18.1 ● 胃溃疡术后并发症

病生理问题
- 胃食管反流
- 复发性溃疡
- 肠胃反流
- 倾倒综合征
- 反应性低血糖
- 腹泻
- 吸收不良

物理问题
- 肠袢梗阻
- 小胃综合征
- 粪石

其他
- 胆石症
- 癌

术前评估

内镜

内镜检查是非常重要的，如之前作过抗反流手术的患者，如果术者认为需要修改手术，就应该进行内镜检查。通过内镜可以准确了解其解剖结构，残留胃的大小，引流的大小和位置，是否存在胆汁肠胃反流，复发性溃疡，胃黏膜的一般状况，是否存在食管裂孔疝或反流性食管炎。对异常部位应取活检，所有患者应进行 HP 检测。

放射学检查

胃的钡餐检查是一种非常有用的辅助检查，可以帮助了解其解剖结构。

胃排空功能检查

胃排空功能检查有些情况下是有用的。钡餐检查可以发现造影剂很快从胃里排空，并且很快到达盲肠。放射性标记餐如液体或者固体，是研究胃排空功能最好的检查。一般来讲，放射性标记液体比固体更容易说明问题。常用的参数包括 10 分钟排空率、$T_{1/2}$ 和 60 分钟残留百分比。然而对于胃部手术后的患者，这些参数会产生误导，因为这些患者开始的排空过程很快，而之后会变慢。

其他检查

目前很少用刚果红来评价是否完全将迷走神经切断，另外倾倒刺激试验也很少作。怀疑胃食管反流时，可行食管功能检测。肠胃反流可以行肝胆亚氨基二乙酸二乙基乙酰苯胺（HIDA）扫描。通过抽吸空肠内容物，并进行培养可以检测是否有细菌过度生长，或者也可以行 ^{14}C 呼吸试验。

评估营养状态的指标很多，包括体重、血清白蛋白、转移酶和校正的血钙浓度。对于一些患者需要进行代谢性骨病检测，特别是绝经后妇女。应该行全面的血液学检查，包括血清铁、铁蛋白结合力、叶酸和维生素 B_{12}。

肠胃反流

破坏、建立旁路或切除幽门的手术会使十二指肠的碱性内容物反流入胃。采用 Billroth II 胃空肠吻合的胃切除术更容易发生肠胃反流，而 Roux-en-Y 重建术则可以很大程度上避免反流。

肠胃反流的症状有持续上腹不适，食后加重并且经常于饭后 90 分钟内间断呕吐，呕吐物为胆汁性液体或者混有胆汁的食物。一些患者由于进食少会产生营养不良，1/4 的患者由于反流性胃炎而慢性失血，导致贫血。也可以发展为胃食管反流病。

内镜检查可发现弥漫性胃炎，黏膜充血、水肿以及发生浅表性溃疡。内镜下取活检，可表现为典型的组织学特征，如小凹形增生、腺体囊、黏膜固有层水肿和黏膜血管充血，这些都与炎症细胞浸润有关。

药物治疗

考来烯胺在体外可以有效结合胆酸，但一些治疗性研究的结果却是令人失望的。抗酸剂如氢氧化铝可以结合胆酸，但其研究结果也不是很好。在临床试验中，硫糖铝可以减少胃黏膜的炎症，但不能缓解症状。胃动力药用于清除胃中的反流物，但只有一些患者对胃动力药反映良好。然而这些药可能会加重倾倒综合征和腹泻。在一项研究中，熊去氧胆酸可以缓解肠胃反流引起的恶心、呕吐，并且明显缓解了疾病的严重程度，减少了疼痛。

手术治疗

对之前行过迷走神经干切断以及引流术的患者，术后 1 年后可以行抗引流术，但这需要胃恢复一定的生理功能。事实上，超过 50% 的患者在行迷走神经切断术时并不需要行引流术。闭合胃空肠吻合可以使很大部分患者的肠胃反流和呕吐胆汁症状得到改善，甚至完全缓解[44]。胃潴留的风险很低，不需要行幽门成形术。

幽门成形术后行幽门重建是一种相对直接的方法。清除幽门十二指肠前端的粘连，准确切开之前幽门成形术留下的瘢痕，然后触诊幽门环，必要时将瘢痕组织清除。一种方法是在胃窦切一小口，插入 12 或 14 号扩张器，使其通过幽门重建处至十二指肠。幽门环处用双端单丝线行连续浆黏膜下缝合使十二指肠与胃窦接近，抽出扩张器，用手指尖触摸重建的幽门，最后缝合胃窦部的切口。幽门重建术可使 80% 的患者获得满意效果[45]，而在另一项研究中只有 50% 的肠胃反流患者获得满意的结果[46]。

如果肠胃反流没有缓解需要进一步手术时，可行十二指肠转位术[47]（图 18.4）。这方面最新的经验表明其结果很好，但是需要抑酸药预防空肠溃疡[48]。

胃切除或胃空肠吻合后出现幽门狭窄，可造一 Roux 袢（长约 45cm）。该手术需承担一些风险，其一是容易引起溃疡，因为胃肠吻合处失去了上消化道内具有缓冲作用的物质。另外一个问题是胃对固体食物排空延迟，会有饱胀感、上腹疼痛和呕吐（不含胆汁），称为 Roux 综合征。尽管很多患者会主观感受到胃对固体食物排空延迟，但只在很少一部分人中才会引起临床症状。该手术之前就有胃排空延迟以及残留胃袋比较大的患者容易出现 Roux 综合征，另外需要迷走神经完全切断的患者，也容易出现 Roux 综合征。因此该手术切除胃的范围要更大。而且应将整个吻合部位切除，留下一小的胃袋，然后将 Roux 袢与胃行端侧 Pólya- 型胃空肠吻合。如果患者术后出现严重的 Roux 综合征，则需要切除几乎所有的残留胃以及胃肠吻合。

超过 70% 的肠胃反流患者可通过 Roux 手术将症状控制。并且通过检查，必要时术中行完全迷走神经干切断，或长期服用质子泵抑制剂，减少空肠溃疡的发生。

慢性输入袢综合征

只有胃部分切除术后行胃空肠吻合或 Billroth

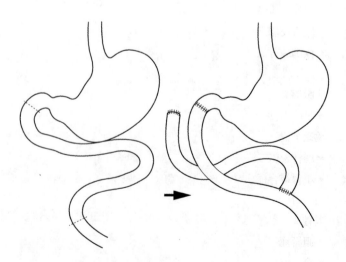

图 18.4 ● 保留幽门的 Roux 环 - 十二指肠开关手术。

Ⅱ吻合的患者才会出现输入袢综合征,由胃空肠吻合的输入袢间断餐后梗阻引起。其临床表现与肠胃反流相似(表18.2)。如果空肠输入袢比较短,很少发生输入袢综合征。梗阻的原因包括吻合处弯曲绞窄,粘连,内疝,输入袢扭转或胃空肠吻合口梗阻。一旦诊断明确,通常进行手术。改为 Billroth Ⅰ吻合或 Roux-en-Y 重建,其效果很好。

倾倒综合征

术后倾倒综合征的发病率在不同的文献中存在很大差别,部分原因在于对该综合征的定义不同。相当数量的患者在接受胃部手术后早期会出现倾倒综合征样症状,但他们中的大多数可以适应这些改变,而没有引起严重的后果。

倾倒综合征的早期症状可分为血管舒张紊乱状和胃肠道症状,见框18.2。血管舒张症状经常发生于餐末或餐后15分钟内,胃肠道症状则出现稍晚,但一般在餐后30分钟内。

目前已明确,倾倒综合征与胃排空过快有关,导致高渗食物过快进入空肠,引起大量细胞外液渗入肠腔,而使血容量明显减少。在倾倒综合征患者的血浆中,一些调节肽的浓度升高,但这是巧合还是有因果联系,至今还不明确。

仔细询问病史,通常根据血管舒张和胃肠道症状就可以诊断倾倒综合征。如果有疑问,可以鼓励患者记录下所吃的食物和随后出现的症状。很少需要作倾倒综合征激惹试验,即使作也应在医院进行,因为该试验会引起严重的症状,甚至有可能威胁生命。

药物治疗

大多数倾倒综合征患者通过饮食控制可以得到满意效果。吃饭时减少糖和液体的摄入,可以使很多人得以缓解。另外避免摄入过多的盐,少食多餐也是有帮助的。餐后立即平卧可以减缓胃的排空,可能会缓解症状。瓜尔胶和植物纤维可以降低正常和糖尿患者的餐后血糖。在一项小型研究中,该方法减少了倾倒综合征的发生,并且增加了对食物的耐受性 [49]。胶质也可以延缓胃的排空,但会引起腹泻。吃东西前皮下注射生长抑素或其类似物奥曲肽可明显缓解或治愈倾倒综合征 [50]。有证据表明,生长抑素或其类似物短期内对大多数患者是有效的,但只对约50%的患者长期有效 [51]。

手术治疗

对行迷走神经干切断和引流术的患者,闭合胃肠吻合应该可以治愈或改善80%患者的倾倒综合征症状。幽门重建与上述方法疗效相似 [53]。胃切除术后出现倾倒综合征,目前有很多手术方法。最简单、最有效的方法是将引流术改为 Roux-en-Y 胃空肠吻合,肠袢约为45cm。该手术后可能会出现液体排空延迟,这可能与 Roux 袢本身的肌电活动异常有关,从而引起逆向收缩。迷走神经切断会引起胃动力降低以及胃窦促进食物进入肠道的力量减少,从而引起胃对固体食物的排空延迟。中间留一段10cm的逆蠕动空肠段是没有必要的,它可能进一步加重潴留,并且引起中间肠段的扩张,从而加重胃潴留的症状。主张在残留胃与十二指肠之间增加一上段空肠,即可用顺蠕动又可用逆蠕动的肠段,但这些手术会导致严重的并发症,而且其长期成功率差别很大 [54]。

腹泻

迷走神经干切断术后,大部分患者会有排便习

表 18.2 ● 慢性输入袢综合征与肠胃反流综合征的鉴别

	输入袢综合征	肠胃反流综合征
餐后痛	呕吐后缓解	持续疼痛(进食后加重),呕吐后不缓解
呕吐物	胆汁	胆汁和食物
呕吐	喷射性	非喷射性
出血或贫血	少见	25% 的患者出现

框 18.2 • 倾倒综合症的早期症状

血管舒张紊乱症状
- 心悸
- 脸红
- 出汗
- 头痛
- 虚弱
- 头晕
- 焦虑

胃肠道症状
- 呕吐
- 嗳气
- 胞胀感
- 绞痛
- 胸鸣音异常
- 腹泻

惯的改变，绝大多数从便秘变为比较规律的 1 天 1 ~ 2 次排便。然而，迷走神经干切断加幽门成形术后有 11% 的患者出现持续性腹泻，严重影响了他们的生活[55]。20% 的患者会有间歇性腹泻，1 周出现一次或更多。

迷走神经切断后腹泻的病因还不明确。胃潴留、小肠蠕动异常、胆汁减少以及胰腺功能异常都促进了腹泻的发生。吸收不良、小肠近端细菌定植、胆盐和胆酸分泌增加都可能是腹泻的成因。胆囊切除的患者更容易发生迷走神经切断后腹泻，并且腹泻特别严重。

腹泻可能只是倾倒综合征的一种临床表现，特别是胃切除的患者，但很多迷走神经切断后的患者只有腹泻，而没有倾倒综合征的症状。腹泻患者的粪便可以是水样便，也可以是很软的，严重腹泻可能在没有任何感觉的情况下就排泄了，因此导致大便失禁。患者很难区分肠胃气通过和肠蠕动。一些情况下症状会很明显，出现体重下降和营养不良。

腹泻患者可检查粪便脂肪、粪便弹性蛋白酶和维生素 B_{12} 水平。为排除结肠功能紊乱应该行钡灌肠检查。如果怀疑细菌感染，可对空肠吸出的内容物进行细菌学检查或行 ^{14}C 甘胆酸盐呼气试验。

药物治疗

迷走神经切断后腹泻可先行饮食控制，特别是避免精致碳水化合物和高水分食物。吃饭时限制液体摄入有时也会有效。早、晚服用考来烯胺可能会缓解症状，特别是对胆囊切除的患者。长期服用考来烯胺会造成叶酸缺乏，而出现巨细胞贫血。可待因、洛哌丁胺可能也会有效。

手术治疗

闭合胃空肠吻合可使 80% 的腹泻患者得到改善甚至治愈。据报道幽门重建也有相似的疗效[46,53]。目前有很多种肠道替代方法，行使闸门的作用。一种方法是将 10cm 长的逆蠕动空肠段吻合到距十二指肠空肠交界 100cm 处[56]，该反向肠段可以延缓内容物通过小肠。很多文献报道，这些手术的结果很差。目前证明有效的手术是远端回肠反向移植，该处肠段没有推动力[57]。

小胃综合征

切除 80% ~ 90% 的胃才会出现小胃综合征，在作者的经验中其很少发生。非手术治疗包括少餐多次、抗痉挛药以及补充矿物质和维生素，有时需要鼻肠管营养支持。只有一小部分保守治疗无效的患者才考虑手术治疗。Cuschieri 对 Hunt-Lawrence 手术进行了改良，将空肠作为存储器官[58]。对这些患者需要进行长期随访，因为经过一些年后空肠襻会伸长，而导致潴留和溃疡。

● 关键点

- 幽门螺杆菌感染和 NSAID 是消化道溃疡的主要病因。
- 吸烟显著增加消化性溃疡并发症的风险，阻碍溃疡的愈合。
- 胃、十二指肠溃疡分别经药物治疗 12 和 8 周后没有治愈，称之为难治性溃疡。
- 难治性溃疡应在溃疡边缘取活检，并检测血清胃泌素水平。

- HP 阴性且非 NSAID 引起的难治性溃疡，应怀疑卓 - 艾综合征，特别是十二指肠降部溃疡或十二指肠大的融合溃疡。
- 现代手术治疗残留溃疡并没有一些好的证据作为依据。
- 来源于胰腺肿瘤的 ZES，2/3 的病例肿瘤是多灶的。至少 2/3 的肿瘤组织学是恶性的。1/3 的患者在诊断明确时已发生远处转移。
- 胰腺外胃泌素瘤最好发的部位是十二指肠壁。肝、胆总管、空肠、网膜、幽门、卵巢和心脏都发现过胃泌素瘤。
- 1/4 的 ZES 合并其他内分泌肿瘤，称之为家族性多发性内分泌肿瘤（multiple endocrine neoplasia，MEN-1），特别是甲状旁腺功能亢进。该组患者的预后比散发 ZES 预后差，部分是由于胰腺肿瘤的多灶性。
- ^{111}In-DTPA-DPhe1 奥曲肽生长抑素受体闪烁成像和选择性动脉注射胰泌素试验是定位胃泌素瘤最可靠的方法。
- 消化溃疡穿孔诊断不及时、合并内科疾病、入院时休克、白细胞升高以及年龄大于 75 岁均是预后差的指标。
- 治疗消化性溃疡穿孔时，腹腔镜对低危患者有显著优势；但穿孔超过 24 小时、入院时休克以及医疗条件不清楚的情况下，没有证据表明腹腔镜是有益的。
- 内镜治疗降低了急性上消化道出血的病死率，特别是活动性出血或内镜下可见裸露血管的患者。
- 治疗消化性溃疡出血时，两种不同内镜治疗方法联合应用比单独一种更加有效。
- 内镜控制消化性溃疡出血后，给予质子泵抑制剂可以改善预后。
- 只有在药物治疗和扩张治疗良性幽门狭窄失败之后，才应采取手术治疗。
- 尽管已将胃部手术后可能出现的综合征详细地列出，但大多数患者的临床表现是混合型的，仔细鉴别可以发现其主要问题。

- 胃窦切除或其他形式的胃部分切除后，长 45cm 的 Roux 襻可很好地将胆汁和胰腺分泌物转移。
- 幽门成形术后闭合胃空肠吻合或幽门重建可使绝大部分肠胃反流患者的症状得到改善，甚至完全缓解，而胃潴留的风险则很低。

（赵 辉 付立功 译）

参考文献

1. De Boer WA. Diagnosis of *Helicobacter pylori* infection. Review of diagnostic techniques and recommendations for their use in different clinical settings. Scand J Gastroenterol Suppl 1997; 223:35–42.
2. Boixeda D, Gisbet JP, de Raffael L et al. The importance of obtaining biopsies of the gastric body in the follow-up after treatment of HP infection. Med Clin (Barc) 1995; 105:566–9.
3. Vaira D, Holton J, Menegatti M et al. New immunological assays for the diagnosis of HP infection. Gut 1999; 45(Suppl 1):123–7.
4. Savarino V, Vigneri S, Celle G. The 13C urea breath test in the diagnosis of HP infection. Gut 1999; 45(Suppl 1): 118–22.
5. Odaka T, Yamaguchi T, Koyama H et al. Evaluation of the *Helicobacter pylori* stool antigen test for monitoring eradication therapy. Am J Gastroenterol 2002; 97:594–9.
6. Eastwood GL. Is smoking still important in the pathogenesis of peptic ulcer disease? J Clin Gastroenterol 1997; 25(Suppl 1):S1–7.
7. Johnston D, Axon ATR. Highly selective vagotomy for duodenal ulcer – the clinical results after 10 years. Br J Surg 1979; 66:874–8.
8. Taylor TV, Gunn AA, Macleod DAD et al. Anterior lesser curve seromyotomy with posterior truncal vagotomy for duodenal ulcer. Br J Surg 1985; 72:950–1.
9. Raimes SA, Smirniotis V, Wheldon EJ et al. Post-vagotomy diarrhoea put into perspective. Lancet 1987; 2:851–3.
10. Yunfu L, Oinghua Z, Yongjia W. Pylorus and pyloric vagus preserving gastrectomy treating 125 cases of peptic ulcer. Minerva Chirugia 1998; 53:889–93.
11. Lu YF, Zhang XX, Zhao G et al. Gastroduodenal ulcer treated by pylorus and pyloric vagus-preserving gastrectomy. World J Gastroenterol 1999;

5(2):156–9.

12. Park do J, Lee HJ, Jung HC et al. Clinical outcome of pylorus-preserving gastrectomy in gastric cancer in comparison with conventional distal gastrectomy with Billroth I anastomosis. World J Surg 2008; 32(6):1029–36.

13. Ellison EH, Wilson SD. The Zollinger–Ellison syndrome: re-appraisal and evaluation of 260 registered cases. Ann Surg 1964; 160:512–20.

14. Zollinger RM, Ellison EC, O'Darisio TM et al. Thirty years of experience with gastrinoma. World J Surg 1984; 8:427–35.

15. Wu PC, Alexander HR, Bartlett DL et al. A prospective analysis of the frequency, location, and curability of ectopic (nonpancreaticoduodenal, nonnodal) gastrinoma. Surgery 1997; 122(6):1176–82.

16. Norton JA, Fraker DL, Alexander HR et al. Surgery to cure the Zollinger–Ellison syndrome. N Engl J Med 1999; 341(9):635–44.

17. Imamura M, Komoto I, Ota S. Changing treatment strategy for gastrinoma in patients with Zollinger–Ellison syndrome. World J Surg 2006; 30:1–11.

18. Norton JA, Doherty GM, Fraker DL et al. Surgical treatment of localized gastrinoma within the liver: a prospective study. Surgery 1998; 124(6):1145–52.

19. Alexander HR, Fraker DL, Norton JA et al. Prospective study of somatostatin receptor scintigraphy and its effect on operative outcome in patients with Zollinger–Ellison syndrome. Ann Surg 1998; 228(2):228–38.

20. Norton JA. Intraoperative methods to stage and localize pancreatic and duodenal tumors. Ann Oncol 1999; 10(Suppl 4):182–4.

21. Taylor H. Aspiration treatment of perforated ulcers. Lancet 1951; 1:7–12.

22. Gul YA, Shine MF, Lennon F. Non-operative management of perforated duodenal ulcer. Irish J Med Sci 1999; 168(4):254–6.

23. Crofts TJ, Park KGM, Steele RJC et al. A randomised trial of nonoperative treatment for perforated peptic ulcer. N Engl J Med 1989; 320(15):970–3.

24. Donovan AJ, Berne TV, Donovan JA. Perforated duodenal ulcer: an alternative therapeutic plan. Arch Surg 1998; 133(11):1166–71.

25. Mihmanli M, Isgor A, Kabukcuoglu F et al. The effect of H. pylori in perforation of duodenal ulcer. Hepato-Gastroenterology 1998; 45(23):1610–12.

26. Ng EKW, Lam YH, Sung JJY et al. Eradication of HP prevents recurrence of ulcer after simple closure of DU perf: randomised controlled trial. Ann Surg 2000; 231:153–8.

27. Gilliam AD, Speake WJ, Lobo DN et al. Current practice of emergency vagotomy and Helicobacter eradication for complicated peptic ulcer disease in the UK. Br J Surg 2003; 90:88–90.

28. Reuben BC, Stoddard G, Glasgow R et al. Trends and predictors for vagotomy when performing oversew of acute bleeding duodenal ulcer in the United States. J Gastrointest Surg 2007; 11(1):22–8.

29. Mouret P, Francois Y, Vagnal J et al. Laparoscopic treatment of perforated peptic ulcer. Br J Surg 1990; 77:1006.

30. Lau H. Laparoscopic repair of perforated peptic ulcer: a meta-analysis. Surg Endosc 2004; 18(7):1013–21.

31. Lunevicius R, Morkevicius M. Systematic review comparing laparoscopic and open repair for perforated peptic ulcer. Br J Surg 2005; 92(10):1195–207.

32. Leontiadis GI, Sreedharan A, Dorward S et al. Systematic reviews of the clinical effectiveness and cost-effectiveness of proton pump inhibitors in acute upper gastrointestinal bleeding. Health Technol Assess 2007; 11(51):iii–iv, 1–164.

33. Lau JYW, Sung JJY, Lee KKC et al. Effect of intravenous omeprazole on recurrent bleeding after endoscopic treatment of bleeding peptic ulcers. N Engl J Med 2000; 343:310–16.

34. Henry D, O'Connel D. Effects of fibrinolytic inhibitors on mortality from upper gastrointestinal haemorrhage. Br Med J 1989; 298:1142–6.

35. Cook DJ, Guyatt GH, Salena BJ et al. Endoscopic therapy for acute non-variceal upper gastrointestinal hemorrhage: A meta-analysis. Gastroenterol 1992; 102:139–48.

36. British Society of Gastroenterology Endoscopy Committee. Non-variceal upper gastrointestinal haemorrhage: guidelines. Gut 2002; 51(Suppl IV): iv1–6.

37. Barkun A, Bardou M, Marshall JK et al. Consensus recommendations for managing patients with non-variceal upper gastrointestinal bleeding. Ann Intern Med 2003; 139:843–57.

38. Lau JYW, Sung JJY, Lam YH et al. Endoscopic re-treatment compared with surgery in patients with recurrent bleeding after initial endoscopic control of bleeding ulcers. N Engl J Med 1999; 340:751–6.

39. Poxon VA, Keighley MR, Dykes PW et al. Comparison of minimal and conventional surgery in patients with bleeding peptic ulcer: a multicentre trial. Br J Surg 1991; 78(11):1344–5.

40. Brandimarte G, Tursi A, di Cesare L et al. Antimicrobial treatment for peptic stenosis: a prospective study. Eur J Gastroenterol Hepatol 1999; 11(7):731–4.

41. Griffin SM, Chung SCS, Leung JWC et al. Peptic pyloric stenosis treated by endoscopic balloon dilatation. Br J Surg 1989; 76:1147–8.

42. Chisholm EM, Chung SCS, Leung JWC. Peptic pylo-

ric stenosis – after the balloon goes up! Gastrointest Endosc 1993; 37:240.

43. Siu WT, Tang CN, Law BK et al. Vagotomy and gastrojejunostomy for benign gastric outlet obstruction. J Laparoendosc Adv Surg Tech A 2004; 14:266–9.

44. Green R, Spencer A, Kennedy T. Closure of gastro-jejunostomy for the relief of post-vagotomy symptoms. Br J Surg 1978; 65:161–3.

45. Koruth NM, Krukowski ZH, Matheson N. Pyloric reconstruction. Br J Surg 1985; 72:808–10.

46. Martin CJ, Kennedy T. Reconstruction of the pylorus. World J Surg 1985; 6:221–5.

47. DeMeester TR, Fuchs KH, Ball CS et al. Experimental and clinical results with proximal end-to-end duodenojejunostomy for pathological duodenogastric reflux. Ann Surg 1987; 206:414–26.

48. Strignano P, Collard JM, Michel JM et al. Duodenal switch operation for pathologic transpyloric duodenogastric reflux. Ann Surg 2007; 245(2):247–53.

49. Harju E, Larmi TKI. Efficacy of guar gum in preventing the dumping syndrome. J Parent Enter Nutr 1983; 7:470–2.

50. Primrose JN, Johnston D. Somatostatin analogue SMS 201-995 (octreotide) as a possible solution to the dumping syndrome after gastrectomy or vagotomy. Br J Surg 1989; 76:140–4.

51. Didden P, Penning C, Masclee AA. Octreotide therapy in dumping syndrome: analysis of long-term results. Aliment Pharmacol Ther 2006; 24(9):1367–75.

52. McMahon MJ, Johnston D, Hill GT et al. Treatment of severe side effects after vagotomy and gastroenterostomy by closure of gastroenterostomy without pyloroplasty. Br Med J 1978; 1:7–8.

53. Cheadle WG, Baker PR, Cuschieri A. Pyloric reconstruction for severe vasomotor dumping after vagotomy and pyloroplasty. Ann Surg 1985; 202:568–72.

54. Cuschieri A. Isoperistaltic and antiperistaltic jejunal interposition for the dumping syndrome. A comparative study. J R Coll Surg Edinb 1977; 22:319–42.

55. Raimes SA, Smirniotis V, Wheldon EJ et al. Post vagotomy diarrhoea put into perspective. Lancet 1986; 2:851–3.

56. Sawyers JL, Herrington JL Jr. Treatment of postgastrectomy syndromes. Am Surg 1980; 46:201–7.

57. Cuschieri A. Surgical management of severe intractable postvagotomy diarrhoea. Br J Surg 1986; 73:981–4.

58. Cuschieri A. Long term evaluation of a reservoir jejunal interposition with an isoperistaltic conduit in the management of patients with a small stomach syndrome. Br J Surg 1982; 69:386–8.

第 19 章

食 管 急 症

Jon Shenfine · S. Michael Griffin

概述

上消化道内镜和相关仪器的应用增加了食管的医源性损伤，尽管各种外伤都可能导致食管损伤，但医源性损伤占所有食管损伤的一大部分。由于食管损伤很少见，大多数医生对此缺乏临床经验，因此经常会出现误诊、检查项目不恰当以及处理不合理等现象。除了临床经验不足外，还缺乏处理依据，而且目前对此的研究只限于观察性研究，这些都造成临床医生对食管损伤认识不足。尽管如此，对于熟悉基本原则的临床医生来说，食管损伤的处理是容易理解的。这些原则是由过去的食管外科医生建立起来的，目的是降低死亡率和并发症发病率。通过改变上消化道患者的服务结构，并且提供专业的多学科团队，有望进一步改善食管损伤的预后。

本章主要介绍各种原因造成食管损伤的诊断及处理。按自发性损伤、医源性损伤、外伤性损伤、腐蚀性损伤、异物和食物团块嵌塞处理的顺序进行介绍。

食管自发性穿孔

定义和自然病程

Boerhaave 综合征是指食管自发性穿孔，导致胃内容物污染胸腔，引起不同程度损伤及污染[1,2]。临床上有很多叫法，本章中只采用食管自发性穿孔，用破裂来描述食管穿孔的过程。

病因学和病生理学

自发性食管穿孔是指在没有病变情况下食管壁完全破裂。由于食管没有浆膜，破裂后食管及胃内容物会迅速引起化学性和感染性纵隔炎。80% ~ 90% 患者会出现腹内压突然增高，通常是由反胃或呕吐造成，但也有一些病例是由钝挫伤、举重、分娩、排便、Heimlich 动作或癫痫持续状态引起[3]。呕吐很常见，但自发性食管穿孔很少见，这就说明其他一些未知因素可能是引起自发性穿孔的重要原因，如先天性食管解剖异常或食管本身有病变等。在 10% ~ 20% 的患者中发现了潜在病变，如癌、消化性溃疡或者感染，因此这些并不属于自发性穿孔。Mallory-Weiss 撕裂目前认为属于自发性穿孔的范围，但其黏膜损伤更像是剪割伤，而不是自发性损伤[4]。

自发性穿孔通常是一纵形裂口，黏膜损伤一般长 1 ~ 8cm，比肌层撕裂的长度要长，并且大多数情况下发生在胃食管交界以上的左后外侧壁。胸膜破裂可能是自发破裂，或是由于胃酸快速侵蚀再加胸腔内压较低引起。高加索人中男女比例为 4 : 1，可能与男性过度饮酒、放纵和剧烈呕吐有关。

临床表现

食管穿孔的典型表现是呕吐后出现剧烈胸痛，并且迅速出现皮下气肿。在一项大型系列研究中，51 例患者中只有 7 例（14%）出现该典型表现[5]。临床中很少出现典型的临床表现，因此往往导致误诊，而延误治疗。

最重要的表现是腹内压骤然升高后出现突然的剧烈胸痛，通常由呕吐引起。一般为胸骨后或上腹持续性剧烈疼痛，活动后加剧，镇痛剂不易缓解。患者会有呼吸急促，坐起夹住膈肌，减少运动。腹痛以及腰痛很常见，在上述相同的研究中，51 例患者中 22 例（43%）有腹痛，其中 3 名患者开腹探查为阴性[5]。尽管皮下气肿比较特异，但其出现需要时间。纵隔气肿比皮下气肿出现早，通过胸部平片可以发现。交感神经系统兴奋引起皮肤苍白，大汗淋漓，心率增快及四肢冰凉。随着时间地延长，胸内负压会将空气、食物、液体吸入纵隔、胸腔，而造成化学性胸膜纵隔炎。食管穿孔后首先为低热，当由系统性炎症反应变为败血症时，变为高热。24 ～ 48 小时内，细菌性纵隔炎和脓毒性休克会引起心肺窘迫和衰竭。尽早清除纵隔和胸腔内的污染可显著提高患者的生存率[6]。

诊断

典型病史有助于自发性食管穿孔的诊断，但对于一些不典型症状高度怀疑本病是非常重要的。与常见的心脏、呼吸系统疾病相比有很多相似的地方，并且如果患者出现休克，头脑不清等都会误导临床医生（框 19.1）。因此，误诊率超过 50%，大部分病例在穿孔 12 小时后才明确诊断，只有 5% 的病例诊断及时[7]。而且可能只有不到 35% 的病例在死前诊断正确。不幸的是，患者临床表现不典型以及检查方法不当使诊断更加困难。

框 19.1 ● 自发性食管穿孔鉴别诊断

内科
● 心肌梗死
● 心包炎
● 自发性气胸
● 肺炎
● 食管静脉曲张 /Mallory-Weiss 撕裂
● 肠系膜缺血
外科
● 腹膜炎
● 急性胰腺炎
● 消化性溃疡穿孔
● 肾绞痛
● 主动脉瘤
● 胆绞痛
● 肠系膜缺血

检查方法

X 线片

胸部 X 线片的表现主要与穿孔位置以及间隔时间有关。框 19.2 和图 19.1 列出了穿孔的 X 线表现。腹平片可帮助排除腹腔内脏器穿孔，因为其他情况下很少引起气腹[7]。

对比造影

为明确诊断还可以行口服水溶性造影剂，其能

框 19.2 ● 自发性食管穿孔典型胸部 X 线表现

● 胸腔积液
● 纵隔气肿
● 皮下气肿
● 液气胸
● 气胸
● 肺塌陷或实变

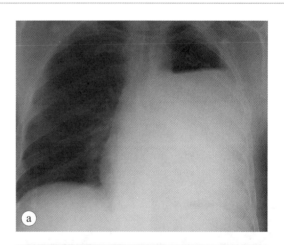

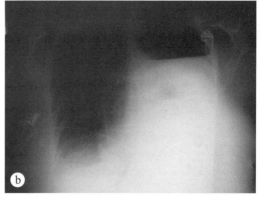

图 19.1 ●（a、b）自发性食管穿孔的典型胸片表现。

确定穿孔的位置、污染程度和破裂程度（图 19.2）。因水溶性造影剂可被很快吸收，不会刺激产生炎症，而且对组织作用很小，但其假阴性率为 27% ～ 66%[9]。如果水溶性造影剂检查为阴性，应该行稀释钡餐检查。

上消化道内镜

现代的视频内镜很灵活，并且有荧光镜引导，降低了内镜检查的风险。但只有非常有经验的内镜医师才能进行该检查，因为他们对每一操作步骤的后果都非常清楚（图 19.3）。

 内镜检查已经用于胸部穿透性外伤以及食管癌术后对吻合情况进行检查，并且不增加并发症的发病率[10-12]。

内镜检查阴性可排除食管穿孔。如果镜下发现潜在的病变，对其治疗方案的选择有指导意义。而且还可通过内镜留置鼻空肠管，进行肠内营养。一些容易被对比造影遗漏的穿孔，通过内镜检查可以发现，因此可以避免一些不必要的开胸探查。

CT

尽管 CT 不是食管穿孔的首选检查方法，但经

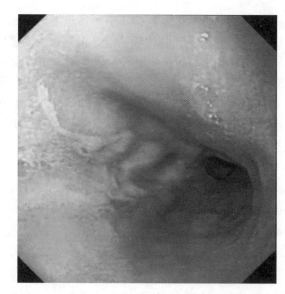

图 19.3 ● 食管自发性穿孔的内镜下表现：食管壁全层纵形破裂。

常用于一些不典型的危重病例，另外还用于没有或不能行对比造影或内镜的情况。

 对插管患者，通过鼻胃管在环咽肌稍下方注入小剂量造影剂可提高 CT 诊断自发性穿孔的敏感度[13]（图 19.4）。

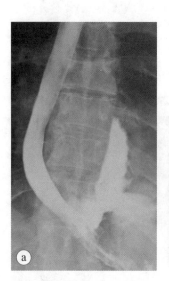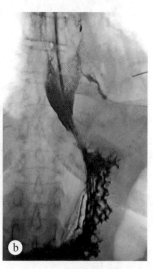

图 19.2 ● (a、b) 自发性食管穿孔患者对比造影显示造影剂外渗。

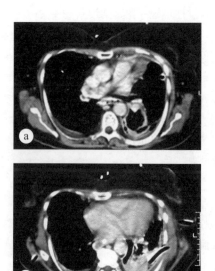

图 19.4 ● 食管自发性穿孔 CT 表现：(a) 左侧液气胸；(b) 同一患者基底部肋间胸腔引流。

在手术后以及评价非手术治疗是否恰当方面，CT 的作用非常重要。CT 联合放射介入技术对胸腔内积液的治疗有革命性意义。

其他检查方法

胸腔穿刺吸出胃内容物具有诊断意义。在一些疑难病例中，胸腔穿刺液 pH < 6.0，淀粉酶浓度比较高或显微镜下发现鳞状细胞都支持食管破裂。口服亚甲蓝等染料，如果胸腔穿刺出蓝色液体也具有诊断意义。

治疗

自发性食管穿孔很少见，而且经常有不恰当的治疗，因此对不同治疗方案缺少有效的评价。目前医源性损伤主要采取非手术治疗，而自发性穿孔则主要采取手术治疗，以非手术治疗为基础。积极食管手术的疗效越来越得到认可，而且患者需要重症监护、放射学、理疗以及康复等多学科的支持，因此尽可能在食管专科机构进行治疗。如果所在医院缺乏这些设备，或必要时不能经腹或左、右开胸处理食管问题时，应在病情稳定后及早将患者转到更加专业的医疗机构。

术前复苏

自发性食管穿孔的患者不管是否出现休克、呼吸窘迫或器官衰竭，都应积极采取呼吸和心血管支持，并给予阿片类止痛药。早期进行麻醉，是由于很多患者会出现呼吸衰竭，需要插管进行机械通气。框 19.3 详细列出了初步复苏的方法。

框 19.3 ● 自发性食管穿孔的初步复苏

- 保持呼吸道通畅，给予氧气吸入
- 早期麻醉
- 开放大口径静脉通路，并静脉补液复苏
- 开放中心静脉通路，行动脉监测，给予或不给强心药
- 广谱抗生素和抗真菌药
- 静注抑酸药（H2 受体拮抗剂或质子泵抑制剂）
- 禁食水
- 大口径胸腔引流 - 必要时双侧
- 放置鼻胃管（只有在内镜下或放射引导下放置）

非手术治疗

手术去除肉眼所见的污染是非常重要的，避免进一步损害。然而对于一小部分污染轻且没有纵隔炎或穿孔被包裹的患者，如果诊断很及时，可采用非手术治疗。如果诊断比较迟，患者已出现耐受时，也可采用非手术治疗，特别是放射介入、抗生素以及肠内营养的应用[6]。非手术治疗的病死率和并发症发生率比较低，主要是由于其选择性偏倚。框 19.4 为非手术治疗适应证。

如果采用非手术治疗，需要在重症监护进行密切观察，严格禁食水并肠内营养，必要时行空肠造口营养。在内镜下或放射引导下放置鼻胃管，行胃肠减压。如果发生胸膜穿孔，则行胸腔引流，并且多次行对比剂造影、内镜和 CT 检查，密切监测穿孔的情况。所有穿孔患者需要静脉给予广谱抗生素、抗真菌药和抑酸药，降低手术指征。应该认识到非手术治疗不是保守治疗，在非手术治疗时一旦出现病情改变，应立即进行手术治疗。

 作者认为可将自行膨胀的金属或塑料支架作为首选，从而限制自发性穿孔，另外能控制手术吻合口瘘[14-16]。经食管清创和纵隔冲洗只能作为实验性处理[17]。

手术

手术治疗的主要目的是重建食管完整性，阻止

框 19.4 ● 食管穿孔非手术治疗适应证

- 穿孔局限于纵隔内
- 造影剂自行回流至食管
- 无纵隔炎症状和体征
- 胸腔和纵隔腔内无固体食物污染的证据

需要考虑的其他因素

- 穿孔已得到控制
- 无食管病变
- 无败血症休克
- 有密切观测和多学科处理的条件
- 降低激进处理的指证
- 诊断延迟，患者已出现耐受
- 肠内营养

进一步污染。清创、引流、灌洗和冲洗比穿孔修补更加重要[6]。作者主张术中常规行空肠造口，方便肠内营养。在此再次强调多学科综合治疗的重要性。根据穿孔的位置，经后外侧开胸入路达食管，大多数在左侧第 7 或 8 肋间。去除固体残留，彻底清洗胸腔。广泛切开纵隔胸膜，暴露损伤部位，清除坏死组织。黏膜损伤往往比肌肉损伤长，因此一般纵向切开肌肉，放置 T 形管后修复或闭合食管[18]。

　　一种手术技术比另一种手术技术好，往往是由于各个医疗中心的经验和技术水平不同造成的，而不是该技术本身的原因。

一期修复伴或不伴加固

　　自从 Barrett 于 1947 年首次成功单纯缝合穿孔后[2]，目前大部分手术采用该方法。用 2/0 或 3/0 可吸收线单层或双层缝合（图 19.5）。可借助小直径探针辅助缝合（40 ~ 46F）[19]。一期修复漏的发生率为至少 20%，如果超过 24 小时才进行治疗，其发生漏的概率超过 50%[20]。因此如果穿孔时间小于 24 小时，组织无坏死且污染比较局限，可只行一期修复。在一些实验性研究中，将附近组织（如大网膜、胸膜、肺、带蒂肋间肌、胃底、心包膜或纵隔胸膜）覆盖于裂口处，可加固修补，减少再破裂的发生，而在活体上很难得到证实[21,22]。

T 形管修复

　　T 形管发明于 20 世纪 70 年代，用于临床表现出现比较晚且已耐受，且由于组织水肿和局部感染已发展为食管胸膜瘘而不能行一期修复的患者[23]。

T 形管的原理是造一食管皮肤瘘道，引流分泌物，避免进一步感染，促进愈合。通过裂口放置大直径（6 ~ 10mm）T 形管，使食管内的 T 管管臂长于裂口长度，用细的可吸收线间断缝合肠壁（图 19.6）。作者认为没有必要将管固定于纵隔胸膜上[7]。将管留置在外面，并固定于皮肤上。另外放置一引流管于修补处，并在胸尖部和基底部留置胸腔引流。行对比造影和 CT 检查，监测愈合情况。留置 T 形管至瘘道形成，大多数在 3 ~ 6 周拔除。

　　考虑到一期修复发生漏的比率很高，T 形管可适用于所有的患者[24]。

切除

　　食管切除有很高的病死率，其主要用于有其他病变的食管或食管存在广泛损伤。如果污染很轻，可同时行食管重建；或等以后再重建食管。这两种方法的预后差别不大[25]。分离术和导流已经成为历史。

处理步骤

　　诊断超过 24 小时，其预后很差，即使积极处理，其病死率仍然很高。一些相反的报道，只反映了选择偏倚。图 19.7 为处理步骤，该流程是基于文献概括的处理策略。该处理流程只起指导作用，临床处理时应个体化。个人经验和专长有助于采取最好的治疗方案。

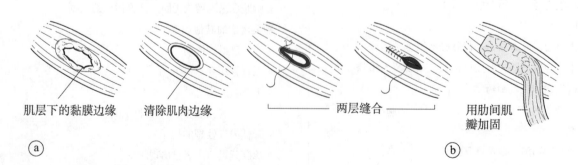

图 19.5 ● （a）一期缝合和缝线的支撑；（b）肋间肌瓣。

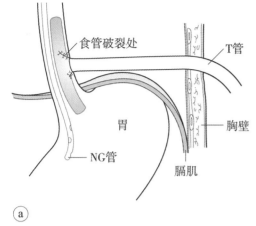

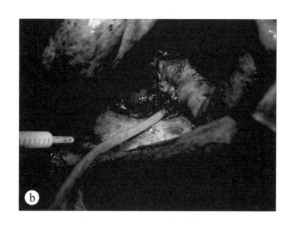

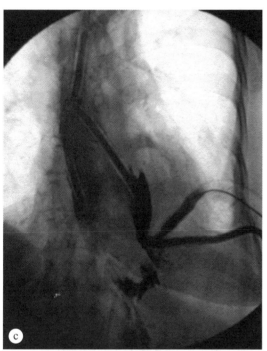

图 19.6 ● （a）图示利用 T 形管修复食管自发性穿孔；（b）手术照片；（c）同一患者的对比造影成像；其他肋间胸引管。

继发性食管穿孔

感染、恶性肿瘤、放疗或化疗等容易引起食管穿孔。

　　如果由食管癌引起的穿孔，应明确穿孔前癌症是否适合手术治疗，因为可能会行急诊食管次全切，尽管一些证据认为穿孔标志着食管癌不可治愈，并且其相关手术的病死率很高[26-28]。

食管非穿孔性自发性损伤

Barrett 在 1947 年首先描述了食管全层穿孔，并有纵隔胸膜包裹，称为"壁内破裂"[2,29]。壁内破裂可为自发性，也可继发于医疗器械检查、食物嵌塞或凝血性疾病。内镜下可见食管黏膜下出血，有或无黏膜撕裂。这种穿孔有周围组织包裹，非手术治疗通常有效，但一少部分病例需要手术治疗，如果存在气道压迫，应食管内引流血肿[29,30]。

"黑色食管综合征"或急性食管坏死并不常见，是胃食管交界处周围黏膜或黏膜下迅速坏死

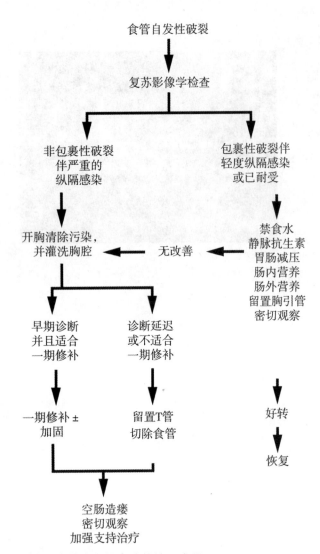

食管自发性破裂

↓

复苏影像学检查

非包裹性破裂
伴严重的
纵隔感染

包裹性破裂伴
轻度纵隔感染
或已耐受

开胸清除污染，
并灌洗胸腔 ← 无改善 ← 禁食水
静脉抗生素
胃肠减压
肠内营养
肠外营养
留置胸引管
密切观察

早期诊断
并且适合
一期修补

诊断延迟
或不适合
一期修补

好转

一期修补 ±
加固

留置T管
切除食管

恢复

空肠造瘘
密切观察
加强支持治疗

图 19.7 ● 食管自发性穿孔的处理流程。

表 19.1 ● 器械引起医源性食管破裂的风险

医疗器械	医源性食管破裂的百分数风险
扩张	0.5
迟缓不能扩张	2
内镜热疗	1 ~ 2
静脉曲张出血治疗	1 ~ 6
内镜激光治疗	1 ~ 5
光动力疗法	5
支架	5 ~ 25

内镜损伤

可弯曲内镜几乎完全取代了硬质食管镜，其安全性更高（可弯曲内镜与硬质内镜的穿孔危险性分别为 0.03%、0.11%）。随着可弯曲内镜检查的增多，其引起的相关损伤也逐渐增多[33]。在诊断内镜引起的损伤中，75% ~ 90% 的损伤位于食管远端，通常位于病变上方（表 19.1）。各种治疗方法造成穿孔的总风险为 5%，并且在接受过放化疗患者中其发生率更高。扩张可能是大部分损伤的主要原因，因此自行膨胀金属支架穿孔的风险会小一些[28]。气囊扩张治疗失迟缓比梯度扩张更容易引起穿孔，因为气囊扩张的压力大，球囊直径大[34]。最近发展起来的经食管超声心动，也会引起压力性坏死，特别是在围术期用其进行监测时[35]。一项大型研究，对 75 名医源性食管穿孔的患者进行了研究，表明其总的死亡率为 19%。预防穿孔是最主要的解决方法，增强对食管穿孔的认识以及加强相关方面的训练可能会降低其发生率[36]。

引起，而无腐蚀性损伤，大多数患者有上消化出血的表现[31]。静脉血管栓塞同时伴有其他原因引起的低血压，对食管造成二次打击，是其最常见的原因。血栓性疾病也可导致"黑色食管综合征"[32]。通过内镜可以明确诊断，手术切除的适应证应该降低，因为该病可很快发展为穿孔。其病死率很高，经常继发于上述原因。

食管医源性穿孔

一些医疗操作会造成食管损伤，导致全层破裂，如内镜检查设备造成的食管损伤占了 60% ~ 70%，另外食管旁手术也会引起食管损伤。

临床表现和诊断

大多数医源性损伤可被及时诊断，至少高度怀疑。临床表现主要依赖于病因、穿孔部位和穿孔时间，但大体与自发性穿孔相似，如胸痛、吞咽困难、吞咽疼痛。患者会出现明显的血流动力学休克以及显著的交感神经系统反应。近端颈部食管穿孔有颈部疼痛、发音障碍、颈部吞咽困难、嘶哑、斜颈和皮下气肿等表现，但全身症状少见。通过内镜或放射学可发现大部分的穿孔，颈部或胸部平片可能会有帮助，必要时可行对比造影或 CT 检查（图 19.8）。

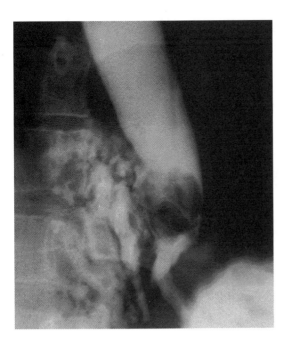

图 19.8 • 硬质镜造成的医源性食管远端穿孔，对比造影成像提示造影剂广泛外渗。

治疗

自发性穿孔的患者，胃内一般有很多内容物，纵隔内往往有肉眼可见的污染物。而医源性穿孔通常发生在空腹的住院患者，并能够在早期得到诊断，因此显著降低了污染，减少了治疗延迟。对该类患者通常采用非手术治疗、内镜和微创手术。应对所有患者行初步复苏、麻醉和再评估，因为必要时需要呼吸和心血管支持。

非手术治疗

胸部医源性食管穿孔的治疗原则与自发性穿孔的治疗原则相同：严格限制饮食，高营养（最好是肠内营养），广谱抗生素和引流。非手术治疗的适应证列于框 19.4。采用该标准的一系列研究表明，其病死率为 0 ～ 16%，但这些研究的研究对象太少，结果存在选择和出版偏倚[37-39]。非手术治疗并不是保守治疗，患者需要密切观察，降低手术的指征，20% 的患者需要积极手术以挽救生命[40]。CT 可用于评估积液和进展情况，而对比造影辐射量小，并有助于评估漏出情况。最好根据患者的临床状况定时作一些检查，但没有必要每周连续作对比造影。颈部医源性食管穿孔往往被包裹，因此通常采取非手

术治疗，必要时可经皮引流。如果无远端梗阻，食管皮肤瘘会很快愈合。一些情况下需要在胸锁乳突肌前方行左外侧切口，进行背推前方灌洗，一期修复以及引流，既使一些危重患者也可很好地耐受该方法[41]。

内镜

内镜技术的发展使腔内入路成为可能，其治疗原则与开放手术相同，并具有损伤小的优点。对于手术探查带来的风险或最终预后（晚期癌症）超过受益的患者，或者损伤时破裂比较小、干净、容易处理的患者，特别适合行内镜治疗。然而内镜入路是一种需要很高技术的治疗方法，对于经验不足、不能处理一些并发症的术者不要尝试该方法。两种基本的内镜治疗方法包括：封闭和导流。

封闭：夹子和封闭剂

早期癌症经内镜黏膜切除或黏膜下剥离后，可在内镜下用夹子夹闭小的、清洁缺口[42]。如上所述，如果穿孔很小且污染不严重，可用夹子夹闭穿孔，同时采取非手术治疗[40]。在食管内将夹子夹在穿孔正前方是有技术挑战的。用封闭剂，如纤维蛋白胶封闭穿孔已取得成功，但需要进行多次内镜治疗。引流本身会影响穿孔的临床转归，作者认为封闭剂不会明显改变其转归[36,43]。

导流：支架

已有很多病例报道，成功用自膨式支架封闭食管穿孔、慢性瘘管，甚至术后吻合口瘘[16,44,45]。支架可压迫食管造成坏死，扩大穿孔的范围；另外去除支架时也会引起食管损伤，这些缺点已越来越受到重视[42,46]。而且支架并不适用于正常的食管，其移动的概率将近 30%[46]。放置支架的失败率、失败后的影响以及其是否增加了总的风险仍然不明确。因此，必须严格控制其适应证，只能将支架作为一种暂时的处理方法。然而当一些患者的身体条件不能耐受激进的治疗或者不适合行食管切除术时，支架的确是一种不错的选择。作者建议采用可回收的、软质支架，并在 3 个月内去除支架，避免长期并发症。

手术治疗

医源性食管穿孔的手术指征与自发性穿孔的指

征完全一样，但癌症、消化道狭窄或失迟缓更加常见。因此，有时必须行手术治疗，尽管污染较轻，但相关的手术死亡率增加了 6 倍[38]。手术治疗的指征可按框 19.4 中非手术治疗指征进行推理。

恶性狭窄造成的穿孔需要由特别的团队进行治疗。那些由于癌症转移而不能手术或不适合手术的患者可以采取非手术治疗，如支架。而对于无法明确能否行手术的患者，大多数作者主张食管切除，认为手术可控制污染，并且这些患者有治愈的可能，但该治疗策略带来的病死率为 11% ～ 75%[25,27]。有证据表明，对于可手术治疗的食管癌医源性穿孔，尽管可将食管切除，但缩短了其长期生存期，因此对于这些患者可考虑行姑息切除[47]。因此内镜分期时，应尽量避免造成穿孔。

失迟缓的医源性穿孔并不常见（1% ～ 5%），通常采取非手术治疗或内镜治疗，主要是由于其穿孔很小、诊断及时并且有周围组织包裹。如果需要行开胸修复，则不需要行贲门肌切开或抗反流术。

腹腔镜

医源性穿孔通常比较清洁，界限明显，诊断及时而且一般位于胃食管交界几厘米以内，因此一些习惯于在裂孔处处理的外科医生可尝试腹腔镜经裂孔进行修补和引流。该手术明显需要有高超的腹腔镜技术和相应的设备[48]。

食管旁手术引起的损伤

大多数直接食管损伤发生在经腹腔镜和开腹行抗反流手术中，但其风险很低，达 0 ～ 1.2%[49]。经胸裂孔疝手术以及将周围组织缝于食管的手术，增加了食管损伤的风险。大多数损伤可被立刻发现和修复。如果穿孔没有被发现或无包裹，其病死率达 20%，需要积极手术。

胸部和脊柱手术可直接损伤食管（< 0.5%），另外气管插管、留置鼻胃管和气管造口术也可造成食管损伤。机械通气患者的食管损伤表现可能比较隐蔽。食管间接损伤可由压迫性坏死或缺血引起，但胸段食管的血供非常丰富，因此缺血造成的食管损伤很少见。

处理流程

食管医源性损伤的处理流程见图 19.9。

外伤引起的食管损伤

食管位于后纵隔，因此外伤造成的食管损伤很罕见，占所有食管损伤的 19%。钝性损伤小于 1%[50]。

穿透性损伤

食管穿透性损伤通常合并有一些更严重的周围血管损伤，因此容易被忽略。诊断不及时以及污染大大增加并发症发病率和病死率，因此颈部穿透伤或纵隔穿透伤，特别是枪伤时应警惕食管损伤。损伤可表现为皮下气肿、颈部血肿，平片显示血气胸或纵隔或咽后水肿。严重损伤的患者不能行对比造影，目前常行支气管镜或软食管镜。受到致命性损伤的患者病情一旦稳定，必要时就可行这些检查。

Horwitz 等对 55 名外伤患者作了回顾性研究，尽管食管损伤很少见（3.6%），上消化道内镜诊断食管损伤时无漏诊，其敏感度为 100%，特异度为 92.4%，而且该检查很安全[11]。另外一项含有 31 名患者的研究（其中 24 名患者在检查的同时进行了插管）表明，内镜的敏感度为 100%，特异度为 96%，无相关并发症[51]。

处理

一些作者主张手术治疗穿透性颈部食管损伤，而另外一些作者更喜欢非手术治疗。包裹性穿孔即使诊断不及时，也可采取非手术治疗。一旦穿孔有大量内容物外漏或由于其他原因需要探查时就应该进行修补，如任何穿透颈阔肌或纵隔的损伤。单纯颈段食管损伤，最好于左侧或右侧胸锁乳突肌前方入路。上或中 1/3 胸段食管损伤一般经右侧入路，而食管远端损伤一般经左侧入路，另外根据损伤的具体情况可能会需要其他入路。所有胸部穿透性枪伤都需要行手术探查，优先探查威胁生命的心血管、肺和气管支气管损伤。应该寻求专科医师的意见，大多数食管损伤处理时可采用自发性食管穿孔的处

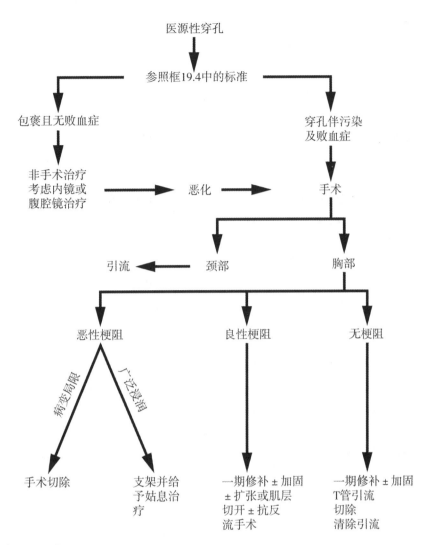

图 19.9 ● 医源性食管穿孔处理流程。

理技术。

胸部穿透性食管损伤总的病死率很难确定，为 15% ~ 27%，而颈部损伤的病死率为 1% ~ 16%[52,53]。颈部外伤经常会造成脊柱和气道损伤，而胸部外伤会造成心肺损伤，应尽快排除这些损伤。

钝挫伤

颈部钝挫伤通常由于高速交通事故时颈部或上胸部挤压到方向盘，也可能由于颈部过度弯曲伸展导致。相似的，迅速减速会导致胸段食管的固定部位撕裂，如环状软骨、隆凸或咽食管交界处食管；声门关闭造成腹内压突然升高或食管血管突然中断也会造成食管损伤。这些大多数属于撞击性损伤，因此经常合并一些威胁生命的气道或心肺损伤。其诊断过程和处理原则与自发性和医源性食管穿孔相似，应考虑到合并气管支气管和心肺损伤的可能，其发生率高达 56%[50]。应该注意的是，即使胸部钝挫伤很小，如果漏诊，可能会导致食管狭窄，因此应保持对食管损伤的高度警觉，并尽快进行排除。

腐蚀性损伤

吞食腐蚀性物质不常见，但有很大的毁坏性。腐蚀性损伤一般发生于两个年龄段，而且它们的病因存在很大不同。儿童通常属于误食，而成年人一般是经过仔细考虑过的。大部分腐蚀性物质可分为酸性和碱性物质。一些常见的腐蚀性酸如洁厕灵（盐酸）、电池液（硫酸）和金属加工中用的物质（磷酸和氢氟酸）。氢氟酸危险性特别大，可使钙代谢出现很大波动，导致难治性心律失常。对这些病例，应该有特殊的处理原则，急诊人员应该注意保护自己，防止中毒，因为皮肤接触是有害的。强碱也比较常见，如清洁剂和漂白剂，大多数家用物品只是比较温和的腐蚀剂。一些扣式电池内有强碱，服食后的处理将在本章的其他地方介绍。

误解 1：酸性化学物与接触面接触发生凝固性坏死，而凝固性坏死可降低酸的组织穿透性；碱性化学物质一般造成液化性坏死，从而加快碱的组织穿透。尽管在病理方面此观点是正确的，但与临床并不相符，因为任何强的腐蚀性物质只要吞食的量足够大，都会导致严重的食管损伤。而且有证据表明强酸有更强的全身作用，其穿孔率和病死率比碱性物质更高[54]。

误解 2：酸性化学物质引起胃损伤，而碱性物质引起食管损伤。通常都这么认为，但并没有有利证据支持该观点[55,56]。

总的来说，损伤的严重程度与化学物质的腐蚀特性、浓度、量、黏性以及食管黏膜与腐蚀性物质接触时间有关。故意吞食腐蚀性物质的患者一般吞食的量比较大，因此往往导致更加严重的损伤。相反，儿童误食的量则很少。

临床表现

大多数患者能够活着到达医院，除非发生了误吸。如果是误食，穿孔通常比较迅速，而没有出现症状和体征。临床特征主要依赖于吞食的物质和时间，但口腔没有烧伤或没有咽、食管症状不能排除食管腐蚀性损伤，因为腐蚀性化学物质可很快通过口腔，并且损伤最严重的位置不能单纯根据症状来确定。而故意吞食的临床特征往往不典型。框 19.5 详细列出了食管腐蚀性损伤的临床特征。

舌咽部烧伤引起水肿，阻碍气道，导致唾液分泌增多，并且妨碍唾液清除。而会厌及后部损伤可导致喘鸣和声音嘶哑。呼吸困难不常见，除非发生误吸。视诊，口咽部烧伤可引起轻度水肿、浅表侵蚀或广泛黏膜脱落、坏死。酸性烧伤形成黑色焦痂，而碱性烧伤呈灰色、色暗。吞咽困难、吞咽痛提示食管损伤，上腹痛、恶心、食欲不振、反胃、呕吐和呕血提示胃损伤。患者还可出现休克或呼吸窘迫。

检查和处理

首先保持呼吸道通畅，稳定心血管状态，并缓解疼痛。如果合并面部和眼烧伤，应该冲洗伤口，并请眼科和整形科医生会诊。禁止经口摄入食物和水。禁忌胃灌洗、诱导呕吐、鼻胃抽吸以及服用中和性化学物质。尽量弄清吞食的是什么物质以及吞食量，当地毒物中心可以提供化学性物质的特性。

误食患者如果没有口咽部烧伤，并且食管检查正常或损伤很轻，一旦能经口喝水就可以出院。

 所有其他的患者则需要住院，并且一旦病情稳定，需要让有经验的专科医师行上消化道的内镜检查，最好在 24 小时以内，从而确定食管损伤的分级，同时留置鼻肠管以尽早给予营养支持，而且鼻肠管可起到支架的作用，防止食管狭窄[55,57]。

框 19.5 • 急性腐蚀性食管损伤的症状和体征

- 儿童不进食或不喝水
- 面部水肿或有烧伤
- 口咽疼痛
- 唾液分泌过多或流口水
- 喘鸣或声音嘶哑
- 呼吸困难
- 胸痛
- 恶心、呕吐
- 上腹痛或有压痛
- 吐血

表 19.2 ● 食管烧伤深度

烧伤深度	分级	内镜表现
浅层	1	黏膜水肿、充血
贯穿黏膜 ± 肌层	2a	浅层溃疡，出血、渗出
	2b	深溃疡 - 局灶或环状溃疡
食管壁全层 ± 邻近器官	3a	局灶全层坏死
	3b	广泛坏死

表 19.3 ● 食管腐蚀性损伤的内镜分期

内镜下表现	1 级	2 级	3 级
出血	只有充血	轻 / 中度出血	中 / 重度出血
水肿	轻度	中度	重度
黏膜缺失	无	黏膜溃疡或水疱	深溃疡
渗出	无	有 ± 假膜	有 ± 假膜
内镜延迟表现	无	肉芽组织	焦痂

如果患者出现严重的咽喉烧伤或呼吸困难，则需要行全身麻醉。烧伤的分级有助于指导处理，预测是否狭窄，并且是唯一预测系统并发症和死亡的指标[54]。损伤严重程度分级系统与皮肤烧伤的相似（表 19.2），但是不同分级之间很难区分，特别是 2 级和 3 级烧伤，其治疗是有区别的，因此多次评估可能使患者获益（表 19.3）[58,59]。最近用食管超声评估坏死深度，特别是肌层损伤，因为其影响以后是否狭窄，但食管超声与传统内镜评估相比并没有优势[60]。

大多数腐蚀性损伤采用非手术治疗。急性期用激素和抗生素仍然存在争议，因为其证据存在冲突[61]。

一些中心将激素作为治疗方案的一部分，并且持续研究激素预防狭窄的作用，尽管一项前瞻性随机对照试验已经证明激素对食管狭窄并没有预防作用，狭窄只与腐蚀的损伤程度有关[62]。

严重化学性烧伤的患者大多数有食管狭窄的风险，并且其穿孔的风险也很大，激素可能会掩盖临床症状[63]。如上所述，作者主张在腐蚀性损伤的初步治疗中不使用激素。

如果患者有感染、穿孔或误吸，可应用抗生素，在这些病例中作者建议使用抗真菌药物[64]。

应给予静脉补液、镇痛、营养支持、抑酸药。1 和 2a 级患者应住院，观察 5 ～ 7 天，24 ～ 48 小时后逐渐恢复饮食，出院 6 ～ 8 周后复查内镜或对比造影，看食管是否狭窄。故意吞食腐蚀性物质的患者在出院前需要进行精神心理评估。2b 或 3 级化学性烧伤的患者应进行密切观察，持续鼻空肠营养，如果没有穿孔，48 小时后可饮用清洁液体，但 7 天内仍然存在穿孔的风险。患者出现穿孔或病情恶化，应行急诊胃食管切除，因为胃大多数也有损伤。作者不建议行腹腔镜手术。如果感染比较轻，可同时行胸骨下结肠代食管术，但大多数情况下在 6 ～ 8 周后才行重建术。黏膜环状损伤的患者有食管狭窄和恶变的风险，因此考虑食管切除。这些损伤的病死率为 13% ～ 40%，并且大部分死亡患者是自杀的成年人[56]。死亡的原因主要是呼吸系统并发症，以及患者有透壁坏死而没有及时进行手术治疗。对于严重的腐蚀性损伤，一般不采取保守治疗。

表 19.4 ● 食管狭窄的 Marchand 分级

狭窄范围	长度	质地	分级
不成环	短	质韧	1
串珠样环状狭窄	短	弹性	2
环状狭窄	小于等于 1cm	质韧	3
环状狭窄	大于 1cm	表面纤维化，容易扩张，无进展	4a
环状狭窄	大于 1cm	深部纤维化，结节，进展，不容易扩张	4b

长期并发症和预后

5% ~ 50% 的患者出现狭窄，其中 95% 的狭窄发生在食管远端，可采用 Marchand 分级系统进行分级（表 19.4）[65]。

 大多数狭窄可用 Savary-Gilliard 探条扩张[66]。

治疗时发生穿孔的发生率小于 1%，但为安全起见，作者建议损伤后 6 周左右再进行扩张。如果扩张治疗后出现反流，可服用抑酸药，甚至手术。3 或 4 级狭窄的年轻患者有可能终身需要反复扩张治疗，而很可能造成医源性穿孔或最终发展为癌，因此对这些患者应该考虑手术治疗。手术主要是另建旁路或切除梗阻的食管，或者行食管狭窄成形术。创建旁路避免了纵隔分离食管，而通过胸骨后或皮下，避免了开胸。然而残留的食管有癌变的风险，并且有分泌物和细菌定植的问题。因此目前更多采用的是开胸切除加结肠重建食管（由于合并有胃损伤）。另外一种方法是利用带血管的结肠行食管狭窄成形术，但该方法也存在癌变的风险。很多医生主张将根治性手术作为最佳方案。还可以放置临时自膨式支架，但由于目前放置支架的病例数有限，因此在该方面的经验受到了限制[14]。

癌变风险

高达 16% 的腐蚀性损伤转化为鳞状细胞癌，癌变风险是普通人群的 1000 倍[67]。损伤的严重程度与癌变风险并不成比例。可早期切除或进行监测，早期切除可降低死亡率，而监测可能不太现实，因为恶变的潜伏期为 15 ~ 40 年。如上所诉，临床医生意识到恶变的风险，应尽早诊断，使可治愈性切除的患者增加。

处理流程

图 19.10 详细介绍了腐蚀性食管损伤的处理流程。

食管异物

食管是消化道中最容易出现异物嵌顿的位置，占所有消化道嵌顿的 75%[68]。其中大部分发生于 6 个月 ~ 6 岁的儿童，硬币、玩具、蜡笔和电池是最常见的异物。而在成人中食物团块（特别是肉）或骨头碎片更加常见。特别是无牙的患者，其颚部感觉降低。心理或精神存在障碍、毒品和酒精成瘾的人也容易发生异物嵌顿，而罪犯则可能发生多次异物嵌顿，大多数上消化道中心发现了很多反复发生食管异物嵌顿的罪犯。

异物可嵌顿于任何食管狭窄的部位，如环咽肌、主动脉弓、左主气管以及胃食管交界处，但大多数异物嵌顿在颈部食管。一些病例由于良性狭窄（Schatzki 环、消化道狭窄、嗜酸性粒细胞性食管炎）；相反，恶性狭窄并不常见，其病史一般比较长且呈进行性发展，而采用塑料或金属自膨式支架等治疗有很高的食物团块嵌顿率[69]。

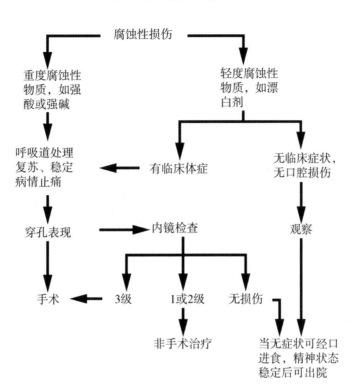

图 19.10 ● 食管腐蚀性损伤的处理流程。

临床表现

90% 的患者有吞食后出现急性吞咽困难的病史，位置在异物嵌顿水平，因此可迅速得到诊断[70]。而一些比较小的儿童和不愿合作的成年人，其病史不太确切，因此诊断存在困难。如果儿童不吃东西、哽噎，应怀疑异物嵌顿。而一些食管异物病例比较隐蔽，可能持续存在几个月甚至几年，可能仅表现为长期的误吸或反流症状。对于一些精神病患者，如果出现食管异物的特征，应高度怀疑。5% ~ 15% 的食管异物病例有呼吸系统症状，特别是儿童和颈部嵌顿的病例，导致咳嗽、喘息、喘鸣和呼吸困难。在成年人中，如果异物嵌顿于颈部食管，可引起气管梗阻，导致所谓的"餐馆冠状动脉症"或"牛排餐厅综合征"。尖锐的异物可很容易通过食管，而不引起嵌顿，但会产生持续的异物感。

食管异物的体征不明显，除非嵌顿引起梗阻并导致垂涎或穿孔，可见到颈部肿胀、红斑、压痛、皮下气肿或一些全身反应。长期嵌顿会导致反复误吸、肺脓肿、食管周围炎、食管狭窄、食管气管瘘或食管大血管瘘。

诊断

普通 X 线片可定位不透射线和透射线的异物，如果怀疑穿孔，也可行该检查（图 19.11）。应该行前后位和侧位普通 X 线片，因为脊柱可能掩盖异物，而且有助于鉴别食管异物和气管异物。对比较小的儿童和婴儿，需要扩大 X 线片的拍摄范围，以证实或排除不透射线异物。即使无食管异物的症状或体征，如果存在可能有吞食的病史，也应行放射线检查，因为在一项研究中，有吞食硬币病史而无症状的儿童中有 17% 确诊存在食管硬币嵌顿[71]。

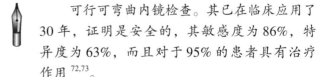

可行可弯曲内镜检查。其已在临床应用了 30 年，证明是安全的，其敏感度为 86%，特异度为 63%，而且对于 95% 的患者具有治疗作用[72,73]。

对于一些透射线的异物如木头、铝、玻璃和塑料，可行水溶性造影剂或 CT 检查，但应避免使用高渗的对比造影剂和钡剂。

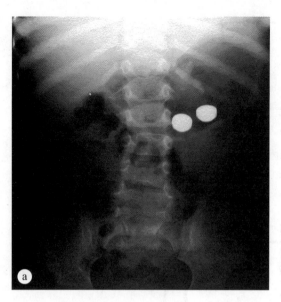
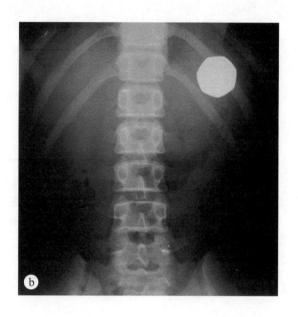

图 19.11 • （a）胃窦内为吞食的纽扣电池；（b）吞食 50 便士硬币。

治疗

　　在西方人群中，大多数食管异物可最终自行通过消化道，只有 10% ～ 20% 的患者需要内镜取出，1% 需要手术治疗[73,74]。

紧急介入的指征：

1. 呼吸道压迫。
2. 完全性吞咽困难，有误吸的危险。
3. 尖锐物体或纽扣式电池嵌顿。
4. 嵌顿超过 24 小时。

　　异物通过食管并不意味着已完全没事了，因为长于 5 ～ 6cm 或直径大于 2cm 的物体很难通过幽门或十二指肠曲，并且一旦发生嵌顿，内镜下很难取出，因此目前建议在异物嵌顿于食管时尽量将异物取出。类似的，尽管大多数尖锐的异物可顺利通过消化道，但其穿孔的风险高达 35%，因此建议在保证安全的情况下尽量将异物取出[75]。

　　在其他情况下，应根据症状、异物和儿科医生、外科医生以及精神科医生的建议制订个体化的治疗方案。

　　如果食管异物为硬币或一些类似的圆形异物，而且没有症状，可观察 24 小时，因为这些光滑的物体大多数可自行通过食管[76]。

　　如果不能自行通过消化道或症状恶化，应及时手术。在取异物方面，治疗性可弯曲内镜与硬质内镜一样有效，其并发症的发生率明显低于硬质内镜（5% 对比 10%），而且大多数病例不需要全身麻醉。少数情况下，如考虑异物类型及数量或患者不能合作（如较小的儿童）则需要全身麻醉。对于咽部异物嵌顿硬质内镜仍然有作用，因为其视野和入路很好，但远端梗阻一般不采用硬质内镜。内镜下取出异物需要有耐心，其成功率大约为 95%[73]。失败大多发生于长于 10cm 或义齿等复杂异物的患者。

　　光滑的物体可能很难取出，因此可能需要抓握器、套圈、磁铁和套篮，在实际应用前先用抓握器抓取类似的异物是有帮助的。取硬币时，应使硬币朝向侧面才能通过环咽肌；如果取锋利或带尖的物体，为安全取出或操作则需要外套管或内镜罩。

　　食物倾向于嵌顿在食管远端，并且通常合并有潜在病变。嗜酸性粒细胞性食管炎容易引起急性吞咽困难和食物嵌顿，其肌层很薄、易脆，而且很容易被器械损伤，因此应避免进行扩张。如果怀疑嗜酸性粒细胞性食管炎，所有的患者应取肌肉活检。除了内镜，还有很多方法可以去除食物团块。蛋白质水解酶（如木瓜蛋白酶）可分解食物团块，但可引起食管损伤，而且如果误吸会很危险，因此目前不建议应用蛋白质水解酶。泡腾剂如汽水和静脉胰高血糖素可引起平滑肌松弛，从而使食物通过食管，但目前还没有有力的证据支持其有效性[77]。

如上所述，目前最安全的方法仍然是内镜，其可缓解嵌顿，并且可发现一些潜在病变。可同时行根治性治疗，如扩张术。内镜可通过很多技术和工具将食物团块取出。较大的团块可能需要分多次取出，如果需要多次插管，可加上外套管。如果团块位于食管远端，可在内镜下将团块推入胃内，但该技术必须在直视下进行。

现在圆形或纽扣式电池很常见，很容易被好奇的儿童误食。放电或碱性内容物流出都会很快导致食管局部损伤、坏死和穿孔，因此一旦嵌顿于食管内，应立刻取出，普通 X 线片有定位作用。如果电池已经通过食管到达胃和十二指肠，80% ~ 90% 的患者不会出现并发症，因此连续行放射学检查以监测病情发展情况，而如果 48 小时内电池仍未通过胃，或出现肠道损伤的症状，或电池破裂出现水银中毒的证据，则需要行内镜或手术治疗。

如果异物太大内镜不能取出，或异物已植入食管壁，或治疗时造成穿孔，则需要进行手术[68]。手术入路不仅仅根据嵌顿位置和损伤的严重程度制订，还与炎症和食管病变有关。一些贩毒的人为防止被发现，将装有毒品的小包吞到胃里，然而有时会嵌顿在食管，造成梗阻或破裂，这种情况下内镜取出有破裂的风险，因此应行手术[78]。

总结

食管急症病因很广，损伤类型很多。食管壁很脆弱，无浆膜层，离重要器官比较近，很难到达并且通常缺少症状和体征，这些因素加在一起，意味着即使很小的损伤都有可能是致命的。由于这些疑难病例的表现各种各样，绝大多数外科医生在他们的职业生涯中处理这样的病例很少，因此这些病例最好由专业的医疗机构处理，因为这些机构的辅助人员都经过了训练，配有相应设备，并且富有经验，

可防止误诊或不恰当的治疗引起严重的后果。然而提高预后最好的方法是预防，如进行安全和充分的内镜训练，将腐蚀性物质做好标记，研制出更小的纽扣电池。

● 关键点

自发性食管穿孔
- 误诊和诊断延迟的比率很高
- 可采用口服水溶性对比造影剂检查
- 可弯曲内镜检查的作用越来越受到重视
- 手术仍然是主要的处理方法

医源性食管穿孔
- 75% ~ 90% 的医源性穿孔发生在食管远端
- 潜在病变很常见
- 食管癌穿孔不可治愈
- 非手术治疗通常有效

食管外伤
- 穿透性损伤往往合并有周围内脏的严重损伤，而经常漏诊食管损伤
- 可行支气管镜和胃镜检查

腐蚀性损伤
- 对可疑吞食腐蚀性物质的病例必须行相应检查
- 损伤 24 小时内行可弯曲内镜检查非常重要
- 激素和抗生素在初始治疗中的作用还不明确
- Savary-Gilliard 探条扩张可治疗大多数的狭窄
- 对难治性狭窄的年轻患者可考虑行重建手术

食管异物
- 可弯曲内镜即可作为检查手段，也有治疗作用
- 大部分食管异物最终自行通过食管
- 如果异物是圆形、光滑的物体，且没有症状，可观察 24 小时。

（赵　辉　付立功　译）

参考文献

1. Derbes VJ, Mitchell RE Jr. Hermann Boerhaave's Atrocis, nec descripti prius, morbi historia, the first translation of the classic case report of rupture of the esophagus, with annotations. Bull Med Libr Assoc 1955; 43(2):217–40.

2. Barrett N. Report of a case of spontaneous perforation of the oesophagus successfully treated by operation. Br J Surg 1947; 47:216–18.

3. Mackler S. Spontaneous rupture of the oesophagus; an experimental and clinical study. Surg Gynecol Obst 1952; 95:345–56.

4. Hayes N, Waterworth PD, Griffin SM. Avulsion of short gastric arteries caused by vomiting. Gut 1994; 35(8):1137–8.

5. Griffin SM, Lamb PJ, Shenfine J et al. Spontaneous rupture of the oesophagus. Br J Surg 2008; 95(9):1115–20.

6. Altorjay A, Kiss J, Voros A et al. The role of esophagectomy in the management of esophageal perforations. Ann Thorac Surg 1998; 65(5):1433–6.

7. Shenfine J, Dresner SM, Vishwanath Y et al. Management of spontaneous rupture of the oesophagus. Br J Surg 2000; 87(3):362–73.

8. Levine PH, Kelley MLJr. Spontaneous perforation of esophagus simulating acute pancreatitis. JAMA 1965; 191(4):342–5.

9. Buecker A, Wein BB, Neuerburg JM et al. Esophageal perforation: comparison of use of aqueous and barium-containing contrast media. Radiology 1997; 202(3):683–6.

10. Griffin SM, Lamb PJ, Dresner SM et al. Diagnosis and management of a mediastinal leak following radical oesophagectomy. Br J Surg 2001; 88(10):1346–51.

11. Horwitz B, Krevsky B, Buckman RFJr et al. Endoscopic evaluation of penetrating esophageal injuries. Am J Gastroenterol 1993; 88(8):1249–53.

12. Srinivasan R, Haywood T, Horwitz B et al. Role of flexible endoscopy in the evaluation of possible esophageal trauma after penetrating injuries. Am J Gastroenterol 2000; 95(7):1725–9.

13. White CS, Templeton PA, Attar S. Esophageal perforation: CT findings. Am J Roentgenol 1993; 160(4):767–70.

14. Evrard S, Le Moine O, Lazaraki G et al. Self-expanding plastic stents for benign esophageal lesions. Gastrointest Endosc 2004; 60(6):894–900.

15. Petruzziello L, Tringali A, Riccioni ME et al. Successful early treatment of Boerhaave's syndrome by endoscopic placement of a temporary self-expandable plastic stent without fluoroscopy. Gastrointest Endosc 2003; 58(4):608–12.

16. Kiev J, Amendola M, Bouhaidar D et al. A management algorithm for esophageal perforation. Am J Surg 2007; 194(1):103–6.

17. Wehrmann T, Stergiou N, Vogel B et al. Endoscopic debridement of paraesophageal, mediastinal abscesses: a prospective case series. Gastrointest Endosc 2005; 62(3):344–9.

18. Walker WS, Cameron EW, Walbaum PR. Diagnosis and management of spontaneous transmural rupture of the oesophagus (Boerhaave's syndrome). Br J Surg 1985; 72(3):204–7.

19. Whyte RI, Iannettoni MD, Orringer MB. Intrathoracic esophageal perforation. The merit of primary repair. J Thorac Cardiovasc Surg 1995; 109(1):140–4; discussion 144–6.

20. Lawrence DR, Ohri SK, Moxon RE et al. Primary esophageal repair for Boerhaave's syndrome. Ann Thorac Surg 1999; 67(3):818–20.

21. Richardson JD. Management of esophageal perforations: the value of aggressive surgical treatment. Am J Surg 2005; 190(2):161–5.

22. Wright CD, Mathisen DJ, Wain JC et al. Reinforced primary repair of thoracic esophageal perforation. Ann Thorac Surg 1995; 60(2):245–8; discussion 248–9.

23. Mansour KA, Wenger RK. T-tube management of late esophageal perforations. Surg Gynecol Obstet 1992; 175(6):571–2.

24. Naylor AR, Walker WS, Dark J et al. T tube intubation in the management of seriously ill patients with oesophagopleural fistulae. Br J Surg 1990; 77(1):40–2.

25. Orringer MB, Stirling MC. Esophagectomy for esophageal disruption. Ann Thorac Surg 1990; 49(1):35–42; discussion 42–3.

26. Gupta NM. Emergency transhiatal oesophagectomy for instrumental perforation of an obstructed thoracic oesophagus. Br J Surg 1996; 83(7):1007–9.

27. Adam DJ, Thompson AM, Walker WS et al. Oesophagogastrectomy for iatrogenic perforation of oesophageal and cardia carcinoma. Br J Surg 1996; 83(10):1429–32.

28. Jethwa P, Lala A, Powell J et al. A regional audit of iatrogenic perforation of tumours of the oesophagus and cardia. Aliment Pharmacol Ther 2005; 21(4):479–84.

29. Steadman C, Kerlin P, Crimmins F et al. Spontaneous intramural rupture of the oesophagus. Gut 1990; 31(8):845–9.

30. Yen HH, Soon MS, Chen YY. Esophageal intramural hematoma: an unusual complication of endoscopic biopsy. Gastrointest Endosc 2005; 62(1):161–3.

31. Moreto M, Ojembarrena E, Zaballa M et al. Idiopathic acute esophageal necrosis: not necessarily a terminal event. Endoscopy 1993; 25(8):534–8.

32. Cappell MS. Esophageal necrosis and perforation associated with the anticardiolipin antibody syndrome. Am J Gastroenterol 1994; 89(8):1241–5.

33. Pasricha PJ, Fleischer DE, Kalloo AN. Endoscopic perforations of the upper digestive tract: a review of their pathogenesis, prevention, and management. Gastroenterology 1994; 106(3):787–802.

34. Borotto E, Gaudric M, Danel B et al. Risk factors of oesophageal perforation during pneumatic dilatation for achalasia. Gut 1996; 39(1):9–12.

35. Lecharny JB, Philip I, Depoix JP. Oesophagotracheal perforation after intraoperative transoesphageal echocardiography in cardiac surgery. Br J Anaesth 2002; 88(4):592–4.

36. Fernandez FF, Richter A, Freudenberg S et al. Treatment of endoscopic esophageal perforation. Surg Endosc 1999; 13(10):962–6.

37. Bladergroen MR, Lowe JE, Postlethwait RW. Diagnosis and recommended management of esophageal perforation and rupture. Ann Thorac Surg 1986; 42(3):235–9.

38. Michel L, Grillo HC, Malt RA. Operative and non-operative management of esophageal perforations. Ann Surg 1981; 194(1):57–63.

39. Sarr MG, Pemberton JH, Payne WS. Management of instrumental perforations of the esophagus. J Thorac Cardiovasc Surg 1982; 84(2):211–18.

40. Raju GS, Thompson C, Zwischenberger JB. Emerging endoscopic options in the management of esophageal leaks (videos). Gastrointest Endosc 2005; 62(2):278–86.

41. Brewer LA3rd, Carter R, Mulder GA et al. Options in the management of perforations of the esophagus. Am J Surg 1986; 152(1):62–9.

42. Qadeer MA, Dumot JA, Vargo JJ et al. Endoscopic clips for closing esophageal perforations: case report and pooled analysis. Gastrointest Endosc 2007; 66(3):605–11.

43. Cipolletta L, Bianco MA, Rotondano G et al. Endoscopic clipping of perforation following pneumatic dilation of esophagojejunal anastomotic strictures. Endoscopy 2000; 32(9):720–2.

44. Adam A, Watkinson AF, Dussek J. Boerhaave syndrome: to treat or not to treat by means of insertion of a metallic stent. J Vasc Interv Radiol 1995; 6(5):741–3; discussion 744–6.

45. Doniec JM, Schniewind B, Kahlke V et al. Therapy of anastomotic leaks by means of covered self-expanding metallic stents after esophagogastrectomy. Endoscopy 2003; 35(8):652–8.

46. Radecke K, Gerken G, Treichel U. Impact of a self-expanding, plastic esophageal stent on various esophageal stenoses, fistulas, and leakages: a single-center experience in 39 patients. Gastrointest Endosc 2005; 61(7):812–18.

47. Dresner SM, Lamb PJ, Viswanath YKS et al. Oesophagectomy following iatrogenic perforation of operable oesophageal carcinoma. Br J Surg 2000; 87(S1):29.

48. Bell RC. Laparoscopic closure of esophageal perforation following pneumatic dilatation for achalasia. Report of two cases. Surg Endosc 1997; 11(5):476–8.

49. Pessaux P, Arnaud JP, Ghavami B et al. Morbidity of laparoscopic fundoplication for gastro-esophageal reflux: a retrospective study about 1470 patients. Hepatogastroenterology 2002; 49(44):447–50.

50. Vassiliu P, Baker J, Henderson S et al. Aerodigestive injuries of the neck. Am Surg 2001; 67(1):75–9.

51. Flowers JL, Graham SM, Ugarte MA et al. Flexible endoscopy for the diagnosis of esophageal trauma. J Trauma 1996; 40(2):261–5; discussion 265–6.

52. Pass LJ, LeNarz LA, Schreiber JT et al. Management of esophageal gunshot wounds. Ann Thorac Surg 1987; 44(3):253–6.

53. Symbas PN, Tyras DH, Hatcher CR Jr. et al. Penetrating wounds of the esophagus. Ann Thorac Surg 1972; 13(6):552–8.

54. Poley JW, Steyerberg EW, Kuipers EJ et al. Ingestion of acid and alkaline agents: outcome and prognostic value of early upper endoscopy. Gastrointest Endosc 2004; 60(3):372–7.

55. Zargar SA, Kochhar R, Nagi B et al. Ingestion of corrosive acids. Spectrum of injury to upper gastrointestinal tract and natural history. Gastroenterology 1989; 97(3):702–7.

56. Zargar SA, Kochhar R, Nagi B et al. Ingestion of strong corrosive alkalis: spectrum of injury to upper gastrointestinal tract and natural history. Am J Gastroenterol 1992; 87(3):337–41.

57. Wijburg FA, Heymans HS, Urbanus NA. Caustic esophageal lesions in childhood: prevention of stricture formation. J Pediatr Surg 1989; 24(2):171–3.

58. Zargar SA, Kochhar R, Mehta S et al. The role of fiberoptic endoscopy in the management of corrosive ingestion and modified endoscopic classification of burns. Gastrointest Endosc 1991; 37(2):165–9.

59. Di Costanzo J, Noirclerc M, Jouglard J et al. New therapeutic approach to corrosive burns of the upper gastrointestinal tract. Gut 1980; 21(5):370–5.

60. Kamijo Y, Kondo I, Kokuto M et al. Miniprobe

ultrasonography for determining prognosis in corrosive esophagitis. Am J Gastroenterol 2004; 99(5):851–4.

61. Ramasamy K, Gumaste VV. Corrosive ingestion in adults. J Clin Gastroenterol 2003; 37(2):119–24.

62. Anderson KD, Rouse TM, Randolph JG. A controlled trial of corticosteroids in children with corrosive injury of the esophagus. N Engl J Med 1990; 323(10):637–40.

A prospective randomised, controlled trial in 60 children with caustic injuries with a follow-up of 18 years comparing a steroid and antibiotic regimen with best supportive care. No benefit was demonstrated in the steroid and antibiotic group; the development of oesophageal strictures related only to the severity of the corrosive injury.

63. Oakes DD. Reconsidering the diagnosis and treatment of patients following ingestion of liquid lye. J Clin Gastroenterol 1995; 21(2):85–6.

64. Bauer TM, Dupont V, Zimmerli W. Invasive candidiasis complicating spontaneous esophageal perforation (Boerhaave syndrome). Am J Gastroenterol 1996; 91(6):1248–50.

65. Marchand P. Caustic strictures of the oesophagus. Thorax 1955; 10(2):171–81.

66. Cox JG, Winter RK, Maslin SC et al. Balloon or bougie for dilatation of benign esophageal stricture? Dig Dis Sci 1994; 39(4):776–81.

A randomised study in 93 adult patients demonstrating a better and longer-lasting symptomatic result for lower cost with Savary–Gilliard bougie dilatation than balloon dilatation.

67. Imre J, Kopp M. Arguments against long-term conservative treatment of oesophageal strictures due to corrosive burns. Thorax 1972; 27(5):594–8.

68. Webb WA. Management of foreign bodies of the upper gastrointestinal tract. Gastroenterology 1988; 94(1):204–16.

69. Nandi P, Ong GB. Foreign body in the oesophagus: review of 2394 cases. Br J Surg 1978; 65(1):5–9.

70. Ciriza C, Garcia L, Suarez P et al. What predictive parameters best indicate the need for emergent gastrointestinal endoscopy after foreign body ingestion? J Clin Gastroenterol 2000; 31(1):23–8.

71. Hodge D3rd, Tecklenburg F, Fleisher G. Coin ingestion: does every child need a radiograph? Ann Emerg Med 1985; 14(5):443–6.

72. McKechnie JC. Gastroscopic removal of a phytobezoar. Gastroenterology 1972; 62(5):1047–51.

73. Li ZS, Sun ZX, Zou DW et al. Endoscopic management of foreign bodies in the upper-GI tract: experience with 1088 cases in China. Gastrointest Endosc 2006; 64(4):485–92.

74. Eisen GM, Baron TH, Dominitz JA et al. Guideline for the management of ingested foreign bodies. Gastrointest Endosc 2002; 55(7):802–6.

75. Vizcarrondo FJ, Brady PG, Nord HJ. Foreign bodies of the upper gastrointestinal tract. Gastrointest Endosc 1983; 29(3):208–10.

76. Waltzman ML, Baskin M, Wypij D et al. A randomized clinical trial of the management of esophageal coins in children. Pediatrics 2005; 116(3): 614–19.

A prospective randomised controlled trial of 60 children with an asymptomatic oesophageal coin, comparing immediate endoscopic removal with observation, including radiography and endoscopic removal where deemed necessary. This demonstrated no benefit from immediate endoscopic removal and 25–30% of coins passed spontaneously without complications. They conclude that treatment could reasonably include a short period of observation, particularly in older children with distally sited coins.

77. Tibbling L, Bjorkhoel A, Jansson E et al. Effect of spasmolytic drugs on esophageal foreign bodies. Dysphagia 1995; 10(2):126–7.

A multicentre placebo-controlled trial, showing no benefit of glucagon and diazepam over a placebo treatment in the treatment of food bolus impaction.

78. Lancashire MJ, Legg PK, Lowe M et al. Surgical aspects of international drug smuggling. Br Med J (Clin Res Ed) 1988; 296(6628):1035–7.

第 20 章

肥胖症的外科治疗

Simon Dexter

概述

近年来，透过不断增加的媒体报道和大量出版的外科学文献，我们发现，病态肥胖症的外科治疗或肥胖症外科治疗学正明显兴起。Bariatric（肥胖症治疗学）这个词语起源于希腊语 baros（重量）和 iatrikos（医生）。患者、初级护理医师和委托机构已经意识到肥胖症外科治疗的益处。在今后几年，为超重人群提供合适的减肥手术方法将成为一个主要的挑战。

世界范围内肥胖症的流行，促进了肥胖症外科治疗的发展。病态肥胖的外科治疗最早开始于 20 世纪 50 年代到 20 世纪 60 年代，但是，当时并没有被认作是主流手术，而且支持者又很少。在 20 世纪最后 10 年间，腹腔镜下肥胖症外科治疗的发展以及肥胖者的生活负担使得肥胖症的外科治疗一度成为了主流。的确，现在美国每年的胃分流手术比胆囊切除术还要多。

由于手术治疗对减肥的益处越来越多地被人们所了解，手术治疗正在逐渐成为肥胖症的治疗趋势。手术在治疗肥胖合并症方面，尤其是对糖尿病的显著治疗效果，一方面是和患者体重减轻有关，另一方面是与手术重建的方式有关，肥胖症手术在糖尿病治疗上的成功有力地促进了"代谢手术"的发展[1]。

肥胖症

肥胖症被定义为体重指数（body mass index，BMI）> 30。根据 BMI 值的不同，对肥胖症进行了不同的分级（表 20.1）。病态肥胖症，或称临床重度肥胖，指的是 BMI ≥ 40。另一个定义肥胖症的方法是测量腰围，因为与 BMI 相比，向心性肥胖与健康风险更加相关。在男性中，腰围 > 94cm 时健康风险增加，腰围 > 102cm 时就应当进行干预。在女性中，分别是 80cm 和 88cm[2]。

在西方国家，例如美国、澳大利亚和英国，肥胖症有很高的发病率比例。而且由于受到西方饮食的影响，肥胖症甚至开始成为远东国家的一项重要难题。

 在英国，2004 年女性肥胖者的比例为 23%，是 1980 年（8%）的 3 倍；2004 年男性肥胖者的比例为 23%，是 1980 年（6%）的 4 倍。目前，大约 2.5% 的成人是病态肥胖，BMI > 40[3]。

发生肥胖症的原因是复杂的，与食用高热量、高脂肪的食品以及 20 世纪末 21 世纪坐着办公的生活方式有关。这些变化击败了在食物相对缺乏的情况下进化了数千年的体内体重调节机制。

表 20.1 ● 肥胖的定义（根据 BMI，kg/m^2）

BMI	含义
≤ 20	体重不足
20 ~ 25	合适
25 ~ 30	超重
> 30	肥胖
> 40	病态肥胖或临床严重肥胖
> 50	超级肥胖

许多遗传异常和肥胖症相关，但并不是其唯一原因。针对双胞胎的研究证实了肥胖症有强烈的遗传倾向，但很少涉及对个人遗传异常方面的研究[4]。

最常见、最众所周知的肥胖综合征是 Prader–Willi 综合征（发病率为 1/25 000），特征是短身材、智力发育延迟、生殖器官发育不良、小手和小足以及上身肥胖。遗传学异常通常是 15 号染色体长臂的缺失。

引起肥胖症的代谢性病因很少见。甲状腺功能减退通常和肥胖症共同存在，但是治疗后最多只能减轻部分的体重，对病态肥胖人群的作用有限。Cushing 综合征能引起渐进性的向心性肥胖，并伴随有各种各样的症状和体征，这不同于单纯性肥胖。

肥胖症对患者本身、照顾他们的亲人以及整个社会都有影响。和正常标准体重者相比，肥胖者的死亡率更高，这是由肥胖相关合并症导致的（框 20.1），尤其是心血管疾病和癌症。1998 年，英国在对抗肥胖症上的直接花费达到 4.8 亿英镑，占英国国民健康保险（NHS）预算的 1.5%，间接花费更是达到 21 亿英镑[5]。

 许多试验都证实了手术治疗能够逆转肥胖和肥胖相关合并症并能降低死亡率，其中最著名的是瑞典肥胖研究项目[6,7]。对于那些通过其他方法治疗失败的病态肥胖者来说，这些数据为手术治疗病态肥胖提供了令人信服的证据。

肥胖症手术治疗的适应证

已经有许多机构提出了肥胖症的手术治疗标准，例如美国国立卫生院（NIH）[8] 和英国国家临床高标准研究所（National Institute for Clinical Excellence, NICE）[5,9]（框 20.2）。患者应该是病态肥胖者，即 BMI ≥ 40，或者是 BMI > 35 并患有其他肥胖相关合并症者，例如糖尿病、阻塞性睡眠呼吸暂停或高血压。

因为手术开展得较少且费用昂贵，患者应当对自己的身体状况有所了解并将丰富营养指导知识用于自己的饮食中。因此，在一段持续的时间内（至少 5 年），患者应当尝试着通过其他非手术的手段来减轻自己的体重，而且，最好参加一项由医院组织的体重管理项目。患者不应该沉迷于酒精和保健类

框 20.1 • 与病态肥胖相关的合并症

- 糖尿病（体重每增加 1kg，风险增加 4.5%）
- 高血压
- 冠心病（心肌梗死）
- 心衰
- 心肌病
- 阻塞性睡眠呼吸暂停
- 胆石症
- 脂肪肝（非酒精性脂肪肝）
- 肝硬化
- 高胆固醇 / 脂肪
- 月经 / 生殖紊乱（多囊卵巢综合征）
- 不育症
- 产科并发症
- 压力性尿 / 便失禁
- 胃食管反流病
- 休克
- 癌症
- 关节炎
- 精神异常

框 20.2 • 肥胖症的手术治疗标准

- BMI ≥ 40
- BMI > 35 并患有其他肥胖相关合并症者
- 年龄 18 ~ 65 岁 *
- 患有肥胖超过 5 年
- 非手术治疗失败
- 非常适合手术
- 没有特殊的临床或心理学禁忌证
- 了解手术的风险
- 能长期随访

注：* 不再适于最新的 NICE 指南。

药物，应该了解减肥手术的意义和风险，并能做到长期随访。

精神类疾病并不是减肥手术的禁忌证，而且消沉的情绪在病态肥胖人群中是普遍存在的。然而，严重的精神疾病应该被评估，以确定患者能否理解手术并遵从饮食营养指导。

以前，减肥手术的年龄范围是 18 ~ 55 岁。但是，最近的 NICE 指南取消了年龄限制，因为在这个年龄范围以外的患者也能从手术中获益[9]。尽管年龄较大的患者手术后死亡率较高，但仍能通过手术来减轻肥胖相关合并症[10,11]。目前，对儿童做减肥手术还存在争议，但或许适用于那些骨骼成熟后的肥胖儿童。从个人和家庭的角度来讲，儿童要求更严格的术前评估，并且应该先经儿童肥胖治疗组的专家治疗后再考虑手术治疗[9,12]。

总则

除了手术因素以外，肥胖症治疗学由许多独立的因素组成。患者常会被深入研究，而且许多人会在互联网或电视上观看减肥过程，并成为患者支持团队的一员。但是，媒体报道可能会夸大治疗效果，使患者对手术治疗产生不切实际的期望，并且不知道自己为什么会超重。对肥胖者的歧视是普遍存在的，这种歧视不但来源于大众，而且来源于许多健康专业人士。因此，患者通常不愿意谈论自己的饮食习惯和生活方式，甚至拒绝考虑手术治疗。他们对自己的体型非常敏感，尽管多数情况下会表现出满不在乎的神情。因此，对于肥胖症患者应当采取一种坦率的方式。

如果患者在外科就诊之前，能够通过观看关于体重控制的节目获得信息，那么，他们在就诊的时候，可能准备得更加充分。

患者一般比较年轻，尽管患有肥胖症并把手术作为预防未来健康问题的手段，但通常会有一个完美的家庭。严重并发症的后果或者手术的致命后果不能被夸大，而且外科医生及其团队应该受到良好的培训，有能力识别并处理各种问题，以尽量减少不利的后果。因此，手术需要能力、团队合作和精良的设备。

 在美国，人们通过对保险数据的研究证实，不同单位间有各种各样的后果，并且没有经验的外科医生引起的死亡率较高[13,14]。

这些数据推动了美国代谢和肥胖症手术治疗学会（American Society for Metabolic and Bariatric Surgery，ASMBS）的一项"高标准研究中心"项目的进展。这个项目受到了健康保健专员的支持，例如老年保健医疗制和其他健康保险公司，这些机构只报销在注册的高标准研究中心做手术的费用[15]。

多学科合作

肥胖症是由多因素导致的，并且对患者的生理和心理都有影响。肥胖症的评估和成功治疗需要多学科的合作，治疗团队应该包括营养师、内科医生、外科医生、麻醉师，最好还有一名专业护士。另外，患者还需要一名临床心理学家或精神病专家，还要有一个团队对患者进行围术期支持[16]。

至于癌症患者，最好让不同专业人士都参与进来，从而给予患者个体化护理。多学科合作能把多种意见整合，非常适合肥胖症患者。

肥胖症手术患者的风险管理

由于肥胖本身及各种合并症，病态肥胖患者麻醉和手术的风险通常高于平均风险[17]。

糖尿病、高血压和肺换气不足 / 阻塞性睡眠呼吸暂停是肥胖症患者的常见合并症，因此，在实施减肥手术之前，应当对患者进行术前评估。

在实施肥胖症手术的患者中，有 1/4 ~ 1/3 的患者患有糖尿病，而且有许多患者之前并没有被诊断出来。由于手术常能够同时解决糖尿病的问题，因此大多数患者不会要求长期的治疗。另外，围术期良好的血糖控制也减少了术后并发症的发生。但患者出院后应当监测血糖控制水平。

高血压常常被忽视，但需要一个适当大小的袖带测量血压。阻塞性睡眠呼吸暂停（obstructive sleep apnoea，OSA）在肥胖人群中也很常见。OSA会导致静脉分流、通气 / 灌注比例失调以及右心疲劳，易引起充血性心衰。术后用于镇痛的阿片类制剂能加重呼吸暂停，阻止患者在呼吸暂停期间醒来。因此，应该通过睡眠试验在手术之前识别出呼吸暂停，或者在手术后对高危患者实施密切监测。持续正压通气能够减少睡眠呼吸暂停对心肺功能的影响，所以应该在手术前建立，尤其对那些严重的患者。

为了获得最好的长期结局，应该鼓励患者去承担减少自己手术风险的责任，因为肥胖症手术应该被认为是外科医生和患者共同完成的。长期吸烟是肥胖症手术的一个主要危险因素，而且有许多外科医生把吸烟作为手术的禁忌证。若吸烟者在手术前至少戒烟 6 周，那么手术风险将会显著降低[18]。而且，考虑到手术能够延续生命，也应该鼓励他们戒烟。

应当鼓励患者多做些体育运动，在术前，任何体重减轻都应当被看做是一份额外收获。若患者能按照医生的要求在手术之前减轻一些体重，不但能证明患者的承诺和决心，也预示着一个好的结局。但是，如果术前体重减轻过于显著，则会提高手术风险。另外，7 ~ 10 天的低脂肪、低碳水化合物饮食，会导致典型脂肪肝患者的肝体积显著缩小[19]，使得肝更容易回缩，从而减少出血以及改变或放弃腹腔镜手术的风险。

血栓栓塞性疾病是过度肥胖的一个主要风险，肺栓塞占肥胖症手术围术期死亡的比例达 38%[20]。在术前和术后均应该给予患者低分子量肝素，出院后也可继续服用几天。传统的抗血栓弹力袜可能不太适合，但是在手术室可使用小腿按压装置。

最后，手术方法也能减少并发症的发生。

 与开放性手术相比，腹腔镜手术能使患者更早地出院、更快地恢复并能减少并发症的发生，尤其是减少与伤口有关的并发症[21]。

肥胖症的外科手术治疗

肥胖症手术治疗最早出现于 20 世纪 50 年代早期。通过手术的手段，比如建立空 - 回肠短路，减少患者对营养成分的吸收从而达到减肥的目的。通过吻合空肠近端和回肠远端，以绕开大部分小肠，从而建立一段非常短的吸收营养的肠道。但被旷置的空肠会变成细菌过度生长的部位，结果导致多种营养缺乏、肾草酸盐结石形成和肝衰竭的发生。也有由于术后营养不良引起的死亡事件的发生。因此，这类手术已经被弃用了。

Mason 发现胃溃疡患者行部分胃切除后体重有所减轻，因此，他发明了分隔胃的手术方法，通过胃空肠吻合术形成的环路来引流食物，这成为了第一例胃旁路手术。从那以后，许多术式得以发展，并最终形成了现在世界上最普遍的减肥手术[22]。另外，为了避免小肠吻合，Mason 继续发明了各式限制性胃成型术，尤其是垂直束带胃成形术（vertical banded gastroplasty），直到现在仍然是欧洲治疗肥胖症的手术方法之一。

目前的手术常常在腹腔镜下进行。限制性手术包括可调节胃束带术（adjustable gastric banding）和袖状胃切除术（sleeve gastrectomy），只有少数人仍在继续应用垂直束带胃成形术。联合应用限制性手术和吸收不良性手术的术式有以限制为主的 Roux-en-Y 胃旁路手术（Roux-en-Y gastric bypass）以及以减少吸收为主的胆胰分流手术（bilio-pancreatic diversion）和十二指肠转位术（duodenal switch）。

手术技巧

手术通常在能够承受患者体重的特制的手术台上进行，既有平躺位，也有头高足低位。大多数术者喜欢站在患者的两腿之间来操作腹腔镜器械，因此，让患者在头高足低位同时安全地保持两腿分开就显得尤为重要。最好有一个具有脚踏板的手术台，但如果使用伸展靴的话，就应该使患者平躺，并保持两腿伸直，这时应该避免使用头高足低位，否则患者会双腿打弯并滑下手术台。

麻醉需考虑的因素

为这些体型庞大的患者做手术，除了需要有丰富经验的外科医生外，也必需有丰富经验的麻醉师。

非侵入性测压方式可能不可靠，因此，在围术期需要一条动脉来监测血压和血容量。阿片类镇痛是不受欢迎的,尤其是对那些需要严格监测的有睡眠呼吸暂停的患者。最好采用硬膜外麻醉,但对极端肥胖者可能非常困难。极少数的情况需要在患者清醒状态下行光导纤维插管,此时最好有两个麻醉师在场。然而,单纯的肥胖因素并不预示着麻醉的困难。

开放性手术

为男性患者、向心性肥胖患者、年老患者和具有较大脂肪肝的患者做手术是最困难的。采用标准化的手术入路并使用合适的体位和拉钩,能使手术更容易并能获得最大的术野暴露。采用头高足低位会使脏器从手术区域下移,这时为了暴露术野,既可以使用连在一个横杆上的中央型胸骨拉钩,也可以使用专为肥胖症手术设计的 Omnitract 装置。在开放手术中,需使用深腹拉钩,保证足够的术野暴露。

由于行开放性减肥手术后容易发生切口疝,因此必须密切监测伤口的愈合情况。将脂肪从腹直肌鞘上去除,可使表面切缘更加接近,从而降低疝的发生率。另外,间断缝合能增强伤口的愈合能力。

腹腔镜手术

采用头高足低位并把肝用拉钩拉开,可使腹腔镜手术视野暴露得最清楚。

大多数肥胖症手术主要在胃近端进行,trocar 放置的位置与裂孔疝手术相似。此外,术中应注意用于通往小肠和胆胰分流通道的设计。

由于患者的腹壁很厚,用 Hasson 法很难建立起腹膜通道。使用 Verres 针可以安全地向腹腔内注气。作者偏爱在左上腹区小心地将 Verres 针穿过腹壁。另外,如果外科医生很有经验,也可以使用光学套管针。

穿过厚厚的腹壁放置 trocar 是关键性步骤。trocar 在头高 - 足低仰卧位时应该有足够的长度。若 trocar 部分滑出,那么注入腹腔内的气体就会漏出,影响通道的建立。插入 trocar 的角度应当朝向手术区域,否则,腹壁就会对器械产生额外的力、增加摩擦、导致操作不精确并常常漏气。

在腹腔镜手术中,肝拉钩应当足够长并且十分可靠,切割缝合器也应当足够长并有很好的气密性。

不同的手术方式

肥胖症手术一般可以分为两种:

1. 完全限制性手术。
2. 旁路 / 减少吸收手术(包含限制性因素)。

限制性手术的目的是限制食物的摄入。而旁路手术则是增加一个小肠旁路,使食物在一定小肠长度内与胆 - 胰酶分开,从而减少营养的吸收。

虽然应该根据不同的个体选择不同的术式,但是一些外科大夫喜欢使用单一的术式。尽管在一些情况下,例如再次手术时,开放性手术更加合适,但腹腔镜手术已经快速成为了肥胖症手术的金标准。

完全限制性手术

垂直束带胃成形术(vertical banded gastroplasty, VBG)

这项手术方式是先造一个容量约为 20ml 的垂直胃囊,再用人工束带捆扎在胃囊的出口处。有研究证实,VBG 的手术效果不及胃旁路手术[23,24]。另外,VBG 术后会引起一系列并发症,包括囊袋扩张、胃 - 胃瘘、补片腐蚀、呕吐、反流性疾病以及轻微的维生素缺乏。目前,VBG 已经很少采用,并且已经被腹腔镜可调节胃束带术(laparoscopic gastric banding)替代。尽管如此,有一项随机研究发现,就减肥效果和再次手术的风险而言,VBG 要优于腹腔镜可调节胃束带术[25]。

腹腔镜可调节胃束带术(laparoscopic adjustable gastric banding, LAGB)

这个术式是在 20 世纪 70 年代开始发展起来的,但是直到 20 世纪 90 年代,当常规使用腹腔镜来操作后,才真正流行开来。目前,在市场上有个各种各样的可调节束带,尽管束带之间有些许不同,但原理是相似的。这套装置是由一条结实的束带和束带内一个可充气的有机树脂环组成的，并与一个置于腹壁或者胸骨下的水囊相连接。

在扣在胃上之前，束带会被做成环形。然后置于胃的上部，形成一个沙漏样的容积大小约为 20ml 的小胃囊，通过一个可调节的出口或"吻合口"与远端胃相通。术中将束带缝合在胃底部，以减少束带滑落的风险。术后可以通过充盈水囊来调节吻合口的大小，以减慢胃囊的排空。在吃东西时，胃囊会快速充盈，即使吃很少的东西也会有饱胀感。在术后 6 ~ 8 周以后的几个月里，可以调整束带几次。

手术期间很少发生并发症，但远期并发症包括束带滑落和束带腐蚀。当胃穿过束带下垂时，束带就有滑落的危险，并影响到胃的血供。目前多采用 pars flaccida 手术，束带滑落的并发症减少了很多。有 1% ~ 2% 的患者会发生束带腐蚀，可能是由于注水池周围的脓毒症造成的。在那些术前就有反流症状的患者中，食管扩张更加常见，可能是由于束带过紧或错误地把束带放到胃食管交界处造成的。

在英国，由于媒体宣传及几个知名人士的支持，了解 LAGB 的患者越来越多，使得这项术式正在快速地普及。但是，患者常对这项手术抱有不现实的期望，因此需要耐心地对患者进行解释。

LAGB 的术后效果会极大地受随访质量的影响[26]。这就是为什么有不同术后结果的原因，研究中心会对患者进行密切随访，随访的结果往往比较令人满意[27]，但是其他研究的结果却差强人意。

LAGB 相比其他手术的优点包括可调节性、可逆性以及不破坏正常的解剖结构。LAGB 的手术死亡率非常低，可以说是最安全的减肥手术。然而，LAGB 的安全性需要在"治愈"的基础上考虑。因为由于手术本身的风险，外科手术会增加患者的长期死亡率。因此，手术就是风险的天平：从长远来看，一个低风险手术的很差的减肥效果可能比一个高风险手术的很好的减肥效果更加危险。另外，对并发症或者在减肥失败时应用的修正手术也有很高的潜在风险，这会极大地增加原始手术的风险[28]。

手术技巧

- 头高足低位，主刀医生站在两腿之间，助手在患者右侧。
- 光学引导气腹针插入，12mmHg 气腹压力，trocar 位置与食管裂孔疝手术一致。
- 通过 15mm 的 trocar 把束带放入腹腔。
- 确认 His 角并切开左侧膈肌脚上的腹膜。
- 由助手打开松弛部分，并撑开覆盖在右膈肌脚的脂肪。
- 将覆盖在右膈脚的腹膜向头的方向切开 0.5cm，并且从前方向由脂肪覆盖的右膈脚基底部的方向分离。
- 将"Goldfinger"或者钝的抓钳由上腹部的 trocar 处进入腹腔。应该在没有助手协助的情况下将抓钳穿过胃的近端，在之前切开的左侧膈脚处显露左侧膈脚。
- 束带从由"Goldfinger"建立的隧道穿出来，扣到正确的部位。
- 把一个带有 20ml 气囊的食管探针放在胃 - 食管交界处和束带之间，然后把气球充满气体。
- 胃底用不可吸收线缝起来，从而建立一个胃囊，为束带提供一个通道。左侧膈脚可缝在最外侧。
- 把与套管相连的管道从 15mm 套管处拔出。注水池固定在腹直肌鞘或胸骨柄筋膜上。束带保持空虚状态，数周后进行第一次充盈。
- 术后几天患者就可以出院，出院前 4 周进流食。6 ~ 8 周后束带进行第一次充盈。

袖状胃切除术（sleeve gastrectomy）

不使用束带的胃垂直切开缝合术（Magenstrasse 和 Mill 手术）最早是由 Johnston 等开展的，目的是避免使用 VBG 中的人工束带所引起的并发症[29]。胃的上部由切开缝合器分隔成纵长形，形成一个窄的管状胃。这个管状胃的体积很小，并且与其他限制性手术相比，限制了食物的体积。由于另一部分被分离的胃（胃底）接近脾，移除它有损害脾的风险，因此常将其留下不再处理。

腹腔镜手术最初的尝试很快就限制了袖状胃切除术的发展。腹腔镜比开放手术更容易安全地接近胃底，并且可以在对脾造成最小危险的情况下切除胃底。

袖状胃切除术建立了一个窄长形的限制性胃通道，并且切除了胃底，最大程度地减少了 ghrelin 的分泌[30]。Ghrelin 是一种增强食欲的激素，在胃底产生，切除胃底可减少 Ghrelin 的分泌。尽管在袖状胃切除后，胃的排空时间缩短了，但由于保存了胃窦和幽门部，阻止了反流的发生并保持了十二指肠的连续性。微量营养素的吸收不良很少发生，尽管有时会由于缺乏铁或维生素 B$_{12}$ 而导致贫血。

尽管体重成功减轻常常令人兴奋，但随着时间的推移，管状胃会扩张并引起体重的反弹。32 ～ 34Ch 窄管道的使用减少了管状胃扩张的发生。并发症包括切口缝线处渗漏（2%）、管状胃狭窄和胃 - 食管反流。术后第一年反流症状比较严重，但会逐渐减轻[31]。

袖状胃切除术可作为减肥手术的首选，但是对于极其肥胖的患者仍然作为一期手术。当体重减轻达到一个平台期时，再实施二期手术，经常使用的二期手术是十二指肠转位术（duodenal switch）。二期手术技术上没有什么挑战性，而且手术后一般会有可观的体重减轻。这个方法最早是由 Gagner 等发明的，他们对比一期和二期十二指肠转位术后，发现在 BMI 很高的患者中有显著不同的死亡率，随后便将十二指肠转位术应用于胃旁路手术[32]。

手术技巧

- 头高足低位，主刀医生站在两腿之间，助手站在患者右侧。
- 插入光学气腹针，12mmHg 气腹压力，trocar 位置要合适，便于游离胃窦部，并能向胃底的方向切开缝合。
- 评估胃窦的大小，并辨认出 Laterjet 神经。
- 从胃窦横切点开始游离胃大弯侧，靠近胃壁仔细游离胃网膜动脉弓的胃支。对胃大弯侧的完全游离可在制成管状胃之前或之后进行，在进行钉合前，需分离小网状与胃之间的粘连。
- 先抵近胃小弯侧的探针（作者偏向于使用 60mm 绿钉包并对钉合线进行加固）从幽门处切开并缝合 5 ～ 7cm，保留 Laterjet 神经。
- 继续切开并缝合，将探针抵近胃小弯。从侧方拉伸胃壁，使切开吻合器抵近探针。
- 在最后切合处理胃管上部之前，先游离 His 角

和胃后部血管。不要把切开吻合线打到食管上，以减少渗出的风险。

- 止血，保持血压稳定。
- 术后第一天流食，第二天出院。

限制性手术与吸收不良手术联合

Roux-en-Y 胃旁路手术（RYGB）

RYGB 是世界上治疗病态肥胖的常见术式。自从 Mason 在 20 世纪 60 年代发明胃旁路手术后，胃旁路手术历经了许多变化，并在近些年融入了腹腔镜技术[22]。这项手术的原理是在胃的近端、胃小弯侧建立一个容量 < 30ml 的胃囊，食物穿过直径为 1cm 的吻合口后，再经长度至少为 75cm 的 Roux 支排出去。此外，还可在吻合口处加一条限制性束带以减少吻合口的扩张[22]，并运用一个长的胃管联合一个胃 - 空肠吻合袢[33]。其他术式包括横切或连续切开吻合，以形成一个胃袋，以及改变旁路段或 Roux 支的长度，例如对于 BMI 很高的患者，若将旁路段留长，手术的减肥效果会更好[34]。

胃旁路手术后体重减轻是多种因素共同作用的结果。毫无疑问的是减少了食物的摄入。营养吸收不良并不是标准胃旁路手术后的普遍现象，并且不能解释体重减轻的程度。

胃旁路手术对胃肠激素的影响可能跟术后食欲降低有关。食欲长时间降低与一些抑制食欲的激素，如小肠释放的 YY 肽水平升高有关，并与刺激食欲的激素，如胃底释放的 ghrelin 水平降低有关[30,35,36]。

胃旁路手术后患者容易患倾倒综合征（dumping syndrome）。当吸收过量的碳水化合物后更容易诱发，因此，喜欢吃甜食的患者应当改变饮食习惯。

RYGB 的减肥效果要优于单纯限制性手术，但是也会引起一系列并发症，包括微小溃疡、吻合口狭窄、贫血（缺铁、维生素 B$_{12}$ 缺乏和叶酸缺乏）、微量元素缺乏（镁、钙、锌和硒）以及脂溶性维生素的缺乏。通过规律随访、血液化验以及终身服用维生素和微量元素，可以预知和预防大多数的并发

症。另外，应该常规预防溃疡的发生，至少在术后的几个月内以及对那些经常使用 NSAIDs 药物的患者做常规检查。

手术技巧

- 头高足低位，术者在右侧（小肠吻合时），然后在两腿之间（胃囊和胃肠吻合时）。
- 插入光学气腹针，12mmHg 气腹压力，放置位置适于游离食管裂孔和近端胃。调节 trocar 位置便于游离小肠。
- 腹腔镜胃旁路手术有多种技巧，作者会分享自己的技巧。
- 离断大网膜，建立一个结肠内间隙，并为结肠前的 Roux 支提供最短的路径。
- 在横结肠系膜下确认十二指肠 - 空肠曲，游离小肠至距 Treitz 韧带 75 ~ 150cm 处，长度根据患者体型决定。将游离的小肠等分为胆胰支（旁路支）和 Roux 支，并把 Roux 支拉至胆胰段右侧。
- 使用线型吻合器将空肠 - 空肠吻合。先完成空肠 - 空肠侧 - 侧吻合（从两个方向进行），最后用切割缝合器横向钉合，关闭空肠盲端。
- 用缝线将系膜缺损处缝合。
- 使用肝牵引器以暴露裂孔处。
- 确认 His 角，凭借经验或者置于胃内的体积为 20 ~ 25ml 的气球来判定制作的胃囊大小。横断点通常选在胃左动脉第二分支处，游离此血管并建立一个小的窗口。
- 使用横向切开吻合器在距胃 - 食管交界处 5cm 处横断胃。在前壁上作一辅助切口，并置入 21mm 图型吻合器钉砧使用超声刀在切割线上造一个小口并将钉砧以此口拔出，关闭胃壁的辅助切口，最后使用 2 个或 3 个蓝色 45mm 钉仓向 His 角方向切割。
- 将吻合器由套管送入腹腔内，并放入 Roux 支的开放端。尖端抵着空肠侧壁进行胃 - 空肠端 - 侧吻合。空肠断段使用线型吻合器吻合，并使用亚甲蓝溶液检查有没有吻合口漏。
- 将缺损处用 2-0 缝线缝合，并将 Roux 支肠系膜固定在十二指肠 - 空肠曲右侧的横结肠上。

- 缝合套管切口，避免术后疝的发生。
- 术后第一天流食，通常第二天出院。

手术变化

最常见的手术变化包括 Roux 支的走行变化和吻合技巧的变化。通过在结肠系膜开窗，可使 Roux 支走行在结肠后（常在胃前）。这减少了 Petersen 缺损的大小，但却形成了一个新的结肠系膜缺损，因此需要紧挨着 Roux 支缝合结肠系膜以避免内疝的形成。

胃 - 空肠吻合可使用手工来缝合，但这需要高超的手术技能，大多数术者要花费较多的时间，也可选择使用吻合器来吻合，这需要行肠管侧壁切开以放置吻合器，但相对来说还是要容易一些。其中，圆型吻合器的头端可以附在胃管上放进胃囊内，但只有 "flip-top" 圆型吻合器的头端可以这样做，使用一种事先装好的装置（如 Orvil，Covidien）则会更加容易些。

开放性胃旁路手术与腹腔镜下胃旁路手术的技巧在某些方面是不同的。开放性胃旁路手术常常不把胃囊与剩余的胃离断，Roux 支常走行在结肠后，并且常常通过手工方式来吻合。

行胃旁路手术的同时，常做胆囊切除术，因为胃旁路手术后常发生胆道梗阻，并且有 30% 的患者在体重快速减轻后会并发胆石症。术后给予熊去氧胆酸可以降低患者形成胆石的风险，然而患者的顺从性常常很差。

以吸收不良为主的手术

胆 - 胰分流术（bilio-pancreatic diversion，BPD）是以减少患者吸收为主的手术，最早是由 Scopinaro 提出来的，并常以他的名字命名[37]。手术方法是在距回盲部 250cm 处横断回肠，远端的回肠（回肠支）残端与通过胃切除术后形成的胃囊相吻合（残余胃的体积由患者的体型决定，常在 200 ~ 400ml 变化），近端的回肠（胆 - 胰支）则与距离回盲部 50cm 处的回肠形成端 - 侧吻合，形成长 50cm 的共同肠道。因为共同肠道表面积有限，每天只能吸收不足 1500cal（1cal=4.2J）的能量，尽管简单的碳水化合物和酒精可以在胃和近段小肠被吸收。

这项手术会导致脂肪吸收不良，并使患者在进食脂肪食物后频繁排出恶臭味大便。蛋白质也会吸收不良，因此患者需要进食高蛋白饮食，并补充维生素和微量元素，以避免远期的营养并发症的发生，包括蛋白质热量营养不良（requiring reversal in 4%）、钙和维生素 D 吸收障碍引起的骨质疏松以及脂溶性维生素缺乏引起的症状，例如夜盲症（维生素 A 缺乏）和凝血酶原时间延长（维生素 K 缺乏）。

胆 - 胰分流术（BPD）联合十二指肠转位术（duodenal switch，DS）是保留胃窦和幽门的袖状胃切除术的改良手术。胃袖状切除后，再在距离幽门 5cm 处横断十二指肠，距回盲瓣 250cm 处横断回肠，远端回肠（回肠支）残段与十二指肠近端残段相吻合。然后，大多数外科医生会建立长于经典 BPD 手术的一段长约 100cm 的共同肠道，因为袖状胃切除术对食物摄入的限制大于远端胃大部切除术。与经典 BPD 相比，通过这种方法重建后，可以减少吻合口溃疡、倾倒综合征以及蛋白质营养不良的发生率[38,39]。

腹腔镜十二指肠转位术是一项技术上较难的手术。那些极其肥胖的患者（BMI > 65）术后死亡率非常大，但是通过两期手术的方式可以降低死亡率。

手术方式的选择

目前还没有指南明确地指出哪一项手术更适合某个特定的患者。至于哪个手术更适合，应当在全面分析这些手术的风险、并发症以及对生活方式的影响后，由外科医生和患者共同决定。

影响决定的因素包括肥胖以及合并症的严重程度。减少吸收性手术减轻体重的程度最大，可能对那些超级肥胖的患者更合适。然而，这种手术的时间很长，而且很复杂，可能不适合于有严重合并症的患者，尤其是那些合并有严重心血管疾病的患者。吸收不良性手术的营养风险要求患者能够彻底理解并承诺能在术后坚持饮食规则。饮食依从性对于那些行胃束带手术后成功减肥的患者也很重要。那些少量进食者、喜欢吃快餐和甜食的患者可能不是合适的人选。喜吃甜食的患者可能会发现，在胃旁路手术后吃甜食诱发的倾倒综合征能帮助其控制吃这类食物。患者应该清楚地知道，通过胃旁路手术或者 BPD 可以很好地控制合并症，例如糖尿病和血脂异常。

这些手术引起并发症的发病率不同，胃束带术被公认为是引起最小并发症发病率的手术。患者应当知道每个手术都有一个风险 / 益处的比值，他们需要从一个低风险的手术中获得一个好的结果。无论手术多么安全，体重控制失败将增加他们的风险。

如果这些手术能够提供数据，那么运用这些因素建立一个运算公式将会非常有用[40]，尽管每个患者的喜好在决定手术方式方面起很大的作用。如果患者被强迫做一项他们不愿意接受的手术且手术效果不好的话，他们将一辈子责备手术的选择者。

腹腔镜手术对比开放性手术

近年来，减肥手术主要是以腹腔镜手术为主。腹腔镜手术的优势已经显现出来，因为患者有更少的并发症和更好的早期恢复。随机试验证实，腹腔镜手术有更少的术后疼痛、更短的住院时间、更低的伤口感染发生率以及与开放性手术相似的吻合口漏发生率。术后 3 年，开放性手术发生切口疝的概率远远多于腹腔镜手术（39% 对比 5%）[41]。吻合口狭窄在腹腔镜胃旁路手术中更加普遍，可能是与切开吻合器的使用增加有关。由于缺乏粘连形成，内疝在腹腔镜手术中的发生率也更高。但是总的来说，腹腔镜手术在 30 天之内的并发症发生率低于开放性手术（7% 对比 14.5%）。

所有的手术方法都能在腹腔镜下完成，但要求的技巧也非常高。因此，手术团队应该经过特别的培训，并且实施一定数量的手术，才能减少并发症的发生。

肥胖症手术的术后校正

随着肥胖症手术数量的增加，校正手术是不可避免的，主要是由于术后减肥失败或体重反弹以及并发症的发生。少数情况下是由于患者对手术不满意并要求变换术式。

对于减肥失败或体重反弹的情况，应当做一个对照研究来证实发生这些情况的原因，例如是束带腐蚀、束带分解还是束带漏引起的，或者是 VBG 手术或胃旁路手术术后切开吻合处开裂引起的。袖状胃切除术后的胃袖扩张和胃 - 空肠吻合术后的扩张也应得到证实。

对于束带腐蚀的情况，通常的处理办法是在腹腔镜下切断束带并移除。对于 VBG 手术或胃旁路手术术后切开吻合处开裂的情况，可以用一个线型切开吻合器重新吻合。其他办法有将 VBG 手术改为胃旁路手术，或者将束带替换成一个可调节束带。

无论是袖状胃切除术还是十二指肠转位术，对于术后体重反弹和术后扩张的胃袖，可以采取重新做一个胃袖的处理办法[42]。对于吸收不良性手术引起的体重过度降低的情况，可能需要增加共同肠道的长度。

对于如果限制性手术失败是否需要实施一个吸收不良性手术，目前还存在着争议。许多患者在束带手术减肥失败后，会选择继续接受一个胃旁路手术。但是将标准的胃旁路手术变换成一个远端胃旁路手术，会承担更高的蛋白质吸收不良的风险[43]。在实施有潜在风险的校正手术之前，应该对那些术后减肥失败的患者做一个全面的评估，以确定减肥失败的原因。

整个多学科团队需要对每个接受校正手术的患者进行细致的评估，来了解接受校正手术后风险升高的程度。而且，应当由一个经验丰富的外科医生来实施任何校正手术。

手术后的结局

体重减轻

体重减轻可以分为实际体重减轻、体重比例降低或者多余体重的百分比降低。通常情况下，减肥手术的成功指的是减掉超重部分的 50% 或更多。并且应该在术后 5 年以上评估才有意义。

体重减轻是手术以及患者的饮食和生活方式改变共同作用的结果。单纯限制性手术的减肥效果不如吸收不良性手术或者联合手术的效果。

 一项涉及 136 项研究中的 22 000 例患者的 meta 分析结果显示，BPD/DS 的平均减肥比例为 70.1%，胃旁路手术为 61.6%，胃束带术为 47.5%[44]。

适度的减轻体重对身体健康有积极的意义，同时也能提高患者的生活质量[45]。

死亡

与非肥胖人群相比，病态肥胖患者以及具有较高 BMI 人群的死亡风险在增加[46]。

手术本身的死亡风险不及 1%。胃束带术是风险最低的术式，而 BPD/DS 是死亡率最高的术式[20,44]。

 上面提到的 meta 分析结果显示，限制性手术的死亡率为 0.1%，胃旁路手术的死亡率为 0.5%，BPD/DS 的死亡率为 1.1%。

患者自身是影响手术死亡的一个主要因素，BMI > 65 的高血压男性患者的手术死亡率最高[47]。

手术后体重的减轻显著地降低了病态肥胖人群的死亡率，并且改善了很多肥胖相关合并症，包括糖尿病、高血压和阻塞性睡眠呼吸暂停综合征。许多回顾性队列研究证实了手术对降低病态肥胖人群死亡率的积极效果[48,49]。

 近年来，瑞典肥胖课题研究明确地指出，减肥手术显著地改善了肥胖患者的死亡率[7]。

这项前瞻性对照干预研究涉及 4047 例患者，其中 2010 例接受了手术。研究者对 99.9% 的患者平均随访了 10.9 年。大多数患者接受的是限制性手术（胃束带术或 VBG），体重减轻相对来说比较适中。尽管如此，在对患者年龄、性别和危险因素调整以后，死亡风险的危险比例仍为 0.71（P < 0.01）。

胃旁路手术后，改善最大的是癌症相关死亡（7 年下降 60%）[48]。然而，尽管总体死亡率在下降，术后非疾病相关死亡，例如意外事故和自杀，却正在增加，这或许反映出那些接受手术的患者的某些特点。

如果手术死亡率保持在较低水平，那么，对于大多数病态肥胖患者来说，手术比保守治疗更加安全。

治疗合并症

一般认为，减肥手术的最主要的结果是减轻体重。然而，手术也能逆转肥胖相关合并症，进而降低了死亡率。

　合并症的改善主要是由于体重减轻的缘故。然而，糖尿病的控制刚开始并不依赖于体重的减轻，胃旁路手术和胆-胰分流术中前肠的重建对糖尿病的控制有立竿见影的效果[50]。

其他由于术后体重减轻而改善的合并症包括阻塞性睡眠呼吸暂停、高血压、血脂异常、非酒精性脂肪肝、假性脑瘤、压力性尿失禁、静脉淤滞和胃-食管反流病。不育及多囊卵巢综合征对体重减轻的反应也很好，甚至在体重快速减轻期，需要建议那些怀疑不育症的患者采取避孕药预防措施。

　手术对 2 型糖尿病的治疗效果非常显著，尤其是胃旁路手术和胆-胰分流术，缓解糖尿病的比例分别高达 97% 和 85%[51,52]。

许多患者术后几天血糖就恢复正常并出院了，糖尿病控制要早于明显的体重减轻。而在没有前肠旁路的胃束带术中，体重减轻的多少对逆转糖尿病非常重要并且是糖尿病能否逆转的主要决定因素[53]。在接受胃束带术的患者中，有 1/2～2/3 的患者糖尿病得以缓解。

　有一项随机对照研究显示，在 BMI 在 30～40 的患者中，接受胃束带手术治疗的实验组有 73% 的患者糖尿病得以缓解；而接受常规治疗的对照组中，只有 13% 的患者糖尿病得以缓解[54]。

目前，有许多学说解释这种快速而持久的糖尿病控制现象。前肠旁路的建立旷置了十二指肠并改变了进食后肠道激素的分泌，十二指肠的旷置又通过目前还不清楚的机制控制了糖尿病[50]。

　动物研究和人类研究证实了十二指肠在糖尿病控制方面的作用，因为，没有胃切除的十二指肠-空肠旁路手术也可以缓解糖尿病[1,55]。

除了"前肠理论"，后肠也发挥着一定作用，因为营养物质向远端小肠的运输导致了肠道激素，例如胰高血糖素样多肽-1（glucagon-like peptide 1，GLP1）的过度合成[35]，GLP1 是一类肠促胰岛素，可以提高胰岛 β 细胞的功能并增加餐后胰岛素的合成。

肥胖症手术的并发症

考虑到手术、麻醉和护理的难度，以及普遍存在的合并症，应该组织一些高风险的病态肥胖患者进行手术治疗。幸运的是，由于多学科的参与，并发症的发生率很小且死亡率一直低于 1%。

一般并发症包括出血、血栓栓塞、肺部感染、切口脓毒感染、切口开裂以及切口疝。所有的这些风险在肥胖患者中都有所增加。血栓栓塞是一个危险的并发症，其中肺栓塞是病态肥胖外科治疗的主要死亡原因，发生率为 0.25%。

切口脓毒感染以及切口开裂在开放性手术中更常见，而且切口疝的发生率常高达 20%。

手术特异性并发症常常与吻合口或者重建相关。另外，手术可以引起营养不良和代谢性紊乱。

呕吐或者无法进食固态食物，可能是吻合口狭窄引起的。如果是可调节束带，则可以通过部分松弛束带来轻易地治疗狭窄。如果是吻合口处狭窄，那么球囊扩张术非常有效，然而有极少数缓慢发展的狭窄需要重新行外科干预。

多达 10% 的胃-空肠或胃-回肠吻合处会发生微小溃疡。在术后的第一年溃疡的发生率最高。易感因素包括过大的胃袋、非甾体类药物的使用、幽门螺旋杆菌感染、吻合口过紧、吸烟以及罕见的胃-胃袋瘘。预防措施是常规术后 3～6 个月行抗溃疡预防治疗。

术后早期，有 2% 的患者会发生小肠梗阻，这需要密切关注，因为梗阻以上的吻合口或残胃存在潜在的开裂风险。腹腔镜手术的梗阻可能是由于 trocar 处疝或脐疝引起的，一旦发现，就应当立刻修补，或者在术中关闭腹腔的时候，用大网膜覆盖之。多达 5% 的病例会发生腹内疝，主要发生在腹腔镜手术后，尤其是腹内疝缺口未闭合时。腹内疝的诊断比较困难，只有 CT 或重新探查才能提供一个很高的诊断准确性。腹内疝可以由以下原因引起：空肠-空肠吻合术或空肠-回肠吻合术的肠系膜缺损、结肠系膜缺损（结肠后重建）以及 Roux 支下方的 Petersen 间隙。

吻合口瘘是一个少见的但是危及生命的并发症，通常发生在胃-空肠吻合口处。吻合口瘘也可以发生在小肠吻合口处，或者发生在 BPD/DS 术后的十二指肠残端处。

吻合口瘘可在手术当中就被发现，或者由于吻合口处血供不足，在术后 1 周左右才发生。任何在术后 1 周左右不明原因的疼痛、心动过速、发热或者总体状况恶化的情况，都应该考虑吻合口瘘的发生。CT 检查可能有助于发现瘘口，但是早期重新探查也是应该考虑的。通常通过引流或者建立肠内营养来治疗。有时，经过这种治疗瘘口可自行闭合，但通常情况下是无效的。

减肥失败发生在 10% ～ 15% 的病例中。体重减轻过少或者体重反弹，可能是由于技术的失败，例如发生了胃囊-残胃瘘，但通常是患者的依从性太差的缘故。没有改变生活方式，包括不进行体育锻炼，以及吃快餐或者其他会导致体重反弹的食品。给予患者支持和随访以及一些心理上的帮助，有助于把减肥失败的风险降至最低。

旁路术后失去了约束，通常和吻合口的扩张有关，可以通过建立一个有束带的旁路来预防[22]。当发生这种情况以及体重开始回升时，可以重建吻合口或者用束带约束。近来，一些在这些患者胃囊四周放置一个可调节束带的手术，已经成功实施[56]。

微量元素缺乏也可以发生，这是由于摄入不足、胃容量减小、胃酸产生减少、十二指肠和近端空肠分流以及一些情况下的脂肪吸收障碍（引起脂溶性维生素吸收障碍）所致。

维生素 B_{12} 缺乏非常普遍，这是因为 RYGB 术后内因子缺乏，使维生素 B_{12} 吸收障碍所致，有时袖状胃切除术也可发生。

钙缺乏也很普遍，但是诊断很困难，因为当摄入不足伴或不伴有维生素 D 缺乏时，会继发甲旁亢导致血钙含量稳定。骨质疏松是前肠手术术后的一个长期并发症。

硫胺（维生素 B_1）缺乏很少见，但会引起严重的神经异常（韦尼克脑病）。这和术后早期摄入不足以及频繁呕吐有关。

在术前，由于饮食较差，微量元素缺乏很常见。锌的摄入减少和吸收障碍可能导致脱发。

脂溶性维生素缺乏（维生素 A、D、E 和 K）可发生在脂肪吸收障碍的情况下，并且常见于胆-胰分流术后。

营养不良性手术术后，有 5% ～ 10% 的患者会发生蛋白质缺乏。极端蛋白质缺乏可导致肝衰竭和死亡，因此需要收住院治疗[43]。大多数患者经过一段时期的肠外营养治疗即可，但是，有时需要通过手术加长共同肠道来治疗。

术后应当给予患者饮食支持、微量元素的补充以及长期的随访，从而明确和治疗这些潜在的缺乏症。

总结

病态肥胖是一个复杂的疾病，并且常常伴有影响身体所有主要器官的合并症。肥胖的治疗需要多学科参与，并且要有一个专业的团队来进行手术。

有许多手术可以治疗病态肥胖，每一个手术都有其独特的疗效和并发症。任何患者的手术方式的选择都会有争议，但是应该取决于患者因素和外科大夫的能力。鉴于存在潜在的代谢紊乱的风险，术后患者应该进行长期的随访。另外，通过术后患者的反馈，手术的结果是有改善的。

> ● **关键点**
>
> ● 病态肥胖，或临床严重肥胖，是指 BMI ≥ 40。
> ● 在英国，2004 年女性肥胖者的比例为 23%，是 1980 年（8%）的 3 倍；2004 年男性肥胖者的比例为 23%，是 1980 年（6%）的 4 倍。目前，有将近 2.5% 的成人为病态肥胖患者。
> ● 许多试验已经证实了手术治疗肥胖、肥胖相关合并症以及降低死亡率的效果，尤其是瑞典肥胖研究项目[6,7]。

- BMI ≥ 40 的病态肥胖患者，或者 BMI > 35 但伴有肥胖相关合并症，例如糖尿病、阻塞性睡眠呼吸暂停综合征或高血压的患者，才应该考虑手术。
- 肥胖症的评估和成功治疗需要多学科的合作，治疗团队应该包括营养师、内科医生、外科医生、麻醉师，最好还有一名专业护士。
- 由于肥胖本身及各种合并症，病态肥胖患者麻醉和手术的风险通常高于平均风险[17]。糖尿病、高血压和肺换气不足 / 阻塞性睡眠呼吸暂停是肥胖症患者的常见合并症。
- 为体型特别大的患者做手术是很困难的，这需要一名非常有经验的麻醉师和外科医生配合完成。
- 与开放性手术相比，腹腔镜手术能使患者更早地出院、更快地恢复并能减少并发症的发生，尤其是减少与伤口有关的并发症[21]。
- 单纯限制性手术包括胃可调节束带术、袖状胃切除术以及垂直束带胃成形术。
- 联合限制性手术和吸收不良性手术的有以限制为主的 Roux-en-Y 胃旁路术（RYGB），以及以吸收不良为主的胆 - 胰分流术和十二指肠转位术（BPD/DS）。
- 胃束带正在被广泛地应用，且其手术风险最低，但是手术结果是个变数。
- RYGB 仍然是世界范围内最常用的治疗病态肥胖的术式。
- 旁路手术术后食欲降低可能与旁路手术对肠道激素的影响有关。
- 目前还没有指南明确地指出哪一项手术更适合某个特定的患者。营养不良性手术引起体重减轻的程度最大，可能更适合于超级肥胖患者。然而，这项手术比较复杂并且手术时间长，可能不适合于合并症多的患者。
- 通常情况下，减肥手术的成功指的是减掉超重部分的 50% 或更多。并且应该在术后 5 年以上评估才有意义。

- 一项涉及 136 项研究中的 22 000 例患者的 meta 分析结果显示，BPD/DS 的平均减肥比例为 70.1%，胃旁路手术为 61.6%，胃束带术为 47.5%[44]
- 上面提到的 meta 分析结果还显示，限制性手术的死亡率为 0.1%，胃旁路手术的死亡率为 0.5%，BPD/DS 的死亡率为 1.1%。
- 瑞典肥胖研究项目已经明确指出，肥胖手术后患者死亡率可以得到改善[50]
- 合并症的治疗或改善主要是由于体重的减轻。然而，胃旁路手术和 BPD 术中前肠的重建，对糖尿病的控制有立竿见影的效果，最初这和体重减轻无关。
- 手术对 2 型糖尿病的治疗效果非常显著，尤其是 BPD 和 RYGB 术，但在体重较轻的患者中（BMI 在 30 ~ 40），胃束带术也有很显著的效果。

（赵　辉　郭海江 译）

参考文献

1. Cohen RV, Schiavon CA, Pinheiro JS et al. Duodenal–jejunal bypass for the treatment of type-2 diabetes in patients with BMI 22–34: a report of 2 cases. Surg Obes Relat Dis 2007; 33:195–7.

2. Lean MEJ, Hans TS, Seidall JC. Impairment of health and quality of life in people with large waist circumference. Lancet 1998; 351:853–6.

3. Health Survey of England 2004. NHS Health and Social Care Information Centre, Public Health Statistics, 2005.

4. Allison DB, Kaprio J, Korkeila M et al. The heritability of body mass index among an international sample of monozygotic twins reared apart. Int J Obesity 1996; 20:501–6.

5. National Institute for Clinical Excellence. Guidance on the use of surgery to aid weight reduction for people with morbid obesity. Technology Appraisal Guidance No. 46, 2002.

6. Sjostrom L, Lindroos A-K, Peltonen M et al. Lifestyle, diabetes, and cardiovascular risk factors 10 years after bariatric surgery. N Engl J Med 2004; 351:2683–93.

7. Sjostrom L, Narbro K, Sjostrom C et al. Swedish Obese Subjects study. Effects of bariatric surgery on mortality in Swedish obese subjects. N Engl J Med

2007; 357:741–52.

8. Gastrointestinal Surgery for Severe Obesity. Reprinted from NIH Consens Dev Conf Consens Statement, 25–27 March 1991; 9(1).

9. National Institute for Clinical Excellence. Obesity: Guidance on the prevention, identification, assessment and management of overweight and obesity in adults and children. NICE Clinical Guideline 43, 2006.

10. Perry CD, Hutter MM, Smith DB et al. Survival and changes in comorbidities after bariatric surgery. Ann Surg 2008; 247:21–7.

11. Dunkle-Blatter SE, St Jean MR, Whitehead C et al. Outcomes among elderly bariatric patients at a high-volume center. Surg Obes Relat Dis 2007; 3:163–9.

12. Inge TH, Zeller M, Garcia VF et al. Surgical approach to adolescent obesity. Adolesc Med Clin 2004; 15:429–53.

13. Flum DR, Salem L, Elrod JA et al. Early mortality among Medicare beneficiaries undergoing bariatric surgical procedures. JAMA 2005; 294:1903–8.

14. Flum DR, Dellinger EP. Impact of gastric bypass surgery on survival: a population based analysis. J Am Coll Surg 2004; 199:543–51.

15. Pratt GM, McLees B, Pories WJ. The ASBS Bariatric Surgery Centers of Excellence program: a blueprint for quality improvement. Surg Obes Relat Dis 2006; 2:497–503.

16. Hildebrandt SE. Effects of participation in bariatric support group after Roux-en-Y gastric bypass. Obesity Surg 1998; 8:535–42.

17. Adams JP, Murphy PG. Obesity in anaesthesia and intensive care. Br J Anaesth 2000; 85:91–108.

18. Moller A, Tonnesen H. Risk reduction: perioperative smoking intervention. Best Pract Res Clin Anaesthesiol 2006; 20:237–48.

19. Fris RJ. Preoperative low energy diet diminishes liver size. Obesity Surg 2004; 14:1165–70.

20. Morino M, Toppino M, Forestieri P. Mortality after bariatric surgery: analysis of 13,871 morbidly obese patients from a national registry. Ann Surg 2007; 246:1002–7.

21. Hutter MM, Randall S, Khuri SF et al. Laparoscopic versus open gastric bypass for morbid obesity: a multicenter, prospective, risk-adjusted analysis from the national surgical quality improvement program. Ann Surg 2006; 243:657–66.

22. Fobi MA, Lee H, Holness R et al. Gastric bypass operation for obesity. World J Surg 1998; 22:925–35.

23. MacLean LD, Rhode BM, Sampalis J et al. Results of the surgical treatment of obesity. Am J Surg 1993; 165:155–60.

24. Hall JC, Watts JM, O'Brien PE et al. Gastric surgery for morbid obesity. The Adelaide study. Ann Surg 1990; 211:419–27.

25. Morino M, Toppino M, Bonnet G et al. Laparoscopic adjustable silicone gastric banding versus vertical banded gastroplasty in morbidly obese patients: a prospective randomized controlled clinical trial. Ann Surg 2003; 238:835–41.

26. Shen R, Dugay G, Rajaram K et al. Impact of patient follow-up on weight loss after bariatric surgery. Obesity Surg 2004; 14:514–19.

27. O'Brien PE, Dixon JB, Brown W et al. The laparoscopic adjustable gastric band (Lap-Band): a prospective study of medium-term effects on weight, health and quality of life. Obesity Surg 2002; 12:652–60.

28. Suter M, Calmes JM, Paroz A et al. A 10-year experience with laparoscopic gastric banding for morbid obesity: high long-term complication and failure rates. Obesity Surg 2006; 16:829–35.

29. Johnston D, Dachtler J, Sue-Ling HM et al. The Magenstrasse and Mill operation for morbid obesity. Obesity Surg 2003; 13:10–16.

30. Karamanakos SN, Vagenas K, Kalfarentzos F et al. Weight loss, appetite suppression, and changes in fasting and postprandial ghrelin and peptide-YY levels after Roux-en-Y gastric bypass and sleeve gastrectomy: a prospective, double blind study. Ann Surg 2008; 247:401–7.

31. Himpens J, Dapri G, Cadiere GB. A prospective randomized study between laparoscopic gastric banding and laparoscopic isolated sleeve gastrectomy: results after 1 and 3 years. Obesity Surg 2006; 16:1450–6.

32. Regan JP, Inabnet WB, Gagner M et al. Early experience with two-stage laparoscopic Roux-en-Y gastric bypass as an alternative in the super-super obese patient. Obesity Surg 2003; 13:861–4.

33. Rutledge R. The mini-gastric bypass: experience with the first 1,274 cases. Obesity Surg 2001; 11:276–80.

34. MacLean LD, Rhode BM, Nohr CW et al. Long- or short-limb gastric bypass? J Gastrointestinal Surg 2001; 5:525–30.

35. Le Roux CW, Aylwin SJB, Batterham RL et al. Gut hormone profiles following bariatric surgery favor an anorectic state, facilitate weight loss, and improve metabolic parameters. Ann Surg 2006; 243:108–14.

36. Cummings DE, Weigle DS, Frayo RS et al. Plasma ghrelin levels after diet induced weight loss or gastric

bypass surgery. N Engl J Med 2002; 346:1623–30.

37. Scopinaro N, Adami GF, Marinari GM et al. Biliopancreatic diversion. World J Surg 1998; 22:936–46.

38. Hess DS, Hess DW. Biliopancreatic diversion with a duodenal switch. Obesity Surg 1998; 8:267–82.

39. Marceau P, Hould FS, Lebel S et al. Biliopancreatic diversion with a duodenal switch. World J Surg 1998; 22:936–46.

40. Buchwald H. A bariatric surgery algorithm. Obesity Surg 2002; 12:733–46.

41. Puzziferri N, Austrheim-Smith IT, Wolfe BM et al. Three-year follow up of a prospective randomized trial comparing laparoscopic versus open gastric bypass. Ann Surg 2006; 243:181–8.

42. Gagner M, Rogula T. Laparoscopic reoperative sleeve gastrectomy for poor weight loss after biliopancreatic diversion with duodenal switch. Obesity Surg 2003; 13:649–54.

43. Sugerman HJ, Kellum JM, DeMaria EJ. Conversion of proximal to distal gastric bypass for failed gastric bypass for superobesity. J Gastrointestinal Surg 1997; 1:517–24.

44. Buchwald H, Avidor Y, Braunwald E et al. Bariatric surgery: a systematic review and meta-analysis. JAMA 2004; 292:1724–37.

45. Karlsson J, Taft C, Ryden A et al. Ten-year trends in health-related quality of life after surgical and conventional treatment for severe obesity: the SOS intervention study. Int J Obesity 2007; 31:1248–61.

46. Lew EA, Garfinkel L. Variations in mortality by weight among 750 000 men and women. J Chronic Dis 1979; 32:563–76.

47. Fernandez AZ Jr, Demaria EJ, Tichansky DS et al. Multivariate analysis of risk factors for death

following gastric bypass for treatment of morbid obesity. Ann Surg 2004; 239:698–703.

48. Adams TD, Gress RE, Smith SC et al. Long term mortality after gastric bypass surgery. N Engl J Med 2007; 357:753–61.

49. Christou NV, Sampalis JS, Liberman M et al. Surgery decreases long term mortality, morbidity and health care use in morbidly obese patients. Ann Surg 2004; 240:416–24.

50. Hickey M, Pories W, MacDonald K et al. A new paradigm for type 2 diabetes mellitus. Could it be a disease of the foregut? Ann Surg 1998; 227:637–44.

51. Pories WJ, Swanson MS, MacDonald KG et al. Who would have thought it? An operation proves to be the most effective therapy for adult-onset diabetes mellitus. Ann Surg 1995; 222:339–50.

52. Scopinaro N, Marinari GM, Camerini GB et al. Specific effects of bilio-pancreatic diversion on the major components of metabolic syndrome. Diabetes Care 2005; 28:2406–11.

53. Dolan K, Bryant R, Fielding G. Treating diabetes in the morbidly obese by laparoscopic gastric banding. Obesity Surg 2003; 13:439–43.

54. Dixon JB, O'Brien PE, Playfair J et al. Adjustable gastric banding and conventional therapy for type 2 diabetes. A randomized controlled trial. JAMA 2008; 299:316–23.

55. Rubino F, Forgione A, Cummings DE et al. The mechanism of diabetes control after gastrointestinal bypass surgery reveals a role of the proximal small intestine in the pathophysiology of type 2 diabetes. Ann Surg 2006; 244:741–9.

56. Gobble RM, Parikh MS, Greives MR et al. Gastric banding as a salvage procedure for patients with weight loss failure after Roux-en-Y gastric bypass. Surg Endosc 2008; 22:1019–22.

彩　图

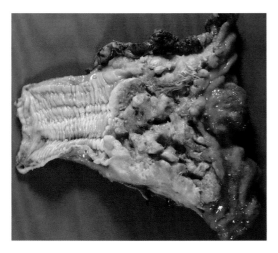

图 1.1 ● 食管下段癌，肿瘤中央溃疡形成，边缘不规则。

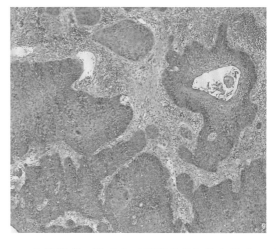

图 1.2 ● 食管鳞癌，肿瘤由不规则的棘细胞岛构成，可见到角化中心。

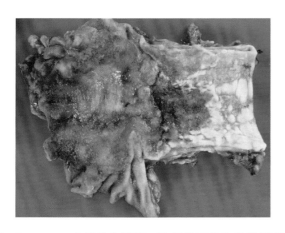

图 1.3 ● Barrett 食管及食管癌，肿瘤位于化生的黏膜表面呈不规则溃疡状，残存的鳞状细胞上皮呈灰白色小岛样散在分布。

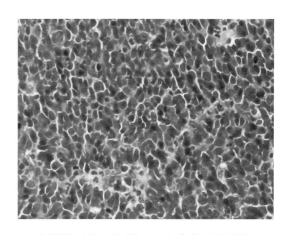

图 1.4 ● 食管癌（小细胞癌），细胞分化差胞质很少，与支气管小细胞癌相似。

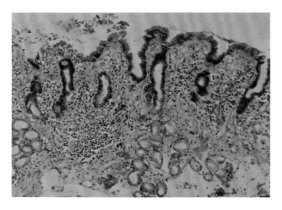

图 1.5 ● 萎缩性胃炎，幽门黏膜表面不规整，固有层中局灶腺体数量减少，可见少量的单核细胞浸润。

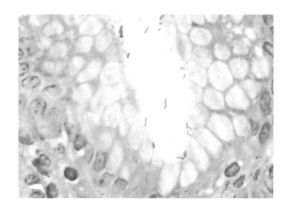

图 1.6 ● 幽门螺杆菌。图中胃黏膜表面和黏液中均可发现此菌，在银染色中表现为黑色杆状。

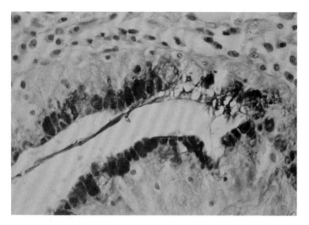

图 1.7 • 小肠上皮化生（Ⅲ型）在黏膜凹陷中可同时见到大而孤立的和小的分泌泡。（Aiciam blne and High Iron Diamine，HID 染色）

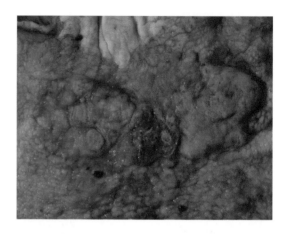

图 1.9 • 胃底部早期胃癌，肿瘤部分呈隆起型，部分呈表浅型（Ⅱa+ Ⅱc）。

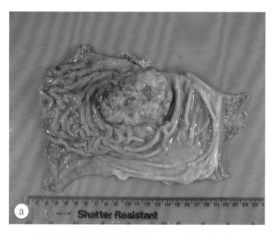

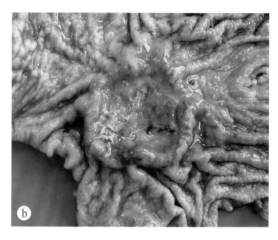

图 1.10 • 进展期胃癌的大体形态：a，息肉型（Borrmann Ⅰ型）；b，溃疡型（Bornan Ⅱ型）。

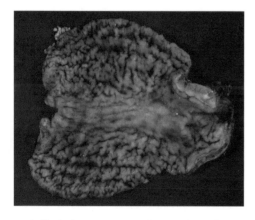

图 1.11 • 皮革胃（Borrman Ⅳ型）可见白壁明显增厚黏膜皱裂消失。

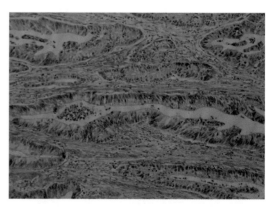

图 1.12 • 肠腺癌，镜下表现为被覆柱状上皮的不规则腺体结构，在分化很好的肿瘤中，细胞核的异型性很小并可见到分层样的结构。

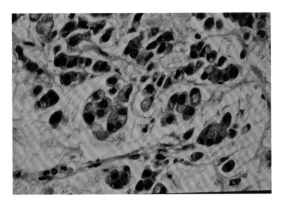

图 1.13 ● 印戒细胞癌：肿瘤细胞分散细胞间有大量黏液充填，细胞核被胞质中的大量挤向一侧，呈典型的"印戒细胞"特点。

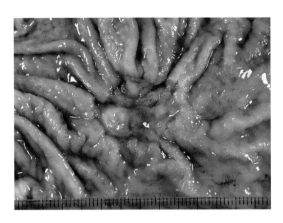

图 1.15 ● 非霍奇金淋巴瘤：胃窦可见浅表溃疡，周围黏膜纤维瘢痕形成。

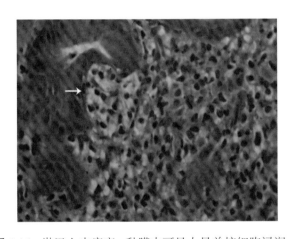

图 1.16 ● 淋巴上皮病变 - 黏膜中可见大量单核细胞浸润。

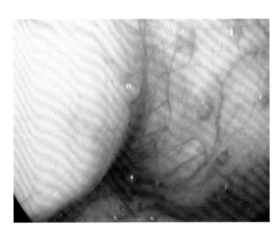

图 3.7 ● 腹腔镜检查发现胃癌患者腹膜转移结节，而术前在 CT 上未发现这些结节。

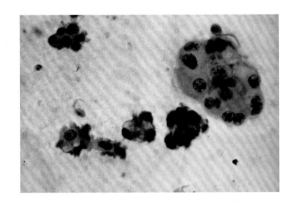

图 3.12 ● 胃癌患者的腹腔灌洗液中找到肿瘤细胞。

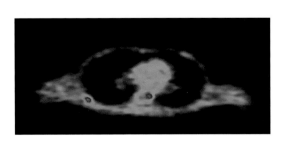

图 3.13 ● PET 提示远端食管腺癌伴邻近淋巴结转移及右侧肋骨转移（红色热点）。

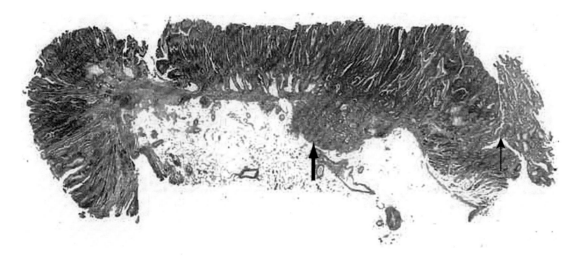

图 8.3 • 早期胃癌内镜黏膜切除的组织学切片。切缘无肿瘤（小箭头），但有黏膜下侵犯（大箭头）。

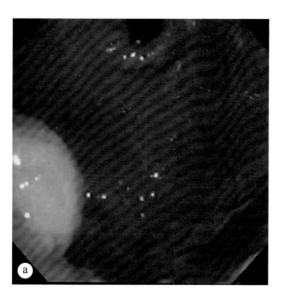

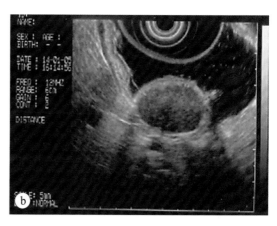

图 11.3 • (a) 一个小的偶然发现的胃部 GIST 的内镜视野。(b) 在 (a) 中该偶然发现的胃部 GIST 的一个 12MHz 的 EUS 影像，显示病变起源于固有肌层。

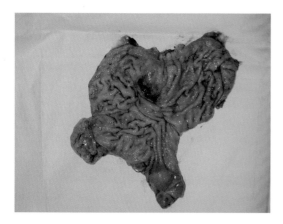

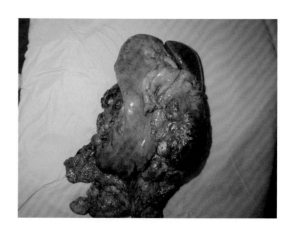

图 11.4 • 一个 34 岁的 Carney 三联征女性患者由于出血性 GIST（溃疡清晰可见）行全胃切除术的标本。

图 11.5 • 局部晚期 GIST 整块全胃切除术、脾切除术和胰末端切除术手术标本。

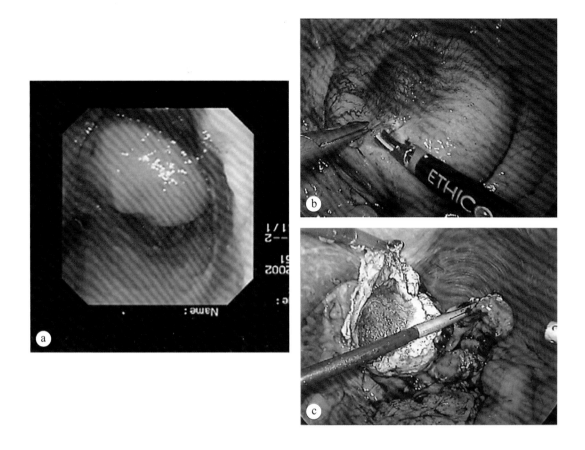

图 11.6 • （a）一个中等大小胃底 GIST 的内镜视野。（b）在（a）中病变的腹腔镜视野。（c）对（a）中病变行完全超声刀剥离后，用标本取出袋移除标本，并用直线型 EndoGIA 吻合器对缺损胃行闭合术。

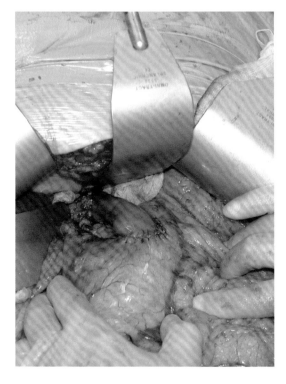

图 11.7 • 完成的 Merendino 手术显示空肠介植物与胃的末端吻合。

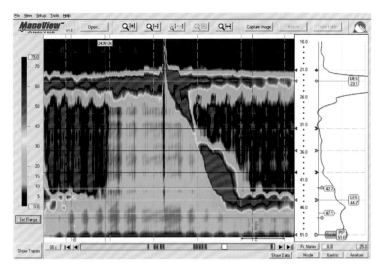

图 12.2 ● 高分辨率压力测定显示一过性食管下括约肌松弛（TLOSR）。上方的红色和黄色区域代表的是食管上括约肌，而下方的红色和黄色区代表的是 LOS。当 LOS 松弛时在胃和食管之间会出现一个凹形图，即时空图上的亮蓝色区域。该活动也可以在右侧的轴向压力图上显示。活动结束时，食管内压力恢复至基线水平，通过原发性蠕动达到清除作用。该图通过 36 通道的 SSI Manoscan 360 获得。 Reproduced from Fox MR, Bredenoord AJ. Oesophageal high-resolution manometry: moving from research into clinical practice. Gut 2008; 57(3):405–23. With permission from BMJ Publishing Group Ltd.

图 12.3 ● 左侧为高分辨率测压仪显示是跨膈肌食管下段的一个高压区。在该时空图中高压用黄—红光谱显示，低压用绿—蓝光谱显示。右侧显示的是同一患者的食管下段高压区（iLOS）和膈脚产生的高压区（cLOS），提示一过性食管裂孔疝。右侧纵向的红色和黄色区显示的是一个蠕动波沿着食管向下传播。LOS：食管下括约肌；cLOS：膈肌脚 LOS；iLOS：内源性 LOS；UOS：食管上括约肌。 Reproduced from Fox MR, Bredenoord AJ. Oesophageal high-resolution manometry: moving from research into clinical practice. Gut 2008; 57(3):405–23. With permission from BMJ Publishing Group Ltd.

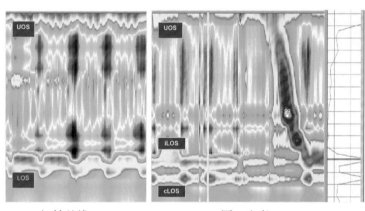

初始基线　　　　　　　同一患者

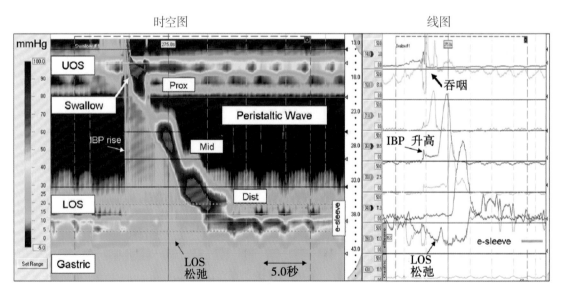

图 12.7 ● 高分辨率测压仪通过间隔 < 2cm 的压力感应器；记录从咽到胃食管的压力活动。结果可以用线图（类似于传统测压）或时空图来显示。时空图与线图显示的信息相同，x 轴为时间、y 轴为离鼻孔的距离、z 轴为压力振副（压力用不同的颜色来表示（左侧为图例）。图中很清楚地显示了食管的节段性功能解剖。很明显，UOS 和 LOS 同步松弛；而且两者的压力增加和蠕动波持续时间也是同步的。虚拟"电子套管"的应用可以同时测量 LOS 的压力和松弛状况（深棕色线图）。与传统套管感应器相似，可以显示超过 6cm 长度的最大压力。

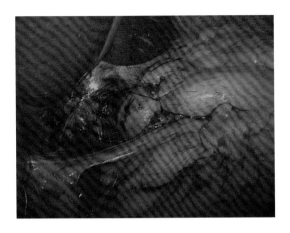

图 13.2 ● 腹腔镜下 Nissen 胃底折叠术。

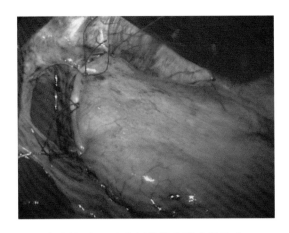

图 13.5 ● 腹腔镜下 180° 贲门前部分胃底折叠术。

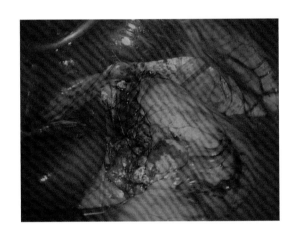

图 13.6 ● 腹腔镜下贲门前部分胃底折叠术（这个特殊的胃底折叠术采用 90° 包绕，使右侧食管暴露）。

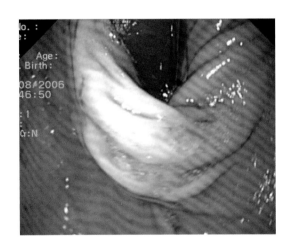

图 13.16 ● 内镜下观察胃底部分前折叠术的手术效果（Medigus 的早期试验结果）。

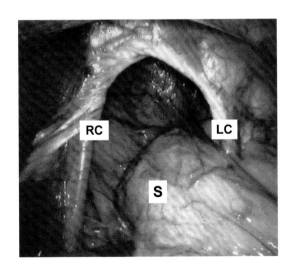

图 14.3 ● 食管裂孔过宽在腹腔镜下的表现。

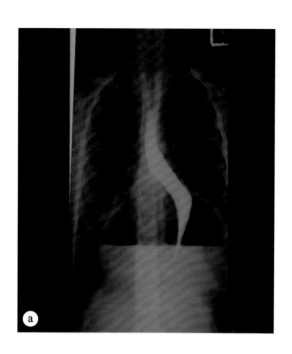
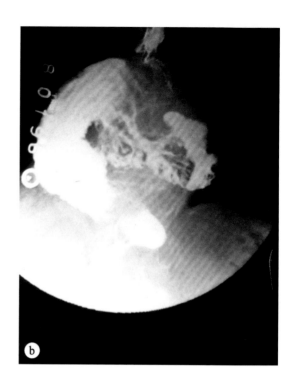

图 14.4 • 两个不同患者的食管裂孔疝的胸部 X 线表现（a）和上消化道造影（b）。

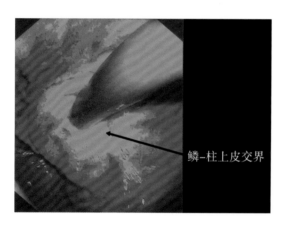

鳞-柱上皮交界

图 14.5 • Nissen 胃底折叠术的内镜表现。折叠区呈三角形，有足够的深度，无扭转，其基底部可见鳞柱交接部。

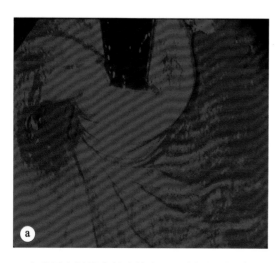
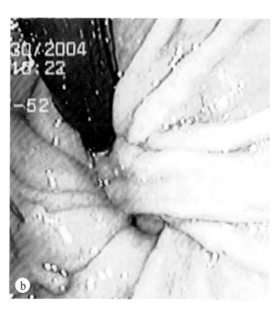

图 14.6 • 失败胃底折叠术的内镜表现。（a）扭转；（b）疝出。

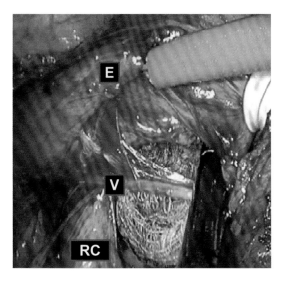

图 14.7 • 被分离的迷走神经后干在腹腔镜下的表现。

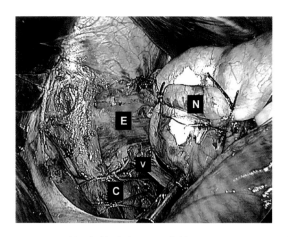

图 14.9 • C，关闭食管裂孔；E，食管；N，Nissen 胃底折叠术；v，迷走神经后干（右）。

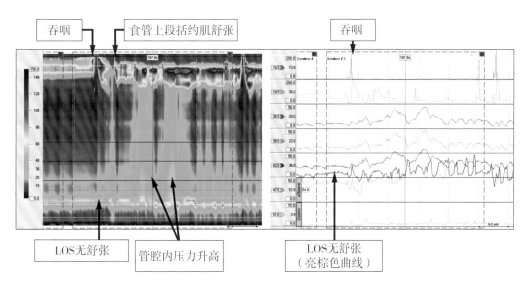

图 16.2 • 弥漫性食管痉挛。一名胸痛和吞咽困难患者的高分辨率食管测压试验的结果。吞咽后，可观察到食管中下段平滑肌出现同步、重复的收缩。LOS 的舒张功能未受影响。同步收缩首先出现在食管的中下段，而后 LOS 出现收缩，从而造成食管蠕动的假象（箭头处）。两者食管重复收缩运动均很明显。

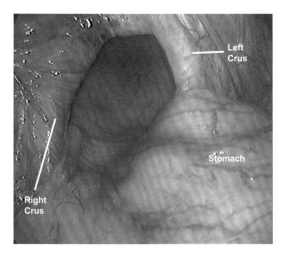

图 17.3 • 较大的食管旁裂孔疝（部分胃已进入腹腔）。

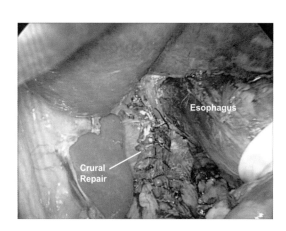

图 17.4 • 膈肌脚修补。

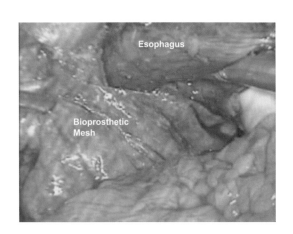

图 17.5 • 重叠在膈肌脚修补处的生物补片。

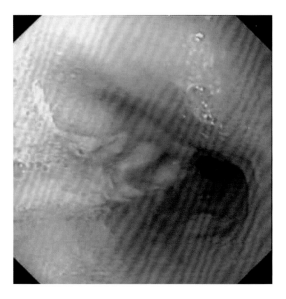

图 19.3 • 食管自发性穿孔的内镜下表现：食管壁全层纵形破裂。

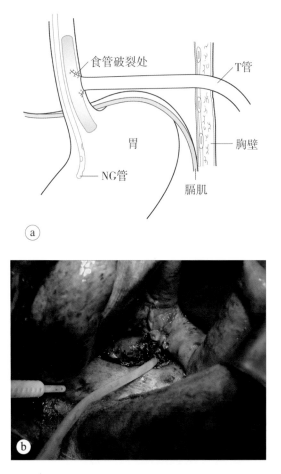

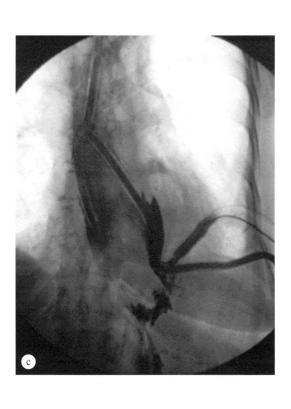

图 19.6 •（a）图示利用 T 形管修复食管自发性穿孔；（b）手术照片；（c）同一患者的对比造影成像；其他肋间胸引管。